CB021008

Prótese Total Contemporânea na Reabilitação Bucal

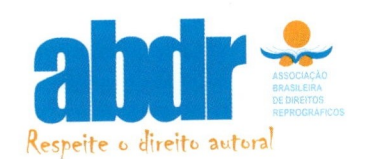

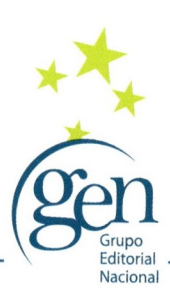

Grupo
Editorial
Nacional

O GEN | Grupo Editorial Nacional reúne as editoras Guanabara Koogan, Santos, Roca, AC Farmacêutica, Forense, Método, LTC, E.P.U. e Forense Universitária, que publicam nas áreas científica, técnica e profissional.

Essas empresas, respeitadas no mercado editorial, construíram catálogos inigualáveis, com obras que têm sido decisivas na formação acadêmica e no aperfeiçoamento de várias gerações de profissionais e de estudantes de Administração, Direito, Enfermagem, Engenharia, Fisioterapia, Medicina, Odontologia, Educação Física e muitas outras ciências, tendo se tornado sinônimo de seriedade e respeito.

Nossa missão é prover o melhor conteúdo científico e distribuí-lo de maneira flexível e conveniente, a preços justos, gerando benefícios e servindo a autores, docentes, livreiros, funcionários, colaboradores e acionistas.

Nosso comportamento ético incondicional e nossa responsabilidade social e ambiental são reforçados pela natureza educacional de nossa atividade, sem comprometer o crescimento contínuo e a rentabilidade do grupo.

Prótese Total Contemporânea na Reabilitação Bucal

Vicente de Paula Prisco da Cunha

Cirurgião-Dentista pela Faculdade de Odontologia de São José dos Campos, da Universidade Estadual Paulista "Júlio de Mesquita Filho" (FOSJC-UNESP). Mestre em Biologia e Doutor em Prótese Dentária pela Universidade de Taubaté (UNITAU). Coordenador do Curso de Especialização em Implantodontia e Professor Responsável pelas disciplinas de Prótese Dentária na UNITAU. Professor Responsável pela disciplina de Prótese Total da Universidade no Vale do Paraíba (UNIVAP).

Leonardo Marchini

Cirurgião-Dentista e Mestre em Odontologia pela FOSJC-UNESP. Doutor em Ciências pelo Instituto de Ciências Biomédicas da Universidade de São Paulo (ICB-USP). Professor Assistente do Department of Preventive and Community Dentistry, College of Dentistry, University of Iowa.

2ª edição
Revista, ampliada e atualizada

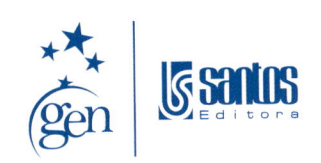

■ Direitos exclusivos para a língua portuguesa
Copyright © 2014 pela
LIVRARIA SANTOS EDITORA COM. IMP. LTDA.
Uma editora integrante do GEN | Grupo Editorial Nacional
Rua Dona Brígida, 701 – Vila Mariana
São Paulo – SP – CEP 04111-081
Tel.: (11) 5080-0770
www.grupogen.com.br | editorial.saude@grupogen.com.br

■ Capa: Bruno Sales
Editoração eletrônica: Edel
Projeto gráfico: Editora Guanabara Koogan

■ **Ficha catalográfica**

C98p
2. ed.

Cunha, Vicente de Paula Prisco da
    Prótese total contemporânea na reabilitação bucal/Vicente de Paula Prisco da Cunha, Leonardo Marchini. – 2. ed. rev., ampl. e atualizada. – São Paulo: Santos, 2014.
    il.

    ISBN 978-85-412-0370-8

    1. Prótese dentária completa. 2. Implantes dentários. I. Marchini, Leonardo. II. Título.

13-07699

            CDD: 617.692
            CDU: 616.314-089.29

Colaboradores

Prof. Jarbas Francisco Fernandes dos Santos

Cirurgião-Dentista pela Faculdade de Odontologia de São José dos Campos, da Universidade Estadual Paulista "Júlio de Mesquita Filho" (FOSJC-UNESP). Mestre e Doutor em Odontologia pela Universidade de Taubaté (UNITAU). Professor Responsável pela Clínica Integrada da Universidade do Vale do Paraíba (UNIVAP). Professor Assistente das disciplinas de Prótese Dentária na UNITAU.

Prof. Dr. Fernando Luiz Brunetti Montenegro

Mestre e Doutor pela Faculdade de Odontologia da Universidade de São Paulo (FOUSP), com atualização em Gerontologia pela Faculdade de Medicina da Universidade de São Paulo (FMUSP). Coordenador do Curso de Especialização em Odontogeriatria do NAP Instituto de Ensino Superior – SP. Responsável pela área de Odontologia do Centro de Saúde Escola Paula Souza e da Casa dos Velhinhos de Ondina Lobo.

Prof. Dr. Ruy Fonseca Brunetti (*in memoriam*)

Professor Emérito da FOSJC-UNESP. Doutor pela FMUSP. Ex-Diretor da Escola de Aperfeiçoamento Profissional da Associação Paulista dos Cirurgiões-Dentistas (APCD-Central). Fundador do Centro de Oclusão e ATM-COAT da FOSJC.

Prof. Vanderlei Luís Goulart

Cirurgião-Dentista e Mestre em Odontologia pela FOSJC-UNESP. Professor Assistente das disciplinas de Prótese Dentária na UNITAU. Professor Responsável pelas disciplinas de Prótese Parcial Fixa e Removível na UNIVAP.

Prof. Albano Porto da Cunha Junior

Cirurgião-Dentista e Especialista em Implantodontia pela UNITAU. Mestre em Bioengenharia pelo Instituto de Pesquisa e Desenvolvimento da Universidade do Vale do Paraíba (IP&D-UNIVAP).

Dr. Alecsandro de Moura Silva

Cirurgião-Dentista pela Faculdade de Odontologia da UNIVAP.

Prof. Takahiro Ono

Ph.D. Professor Assistente do Department of Prosthodontics and Oral Rehabilitation Osaka University.

Dra. Daniela Fernandes Figueira Nascimento

Cirurgiã-Dentista pelo Curso de Odontologia da UNIVAP. Auxiliar de Ensino dos cursos de aperfeiçoamento em Prótese Dentária e Endodontia do Centro de Aperfeiçoamento Profissional OdontoSales.

Profa. Dra. Márcia Sampaio Campos

Cirurgiã-Dentista e Mestre em Ciências Biológicas pela UNIVAP. Doutora em Patologia Bucal pela FOUSP.

Dra. Elis Andrade de Lima Zutin

Cirurgiã-Dentista pela UNIVAP. Mestranda em Biopatologia Bucal pelo Instituto de Ciência e Tecnologia da Universidade Estadual Paulista "Júlio de Mesquita Filho", em São José dos Campos (ICT-UNESP/SJC).

Dra. Miriane Carneiro Machado Salgado

Cirurgiã-Dentista pela UNIVAP. Mestre em Biopatologia Bucal e Doutoranda em Biopatologia Bucal pelo ICT-UNESP/SJC.

Prof. Jyugo Kondo

Ph.D. Professor do Department of Prosthodontics and Oral Rehabilitation Osaka University.

Prof. Dr. Mateus Bertolini Fernandes dos Santos

Cirurgião-Dentista pela FOSJC-UNESP. Mestre, Doutor e Pós-Doutorando pela Faculdade de Odontologia de Piracicaba, da Universidade Estadual de Campinas (FOP-UNICAMP).

Dr. Bruno Massucato Zen

Graduado em Odontologia e Mestrando em Clínica Odontológica/Prótese Dental pela FOP-UNICAMP.

Dra. Cláudia Alessandra Campos Cardoso

Cirurgiã-Dentista e Mestre em Engenharia Biomédica pela UNIVAP.

Prof. Carlos Fernando Damião

Mestre em Prótese Dentária pela UNITAU. Coordenador do grupo de estudos em DTM-APCD-SJC. Especialista em Prótese Dentária e DTM e Dor Orofacial – CFO.

Dedicatórias

De modo muito especial, dedico este livro ao meu pai, Adhemar Prisco da Cunha (*in memoriam*), pois muito me ensinou durante o pouco tempo em que pôde estar ao meu lado. É a ele que devo os exemplos de humildade, dignidade, respeito ao próximo e, muito mais do que os primeiros passos na profissão, o amor que tenho por ela.

À minha mãe, Benedita de Aguiar Cunha (*in memoriam*), pelo amor a mim dedicado. Aos meus irmãos, Antonio José (*in memoriam*) e João Bosco. À minha esposa, Tilinha, por procurar compensar minhas ausências, por me entender e apoiar. Às minhas filhas, Manuela e Bruna, e à minha neta, Eduarda – sem dúvida o maior de todos os presentes que Deus me deu.

Aos mestres e amigos que me orientaram, nos quais me espelhei. Em especial, aos Professores Doutores Ruy Fonseca Brunetti e Henrique Cerveira Netto, que, mais do que mestres na Odontologia, foram mestres na minha vida e na de tantos outros.

A toda a nossa equipe de trabalho, pela harmonia, pela compreensão, pela dedicação e pelo empenho em todos os momentos.

Ao jovem professor Leonardo Marchini, pela amizade, pelo entusiasmo e pela dedicação a toda a equipe.

Vicente de Paula Prisco da Cunha

Dedico este livro à minha família, aos colegas, alunos, professores e pacientes, os quais tornaram possível a execução dos trabalhos profissionais que culminaram na elaboração deste modesto livro. Muito obrigado a todos!

Leonardo Marchini

Agradecimentos

Aos colegas de docência de todas as instituições de ensino das quais fizemos parte, pela amizade e pelo empenho profissional.

A todos os professores que lecionaram para nós em todos os níveis de graduação, os quais dividiram conosco suas ideias e seus sonhos, incentivando-nos a prosseguir em um caminho às vezes obscuro e cheio de dificuldades.

A todos os alunos e ex-alunos para os quais lecionamos em todos os níveis de graduação, que, em maior ou menor grau, compartilharam conosco ideais, sonhos e atitudes para uma Odontologia melhor.

A todos os nossos pacientes, que, ao buscarem tratamento, proporcionaram valiosos aprendizados; em especial, à senhora cujas fotos ilustram esta edição.

Vicente de Paula Prisco da Cunha
Leonardo Marchini

Sinopse

Como a edição anterior, esta tem como objetivo servir de roteiro para o estudo e o aperfeiçoamento dos estudantes e profissionais da Odontologia que se dedicam à arte de confeccionar próteses totais.

Totalmente revista, atualizada e ampliada, a segunda edição descreve todos os passos clínicos e laboratoriais necessários à obtenção de próteses totais, utilizando técnicas e materiais modernos e inovadores, condizentes com a exigência atual dos pacientes no que concerne a estética e função. Para tanto, empregamos o recurso narrativo, auxiliado por trechos de discussão teórica e mais de 700 figuras com legenda.

Além da técnica de confecção de próteses totais mucossuportadas, a nova edição conta com descrições clínico-laboratoriais e discussões teóricas atuais sobre assuntos como: *overdentures* sobre dentes, *overdentures* sobre implantes, prótese total imediata, estética em prótese total, implicações do uso das próteses totais em idosos, estomatite por dentadura, reembasamentos, prótese monomaxilar e distúrbios craniomandibulares em pacientes portadores de próteses totais, dentre outros complementares.

Introdução

A prótese total é uma área do conhecimento cujas raízes remontam à Antiguidade. Fenícios confeccionavam próteses totais esculpidas em marfim; durante a Idade Média, como a maioria das artes e ciências, a prótese total estagnou na evolução dos conhecimentos; no início do século 19, próteses totais eram confeccionadas em baquelita ou *nylon*, mediante moldagens feitas com gesso ou cera de abelhas, para reabilitar pacientes que tinham múltiplas exodontias realizadas de modo aleatório devido ao desconhecimento de técnicas restauradoras e curativas eficientes.

No decorrer do século 20, o desenvolvimento de materiais e técnicas na Odontologia espelhou a expansão técnica e científica exponencial que foi a marca daquele tempo. Assim, o tratamento dentário tornou-se menos destrutivo e mais conservador, as regras básicas da prevenção difundiram-se, e as exodontias deixaram de ser praticadas de modo tão indiscriminado. No entanto, levantamentos globais demonstram que uma parcela bastante significativa da população, principalmente em países em desenvolvimento, ainda necessitam de amplos cuidados protéticos.

Desse modo, novos conhecimentos científicos – e consequentemente novas tecnologias – foram sendo incorporados à arte de confeccionar próteses dentárias, culminando no atual desenvolvimento da implantodontia.

A disciplina Prótese Total acompanhou essa evolução. Os materiais de moldagem melhoraram, uma vez que surgiram a godiva, o alginato, a pasta zincoeugenólica e, mais recentemente, as siliconas, as mercaptanas e os polissulfetos. As resinas acrílicas, da década de 1940, passaram a apresentar características apropriadas que aperfeiçoaram a adaptação das próteses aos rebordos, melhoraram a retenção dos dentes e propiciaram melhor estética. Os dentes artificiais de porcelana e, principalmente, os de resina ganharam forma, textura e cor mais semelhantes às dos dentes naturais, além de propriedades mecânicas favoráveis.

As técnicas laboratoriais acompanharam a modernização dos materiais e se desenvolveram de modo a maximizar os benefícios e minimizar os quesitos indesejáveis. Isso porque maior compreensão das propriedades dos materiais, mediante exaustivas pesquisas laboratoriais e clínicas, levaram ao desenvolvimento dessas técnicas, e os atuais meios de comunicação têm-se encarregado de disseminá-las para todos os interessados em confeccionar próteses melhores.

A segunda edição de *Prótese Total Contemporânea na Reabilitação Bucal* tem como objetivo proporcionar, em linguagem simples e com visual atrativo, uma técnica de confecção de próteses totais que incorpore recentes avanços tecnológicos e científicos na área. O formato do livro foi mantido, e a descrição de toda a técnica utiliza um único caso clínico levado a termo pelos autores. Assim, a compreensão, principalmente por parte dos acadêmicos, da sequência de tratamento é facilitada, o que possibilita a visualização de detalhes dos procedimentos utilizados em cada etapa. Com a experiência proporcionada pela edição anterior, a atual tem uma quantidade ainda maior de fotos com legenda, de modo a detalhar minuciosamente determinados procedimentos, facilitando ainda mais o aprendizado dos interessados.

Ao mesmo tempo, o texto apresenta sucintamente a teoria envolvida em cada passo, fundamentando a atitude clínica. No tópico *Observações clínicas*, os autores ressaltam aspectos importantes de cada etapa da terapia; em *Opções de material*, há exemplos de produtos que podem ser utilizados no procedimento; em *Bibliografia*, são listados trabalhos nos quais o leitor poderá obter mais informações acerca do assunto, bem como técnicas alternativas.

Para complementar as informações acerca de próteses totais, a segunda edição tem ainda uma quantidade maior de capítulos, os quais incluem explicações pormenorizadas sobre técnicas e teorias diretamente envolvidas na confecção de próteses totais. Desse modo, esperamos possibilitar uma leitura ágil e agradável, que torne possível a melhor compreensão da arte e da ciência envolvidas na confecção de próteses totais mucossuportadas.

Boa leitura!

Prefácio

No início da década de 1960, ocorreu, no estado de São Paulo, uma verdadeira revolução no Ensino Superior: a criação de faculdades estrategicamente distribuídas por todo o interior. Isso resultou na pujança que hoje se observa, em termos de pesquisas de ponta e qualificação do corpo docente, nas unidades da UNICAMP, da UNESP e da USP. Estas, como verdadeiras "bandeirantes" do saber, criaram polos de excelência que muito ajudaram no desenvolvimento das cidades em que se localizam e, hoje, são referências para todo o Brasil.

Foi naquela época que chegou a São José dos Campos, para um longo e proveitoso convívio, um insigne catedrático da Faculdade de Odontologia da Universidade de São Paulo (FOUSP), o Dr. Cervantes Jardim. Ele era um cavalheiro em conduta e profundo humanista, dotado de uma filosofia otimista para sentir a vida.

Tinha uma missão: fundar uma faculdade de Odontologia no Vale do Paraíba, região que despontava para um grande desenvolvimento. Entretanto, mesmo com seu positivismo, o professor Jardim teve enormes dificuldades para implantar o projeto. Como um sonhador, às vezes dizia aos seus professores e funcionários que todos, unidos naquela difícil tarefa, estavam construindo uma *imensa sementeira*, da qual, no devido tempo, sairiam frutos que se espalhariam por todo o Vale. Poucos, na época, acreditaram em tamanho sonho, mas, por respeito, escutaram a "profecia" daquela figura encantadora.

Quarenta anos se passaram, e a "visão mirabolante" do querido mestre é, hoje, uma realidade incontestável; afinal, sua sementeira frutificou por todo o Vale do Paraíba. A Universidade de Mogi das Cruzes, a Universidade de Taubaté (UNITAU) e a Universidade do Vale do Paraíba (UNIVAP) têm em seu corpo docente grande quantidade de professores oriundos de São José dos Campos e de outras escolas da capital e do interior. O professor Jardim viveu a plenitude de uma vida profícua em suas faculdades e em seus cursos de pós-graduação, bem como na publicação de artigos científicos e livros no Brasil e no Exterior.

É com muita alegria que recebo a honrosa incumbência de prefaciar mais uma obra da velha sementeira. *Vicente de Paula Prisco da Cunha* e *Leonardo Marchini*, ex-alunos e pós-graduados em conjunto com uma plêiade de colegas – todos com vínculos com São José dos Campos – oferecem à nossa profissão um excelente livro sobre prótese total.

Essa área da Prótese Dentária merece, nos dias atuais, a importância ímpar que os autores lhe dedicam. Sua indicação, além de atender aos imperativos estéticos da sociedade moderna, passa a ser fator de maior expectativa de vida, melhores condições de saúde e de qualidade de vida na terceira idade. Isso porque possibilita a maior eficiência mastigatória dos alimentos, proporcionando absorção dos nutrientes mais adequada, necessária para a maior qualidade de vida dos idosos.

Assim, a Odontologia moderna assume suas responsabilidades na preservação da saúde geral, com atos preventivos e restauradores do sistema mastigatório. Desse modo, a velha e triste imagem de um idoso com a face deformada ingerindo alimentos pouco saudáveis na consistência de líquido e papinha torna-se ultrapassada.

Esta obra tem características inéditas: atende a jovens estudantes e a recém-egressos de nossas Faculdades ávidos por saberem mais sobre prótese total. Também possui a característica de levar toda a classe de profissionais da área a dominar técnicas mais modernas, tanto clínicas como laboratoriais. Por fim, auxilia os técnicos de prótese dentária, os quais, atualmente, estão muito irmanados com a Odontologia. *Prótese Total Contemporânea na Reabilitação Bucal* é um livro bastante abrangente e necessário no campo de Prótese Total para o século 21.

Parabéns, Vicente, Leonardo e colaboradores, pela elaboração desta obra; parabéns à Editora Santos pela sua publicação; parabéns ao professor Cervantes Jardim, pelo sonho e pela visão do futuro.

Ruy Fonseca Brunetti (*in memoriam*)

Sumário

Preâmbulo | Anatomia do Edêntulo e Meios de Retenção das Próteses Totais Mucossuportadas

Jarbas Francisco Fernandes dos Santos e *Cláudia Alessandra Campos Cardoso*

A anatomia do paciente desdentado sofre variações com o passar do tempo, devido ao processo de reabsorção óssea a que o ser humano está sujeito ao longo da vida. O osso alveolar existe com intuito de dar suporte ósseo aos dentes. Uma vez perdidos os dentes, o osso perde a razão de existir e, como tudo o que não é usado ou é pouco usado em nosso organismo, entra em processo de atrofiamento.

A reabsorção óssea pode variar de intensidade de acordo com alguns fatores, como a idade do paciente e o grau de adaptação das próteses totais mucossuportadas (PTMS). Com relação à idade, o metabolismo de cálcio no organismo sofre variações que se manifestam de maneira diferente no homem e na mulher.

Entre o nascimento e os 25 anos de idade, temos um anabolismo, ou seja, dentro do metabolismo do cálcio há sempre aumento deste no organismo, salvo em algumas patologias. Entre os 25 e os 40 anos na mulher, e entre os 25 e os 60 anos no homem, temos um equilíbrio entre o anabolismo e o catabolismo do cálcio no organismo. É comum e, provavelmente, você já ouviu de algum parente, principalmente do sexo feminino, sobre a preocupação com a osteoporose, quando do início do processo de menopausa, que ocorre na primeira metade da quarta década de vida na mulher.

A partir dessa etapa de vida, aos 40 anos para as mulheres, e aos 60 para os homens, o catabolismo é maior que o anabolismo, o que provoca aceleração no processo de migração do cálcio, resultando na reabsorção óssea alveolar. Isso ocorre também nos outros ossos do organismo, mas cabe salientar a relação da perda da função do osso alveolar com a perda dos dentes, o que ajuda a acelerar todo o processo.

Carlsson (2004) concluiu, em ampla revisão da literatura, que fatores sistêmicos e ser do sexo feminino influenciam mais o processo de reabsorção óssea do que fatores locais. Verificou, também, que pressão intermitente representa maior reabsorção, enquanto pressão contínua, menor reabsorção; e que a intensidade da reabsorção parece estar mais relacionada com o uso de PTMS do que com a atrofia por desuso.

Com a confecção de PTMS bem adaptadas, parte da função mastigatória é restaurada; com isso, consegue-se minimizar a velocidade do processo de reabsorção óssea alveolar. Entretanto, o processo não é interrompido, o que causa a necessidade de confecção de novas próteses em intervalos de aproximadamente 5 anos, para conseguirmos manter este processo sob controle. Portanto, o cirurgião-dentista deve estar sempre atento a levar essa informação aos seus pacientes, uma vez que os mesmos têm a tendência de acreditar que as PTMS são eternas.

Vale salientar que, por mais bem executada que seja uma prótese, ela não consegue interromper o processo de reabsorção óssea, embora consiga mantê-lo sob controle, minimizando o desconforto do paciente. Isso porque a prótese é confeccionada em resina acrílica e toma a forma do rebordo residual do paciente no momento da moldagem. Além disso, com o passar do tempo, modificações ocorrem nesse rebordo, e, em um intervalo de aproximadamente 5 anos, a prótese já não estaria adaptada a ele.

Esse fator pode alterar a velocidade da reabsorção óssea alveolar; afinal, quanto mais bem adaptada, menores são os traumas que a PTMS pode provocar sobre a fibromucosa e maior o conforto e o grau de restauração da função mastigatória. Desse modo, entende-se o porquê da importância de boas moldagens em PTMS.

Com uma moldagem bem feita e um modelo bem obtido, quando ocorrer a prensagem do acrílico para a obtenção da base da prótese total, esta ficará o mais justaposta possível à fibromucosa do paciente.

Mesmo com esses cuidados, algumas vezes o clínico encontra maior grau de reabsorção óssea, levando-o a indicar alguns procedimentos no intuito de restabelecer essa justaposição, sem, contudo, perder as relações entre a maxila e a mandíbula. Esse procedimento denomina-se reembasamento e será estudado em um dos capítulos deste livro.

É interessante também revermos alguns conceitos da Física que podem definir o sucesso ou o fracasso na confecção das PTMS. Quando o cirurgião-dentista intervém junto ao seu paciente, atua tanto no planejamento como na execução dos seus trabalhos, o que o obriga a ter em mente esses conceitos.

▶ Coesão

É a força de atração entre moléculas de um mesmo corpo. Quando se tem na mão uma prótese total, tem-se um pedaço de acrílico com a forma do rebordo do paciente, que se mantém com esse formato porque as moléculas de resina acrílica estão interagindo entre si com determinada força que as mantém unidas. A prótese precisa ser confeccionada em material que não se deforme com facilidade para que possa cumprir bem as suas funções – restabelecer a forma e a função mastigatória –, reabilitando o paciente.

▶ Adesão

É a força de atração entre moléculas de corpos diferentes. No momento de instalação de uma prótese total mucossuportada (PTMS), deve-se levar a prótese à boca do paciente, aproximando-a da fibromucosa do rebordo alveolar, até que, de tão próximas, uma tenda a grudar na outra. Você já lavou copo algum dia? Lembra-se de quando colocava um dentro do outro e não conseguia separá-los? Isso ocorreu devido à força de adesão entre os corpos, fenômeno físico de grande importância no sucesso da confecção das PTMS.

Vamos recordar: preciso de boas moldagens, fiéis, para obtenção de bons modelos, os quais, durante a prensagem, darão origem a boas bases de próteses. Estas ficarão mais justapostas à fibromucosa à medida que mais fidelidade houver no processo todo. Além disso, quanto mais perto estiverem os dois corpos, maior será a retenção de um contra o outro, o que é extremamente desejável para as PTMS.

Voltando ao assunto sobre lavar copos, todos já devem ter notado que copos não são lavados a seco, certo? É necessário haver água. Contudo, a água, muitas vezes, trava um dentro do outro. Agora você já deve estar ligando os fatos: para que as PTMS tenham boa retenção, além de todos os detalhes de sua confecção, é necessário que a interface entre o acrílico e a fibromucosa esteja molhada, papel exercido pela saliva.

Entretanto, será que todos os líquidos são iguais? Basta ter um líquido interposto entre as duas superfícies para a força de adesão aumentar? Todos os líquidos têm capacidade de "molhamento"? O que é diferente nos líquidos? A diferença está na *tensão superficial* deles – força de atração entre as moléculas nas superfícies dos líquidos. É preciso trabalhar um pouco esse conceito, pois algumas vezes ele é controverso na literatura odontológica.

As forças intermoleculares nos líquidos são responsáveis por fenômenos de capilaridade e de superfície. *Capilaridade* é conseguir a completa umidificação de uma toalha colocando somente uma de suas pontas imersas no líquido. Para o fenômeno de *superfície*, o melhor exemplo é o de uma agulha que flutua na água, embora sua densidade seja maior que a da água. Outro exemplo é o fato de insetos conseguirem andar sobre a superfície de líquidos, o que, aparentemente, violaria o teorema de Arquimedes (empuxo).

Vamos considerar um líquido em equilíbrio, com seu vapor, para tecermos algumas considerações. Uma molécula no interior desse líquido é tracionada radialmente, de maneira igualitária, em todas as direções. Isso ocorre devido à força de atração das moléculas vizinhas, de modo que fique balanceada. Grosso modo, essa atração é efetiva apenas a certa distância "d", denominada *alcance molecular*, que tem valor aproximado de 10^{-7} cm.

Assim, para uma molécula que dista menos do que "d" da superfície, as forças que atuam sobre ela tornam-se desbalanceadas. Isso porque um hemisfério com esse raio abaixo está preenchido totalmente com moléculas que exercem atração sobre essa molécula, e, no hemisfério acima dela, por estar acima da superfície do líquido, está apenas parcialmente preenchido com moléculas que exercem atração sobre ela.

Logo, para uma molécula localizada exatamente na fronteira do líquido, o desbalanceamento é máximo. Além disso, há forte tendência de as moléculas encontradas dentro de uma camada superficial de espessura "d" serem puxadas para o interior do líquido, cuja superfície consequentemente tende a se contrair de modo espontâneo na mesma direção.

Um comparativo dos valores de tensão superficial de alguns líquidos em contato com o ar está no quadro a seguir:

Substância	Temperatura (°C)	Coeficiente (10^{-2} N/m)
Azeite	20	3,20
Água	60	6,62
Água	20	7,28
Água	0	7,56
Mercúrio	20	46,50

Moléculas da camada superficial dos líquidos têm energia potencial maior do que as do interior. Essa energia resulta da atividade realizada por forças de atração exercidas pelas moléculas do interior sobre as da superfície.

É bom lembrar que qualquer sistema em equilíbrio encontra-se em um estado, dentre os possíveis, em que sua energia é mínima. Portanto, um líquido em equilíbrio deve ter a menor área superficial possível, ou seja, forças devem atuar no sentido de reduzir esta área.

Um líquido se comporta como se existissem forças tangentes à superfície (tensão superficial), e o coeficiente Y pode ser pensado como a força de tensão superficial por unidade de comprimento.

A tensão superficial é uma força de magnitude menor do que a força de coesão nos sólidos, visto que os líquidos tomam a forma dos sólidos em que estão contidos. Entretanto, a capacidade de molhamento acaba por aumentar o contato entre as superfícies, proporcionando o aumento da adesão até determinada espessura do líquido.

Vamos voltar ao exemplo dos copos? Para facilitar a separação, o que fazemos? Colocamos os copos embaixo da torneira; com o aumento da quantidade do líquido interposto, os copos acabam separando-se sem exigir o mesmo esforço anterior.

Partindo desse raciocínio, é necessário que nossos pacientes tenham saliva, mas a quantidade e a qualidade dela são fatores importantes no sucesso do tratamento. Existem doenças, como a *diabetes*, que alteram a produção e a qualidade da saliva, e são prevalentes na faixa etária dos pacientes que precisam usar PTMS.

Para fixar a importância da tensão superficial, basta lembrar que o mercúrio, utilizado na Odontologia para obtenção dos amálgamas de prata, quando em contato com uma superfície qualquer, não provoca o molhamento, pois tem coeficiente de tensão superficial muito alto, o que leva as moléculas superficiais a se agruparem com maior efetividade do que na água, que tem coeficiente consideravelmente menor em dada temperatura, conforme mostrado no quadro exposto anteriormente.

Outro assunto importante e que precisa ser lembrado é a ação da pressão atmosférica. A coluna de ar atmosférico exerce sobre todos os corpos uma pressão de 760 mmHg no nível do mar. Se o ar for retirado, total ou parcialmente, de dentro de uma esfera previamente recortada em duas hemiesferas com auxílio de uma bomba de vácuo, o ar externo executará tal pressão sobre a parte externa das hemiesferas que a separação delas ficará muito dificultada. É o fenômeno da ventosa: ao empurrar uma ventosa contra uma superfície lisa, o ar entre elas é eliminado, e o ar externo "empurra" a ventosa contra a parede, mantendo-se fixa.

Na PTMS, quando a base está bem adaptada à mucosa, o ar é expulso da interface prótese/mucosa, e o ar externo pressiona a prótese contra o rebordo, mantendo-a em posição. Para que isso ocorra, no entanto, é necessário que a periferia da prótese tenha um bom vedamento, impedindo a entrada de ar.

A *área chapeável* de um rebordo residual é a área que pode e deve ser recoberta pela base da prótese; quanto maior for essa área, maior será a retenção da prótese. Desse modo, torna-se fácil entender por que a prótese superior normalmente fica mais retida do que a inferior (a área chapeável é maior na maxila, entre outros fatores).

Precisamos, agora, estudar a área chapeável como o "terreno" sobre o qual construiremos as nossas próteses, utilizando-o da melhor maneira possível, concentrando esforços sobre áreas que o aceitem bem e evitando fazê-lo em outras que podem lesionar o paciente.

Quem estudou de modo bastante inteligente a área chapeável foi Pendlenton, que a dividiu em cinco zonas distintas dentro dos limites anatômicos de cada caso:

- Zona principal de suporte
- Zona secundária de suporte
- Zona de selamento periférico
- Zona de selamento posterior
- Zona de alívio.

Pendlenton classificou como zona principal de suporte, na maxila, toda a crista do rebordo alveolar, de tuberosidade a tuberosidade, mas respeitando áreas de alívio, ou seja, regiões por onde passam vasos e nervos. Ele comparou essa região com um cavaleiro assentado sobre a sela de um cavalo, soltando todo o seu peso no dorso do animal, e, partindo dessa analogia, nomeou a primeira zona.

Como zona secundária de suporte, determinou as vertentes vestibular e palatina do rebordo alveolar e, ainda com a analogia do cavaleiro, comparou a região com as pernas, que, encostadas lateralmente, dão estabilidade ao cavaleiro para que consiga cavalgar. Pendlenton, observando vários casos e comparando o comportamento da reabsorção óssea na maxila com o na mandíbula, observou que a reabsorção ocorria diferentemente nos dois arcos.

A reabsorção óssea na maxila ocorre mais à custa da vertente vestibular do rebordo, visto que o palato apresenta um osso de maior qualidade, o que, com o tempo, torna a maxila cada vez mais estreita, mantendo, porém, uma crista no rebordo. Já na mandíbula, as vertentes vestibular e lingual sofrem o processo de reabsorção de modo muito parecido, o que, invariavelmente, acarreta perda óssea vertical, fazendo com que a zona principal de suporte fique contida na zona secundária de suporte, desaparecendo as nuances entre as duas.

A zona de selamento periférico Pendlenton classificou como região periférica da prótese, em que, por meio de artifícios de moldagem, promove-se maior compressão, impedindo a entrada de ar entre a base da prótese e a fibromucosa. Isso valoriza a atuação da pressão atmosférica como coadjuvante na retenção das PTMS.

A zona de selamento posterior, na maxila, corresponde ao limite palato duro/mole, em que artifícios de moldagem, como na região de selamento periférico, procuram obter os mesmos resultados. Na mandíbula, corresponde ao contorno distal da papila retromolar.

A zona de alívio corresponde a regiões nobres de emergências de vasos e nervos, as quais não devem ser comprimidas, já que podem causar isquemia à região e desconforto ao paciente. Ainda são consideradas zonas de alívio regiões de toro, tanto na maxila como na mandíbula.

Loteando toda a área basal da maxila e da mandíbula, Pendlenton procurou explorar da melhor maneira cada zona, obtendo resultados mais positivos na confecção de PTMS.

▶ Bibliografia

CAMPOS M.S. *et al.* Considerações clínicas sobre rebordos residuais em indivíduos edêntulos. *Rev EAP/APCD*; 2000, v.2, n.1, p. 24-7.

CARLSSON G.E. Responses of jawbone to pressure. *Gerodontology*; 2004, v.21, n.2, p. 65-70.

SERAIDARIAN P.I. Observações histopatológicas dos diferentes graus de inflamação da mucosa oral frente a estímulos provocados por próteses totais mucossuportadas. Dissertação de Mestrado pela Universidade Estadual Paulista Júlio de Mesquita Filho (UNESP). São José dos Campos; 1994.

XIE Q. *et al.* Oral status and prosthetic factors related residual ridge resorption in elderly subjects. *Acta Odontol Scand*; 1997, v.55, n.5, p. 306-13.

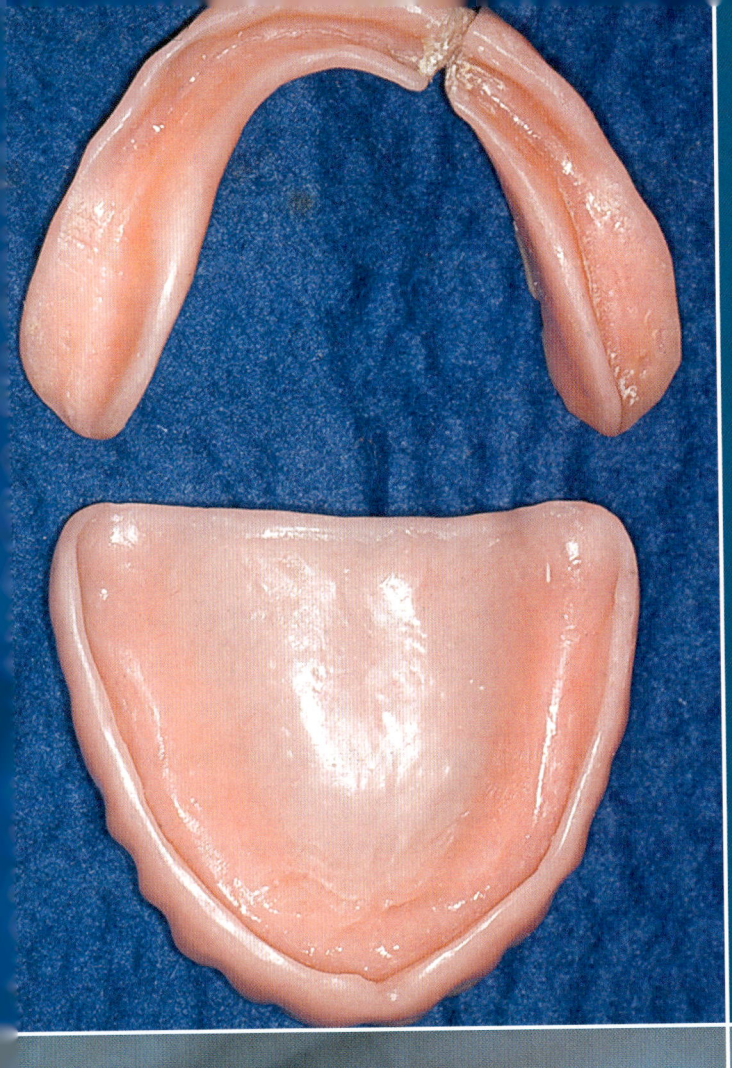

1

Exames Prévios

Leonardo Marchini
Vicente de Paula Prisco da Cunha

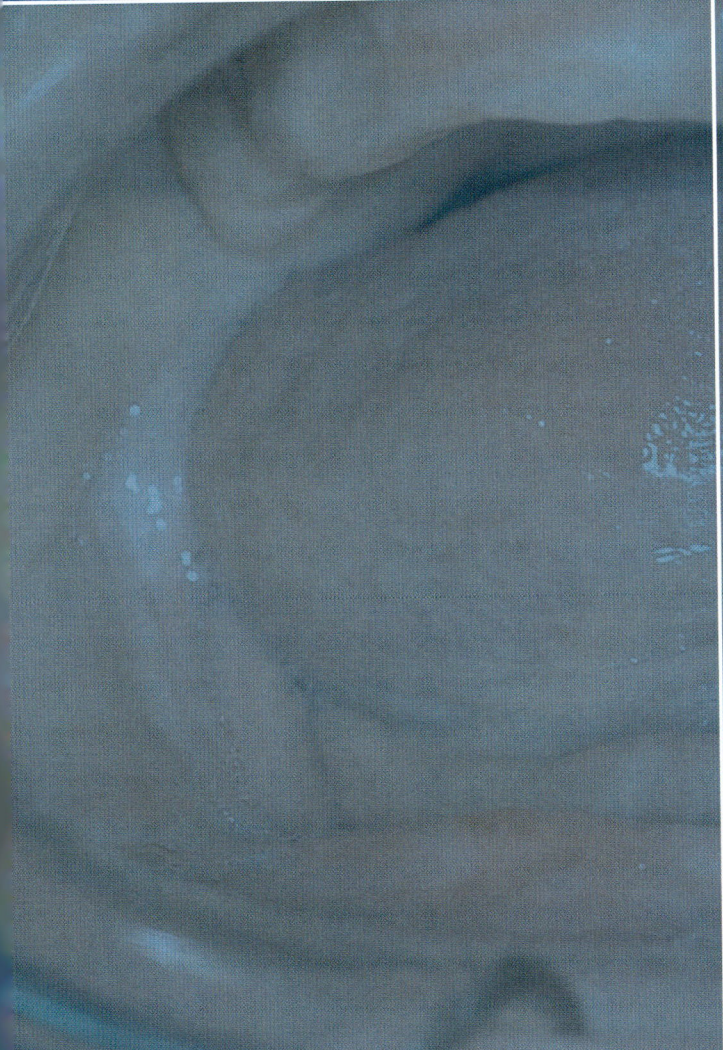

O que são exames prévios e para que servem?

Os exames prévios são avaliações feitas pelo profissional sobre o estado de saúde geral e bucal do seu paciente. Essas checagens são realizadas com o intuito de descobrir quais são os problemas que a pessoa apresenta, averiguando se existem fatores sistêmicos ou locais que contraindiquem (ou prejudiquem) a terapia proposta para solução dos problemas odontológicos identificados.

Na Odontologia, classicamente, temos como exames prévios: anamnese, exame clínico, exame radiográfico e exames complementares, que serão discutidos separadamente.

▶ Anamnese

A anamnese nada mais é do que uma entrevista do profissional com o paciente, na qual o primeiro faz questionamentos ao segundo quanto aos seus dados pessoais e aspectos médicos, dentários e psicossociais, deixando que a pessoa se expresse com liberdade e extraindo da conversa o máximo de informações possíveis para o tratamento. Quanto mais completa for a anamnese, melhor será a compreensão que o profissional terá do seu paciente.

Os dados pessoais, como nome, idade, sexo, endereço, telefones para contato, e-mail, Facebook, Twitter, profissão, endereço e telefones profissionais, devem ser cuidadosamente registrados no prontuário do paciente, de modo que ajudem a estabelecer contato fácil e rápido sempre que necessário. Podem ainda ser utilizados para alongar a conversa e descobrir hábitos e costumes, possibilitando ao profissional obter informações subjetivas sobre a personalidade do seu paciente, que podem ajudá-lo a formular a melhor maneira de tratamento para aquele indivíduo em particular, bem como aprimorar a qualidade da relação paciente/profissional.

Quanto aos aspectos médicos, os mais importantes a serem abordados em uma anamnese para tratamento odontológico dizem respeito a patologias ou sequelas que possam causar transtornos durante ou após a execução de atos cruentos (como cirurgias) e que, portanto, contraindiquem a ação ou exijam cuidados especiais. É o caso de hipertensão arterial, diabetes, neoplasias malignas, uso de válvulas cardíacas artificiais, dentre outras.

No caso dos pacientes que se apresentarem para confeccionar próteses totais já desdentados, a verificação desses fatores também deverá ser incluída na anamnese, para a eventualidade de serem necessárias cirurgias pré-protéticas, por exemplo.

Aspectos como ingestão de múltiplos medicamentos (que se encontra ligada à xerostomia), xerostomia por irradiação, deficiências motoras (que podem comprometer a higiene das próteses), problemas auditivos e visuais (que prejudiquem a comunicação do profissional com o paciente durante e após o tratamento) e osteoporose (que pode alterar o fenômeno da reabsorção óssea alveolar) são mais intimamente relacionados com a terapia com próteses totais e devem ser cuidadosamente averiguados.

Aspectos ligados mais restritamente à Odontologia também devem ser relatados. Assim, data do último tratamento e profissional que o realizou, razão da extração dos dentes e tempo de edentulismo, dificuldades na dieta sem os dentes e motivo para a colocação das próteses devem ser perguntas feitas aos pacientes que não usam prótese. Além disso, tempo de uso da última prótese, cuidados de higiene com a prótese atual e motivação para a troca são questões a serem respondidas pelos portadores de próteses antigas. Perguntas direcionadas a uma avaliação geral do sistema estomatognático, em busca de sintomas de distúrbio craniomandibular, também devem ser realizadas durante a anamnese de uma pessoa que procure terapia com próteses totais.

Fatores psicossociais, como a razão que leva o paciente a confeccionar (ou trocar) as próteses totais, seu perfil psicológico, sua condição socioeconômica e sua relação com os familiares, amigos e o profissional são também aspectos importantes do tratamento, os quais, embora subjetivos, podem determinar o sucesso ou insucesso. Assim, a anamnese é uma oportunidade bastante adequada para tentar verificar esses pontos.

Observações clínicas

Tentar conseguir um perfil psicológico do paciente durante a anamnese só é possível com alguma experiência, uma vez que se trata de algo extremamente subjetivo e calcado em vivências pessoais. No entanto, perguntas feitas e analisadas criticamente podem ajudar. Eis alguns exemplos:

- Por que o Sr.(a) perdeu os dentes? Essa pergunta favorece a avaliação do perfil do paciente quanto aos cuidados odontológicos, uma vez que ajuda a perceber se houve descuido, má higiene e má orientação, e se o paciente estava ou não preocupado com a sua dentição natural
- Por que o Sr.(a) resolveu fazer/trocar a prótese? Essa pergunta ajuda a verificar o real objetivo do paciente: estética/vaidade, função/mastigação.

Procure elaborar você mesmo a sua ficha de anamnese, com base nos seus conhecimentos e nas suas experiências profissionais, lembrando que, quanto mais completa for a anamnese, maiores serão as chances de sucesso dos tratamentos.

Observações clínicas

As cirurgias pré-protéticas devem ser evitadas na medida do possível, pois devemos levar em consideração que o paciente de prótese total já sofreu todo o calvário odontológico, passando por diversas cirurgias e procedimentos invasivos. Portanto, só devemos intervir cirurgicamente se tivermos a certeza do bom prognóstico do ato cirúrgico. Por exemplo, pacientes com pequena altura óssea recebem, geralmente, a sugestão de realizar intervenções cirúrgicas para aprofundamento de sulco. Porém, o resultado disso não é satisfatório e não contribui significativamente. Em contrapartida, se houver altura óssea satisfatória, não é necessária a cirurgia. Assim, não indicamos o aprofundamento de sulco.

▶ Exame clínico

O exame clínico do paciente para a confecção de próteses totais deve incluir a completa e ordenada verificação de todos os tecidos da cavidade bucal e das estruturas anexas, como músculos mastigatórios, glândulas salivares e articulação temporomandibular (ATM). Desse modo, fica claro que o procedimento pode ser dividido em exame extraoral e intraoral.

No extraoral, devem ser observadas assimetrias faciais, limitações e desvios na abertura e/ou fechamento mandibular, além de estética facial (principalmente no que se refere ao terço inferior da face – Figuras 1.1 e 1.2) e projeção do mento para anterior e para cima, aproximando-se do ápice nasal (Figura 1.3).

A estética facial alterada verificada em pacientes desdentados ocorre devido a vários fatores, mas dois se sobressaem em importância para a terapia com próteses totais, pois podem e devem ser trabalhados durante a confecção da prótese. O primeiro é a falta de contato entre os dentes posteriores superiores e inferiores, pois é o que impede a mandíbula de se fechar mais e mantém a altura do terço médio da face (a que se convencionou chamar de dimensão vertical). Sem esse contato, o mento tende a se aproximar do nariz, como vemos na Figura 1.3. O segundo fator é a falta dos dentes anteriores, que dão sustentação aos lábios e às estruturas anexas. Nesse caso, ocorre o colapso da musculatura perioral para o interior da cavidade bucal, invertendo o arco dos lábios no perfil (que, em vez de ficar voltado para fora, fica voltado para dentro – Figura 1.3). Isso diminui a área seca dos lábios e acentua os sulcos faciais, principalmente o nasolabial e os perilabiais (Figuras 1.1 e 1.2).

Além das verificações visuais, é recomendável a palpação da ATM e dos músculos mastigatórios, em busca de sinais que possam indicar a existência de disfunções temporomandibulares.

O exame intraoral deve abranger a verificação cuidadosa de toda a extensão dos rebordos alveolares superior (Figura 1.4) e inferior (Figura 1.5), a fim de observar espessura, grau de retenção que podem oferecer, inserções musculares, bridas cicatriciais e eventuais acidentes anatômicos ou lesões, como as hiperplasias. Quando houver próteses sendo utilizadas, estas também deverão ser avaliadas (Figuras 1.6 e 1.7) e, se necessário, reparadas e até reembasadas, a fim de que os tecidos estejam em condições adequadas para a moldagem. O espaço entre os rebordos também pode ser analisado visualmente (Figura 1.8) ou pelo método de Turner, no qual o operador interpõe dois dedos (indicador e médio) entre os rebordos de cada lado. Atenção especial deve ser dada à região entre as tuberosidades (no arco superior), as papilas retromolares e o início do ramo ascendente da mandíbula, área em que a falta de espaço é frequente.

Os rebordos devem também ser tocados pelo profissional, para que seja possível verificar sua tonicidade e resiliência, descobrindo áreas de flacidez.

As demais estruturas componentes da cavidade oral também precisam ser minuciosamente avaliadas, mas de modo ordenado: lábios, mucosa jugal de ambos os lados em toda a sua extensão, dorso (Figura 1.9), ventre (Figura 1.10) e laterais da língua (Figura 1.11A e B). Tal preocupação deve-se principalmente à responsabilidade do cirurgião-dentista no que se refere ao diagnóstico precoce de doenças, como as neoplasias malignas. Examinando cuidadosamente cada pessoa, aumentam as chances de identificação de lesões ainda em fases iniciais, melhorando o prognóstico e aumentando a sobrevida dos pacientes.

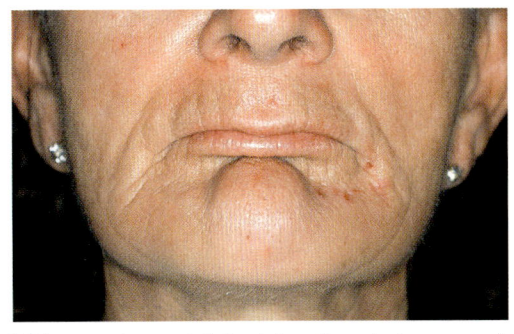

Figura 1.2 Aspecto do terço inferior da face da paciente sem a prótese, tentando encostar um rebordo contra o outro. Sulcos ainda mais pronunciados, lábios projetados para fora e mento mais próximo do ápice nasal.

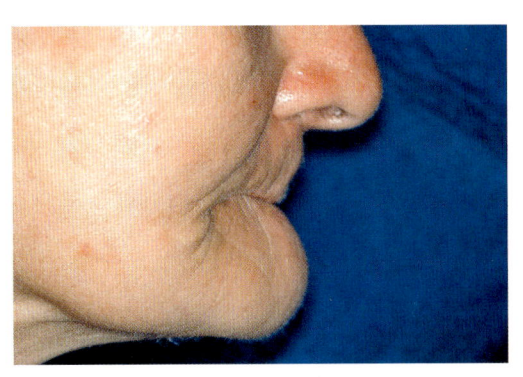

Figura 1.3 Perfil da paciente sem a prótese, em repouso. Observe novamente os sulcos bastante pronunciados, os lábios invaginados pela perda do suporte dos dentes e a posição do mento, mais para anterior e para cima, aproximando-se do ápice nasal.

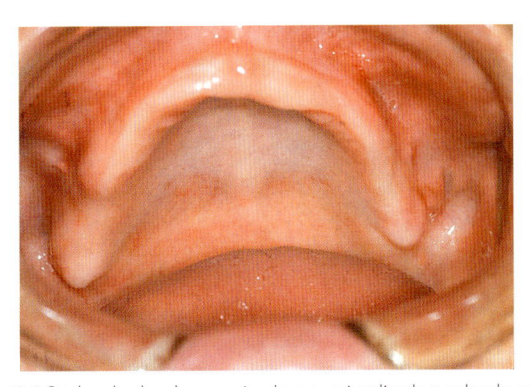

Figura 1.4 O rebordo alveolar superior deve ser visualizado e palpado em toda a sua extensão, para que eventuais lesões, freios ou mesmo áreas de flacidez sejam identificados corretamente.

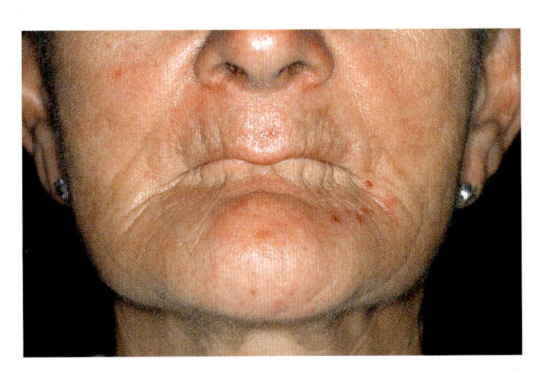

Figura 1.1 Aspecto do terço inferior da face da paciente sem a prótese, em repouso. Observe que o vermelhão do lábio superior praticamente não aparece, e os sulcos faciais estão mais acentuados do que o normal.

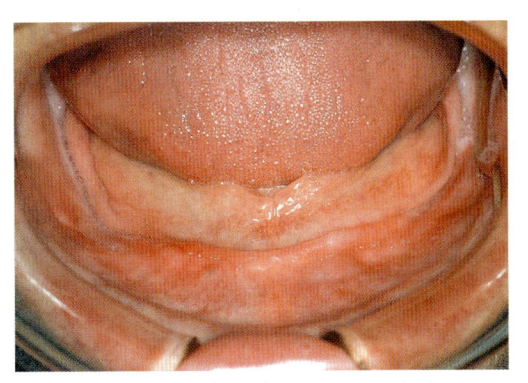

Figura 1.5 O rebordo alveolar inferior deve ser examinado da mesma maneira que o superior.

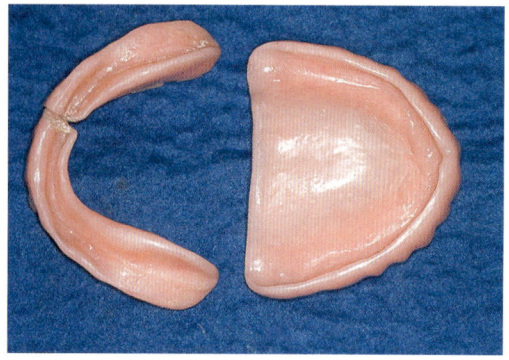

Figura 1.6 Próteses utilizadas pela paciente, em vista basal. Prótese inferior fraturada a ser reparada, e superior aceitável para ser utilizada até a confecção de novas próteses.

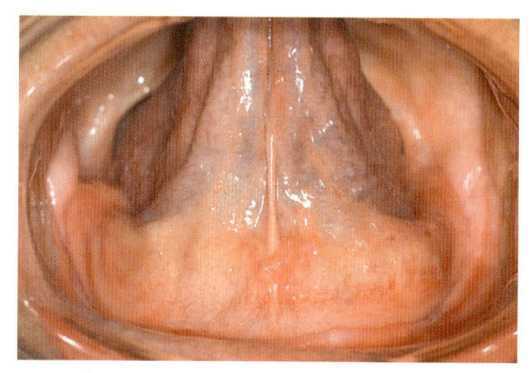

Figura 1.10 Avaliação visual do ventre da língua, região anterior do assoalho da boca. Verifique a altura da inserção do freio lingual.

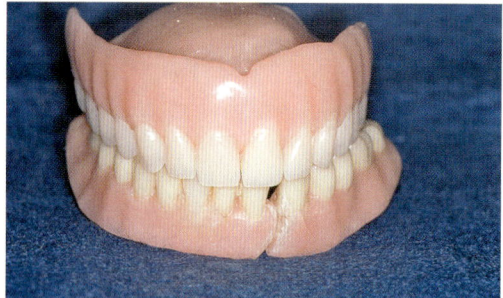

Figura 1.7 Vista vestibular das próteses do paciente.

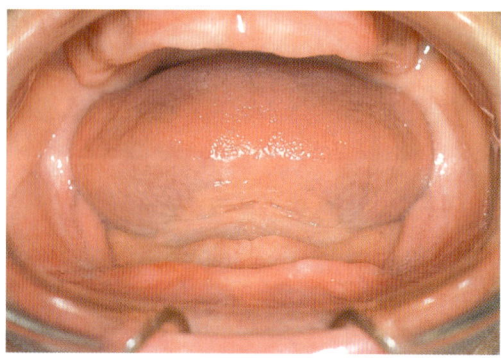

Figura 1.8 Espaço existente entre os rebordos, com a boca entreaberta. Segundo o método de Turner, entre os rebordos superior e inferior, deve haver espaço suficiente para a colocação dos dedos médio e indicador do operador.

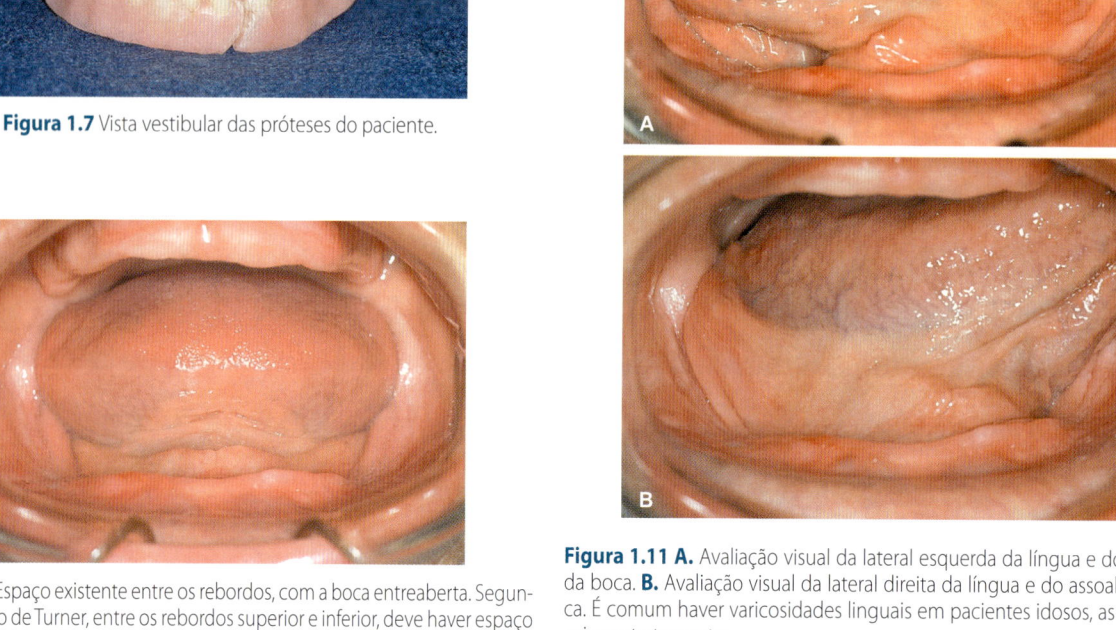

Figura 1.11 A. Avaliação visual da lateral esquerda da língua e do assoalho da boca. **B.** Avaliação visual da lateral direita da língua e do assoalho da boca. É comum haver varicosidades linguais em pacientes idosos, as quais não exigem tratamento.

▶ Exames complementares

Os exames complementares, como o próprio nome indica, adicionam informações àquelas obtidas durante a anamnese e o exame clínico. Por exemplo: se o paciente apresentar sinais de diabetes, o operador poderá solicitar um exame de glicemia para verificar a quantidade de glicose no sangue.

Em prótese total, o exame complementar mais solicitado é o exame radiográfico, em geral uma radiografia panorâmica ou oclusal. Esses exames são úteis para verificação de possíveis dentes inclusos e/ou raízes residuais no interior do tecido ósseo alveolar, os quais podem aflorar na cavidade bucal após a colocação das próteses, causando transtornos.

As radiografias podem ser solicitadas, em regra, sempre antes da confecção de próteses totais, como medida preventiva.

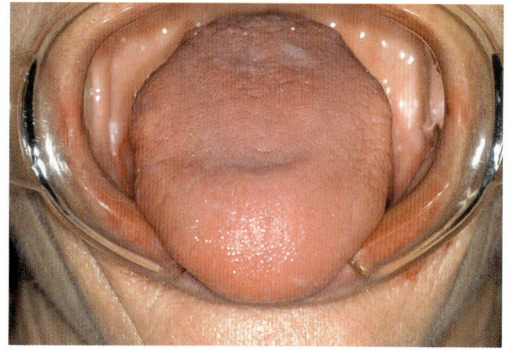

Figura 1.9 Avaliação visual do dorso da língua. Nesta paciente, a região anterior apresenta algumas fissuras, que não correspondem a nenhuma queixa e não exigem qualquer intervenção.

Observações clínicas

O conjunto de informações coletadas durante os exames prévios deve ajudar o profissional a traçar o *diagnóstico* e o *prognóstico* do caso clínico.

O *diagnóstico* é a identificação dos problemas que o paciente apresenta, do qual decorre a terapia proposta para cada paciente. Já o *prognóstico* é a previsão do índice de sucesso da terapia, ou seja, qual o grau de melhora que será obtido ao ser aplicada a terapia proposta.

O paciente deve ser cientificado tanto do seu diagnóstico como do seu prognóstico pelo profissional, para que ele não tenha expectativas irreais sobre os resultados da terapia. Isso é muito importante para que o indivíduo possa adequar suas expectativas ao que é possível obter com a terapia indicada para o seu caso clínico.

Assim, um paciente com grande reabsorção óssea alveolar no rebordo inferior deve ficar ciente desse *diagnóstico*, certo de que o *prognóstico* para o seu caso não irá prever grande estabilidade da prótese inferior, a não ser que sejam colocados implantes para estabilização de uma *overdenture* ou que seja confeccionada uma prótese fixa implantossuportada.

▶ Bibliografia

BELLINI D., DOS SANTOS M.B.F., CUNHA V.P.P., MARCHINI L. Patients' expectations and satisfaction of complete denture therapy and correlation with *locus* of control. *J Oral Rehabil*; 2009, v.36, p.682-86.

BUDTZ-JÖRGENSEN E. O paciente edêntulo. In: OWALL B. *et al.* Prótese dentária: princípios e condutas estratégicas. 1. ed. São Paulo: Artes Médicas; 1997, p.65-79.

CARLSSON G.E. Clinical morbidity and sequelae of treatment with complete dentures. *J Prosthet Dent*; 1998, v.79, n.1, p.17-23.

CARLSSON G.E. Facts and fallacies: an evidence base for complete dentures. *Dent Uptdate*; 2006, v.33, n.3, p.134-36, 138-40, 142.

COELHO C.M.P., SOUZA Y.T.C.S., DARE A.M.Z. Denture related oral mucosal lesions in a Brazilian school of dentistry. *J Oral Rehab*; 2004, v.31, n.2, p.135.

ENGELMEIER R.L., PHOENIX R.D. Patient evaluation and treatment planning for complete-denture therapy. *Dent. Clin. North Am*; 1996, v.40, n.1, p.1-18.

MARCHINI L. Plano de tratamento integrado em odontogeriatria. In: BRUNETTI R.F., MONTENEGRO F.L.B. Odontogeriatria: noções de interesse clínico. 1. ed. São Paulo: Artes Médicas; 2002, v.1, p.166-68.

MARACHLIOGLOU C.R.M.Z., DOS SANTOS J.F.F., CUNHA V.P.P., MARCHINI L. Expectations and final evaluation of complete dentures by patients, dentist and dental technician. *J Oral Rehabil*; 2010, v.37, p.518-24.

NARHI T.O., ETTINGER R.L., LAM E.W. Radiographic findings, ridge resorption, and subjective complaints of complete denture patients. *Int. J. Prosthodont*; 1997, v.10, n.2, p.183-89.

PEREIRA T., BONACHELA W.C. Avaliação longitudinal do perfil de pacientes portadores de próteses totais em função do grau de satisfação. *PCL*; 2003, v.5, n.24, p.124-28.

QUELUZ D.P., DOMITTI S.S. Expectativa em relação à prótese total. *PCL*; 2000, v.2, n.9, p.57-63.

SANTOS J.F.F. *et al.* Symptoms of craniomandibular disorders in elderly Brazilian wears of complete dentures. *Gerodontol*; 2004, v.21, n.1, p.51-2.

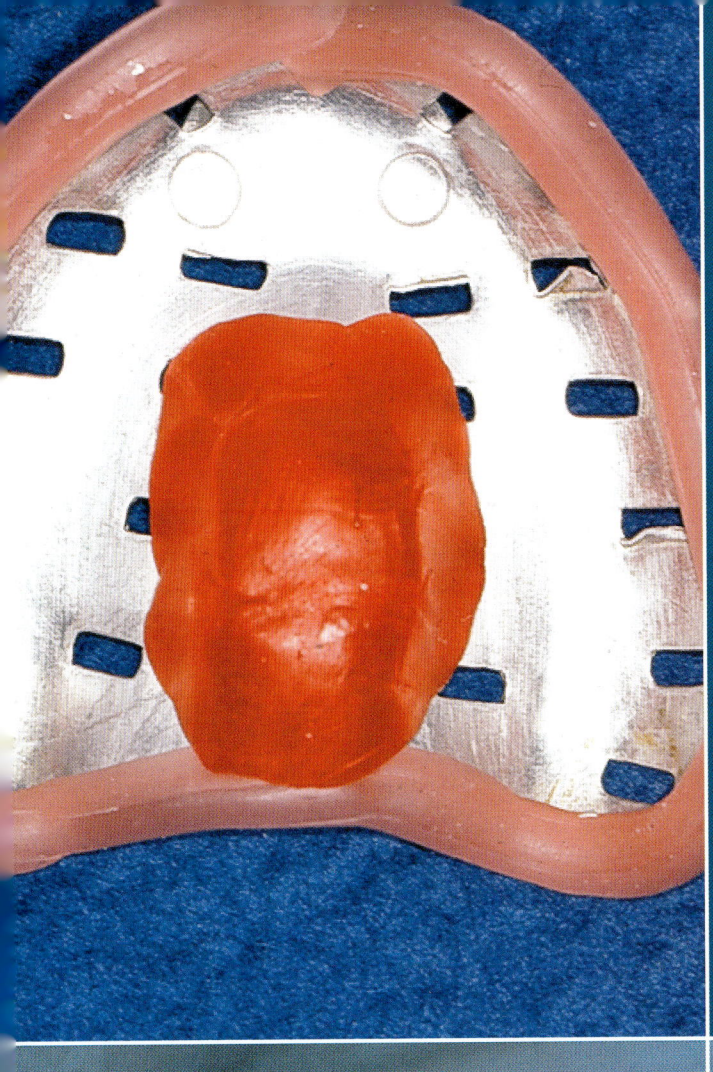

2
Moldagem Anatômica

Leonardo Marchini
Vicente de Paula Prisco da Cunha

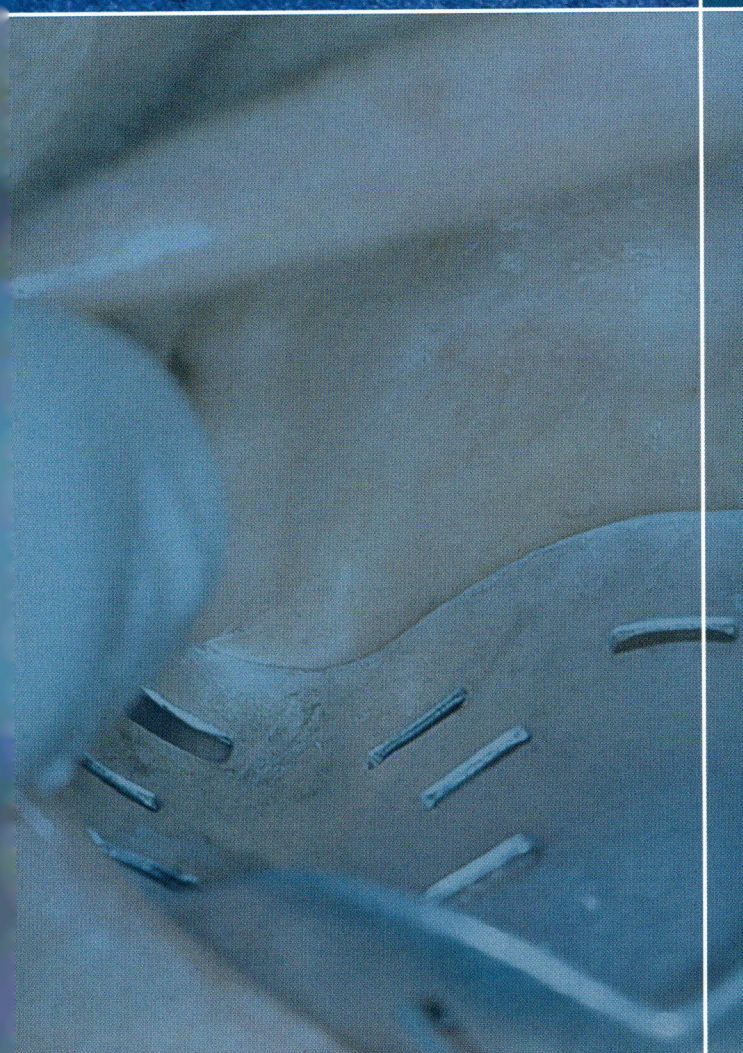

O que é moldagem anatômica e para que serve?

Moldagem é o ato de moldar o paciente, ou seja, obter o molde. Este é uma cópia em negativo da boca do paciente, que, uma vez preenchido com gesso, tem como resultado uma cópia positiva, ou seja, o modelo. O objetivo final da moldagem, portanto, é criar um modelo. Isso porque possibilita ao operador trabalhar em uma réplica da boca do paciente sem a presença dele.

Em prótese total há dois tipos de moldagens: a anatômica, assunto deste capítulo, e a funcional, que será abordada adiante. A moldagem anatômica é aquela que tem por finalidade dar origem a um modelo que abranja o máximo de estruturas possíveis, possibilitando uma visão panorâmica do rebordo moldado. Para tanto, é necessário afastar os tecidos moles e utilizar materiais de moldagem densos, que "empurrem" esses tecidos, propiciando condições para a visualização abrangente do rebordo.

Sinonímia

Como sinônimos de moldagem anatômica encontramos os termos *primeira moldagem*, *moldagem de estudo* e *moldagem inicial*.

Alguns conceitos importantes

É fundamental ter conhecimento de alguns conceitos, como:

- Moldagem: é o ato de moldar o paciente, obter o molde
- Molde: é a reprodução em negativo da parte da boca do paciente que foi moldada
- Moldeira: é o recipiente no qual é colocado o material de moldagem
- Modelo: é a réplica da parte da boca do paciente oriunda do preenchimento do molde (geralmente com gesso).

▶ Descrição dos procedimentos

Para a realização da moldagem anatômica, utilizamos moldeiras de estoque, ou seja, compradas no mercado odontológico. Elas se apresentam em tamanhos confeccionados para a média da população e, portanto, servem a vários pacientes. Considerando as atuais preocupações quanto à questão da biossegurança, é recomendável que essas moldeiras sejam esterilizadas.

Na técnica que iremos preconizar, será utilizado o alginato como material de moldagem; portanto, devem ser usadas moldeiras de estoque perfuradas e para desdentados, esterilizadas individualmente em autoclave (Figura 2.1). Estas contam com três tamanhos para cada rebordo (pequeno, médio e grande). Assim, quando o paciente já utiliza próteses totais, empregamos as mesmas para selecionar o tamanho da moldeira a ser utilizada (Figura 2.2).

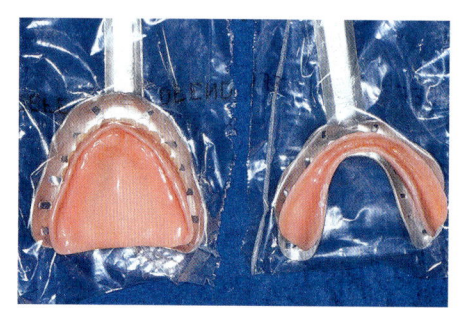

Figura 2.2 Verificação das moldeiras mais adequadas para a paciente, utilizando as próteses antigas já reparadas.

▶ Moldagem do rebordo superior

Nesse tipo de moldagem, a moldeira é retirada do invólucro e provada na boca (Figuras 2.3 e 2.4). Então, individualiza-se a moldeira escolhida, empregando cera utilidade (ou cera já no formato próprio para essa finalidade – Figura 2.5) nas bordas (para direcionar o alginato à região de fundo do vestíbulo ou fórnix) e no centro do palato (para diminuir a espessura do alginato nessa área, considerando que o paciente apresenta o palato profundo), conforme a Figura 2.6. A cera propicia, também, maior afastamento dos tecidos, proporcionando um suporte mais eficaz ao alginato.

Depois, a moldeira é novamente provada na boca do paciente (Figura 2.7) para verificar a adaptação. Duas porções de alginato são misturadas à água previamente dosada (Figuras 2.8 a 2.10), de acordo com as recomendações do fabricante, e aplicadas sobre a moldeira (Figuras 2.11 e 2.12), que é levada, em posição, à boca do paciente, afastando um lado da comissura com a moldeira e o outro com o espelho clínico ou o dedo indicador (Figura 2.13).

Primeiro, pressiona-se a região posterior (Figura 2.14) e, progressivamente, a anterior, o que possibilita o escoamento do alginato preferencialmente para frente, de modo a não levar o material à região do palato mole, o que geralmente ocasiona náuseas. Então, solicita-se ao paciente que movimente a musculatura paraprotética (movimento de sorriso forçado seguido de "bico" – Figura 2.15), enquanto a moldeira é mantida em posição pelo operador.

Esse último procedimento tem como finalidade ajudar a impressão no alginato das inserções musculares em dinâmica (Figura 2.16), para que estas possam ser evitadas na futura prótese.

O molde resultante deve estar, de preferência, livre de bolhas, com o material em textura homogênea e moldando adequadamente todas as áreas do rebordo, principalmente na região do selamento periférico (Figura 2.17).

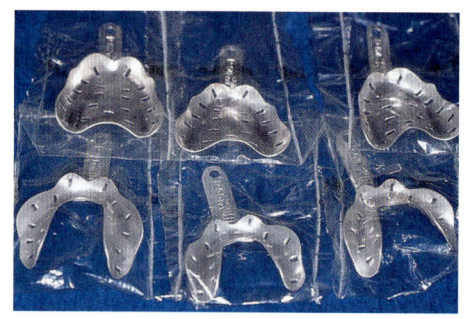

Figura 2.1 Moldeiras de estoque para desdentado, perfuradas (para alginato) e envelopadas em plástico transparente para esterilização. As moldeiras foram esterilizadas individualmente em autoclave.

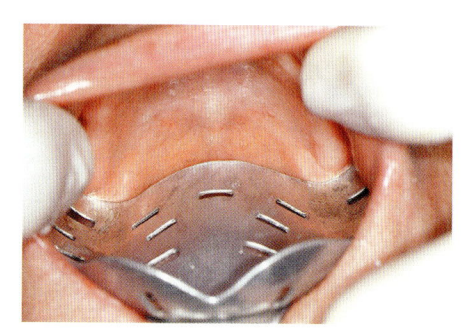

Figura 2.3 Moldeira superior posicionada na boca; verifica-se o envolvimento completo das tuberosidades e do palato duro.

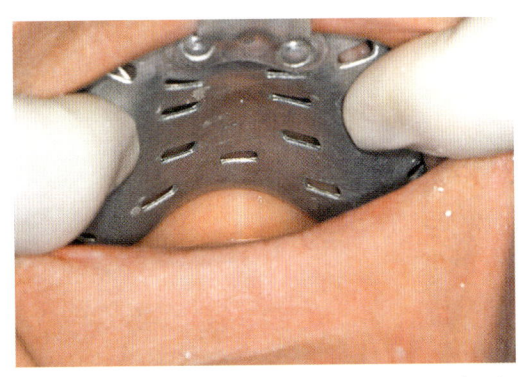

Figura 2.4 Moldeira superior posicionada na boca, compreendendo todo o rebordo superior.

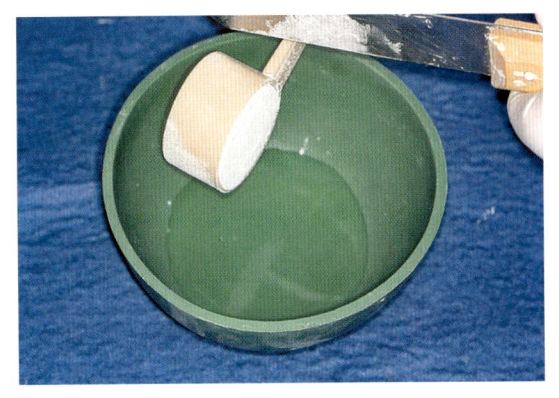

Figura 2.8 Dosagem de pó de alginato e água.

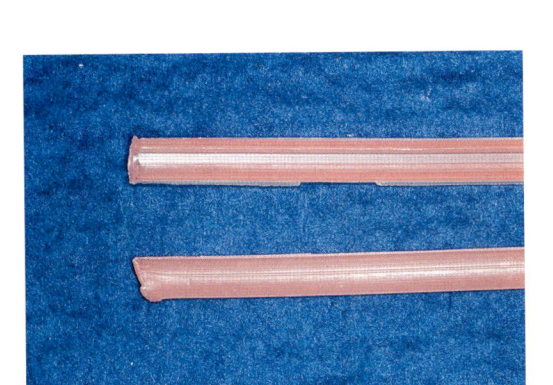

Figura 2.5 Cera utilidade cilíndrica com canaleta própria para adaptação em moldeira de estoque.

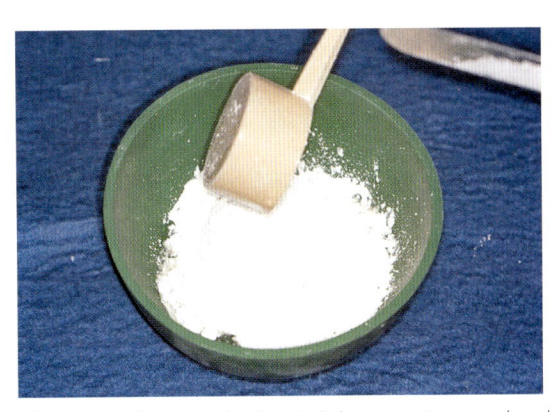

Figura 2.9 Agregação do pó de alginato à água, previamente dosados na proporção indicada pelo fabricante.

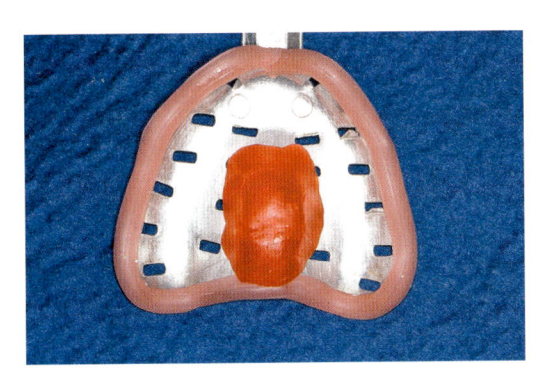

Figura 2.6 Moldeira superior a ser individualizada, com cera utilidade nas bordas e no palato.

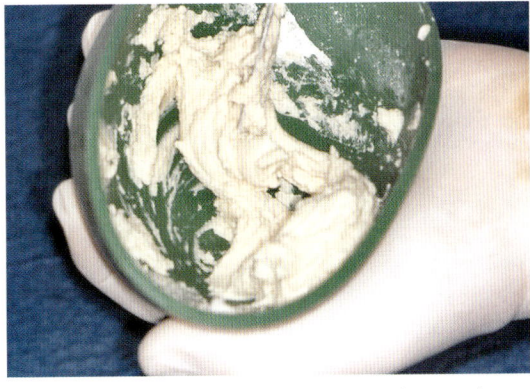

Figura 2.10 Espatulação do alginato até a obtenção de massa homogênea.

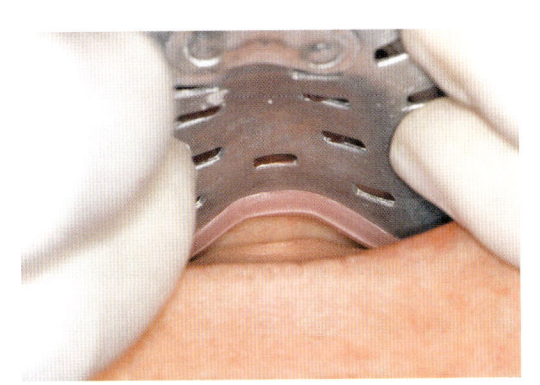

Figura 2.7 Individualização da moldeira de estoque na boca da paciente. Verifique que ela recobre as tuberosidades e chega à linha palato duro/palato mole, alcançando toda a região do fórnix vestibular.

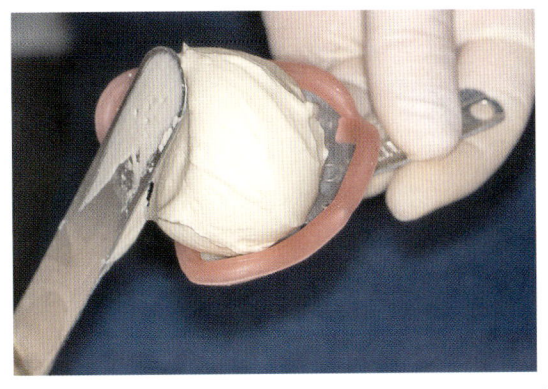

Figura 2.11 Preenchimento da moldeira com o alginato espatulado.

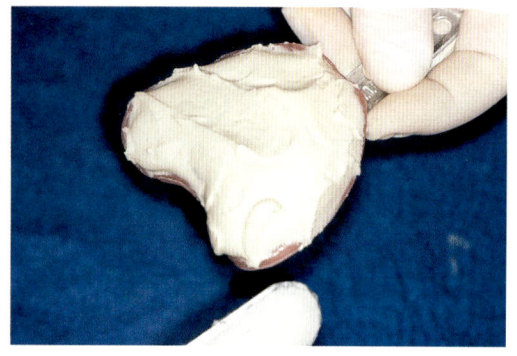

Figura 2.12 Moldeira completamente carregada para ser levada à boca.

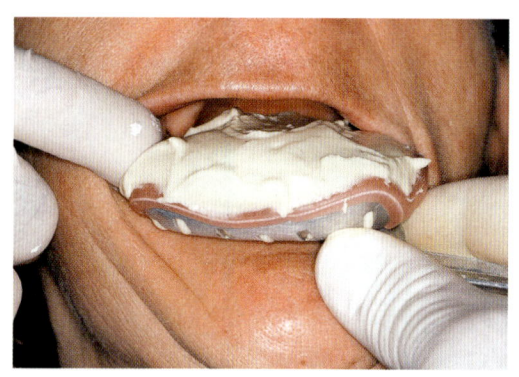

Figura 2.13 Introdução da moldeira na cavidade oral do paciente, empurrando a comissura esquerda com a moldeira e afastando a comissura direita com o indicador, girando a moldeira para sua introdução.

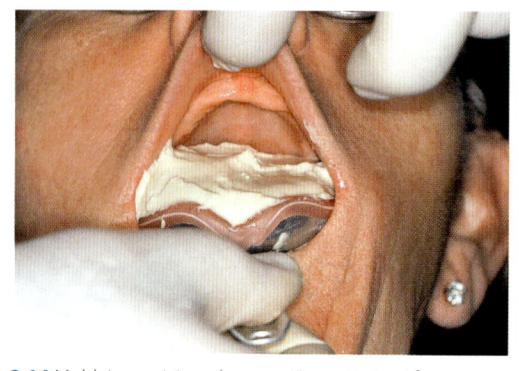

Figura 2.14 Moldeira posicionada na região posterior. Afastamento, com os dedos, do lábio superior, na região anterior, fazendo com que o material escoe para anterior.

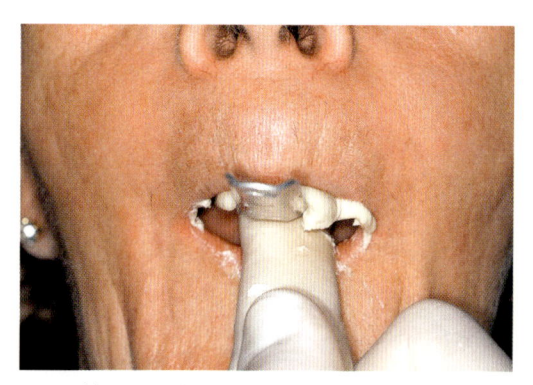

Figura 2.15 Moldeira com alginato posicionada na boca. Observe que o operador mantém a moldeira estável, enquanto o paciente executa os movimentos funcionais com a musculatura ("fazendo bico" e movimentos mímicos).

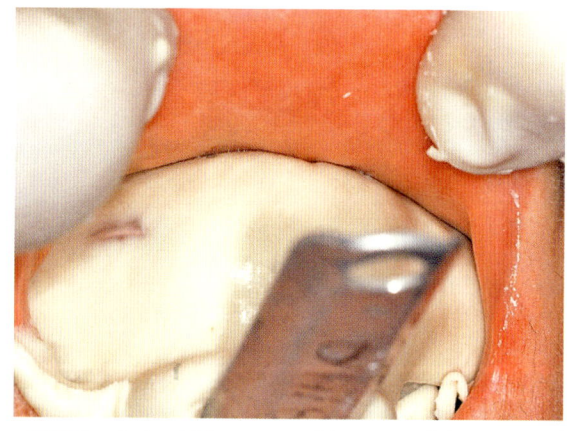

Figura 2.16 Resultado obtido com a moldagem em dinâmica muscular. As inserções musculares ficam marcadas no alginato em toda a área de selamento periférico. Para que possamos visualizar isso, devemos segurar os lábios do paciente com os indicadores e polegares, levantando-os e expondo a região de fórnix.

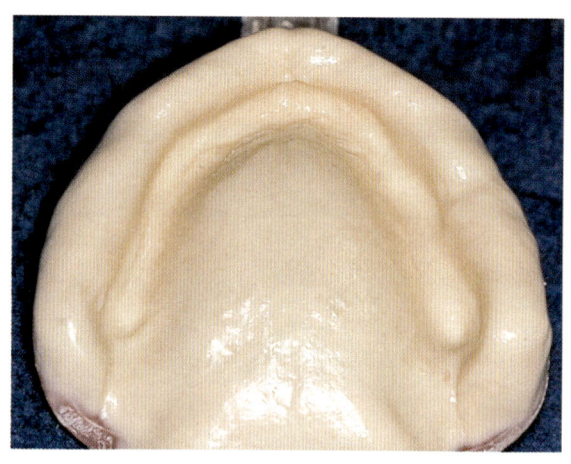

Figura 2.17 Molde obtido. Note as inserções nas bordas do molde e a textura homogênea do material moldador.

▶ Moldagem do rebordo inferior

Assim como a moldeira superior, a inferior é provada na boca (Figura 2.18) e individualizada com cera utilidade nas bordas, para guiar o escoamento do alginato até as áreas de selamento periférico (Figuras 2.19 e 2.20). Essa individualização é checada na boca, de modo a comprovar se a extensão foi adequada (Figura 2.21). Além disso, a cera utilidade, pela sua consistência, promove maior afastamento dos tecidos.

O alginato é novamente manipulado nas mesmas quantidades e proporções da moldagem superior e inserido na moldeira (Figura 2.22). Esta é introduzida na boca da mesma maneira (Figura 2.23); porém, dessa vez, o molde é pressionado pelo operador de modo homogêneo, ou seja, pressionando as partes anterior e posterior da moldeira ao mesmo tempo (Figura 2.24), o que possibilita o escoamento do material moldador (Figura 2.25). Mantendo a pressão, o paciente é instado a realizar movimentos com a musculatura paraprotética (Figura 2.26), incluindo a língua, posicionando-a para cima, para os lados e para fora a fim de obter a impressão adequada da região de inserções musculares (Figura 2.27A) com estas em dinâmica, ou seja, durante os movimentos. Assim, devem ser obtidos moldes com textura homogênea e adequada moldagem da área de selamento periférico em toda a sua extensão (Figura 2.27B).

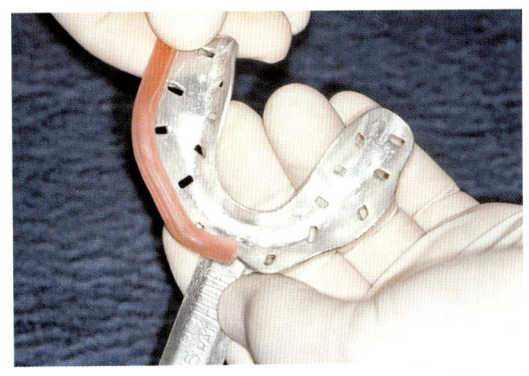

Figura 2.19 Colocação da cera utilidade nas bordas da moldeira inferior.

Observações clínicas

É importante frisar que a moldagem adequada da região das inserções musculares deve ser feita em dinâmica, para que estas estejam nitidamente visíveis no molde e, consequentemente, no modelo anatômico, a fim de que, futuramente, não sejam desrespeitadas na moldeira funcional. Se isso acontecer, ou seja, se a prótese assentar-se sobre uma inserção muscular, esta provocará o desalojamento da prótese quando houver movimentação muscular. Na moldagem inferior, devemos estar atentos também à correta moldagem da musculatura da língua, na região lingual do rebordo mandibular, com especial atenção ao freio lingual.

Molhar a superfície do alginato após sua colocação na moldeira e antes da colocação na boca favorece a obtenção de um molde com superfície mais homogênea.

Na moldagem anatômica, o alginato empurrará a mucosa não inserida, provocando seu afastamento e, consequentemente, moldando uma área maior do que aquela que a prótese recobrirá. Isso ocorre propositadamente, para que a área a ser recoberta pela prótese seja delimitada no interior do modelo anatômico.

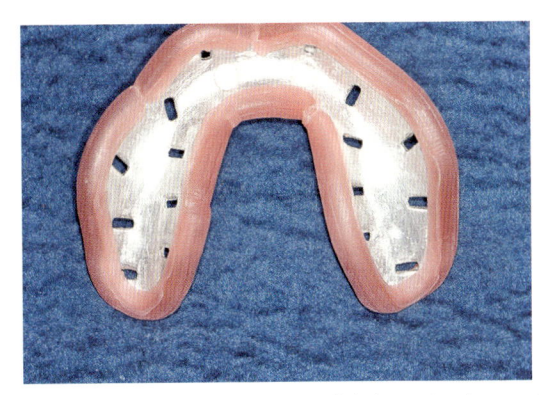

Figura 2.20 Moldeira inferior com cera utilidade nas bordas para individualização.

Opções de material

Como opções de material para moldagem anatômica, podem ser citadas:

A *godiva*, que é um material anelástico termoplástico bastante utilizado para moldagem anatômica e com excelentes resultados. Exige moldeiras próprias (não perfuradas) e plastificadores (para promover seu amolecimento). Não deve ser utilizada em casos de rebordos flácidos, pois, como é muito densa, altera a posição desses tecidos durante a moldagem.

Alguns profissionais utilizam a *silicona por condensação* para moldagem anatômica. Porém, devido ao custo relativamente alto, é pouco usada em clínicas de faculdades, embora ajude a obter resultados satisfatórios. Pode ser utilizada na própria moldeira para alginato e deve ser feita em duas etapas (com a silicona densa e, depois, com a leve). Também não deve ser usada em rebordos flácidos.

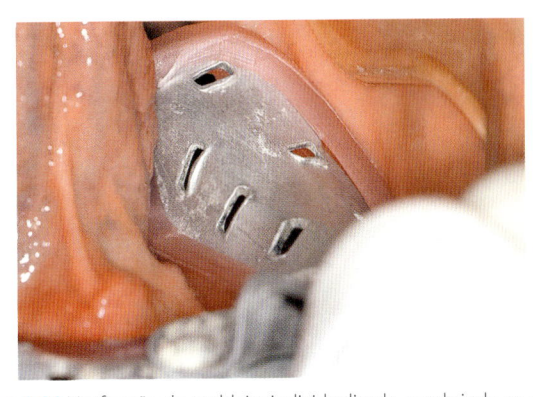

Figura 2.21 Verificação da moldeira individualizada, recobrindo as papilas retromolares e chegando até a região de selamento periférico.

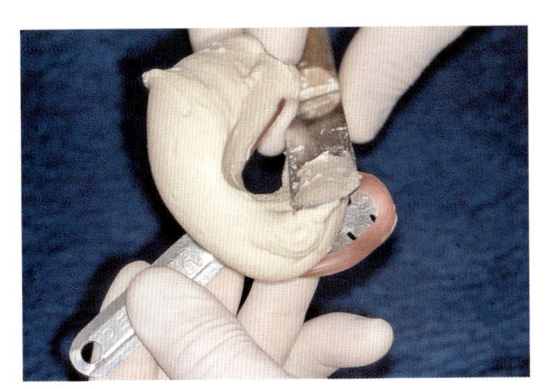

Figura 2.22 Preenchimento da moldeira com alginato.

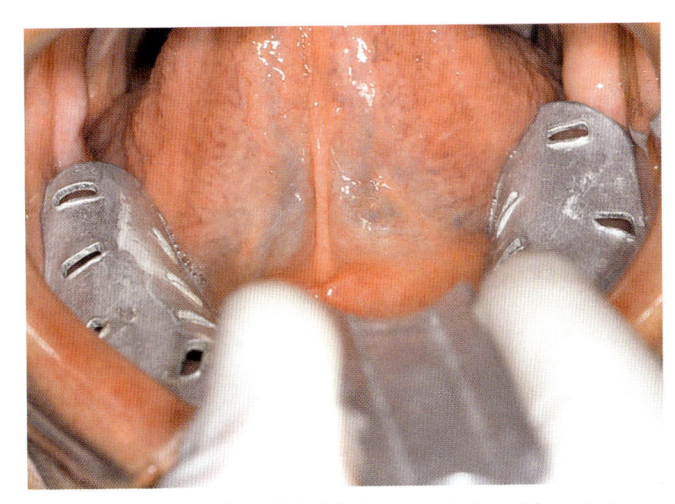

Figura 2.18 Prova da moldeira inferior na cavidade oral do paciente.

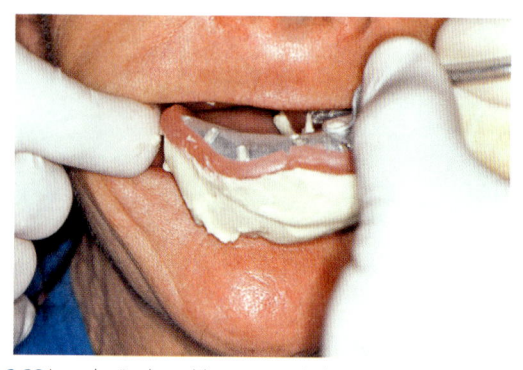

Figura 2.23 Introdução da moldeira na cavidade oral do paciente, empurrando a comissura esquerda com a moldeira e afastando a comissura direita com o indicador, girando a moldeira para sua introdução.

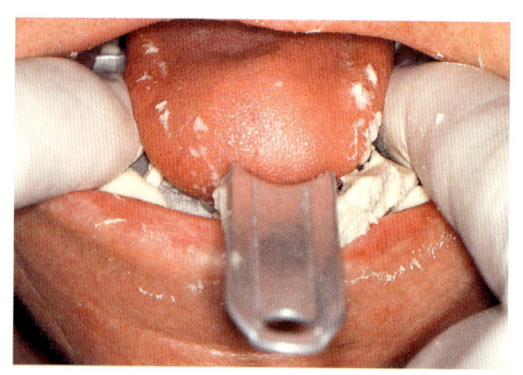

Figura 2.24 Moldeira inferior mantida em posição pelo operador com os dedos indicadores, já com alginato, de modo a não interferir na movimentação dos lábios do paciente enquanto executa os movimentos funcionais.

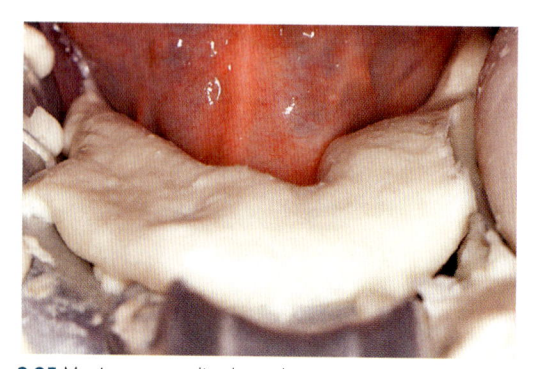

Figura 2.25 Movimentos realizados pelo paciente com a língua, impressionando a face lingual do molde, obtendo impressão do freio lingual e do limite do assoalho da boca (determinado pela inserção do milo-hióideo).

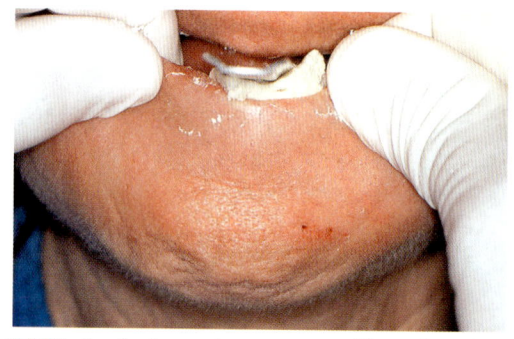

Figura 2.26 Realização dos movimentos com os lábios, obtendo impressão das inserções e do freio, bridas e limite de movimentação dos lábios e bochechas.

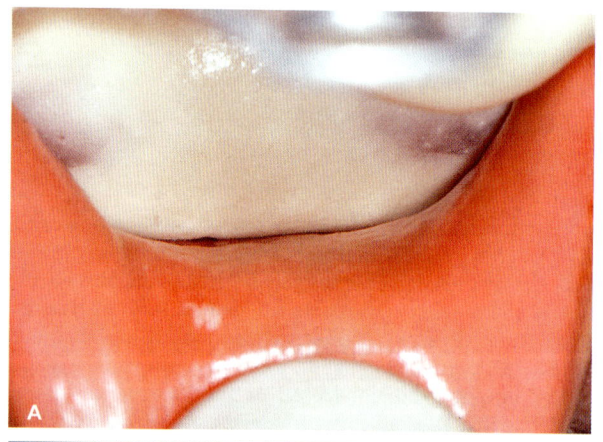

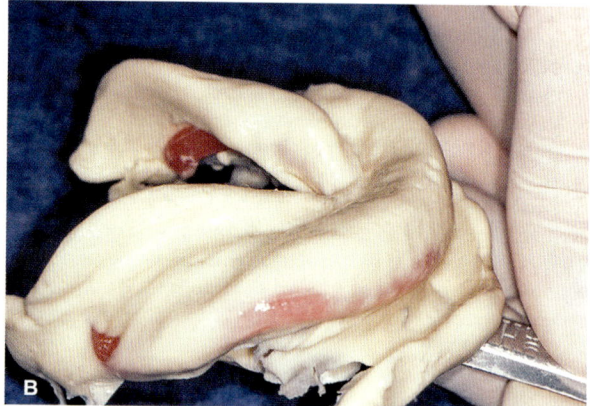

Figura 2.27A e **B** Resultado da moldagem em dinâmica muscular: inserções musculares impressas no alginato, na região periférica. Observe a "volta" arredondada que o material faz ao escoar nessa região quando é comprimido pela musculatura.

▶ Obtenção dos modelos anatômicos

Após a obtenção dos moldes, estes devem ser lavados em água gessada (Figura 2.28) e desinfetados em solução de hipoclorito de sódio a 2%, por imersão durante 10 minutos (Figura 2.29). No molde inferior, costumamos confeccionar um suporte para o gesso na região ocupada pela língua. Para tanto, secamos a parte inferior da moldeira e aplicamos uma lâmina de cera utilidade já com formato preparado para ocupar essa posição (Figura 2.30), que servirá como suporte (Figura 2.31) para aplicação do alginato (Figura 2.32).

O molde pode, então, ser colocado em um ambiente saturado de umidade, com solução de hipoclorito e fechado (Figura 2.33A e B), para posterior preenchimento, por um período de 10 minutos.

Depois, os dois moldes são preenchidos com gesso pedra comum (tipo 3), sob vibração, depositando-o em uma única área (Figura 2.34A e B) e aguardando seu escoamento para as demais, até que o molde esteja completamente preenchido. Confecciona-se, então, uma base de gesso na região superior e aguarda-se a cristalização do material, em ambiente com 100% de umidade (Figura 2.35).

Após a presa do gesso, os conjuntos molde/modelo são removidos da caixa (Figura 2.36), e os modelos são separados dos moldes (Figura 2.37A e B).

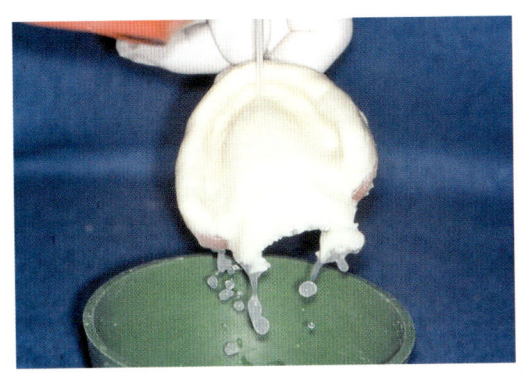

Figura 2.28 Molde sendo lavado com água gessada para remoção de saliva e debris.

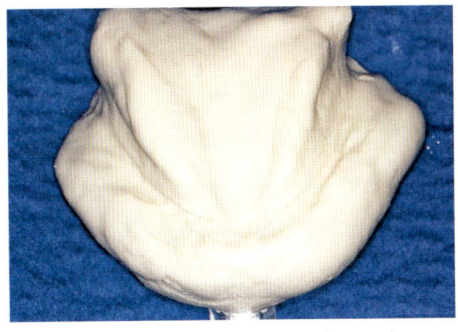

Figura 2.32 Colocação de alginato sobre a cera, formando um suporte adequado para o gesso na região da boca ocupada pela língua. Deve-se tomar o cuidado de não invadir a área basal.

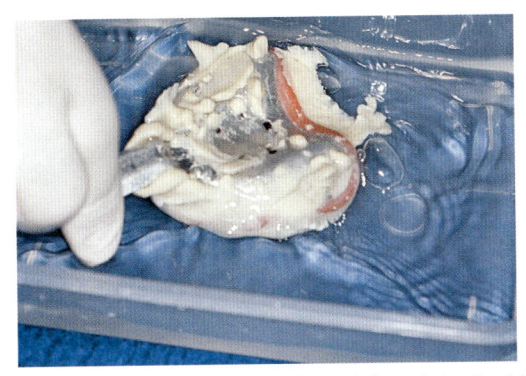

Figura 2.29 Desinfecção do molde em solução de hipoclorito de sódio a 2%, por imersão durante 10 minutos.

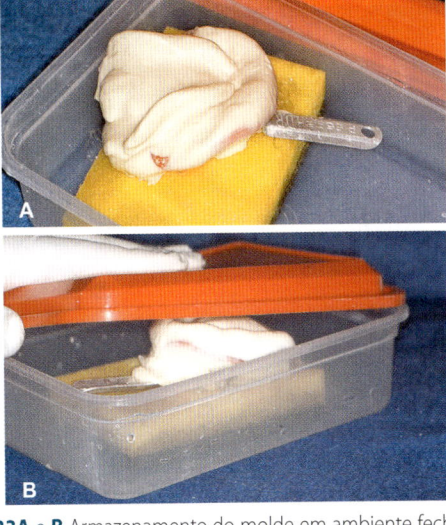

Figura 2.33A e **B** Armazenamento do molde em ambiente fechado e com 100% de umidade, para posterior preenchimento (aconselha-se um período de apenas 10 minutos para proceder ao preenchimento).

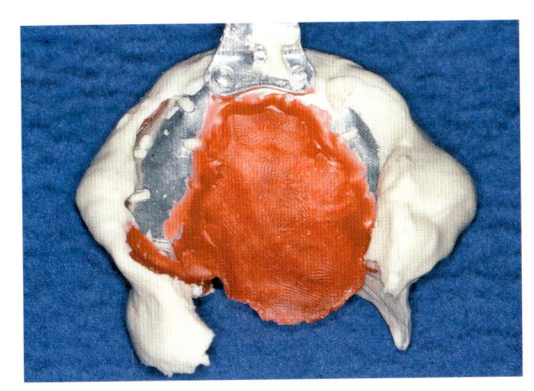

Figura 2.30 Após secar a parte posterior da moldeira inferior, comprimem-se as bordas de uma lâmina de cera utilidade (já no formato adequado) contra o alumínio, de modo a aderi-la nessa área, para confecção do suporte de alginato para o gesso.

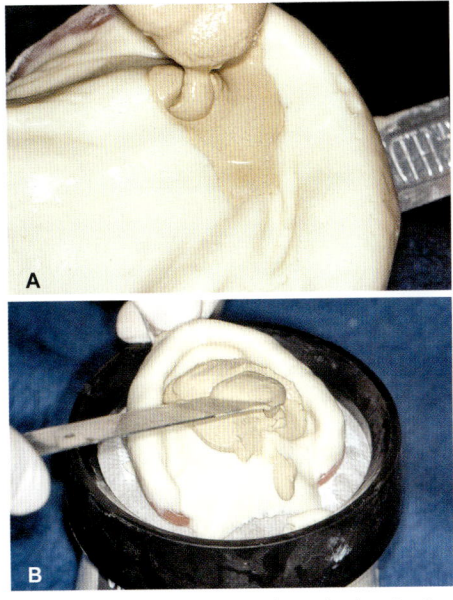

Figura 2.34A e **B** Preenchimento dos moldes, sob vibração. O gesso, manuseado de acordo com as instruções do fabricante, deve ser vertido no mesmo local do molde, aguardando o preenchimento de todo o seu interior (porção útil do modelo). Então, confecciona-se a base do modelo, sem vibração (corpo do modelo).

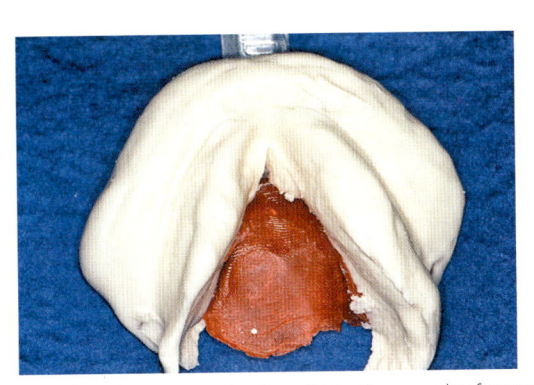

Figura 2.31 Visão da parte superior da moldeira já com a plataforma de cera instalada.

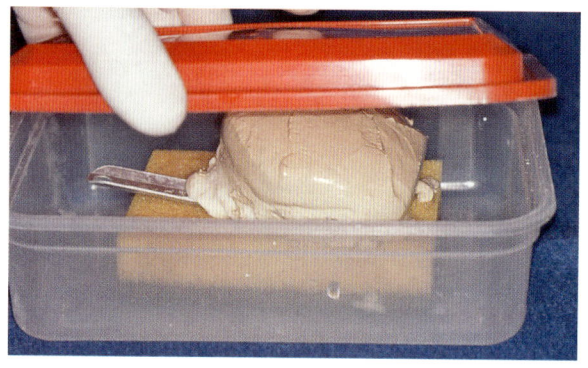

Figura 2.35 Conjuntos molde/modelo superior e inferior acondicionados em ambiente com 100% de umidade, até a cristalização completa do gesso.

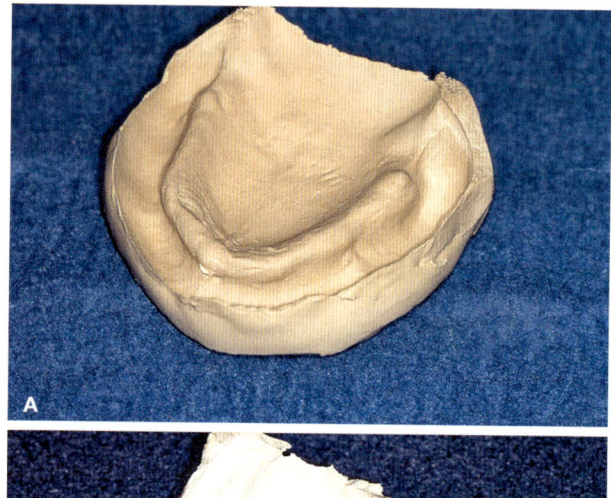

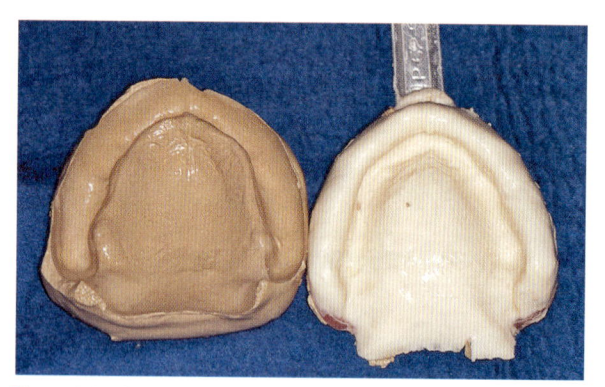

Figura 2.36 Conjunto molde/modelo superior após a presa do gesso.

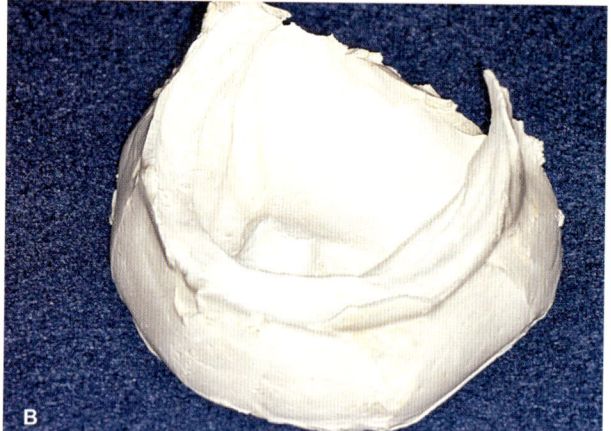

Figura 2.37A e B Modelos após a separação.

▶ Bibliografia

ANUSAVICE K.J. Gypsum products. Phillip's science of dental materials. 10. ed. Philadelphia: WB Saunders; 1996, p.185-209.

ANUSAVICE K.J. Hydrocolloid impression materials. Phillip´s science of dental materials. 10. ed. Philadelphia: WB Saunders; 1996, p.111-37.

CARLSSON G.E. Critical review of some dogmas in prosthodontics. *Prosthodont Res*; 2009, v.53, n.1, p.3-10.

FELTON D.A., COOPER L.F., SCURRIA M.S. Predictable impression procedures for complete dentures. *Dent. Clin. North Am*; 1996, v.40, n.1, p.39-51.

KLEIN I.E., GOLDSTEIN B.M. Physiologic determinants of primary impressions for complete dentures. *J Prosthet Dent*; 1984, v.51, n.5, p.6111-116.

MCCORD J.F. Contemporary techniques for denture fabrication. *J Prosthodont*; 2009, v.18, n.2, p.106-11.

NASCIMENTO W.F. *et al.* Desinfecção de moldes: Como, quando e por quê. *Rev Assoc Paul Cir Dent*; 1999, v.53, n.1, p.21-4.

SEMENSATO A.P.N., CROSARIOL S.K., MARCHINI L. Evaluation of the antimicrobial activity and dimensional alterations of alginate impression disinfectants. *Eur J Prosthod Rest Dent*; 2009, v.17, p.121-5.

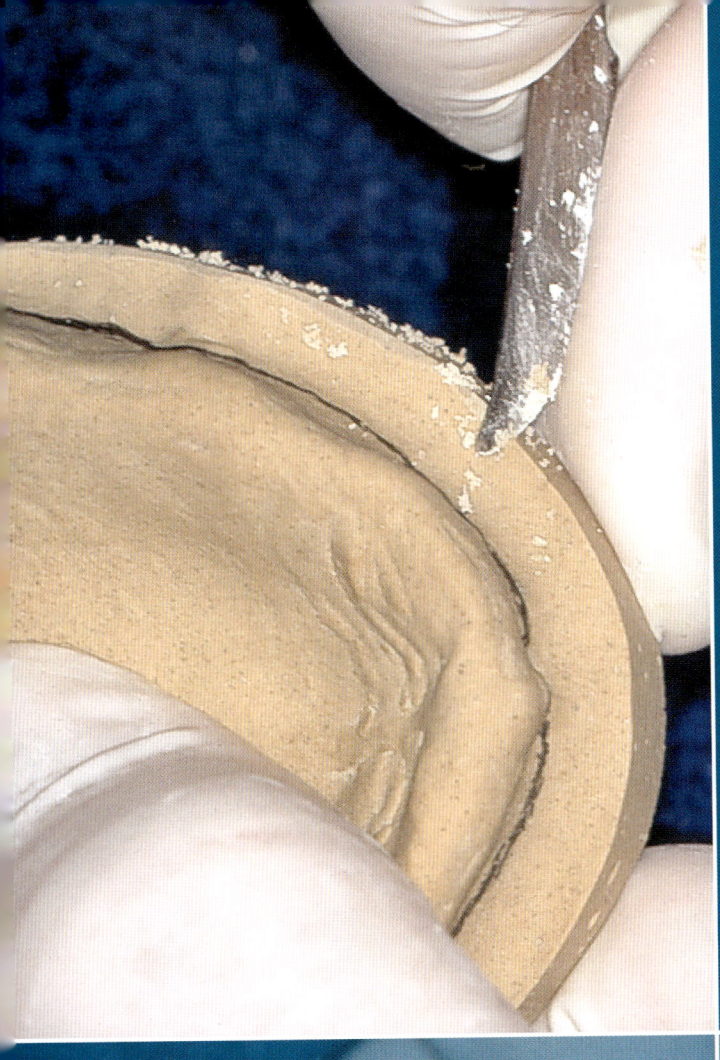

3

Confecção das Moldeiras Individuais

Leonardo Marchini
Vicente de Paula Prisco da Cunha

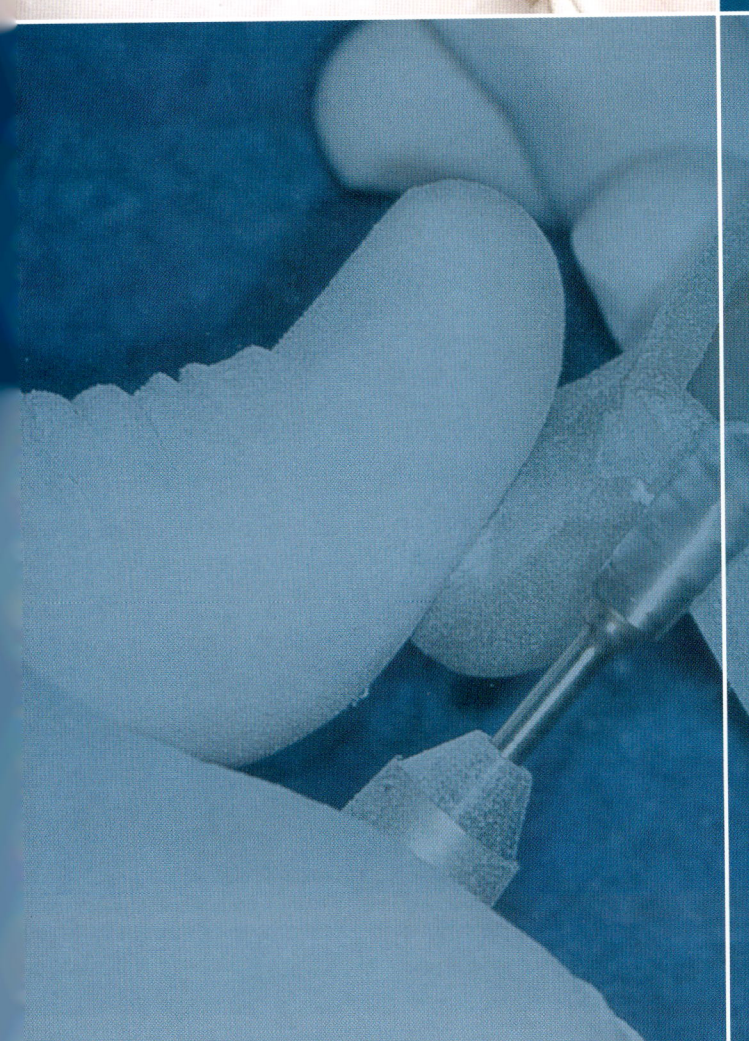

O que é área basal e para que serve?

A área basal é a região do modelo sobre a qual a prótese irá assentar-se, ou seja, será recoberta pela base da prótese. Daí o seu nome.

Sinonímia

A área basal é também chamada de área chapeável (no espanhol, a prótese total é denominada chapa; por isso o nome).

▶ Descrição dos procedimentos

Após a confecção dos modelos, descrita no Capítulo 2, utilizamos um lápis cópia e delimitamos a *área basal* (Figuras 3.1 e 3.2).

No modelo inferior, a delimitação deve acompanhar, na parte medial da mandíbula, a linha milo-hióidea, mantendo-se 1 mm acima desta. Em seguida, ela tem de passar pela parte posterior das papilas retromolares de ambos os lados e seguir pela vestibular, mantendo-se 1 mm aquém da fibromucosa móvel e respeitando (contornando) as inserções de freios e bridas (Figura 3.1).

A delimitação da área basal do modelo superior deve seguir a linha palato duro/palato mole, contornar as tuberosidades de ambos os lados e seguir pela vestibular da crista do rebordo 1 mm aquém da fibromucosa móvel, respeitando (contornando) as inserções de freios e bridas (Figura 3.2).

Somente após a demarcação das áreas basais é que se procede ao recorte dos modelos, pois, desse modo, evita-se que áreas de interesse sejam recortadas.

No recorte do modelo superior, iniciamos tornando a base (parte inferior) do modelo plana (Figura 3.3). Depois, recortamos as laterais, regularizando-as (Figura 3.4). Por fim, removemos, com um instrumento manual, as arestas entre a lateral e a parte interna do modelo (Figura 3.5). Após repetir o mesmo processo para o modelo inferior (Figura 3.6), obtemos como resultado os dois modelos adequadamente recortados e prontos (Figura 3.7) para o início da confecção da moldeira individual.

O que é moldeira individual e para que serve?

Moldeira individual, como o próprio nome já indica, é uma moldeira confeccionada para determinado indivíduo e que, portanto, só tem utilidade para aquele paciente em particular. Utilizando uma moldeira individual que se adapte adequadamente no rebordo do paciente, podemos usar um material fluido para moldagem, que não comprima (ou exerça compressão menor) os tecidos.

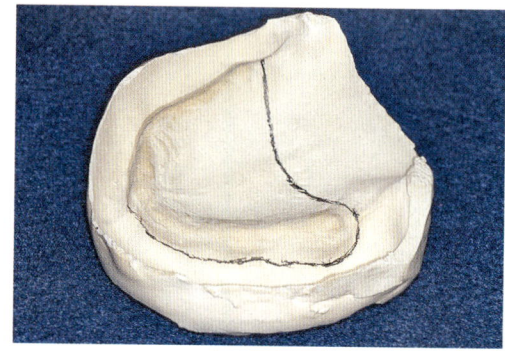

Figura 3.2 A delimitação da área basal do modelo superior deve seguir a linha palato duro/palato mole, contornar as tuberosidades de ambos os lados e seguir pela vestibular da crista do rebordo, 1 mm aquém da fibromucosa móvel, respeitando (contornando) as inserções de freios e bridas.

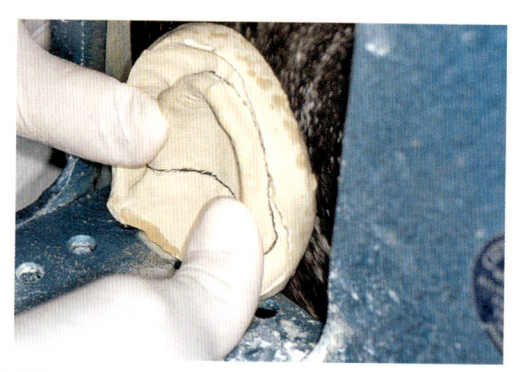

Figura 3.3 Recorte da base do modelo superior, criando uma superfície plana que facilitará o trabalho na bancada.

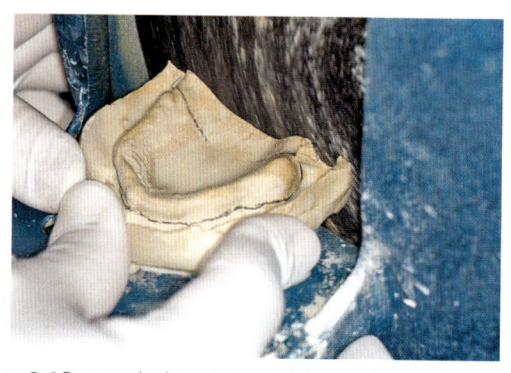

Figura 3.4 Recorte das laterais do modelo superior, regularizando-as.

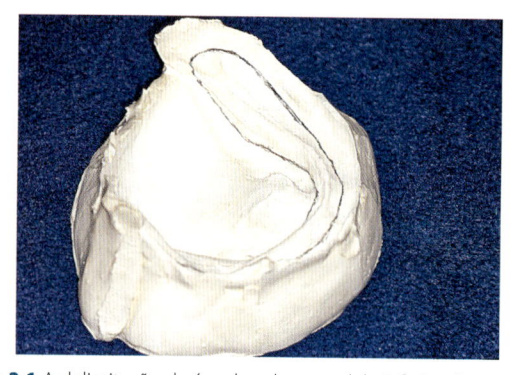

Figura 3.1 A delimitação da área basal no modelo inferior deve acompanhar, na parte medial da mandíbula, a linha milo-hióidea, mantendo-se 1 mm acima desta. Em seguida, ela tem de passar pela parte posterior das papilas retromolares de ambos os lados e seguir pela vestibular, mantendo-se 1 mm aquém da fibromucosa móvel e respeitando (contornando) as inserções de freios e bridas.

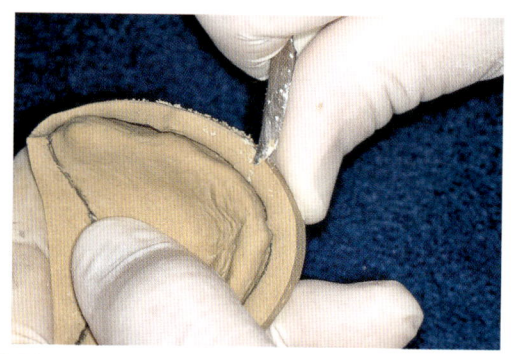

Figura 3.5 Aparam-se as arestas do modelo superior, no diedro entre a superfície superior e lateral do modelo, mantendo um espaço de aproximadamente 5 mm da borda do modelo até a delimitação da área basal.

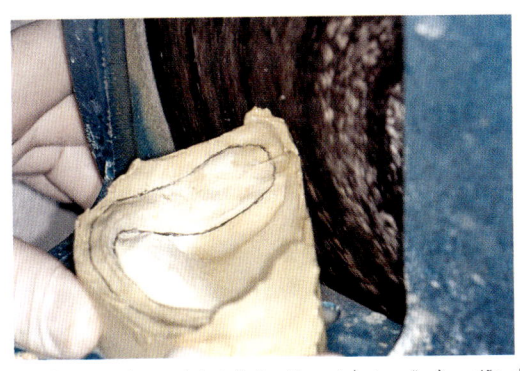

Figura 3.6 Recorte do modelo inferior. Especial atenção à região da papila retromolar, a fim de manter o modelo com corpo suficiente para proporcionar maior resistência.

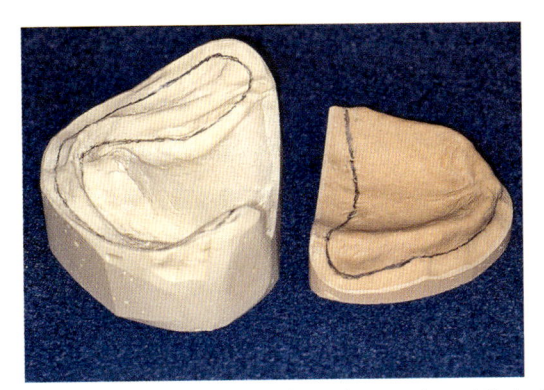

Figura 3.7 Modelos superior e inferior, já recortados e delimitados.

▶ Descrição dos procedimentos

Os rebordos alveolares contam com áreas retentivas, ou seja, regiões côncavas e depois convexas que, se recobertas por material rígido, não permitem a sua posterior remoção. Desse modo, é necessário recobrir as regiões côncavas com material de preenchimento, proporcionando alívio na área.

Nas regiões de fibromucosa flácida e na de rugosidades palatinas também deve haver alívio para melhor acomodação dos tecidos durante o tempo inicial e final de trabalho do material moldador. Nesse caso, optamos pela utilização de cera 7 como material para alívio (Figuras 3.8 a 3.10). Após a realização do alívio em ambos os modelos, toda a superfície superior é isolada com um isolante à base de alginato (Figura 3.11).

Para a confecção das moldeiras individuais, utilizamos resina acrílica fotopolimerizável, que vem embalada em quantidade e formato adequados para essa finalidade, em invólucros à prova de luz. Ela apresenta uma técnica extremamente simples e resulta em moldeiras com grande estabilidade e fidelidade.

Após aberta, a resina é aplicada sobre o modelo com as mãos, adaptando a lâmina de resina ao modelo já aliviado (Figura 3.12). Os excessos são removidos pressionando a resina contra a borda do modelo (Figura 3.13), a qual fora devidamente conformada para esse procedimento (Figura 3.5). Para propiciar melhor adaptação, a borda da lâmina de resina é dobrada na região de selamento periférico e condicionada em formato arredondado, utilizando uma espátula 7 (Figuras 3.14 e 3.15). Repete-se o mesmo procedimento para a confecção da moldeira inferior, tornando a lâmina de resina na forma de U (Figura 3.16).

Após a adaptação das lâminas sobre os modelos, os excessos são reunidos para formar os cabos, colocados perfazendo um ângulo de 45° com o corpo da moldeira superior e 90° com a inferior (Figura 3.17). Os cabos devem ainda ter tamanho suficiente para uma adequada empunhadura sem exageros, pois pode interferir no ato da moldagem.

Observações clínicas

Em ambas as moldeiras, especial atenção deve ser dada à delimitação, obedecendo à área basal já demarcada, mas mantendo a moldeira aproximadamente 1 mm aquém dessa demarcação. Isso é para que haja espessura suficiente para o material moldador na moldagem do selamento periférico.

As moldeiras são, então, levadas ao fotopolimerizador individualmente (Figuras 3.18 e 3.19). Após a polimerização completa da resina, fazemos pequenos acabamentos, como na região do freio labial superior e nas bordas laterais da moldeira (Figura 3.20). Uma das vantagens da utilização de resina fotopolimerizável é justamente a grande facilidade de acabamento, uma vez que pode ser feita uma adaptação bastante adequada com as mãos ou com instrumentos manuais durante a adaptação sobre o modelo. Dessa maneira, temos as moldeiras individuais prontas (Figura 3.21) para realização da moldagem funcional.

Opções de material

Para confecção da moldeira individual podemos utilizar também os seguintes materiais:

- Resina acrílica ativada quimicamente (RAAQ) transparente: é o material mais comumente utilizado no Brasil na atualidade. Isso porque usa técnica de fácil execução, é barato, tem estabilidade dimensional adequada e possibilita a visualização, por transparência, de áreas de compressão
- Placa base, de cor marrom: material termoplástico, muito utilizado no Brasil antes da popularização da resina acrílica ativada quimicamente (RAAQ). Tem o grande inconveniente de não apresentar estabilidade dimensional adequada
- Resina acrílica ativada termicamente (RAAT) transparente: tem todas as qualidades da RAAQ, à exceção da técnica, que exige a utilização de muflas convencionais e é mais demorada. Em compensação, apresenta ainda maior estabilidade, melhor acabamento e transparência.

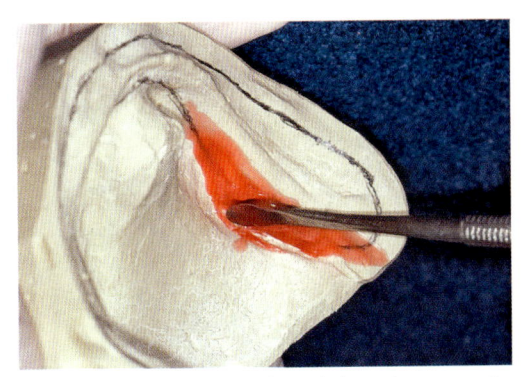

Figura 3.8 Aplicação de cera 7 na área lingual, de modo a proporcionar alívio dessa região retentiva.

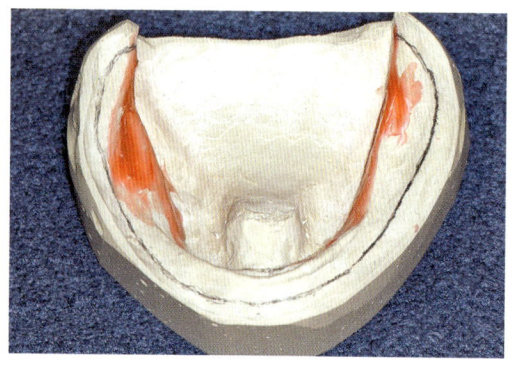

Figura 3.9 Vista oclusal do modelo inferior, demonstrando o alívio proporcionado na área lingual.

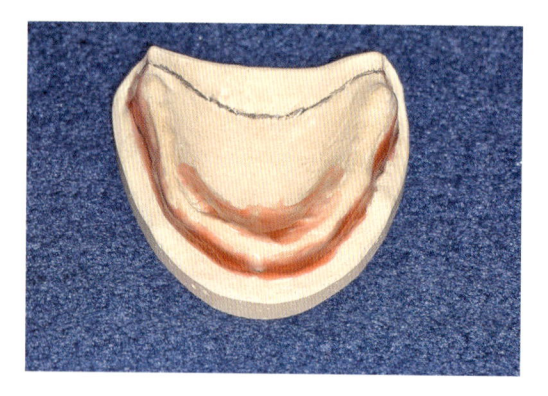

Figura 3.10 Vista oclusal do modelo superior, demonstrando o alívio por vestibular e na região de rugosidades palatinas.

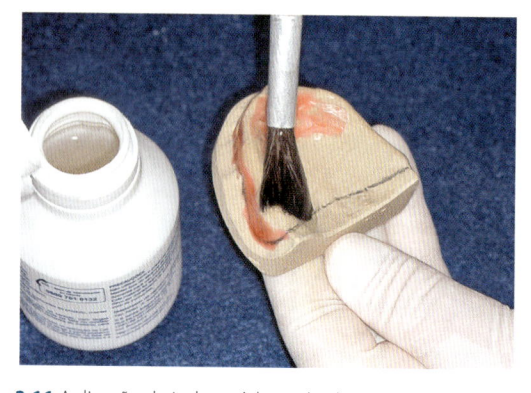

Figura 3.11 Aplicação de isolante à base de alginato sobre o modelo superior já aliviado.

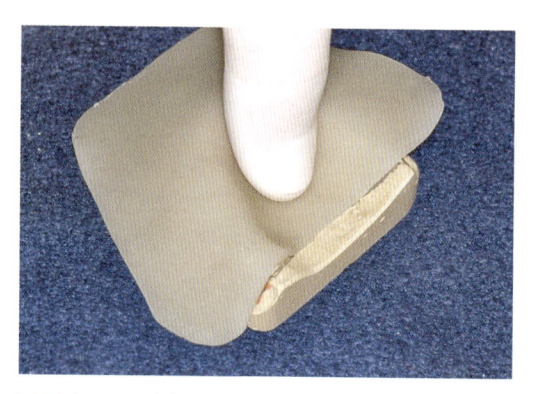

Figura 3.12 Adaptação da lâmina de resina fotopolimerizável sobre o modelo superior com as mãos, na região do palato.

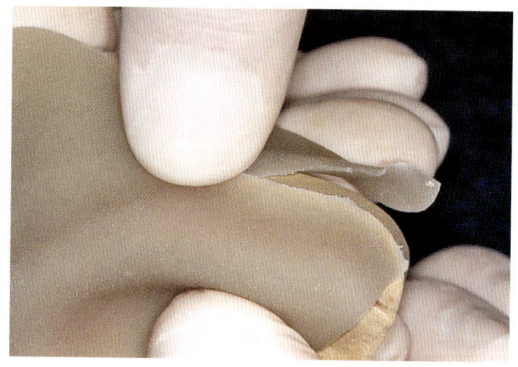

Figura 3.13 Adaptação da lâmina de resina sobre o modelo na região das vertentes vestibulares e remoção dos excessos de resina, pressionando-a contra as bordas do modelo.

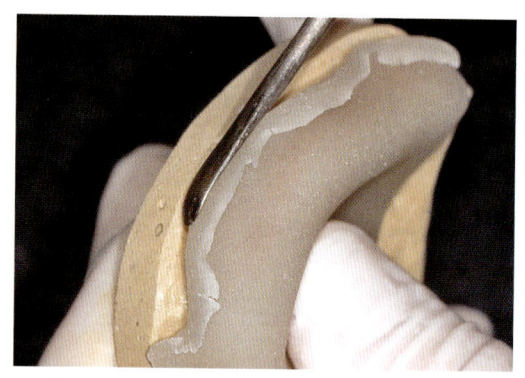

Figura 3.14 Criação de uma dobra da lâmina de resina na região de selamento periférico com a espátula 7.

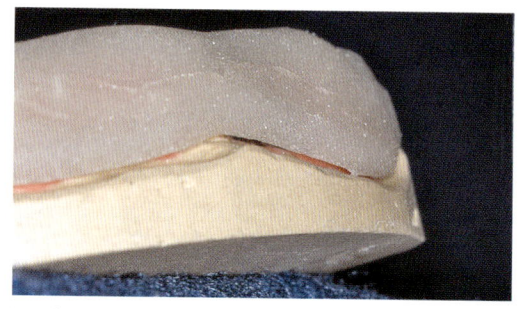

Figura 3.15 Posição do término da moldeira aquém da delimitação da área basal, propiciando espessura suficiente para o material moldador na região de selamento periférico. Arredondamento da borda da moldeira, mantendo uma espessura de aproximadamente 2 mm, localizada sobre a região delimitada.

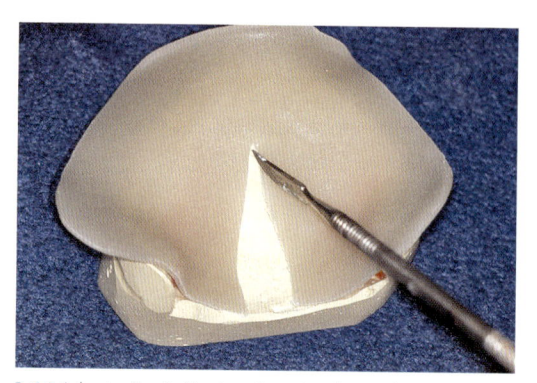

Figura 3.16 Adaptação da lâmina de resina fotopolimerizável no modelo inferior.

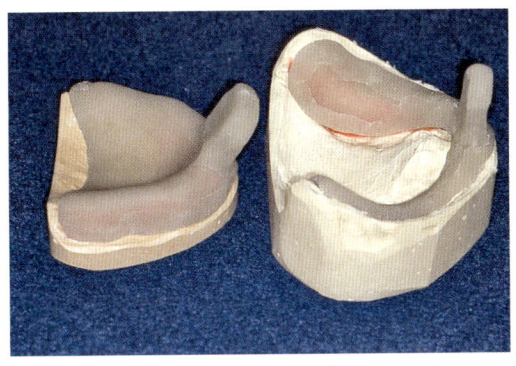

Figura 3.17 Moldeiras preparadas para fotopolimerização. Atente para a posição dos cabos, que deve ser de 45° na moldeira superior e de 90° na inferior, para que não interfiram na musculatura periprotética durante a moldagem funcional.

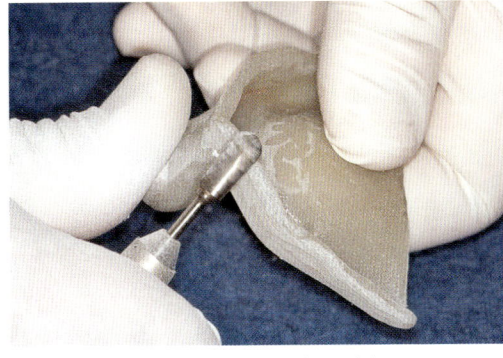

Figura 3.20 Retoques no acabamento da moldeira com pontas apropriadas.

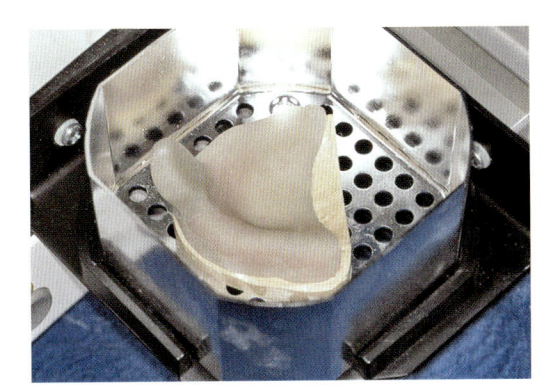

Figura 3.18 Colocação do modelo no interior do fotopolimerizador.

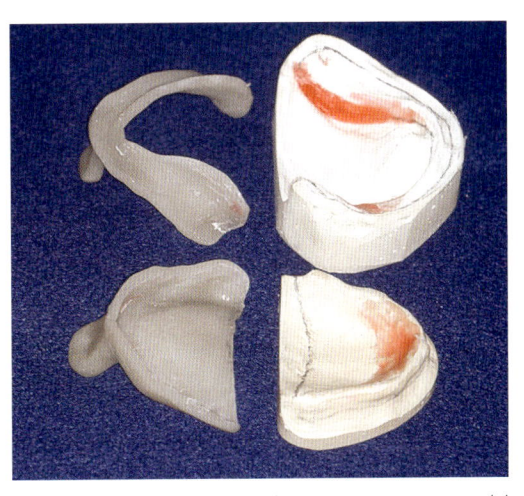

Figura 3.21 Moldeiras polimerizadas e seus respectivos modelos.

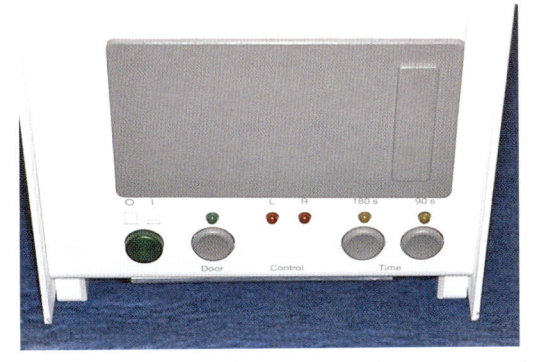

Figura 3.19 Fotopolimerização da resina em equipamento apropriado. As moldeiras devem ser dispostas individualmente para esse procedimento.

► Bibliografia

ANUSAVICE K.J. Denture base resins. Phillip's science of dental materials. 10. ed. Philadelphia: WB Saunders; 1996, p.237-71.

CERVEIRA NETTO H. Moldeira individual em RAAQ prensada totalmente aliviada para moldagens funcionais. *RGO*; 1984, v.32, n.1, p.67-9.

HYDE T.P., MCCORD J.F. Survey of prosthodontic impression procedures for complete dentures en general dental practice in the United Kingdom. *J Prosthet Dent*; 1999, v.81, n.3, p.295-99.

KLIEMANN C. *et al.* Técnica de confecção imediata de moldeira individual para pacientes portadores de prótese total. *PCL*; 2000, v.2, n.8, p.14-9.

MCCORD J.F. Contemporary techniques for denture fabrication. *J Prosthodont*; 2009, v. 18, n.2, p.106-11.

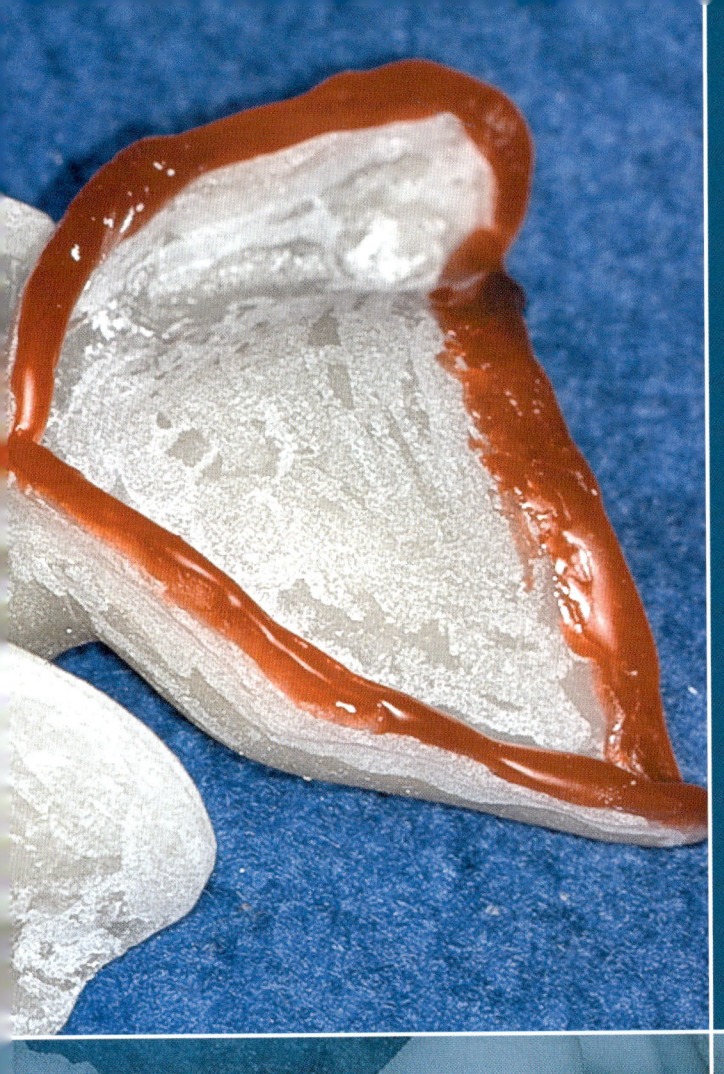

4

Moldagem Funcional

Leonardo Marchini
Vicente de Paula Prisco da Cunha

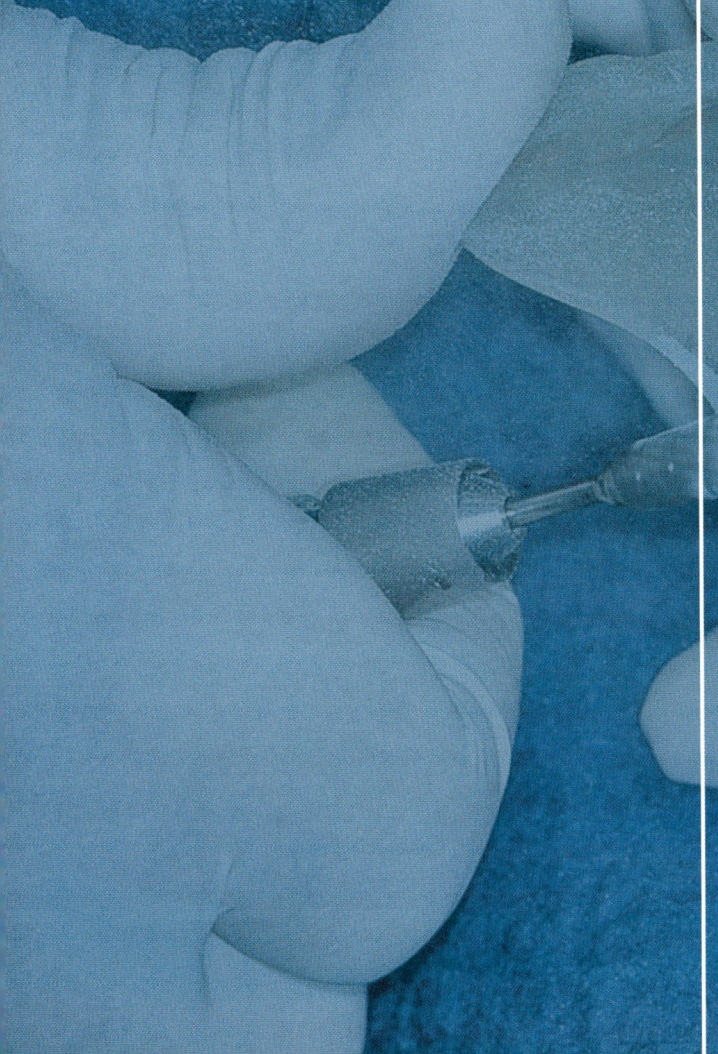

O que é moldagem funcional e para que serve?

A moldagem funcional é o ato de moldar somente a área que será recoberta pela prótese, com material moldador fluido e em pequena quantidade, que não comprime (ou comprime pouco) os tecidos, utilizando moldeira individual.

Sinonímia

A moldagem funcional é também chamada de *segunda moldagem* e *moldagem de trabalho*.

▶ Descrição dos procedimentos

A moldeira individual superior é provada na boca do paciente para verificar sua adaptação, tracionando a musculatura e avaliando as áreas de selamento periférico e posterior (Figura 4.1A e B). Desse modo, procura-se verificar se não existem áreas de sobre-extensão das moldeiras, pois, se houver, devem ser corrigidas por desgaste. Nesse caso, será necessário um ajuste na região do selamento posterior (Figura 4.2) e, da mesma maneira, na moldeira inferior (Figura 4.3).

Na moldeira superior, optamos por realizar a moldagem prévia da área de selamento periférico empregando cera utilidade. Para tanto, elaboramos um rolete fino de cera utilidade e o adaptamos sobre a borda da moldeira (Figura 4.4). A cera, então, foi aquecida ligeiramente, e a moldeira, levada à boca (Figura 4.5). Mantendo-a em posição com as mãos, o operador solicitou ao paciente que realizasse movimentos funcionais para impressão das inserções musculares na cera (Figura 4.6). Assim, temos as moldeiras superior e inferior prontas para a moldagem funcional (Figura 4.7).

◻pções de material

Para esse procedimento de moldagem prévia da área de selamento periférico, podemos utilizar também a *godiva em bastão*, de cor verde, que deve ser adaptada à borda da moldeira em pequenos trechos, aquecida e levada à boca para que o paciente realize os movimentos funcionais. Tem como vantagem maior estabilidade dimensional que a cera; porém, a desvantagem é ser uma técnica mais demorada.

Em toda a parte interna e na porção mais próxima do selamento periférico da parte externa da moldeira, aplicamos um adesivo para silicona (Figuras 4.8 e 4.9), uma vez que este será o material eleito para a moldagem funcional. A silicona que será utilizada é de consistência leve, pois deve ser fluida para não comprimir os tecidos, e do tipo por condensação.

Iniciando pela moldagem do rebordo inferior, a silicona é manipulada com seu ativador nas proporções recomendadas pelo fabricante (Figuras 4.10 e 4.11) e inserida na moldeira, a qual deve ser preenchida inteiramente (Figura 4.12) e levada à boca do paciente. O posicionamento da moldeira ocorre pressionando-a de encontro ao rebordo de modo uniforme, com a mesma intensidade anteroposterior e bilateral. Pede-se, então, que o paciente realize movimentos funcionais, inclusive com a língua (Figura 4.13), para a correta moldagem das inserções musculares.

No caso tratado, a primeira moldagem funcional indicou áreas de compressão da moldeira, que foram aliviadas (Figura 4.14). Além disso, sobre a moldagem anterior, foi colocada uma nova camada de silicona, para proceder a uma nova moldagem (Figuras 4.15 a 4.17).

Para a moldagem superior, a moldeira deve ser inserida de posterior para anterior (Figuras 4.18; 4.19A e B), do mesmo modo que na moldagem anatômica. Uma vez posicionada,

é mantida no local pelo operador, enquanto o paciente realiza movimentos funcionais, favorecendo o escoamento do material e a moldagem das áreas de selamento periférico (Figuras 4.20A e B; 4.21 e 4.22). Desse modo, é possível obter a moldagem adequada das inserções musculares em dinâmica na área de selamento periférico em toda a sua extensão, proporcionando estabilidade ao molde (Figuras 4.23 e 4.24).

Após a polimerização da silicona, o molde é removido e inspecionado, devendo apresentar textura uniforme, ausência de bolhas e impressão adequada (arredondada e com inserções musculares nítidas) na região de selamento periférico (Figura 4.27).

Observações clínicas

A moldagem da área de selamento posterior (de tuberosidade a tuberosidade) é realizada com compressão (com a cera utilidade). Tal procedimento visa vedar melhor essa área, impedindo a entrada de ar e melhorando a retenção da prótese. No entanto, é preciso ter o cuidado de não interferir em tecidos moles e ligamentos da região.

◻pções de material

Como alternativa à silicona por condensação leve na moldagem funcional temos:

A *pasta zincoeugenólica*, que é um material anelástico e de custo baixo, muito utilizado no Brasil. Apresenta excelentes resultados, mas necessita de técnica apurada.

A *cera fluida* é um material termoplástico com baixa estabilidade dimensional, mas que, se utilizado com técnica adequada, proporciona ótimos resultados.

Vários outros materiais elásticos de consistência leve, como os *polissulfitos*, as *mercaptanas*, as *siliconas leves por adição* e os *poliéteres*, que têm técnica semelhante àquela usada com as siliconas.

Alguns autores relatam ainda o uso de *condicionadores de tecidos* como materiais de moldagem, o que nós não aconselhamos, tanto pelo custo quanto pelos resultados obtidos.

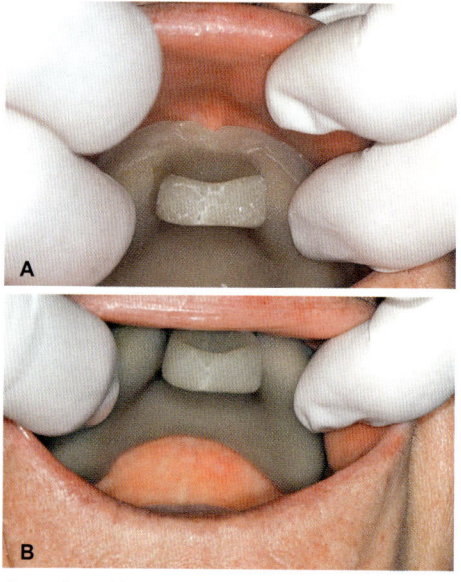

Figura 4.1 Prova da moldeira individual superior na boca. **A.** Tração da musculatura para verificar se não há sobre-extensões visíveis. **B.** Verificação da delimitação palato duro/palato mole.

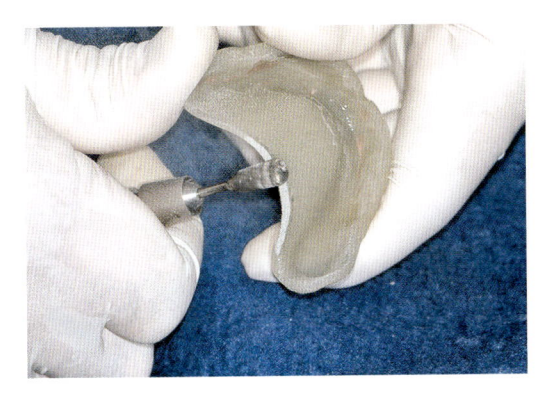

Figura 4.2 Ajuste da região posterior da moldeira superior.

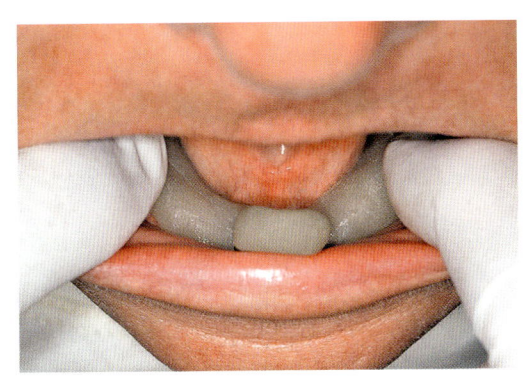

Figura 4.3 Prova da moldeira individual inferior na boca, observando a correta extensão da moldeira nas vertentes lingual e vestibular do rebordo alveolar, com atenção especial às regiões de freio lingual e bridas.

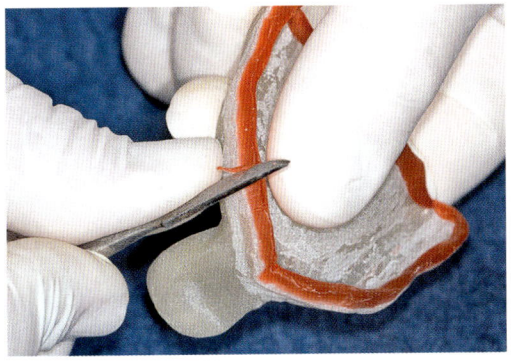

Figura 4.4 Adaptação da cera utilidade na moldeira superior para moldagem do selamento periférico.

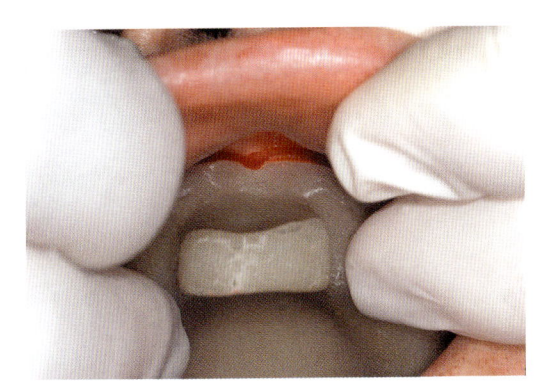

Figura 4.5 Moldagem do selamento periférico do rebordo superior, durante a qual o paciente deve executar movimentos funcionais com a musculatura.

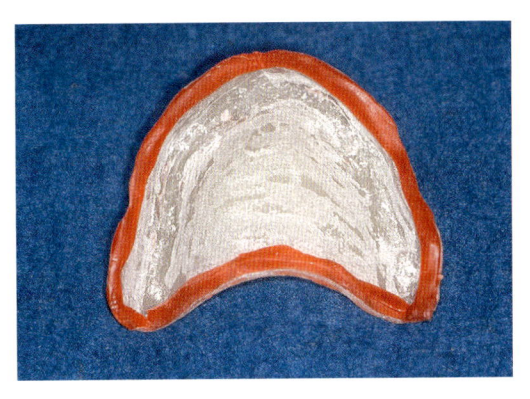

Figura 4.6 Vista basal do molde em cera do selamento periférico.

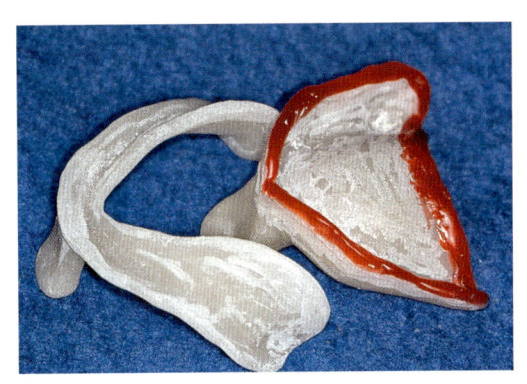

Figura 4.7 Moldeiras individuais adaptadas para moldagem funcional. Observe que a moldagem prévia do selamento periférico não é realizada para o rebordo inferior.

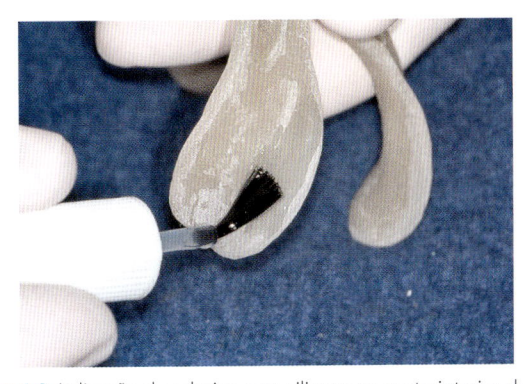

Figura 4.8 Aplicação de adesivo para silicona na parte interior das moldeiras.

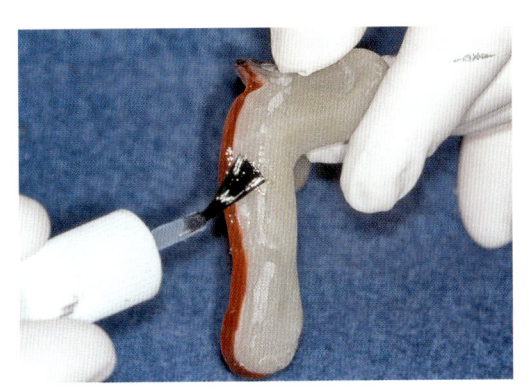

Figura 4.9 Aplicação de adesivo para silicona na vestibular da moldeira.

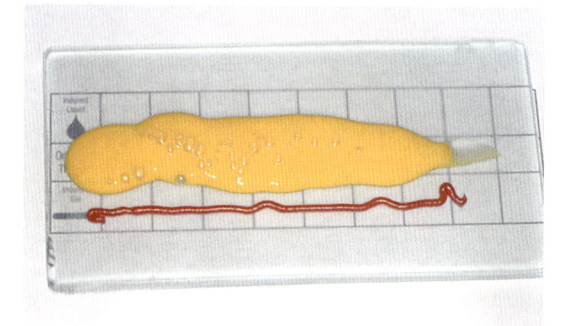

Figura 4.10 Dosagem da silicona leve e catalisador, conforme a determinação do fabricante.

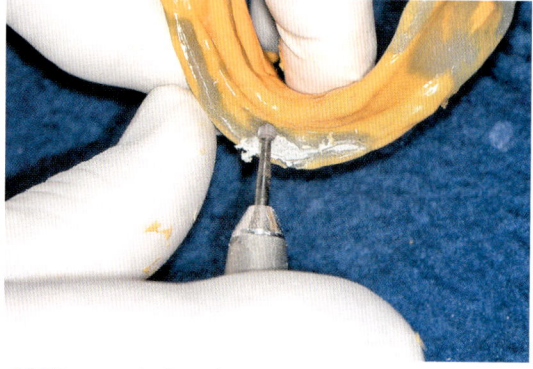

Figura 4.14 Desgaste das áreas de compressão observadas após a moldagem.

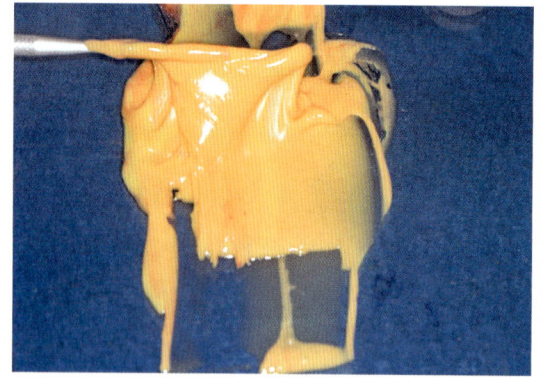

Figura 4.11 Espatulação da silicona até homogeneização da pasta final.

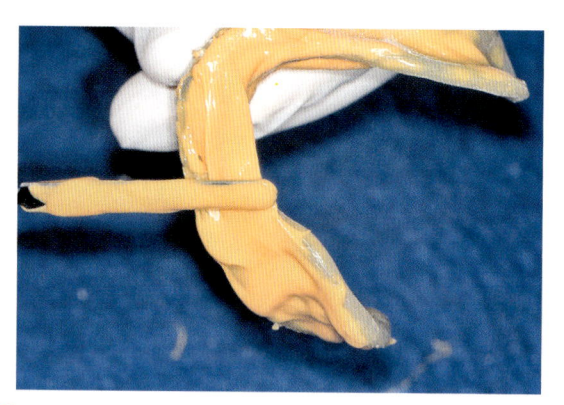

Figura 4.15 Novo carregamento da moldeira em toda a área basal.

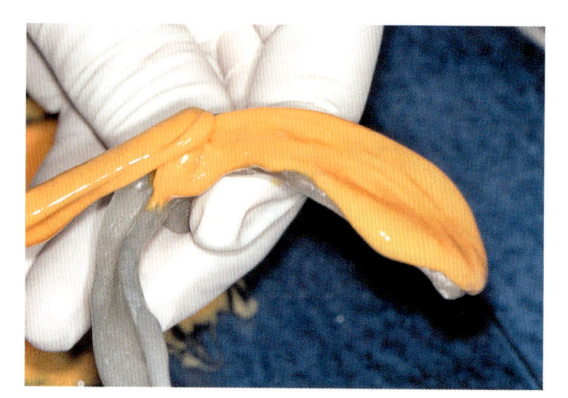

Figura 4.12 Preenchimento da moldeira inferior.

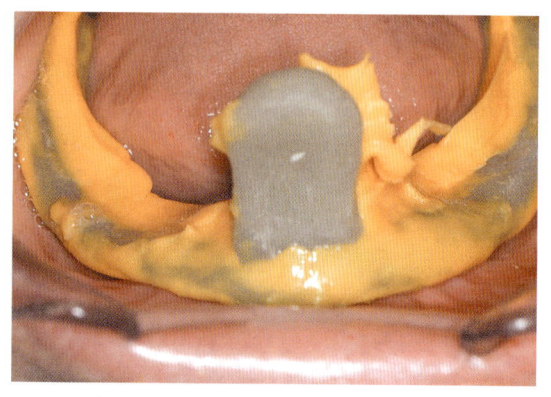

Figura 4.16 Verificação da estabilidade do molde após remoldagem e polimerização da silicona.

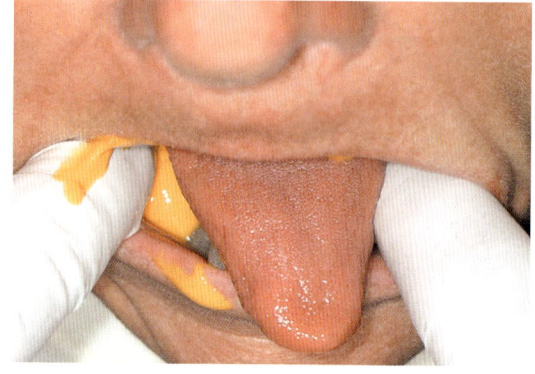

Figura 4.13 Realização da moldagem inferior em dinâmica muscular (movimentação de língua, lábios e bochechas).

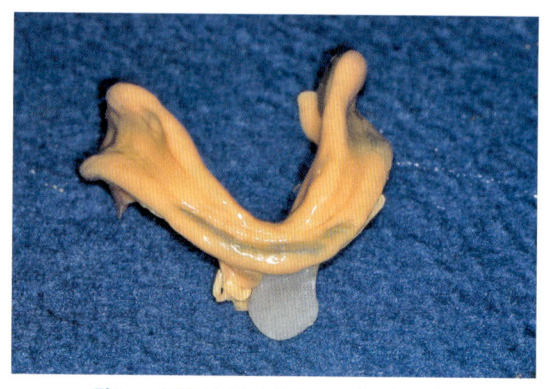

Figura 4.17 Molde inferior confeccionado.

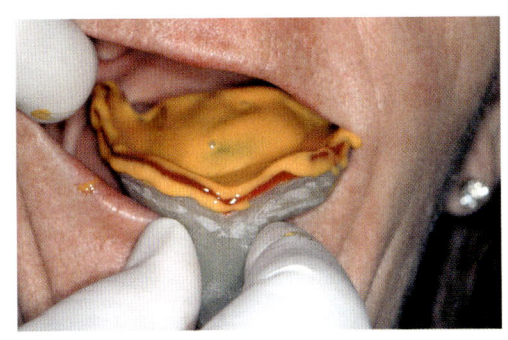

Figura 4.18 Inserção da moldeira superior carregada, com os mesmos cuidados para introdução já referidos para a moldagem anatômica.

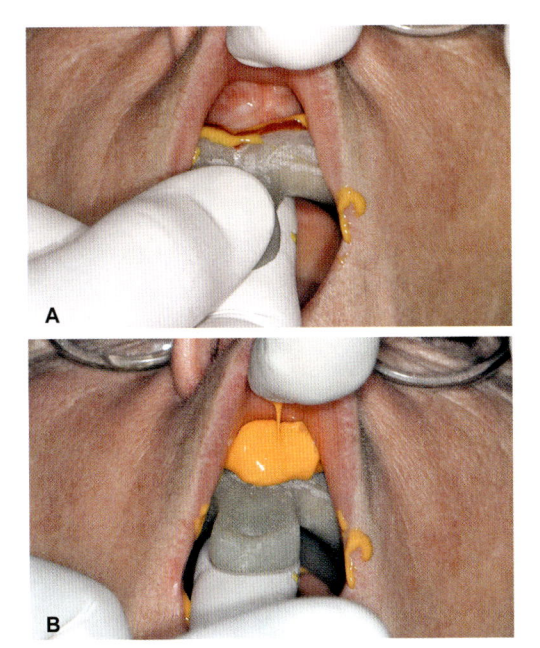

Figura 4.19A e **B** Moldeira já introduzida e posicionada na região posterior, sendo pressionada de posterior para anterior, de modo a escoar o material para a vestibular.

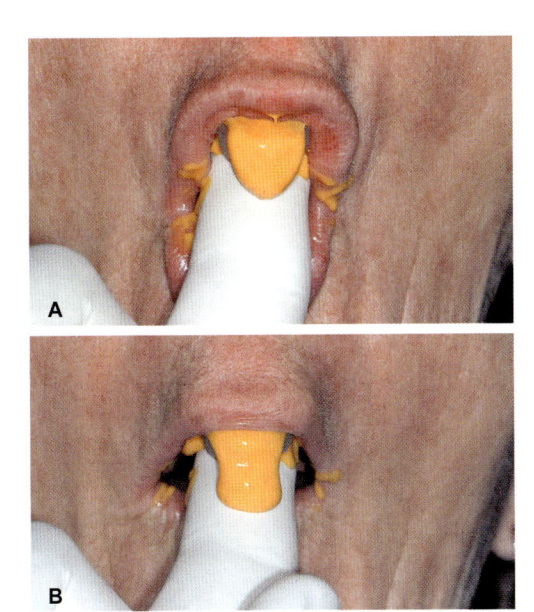

Figura 4.20A e **B** Moldeira superior em posição na boca, realizando movimentos fisiológicos com a musculatura labial.

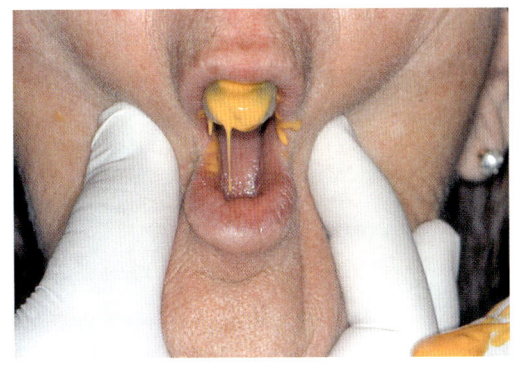

Figura 4.21 Movimento para manter a moldeira superior em posição, fixada pela bochecha e pressionada com o indicador e o polegar em direção medial.

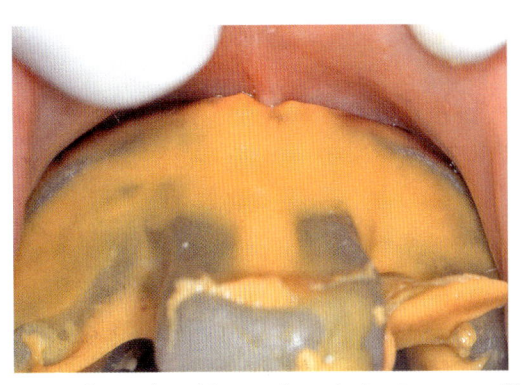

Figura 4.22 Verificação da moldagem adequada do selamento periférico na região anterior, com recorte adequado do freio labial.

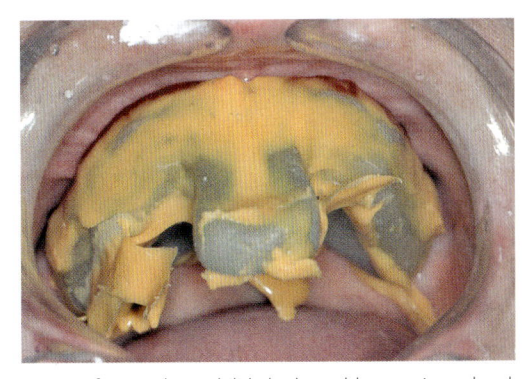

Figura 4.23 Verificação da estabilidade do molde superior e da adequação da moldagem de freios e bridas.

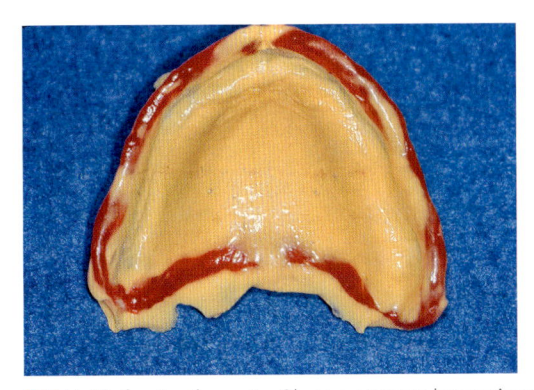

Figura 4.24 Molde funcional superior. Observe a textura homogênea, a ausência de bolhas e a impressão adequada da área basal, notadamente do selamento periférico, com inserções musculares nítidas.

▶ Obtenção dos modelos funcionais

Com cera utilidade e alginato, da mesma maneira que no molde anatômico, confeccionamos uma base para o gesso na região da língua, no molde inferior (Figura 4.25). Tal procedimento facilita o preenchimento e proporciona um modelo mais resistente (com base maior) e com estética mais agradável.

Os moldes são lavados com água gessada, desinfetados com hipoclorito de sódio a 2% e preenchidos com gesso sob vibração (Figura 4.26). Após a presa do gesso (Figura 4.27), os modelos são separados dos moldes e recortados conforme explicado para os modelos anatômicos, resultando em modelos funcionais prontos (Figuras 4.28 a 4.30) para a elaboração das bases definitivas.

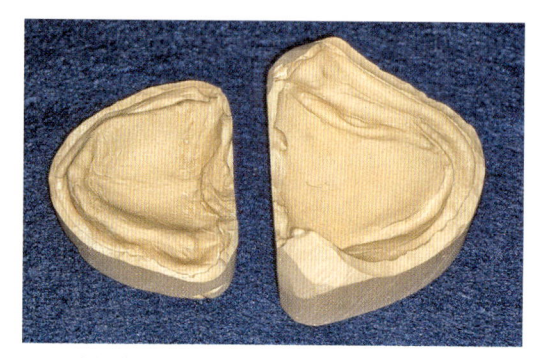

Figura 4.28 Modelos funcionais recortados. Não recorte a área de selamento periférico, mantendo uma distância de aproximadamente 2 mm entre a borda do modelo e a extremidade do selamento periférico.

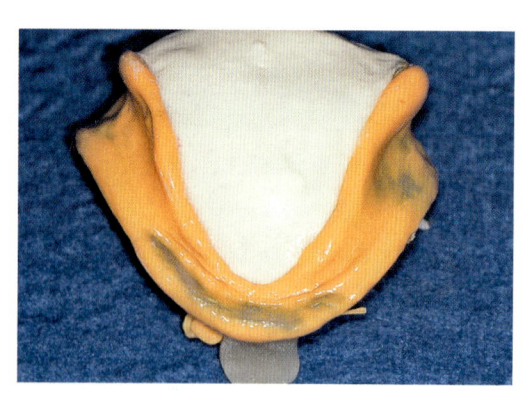

Figura 4.25 Base para o gesso confeccionada com cera utilidade e alginato, na região da boca onde fica a língua.

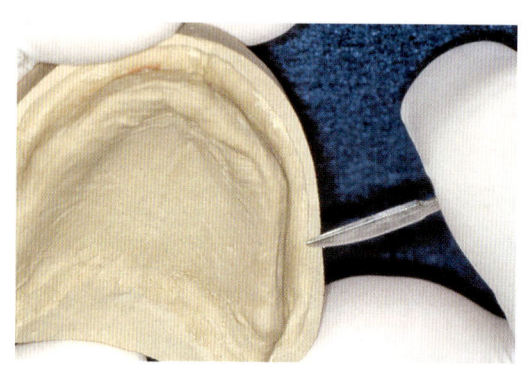

Figura 4.29 Arredondamento das bordas do modelo com *Le Cron*.

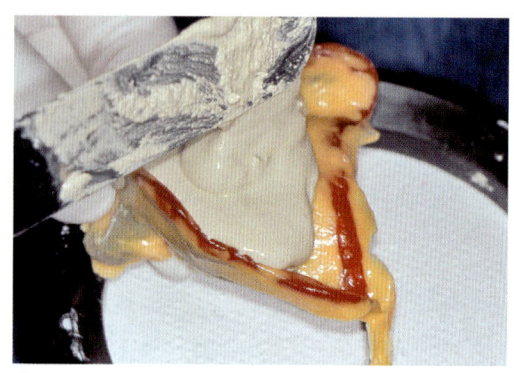

Figura 4.26 Preenchimento com gesso pedra, sob vibração.

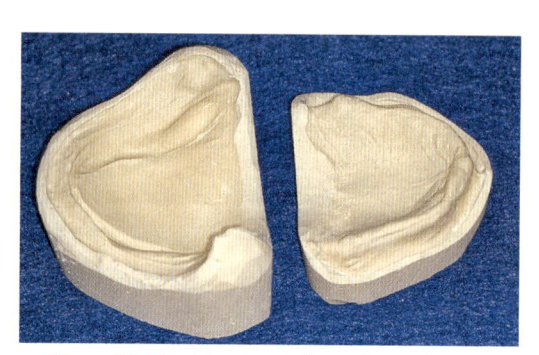

Figura 4.30 Modelos de trabalho após o acabamento.

▶ Bibliografia

ALVES N.C., GONÇALVES H.H.S.B. Cera fluida: uma alternativa para moldagem funcional em prótese total. *PCL*; 2001, v.3, n.15, p.423-37.

ANUSAVICE K.J. Inelastic impression materials. Phillip's science of dental materials. 10. ed. Philadelphia: WB Saunders; 1996, p.177-83.

ANUSAVICE K.J. Nonaqueous elastomeric impression materials. Phillip's science of dental materials. 10. ed. Philadelphia: WB Saunders; 1996, p.139-75.

CARLSSON G.E. Critical review of some dogmas in prosthodontics. *Prosthodont Res*; 2009, v.53, n.1, p.3-10.

CERVEIRA NETTO H. *et al.* Estudo comparativo entre materiais de moldagem utilizados com moldeiras individuais aliviadas. *RGO*; 1982, v.30, n.1, p.67-70.

EDUARDO J.V.P. *et al.* Moldagem funcional em prótese total. *PCL*; 2001, v.3, n.13, p.225-30.

FELTON D.A., COOPER L.F., SCURRIA M.S. Predictable impression procedures for complete dentures. *Dent. Clin. North Am*; 1996, v.40, n.1, p.39-51.

MCCORD J.F. Contemporary techniques for denture fabrication. *J Prosthodont*; 2009, v.18, n.2, p.106-11.

UTZ K.H. *et al.* Functional impression and jaw registration: a single session procedure for the construction of complete dentures. *J. Oral Rehab*; 2004, v.31, n.6, p.554.

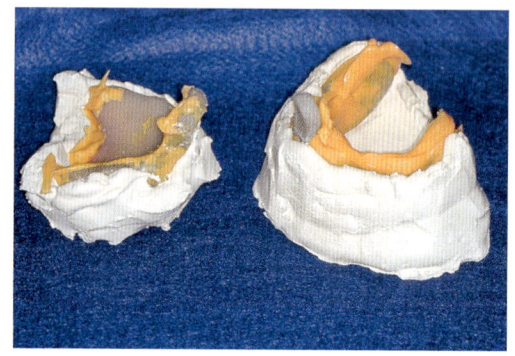

Figura 4.27 Conjunto molde/modelo obtido após a presa final do gesso.

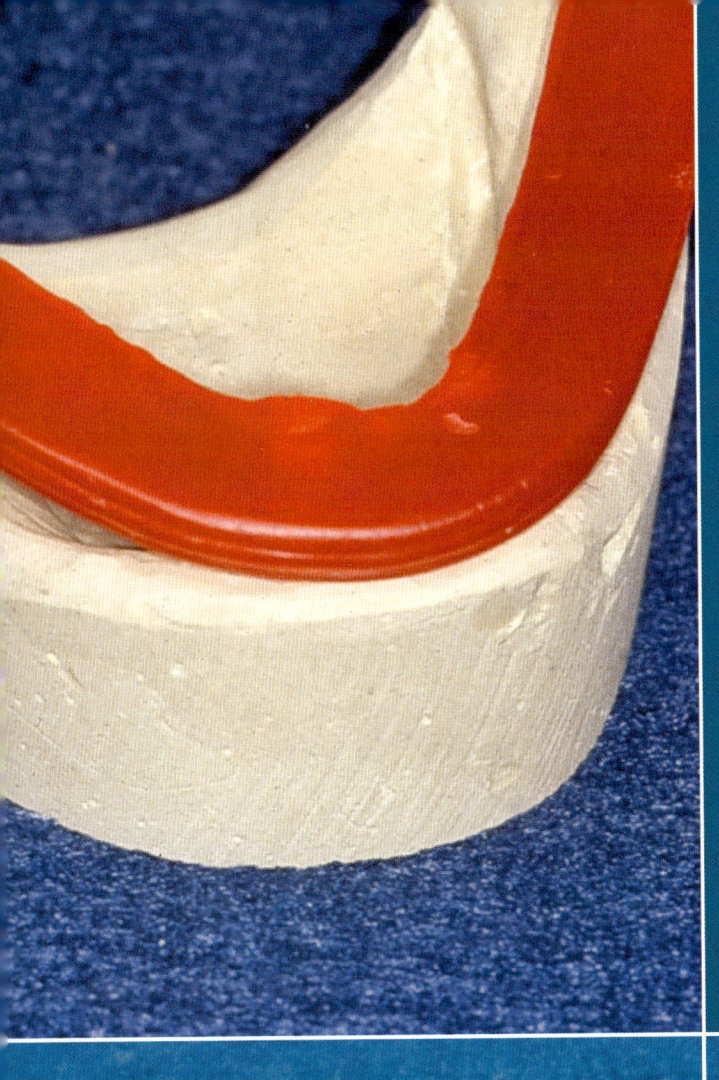

5

Confecção da Base Definitiva

Leonardo Marchini
Vicente de Paula Prisco da Cunha

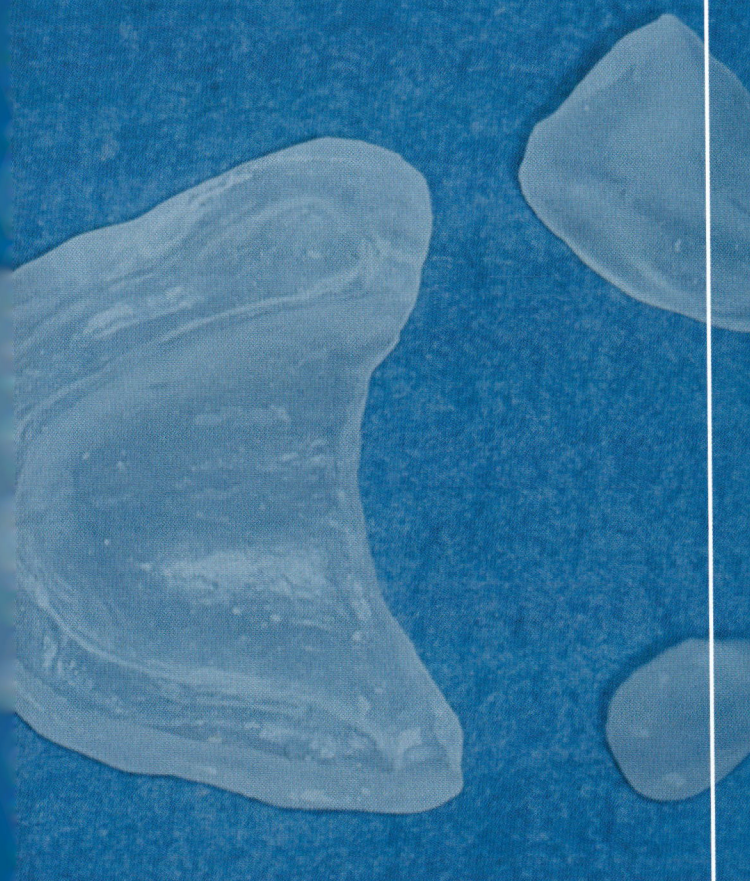

O que é a base definitiva e para que serve?

A base definitiva é a região da prótese total que irá apoiar-se nos rebordos do paciente e sobre a qual serão confeccionados os planos de orientação, os quais servirão de parâmetro para a posterior colocação dos dentes artificiais.

Observações clínicas

Em uma das técnicas mais utilizadas para confecção de próteses totais, nesta etapa do processo, em vez de serem confeccionadas bases definitivas, são elaboradas bases de prova (ou chapa de prova ou base experimental). Nós mesmos utilizamos essa técnica por um longo período.

No entanto, a base definitiva apresenta algumas vantagens compensadoras:

- Possibilita melhor adaptação e retenção, proporcionando mais conforto ao paciente durante as provas. Isso resulta em maior previsibilidade para o paciente quanto ao resultado final a ser alcançado
- Favorece maior retenção, propiciando mais facilidade no registro das relações maxilomandibulares
- Proporciona fácil remontagem em articulador para os ajustes pré-entrega.

As únicas desvantagens observadas são:

- A técnica laboratorial, que é mais demorada
- Nos casos de sorriso alto com rebordo superior volumoso (aproximadamente 10,57% dos casos, de acordo com o Capítulo 14), em que são necessárias próteses sem face labial, a montagem dos dentes fica muito dificultada com a base definitiva, por isso não deve ser utilizada.

▶ Descrição dos procedimentos

Uma lâmina de cera 7 é aquecida para plastificar (Figura 5.1) e dobrada ao meio. Adapta-se a lâmina dupla sobre o modelo superior, inicialmente com as mãos (Figuras 5.2 e 5.3) e depois com um instrumento aquecido (*Le cron* ou espátula 7), para propiciar adaptação mais adequada (Figuras 5.4 e 5.5). Desse modo, obtém-se uma base de espessura uniforme. No entanto, prevendo a posterior montagem dos dentes, é necessário torná-la mais fina nessa região. Para tanto, utilizamos um instrumento aquecido, que desprende uma das camadas da lâmina dupla de cera (Figuras 5.6 a 5.8).

Da mesma maneira procede-se no modelo inferior (Figuras 5.9 a 5.13), e apenas alguns detalhes são diferentes. Nesse caso, em vez de uma placa de cera dobrada, faz-se um rolete de cera (Figuras 5.9 e 5.10A); além disso, não se remove cera da área dos dentes e acrescenta-se, se necessário, na área lingual posterior do rebordo (Figuras 5.12 e 5.13).

Os modelos são, então, levados às bases das muflas convencionais, com o cuidado de verificar se ficam inteiramente contidos por elas (Figuras 5.14 a 5.17). As bases das muflas são isoladas com vaselina (Figura 5.18) e preenchidas com gesso comum, e as bases dos modelos são incluídas no gesso, mantendo as superfícies expostas expulsivas (Figuras 5.19A a 5.24). Depois, toda a área recoberta por gesso é isolada com isolante à base de alginato (Figura 5.25).

Após a secagem do isolante, as contramuflas são colocadas sobre a base da mufla (Figura 5.26), que é preenchida com gesso comum (Figura 5.27). Depois, a mufla é completamente preenchida, e as tampas são adaptadas sobre ela (Figura 5.28).

Após a presa do gesso, as muflas são aquecidas em banho-maria (Figura 5.29) e abertas (Figura 5.30), para que se possa proceder à eliminação da cera, utilizando água fervente (Figura 5.31). Completada a eliminação (Figura 5.32), aplica-se o isolante em todas as superfícies de gesso expostas (Figura 5.33). Nas áreas de baixo-relevo, nas contramuflas, derrama-se o isolante cobrindo toda a superfície e removendo posteriormente o excesso. Já nas de alto-relevo, sobre os modelos, utiliza-se pincel, com pelo menos duas camadas de isolante. Desse modo, todas as superfícies ficam isoladas (Figura 5.34). Então, prepara-se uma porção de resina acrílica ativada termicamente (RAAT) incolor (Figura 5.35) na proporção descrita pelo fabricante.

A resina alcança, então, as fases arenosa (Figura 5.36) e pegajosa (Figura 5.37). Quando chega à fase plástica (Figura 5.38), é aplicada nas contramuflas (Figura 5.39A e B). Depois, as muflas são novamente fechadas (Figura 5.40) e levadas para a prensa hidráulica (Figura 5.41), na qual será aplicada uma força de 1,2 t.

Após a estabilização da força na prensa hidráulica (por um tempo, a pressão diminui devido à acomodação da resina nas muflas), as muflas são transferidas para uma prensa manual e levadas a banho-maria a 72°C por 12 h, para polimerização da resina. Decorrido o ciclo, as muflas são resfriadas à temperatura ambiente e abertas, removendo primeiro a sua base (Figura 5.42), depois o gesso que preenchia essa base. Após a remoção total do gesso que ficara retido no interior da base definitiva (Figura 5.43A e B), separa-se esta do gesso que preenchia a contramufla (Figuras 5.44 e 5.45). Promove-se, em seguida, o acabamento das bases definitivas, utilizando brocas minicut (Figura 5.46A e B) e tiras de lixa, até que apresentem a lisura adequada (Figura 5.47), uma vez que não é necessário polimento nessa etapa. As bases definitivas são, então, checadas na boca (Figura 5.48A e B) – ambas devem apresentar retenção suficiente para não se deslocarem no momento em que abrir a boca (Figura 5.49). Assim, temos as duas bases de prova prontas para a confecção dos padrões de cera.

Observações clínicas

No momento da prova das bases definitivas na boca do paciente, é possível verificar suas adaptação e sua retenção, pedindo que a pessoa remova as bases utilizando apenas a musculatura dos lábios e da bochecha. Assim, se a base definitiva estiver corretamente adaptada e respeitar as inserções musculares, não sairá da posição sob a ação desses grupos musculares.

Link

Se a área basal não tiver sido corretamente delimitada, se a moldeira individual não tiver respeitado as inserções musculares, ou se, em algum momento das moldagens, alguma inserção muscular não tiver sido impressa, haverá problema com a adaptação periférica da base definitiva.

Opções de material

Alguns autores preconizam a *resina acrílica fotopolimerizável* para confecção da base definitiva. Considerando a posterior união com os dentes artificiais e a qualidade do acabamento que pode ser obtido pela resina acrílica ativada termicamente após a polimerização final, também recomendamos seu uso.

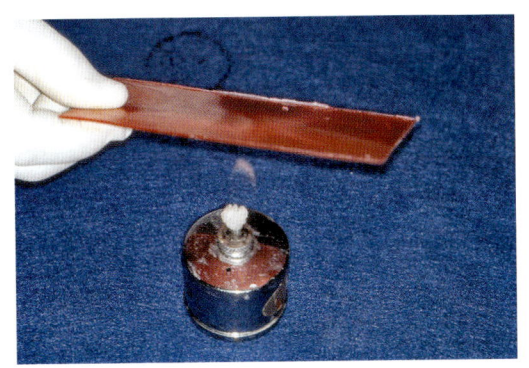

Figura 5.1 Aquecimento da cera 7, tornando-a maleável.

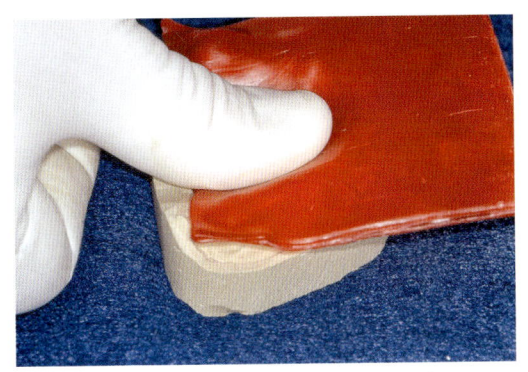

Figura 5.2 Adaptação, com as mãos, da lâmina dupla de cera 7 aquecida sobre o rebordo.

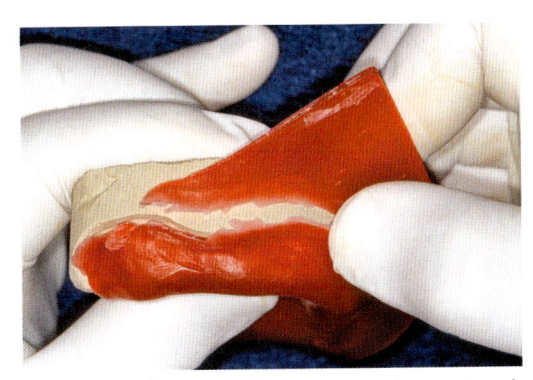

Figura 5.3 Remoção do excesso de cera, apertando-a contra a borda do modelo.

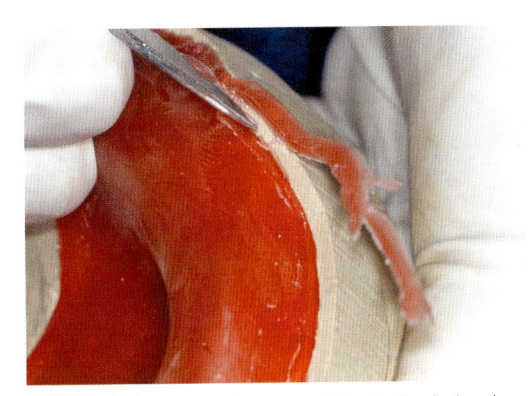

Figura 5.4 Retirada do excesso de cera na delimitação da área basal com o corpo do modelo.

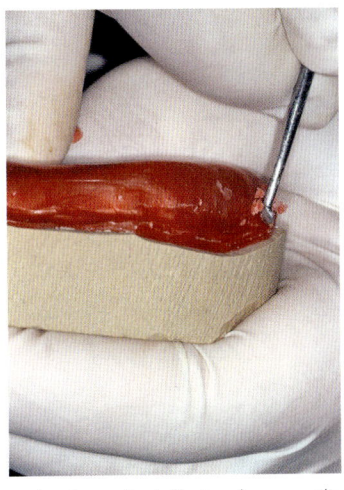

Figura 5.5 Melhora da adaptação da lâmina de cera, utilizando instrumento aquecido.

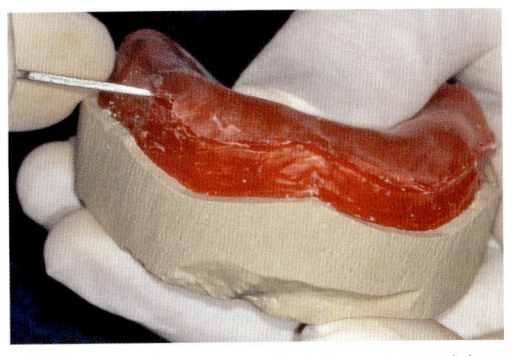

Figura 5.6 Recorte da área correspondente à zona principal de suporte.

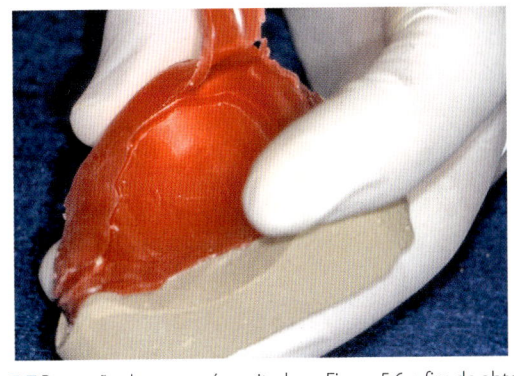

Figura 5.7 Remoção de cera na área citada na Figura 5.6, a fim de obter maior espaço para a futura colocação dos dentes artificiais.

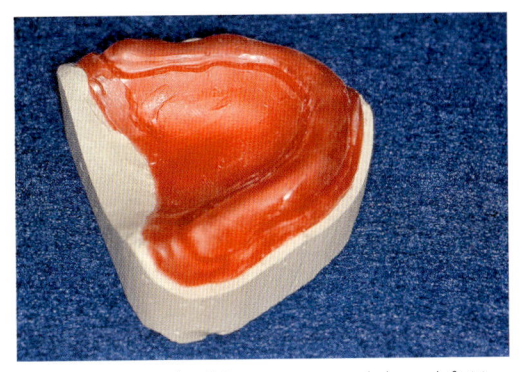

Figura 5.8 Vista oclusal do enceramento da base definitiva.

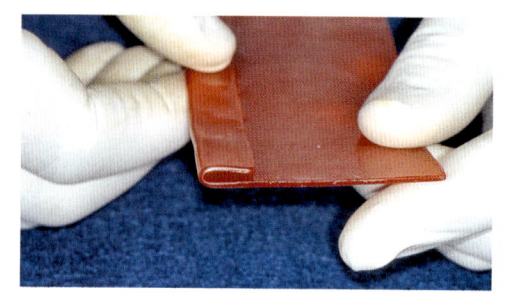

Figura 5.9 Preparação da cera 7 para a confecção de uma lâmina adequada à base definitiva inferior.

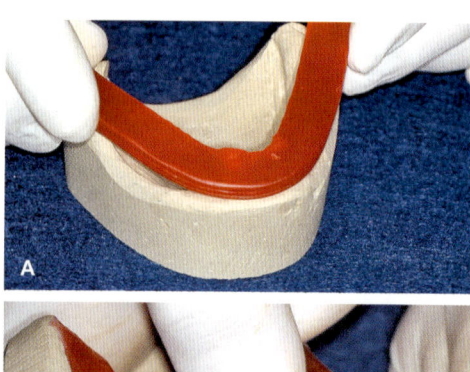

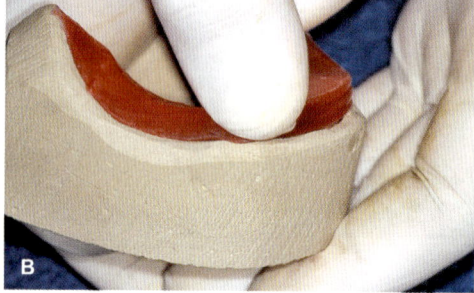

Figura 5.10A e **B** Adaptação da lâmina previamente preparada sobre o rolete inferior. Ela deve ter uma espessura que restabeleça o rebordo inferior reabsorvido.

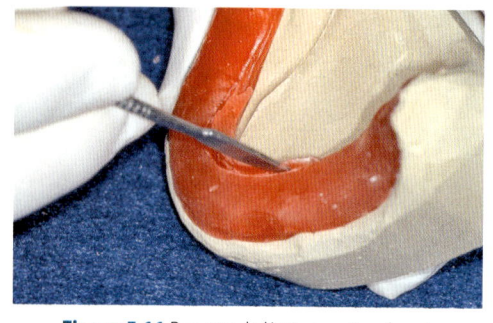

Figura 5.11 Recorte da lâmina na área basal.

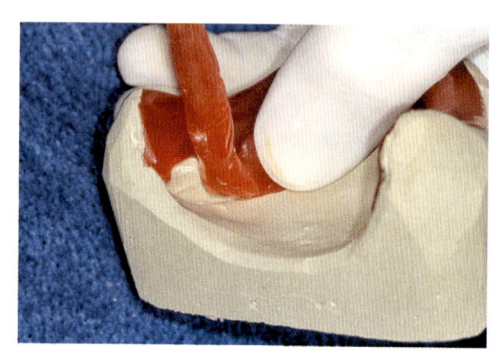

Figura 5.12 Complementação das áreas não contempladas pela lâmina.

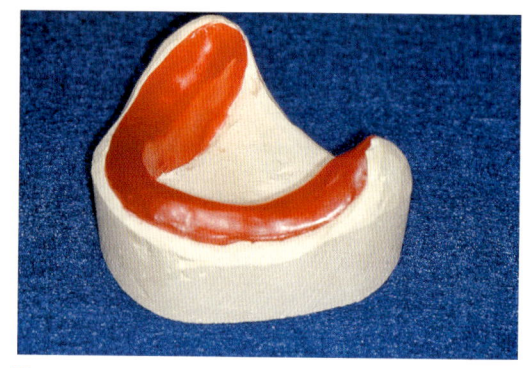

Figura 5.13 Vista oclusal do enceramento da base definitiva.

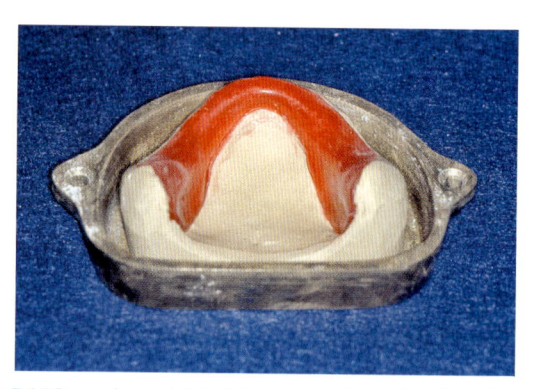

Figura 5.14 Prova do modelo inferior na base da mufla. A base do modelo deve ficar inteiramente contida na base da mufla.

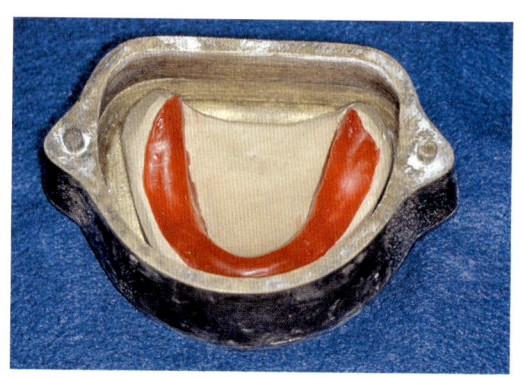

Figura 5.15 Prova com a contramufla posicionada sobre a base, verificando o espaço entre o modelo e as paredes da mufla.

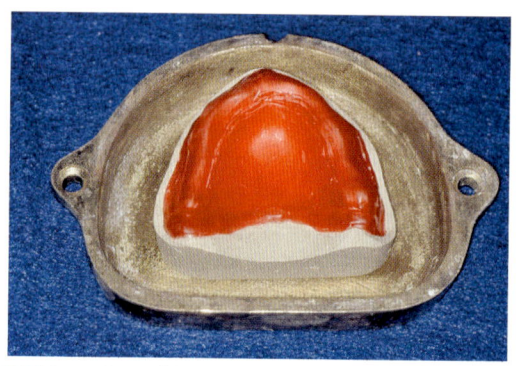

Figura 5.16 Prova do modelo superior na base da mufla. A base do modelo deve ficar inteiramente contida na base da mufla.

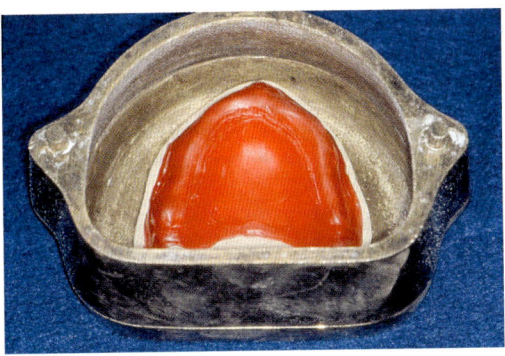

Figura 5.17 Prova com a contramufla posicionada sobre a base, verificando o espaço entre o modelo e as paredes da mufla.

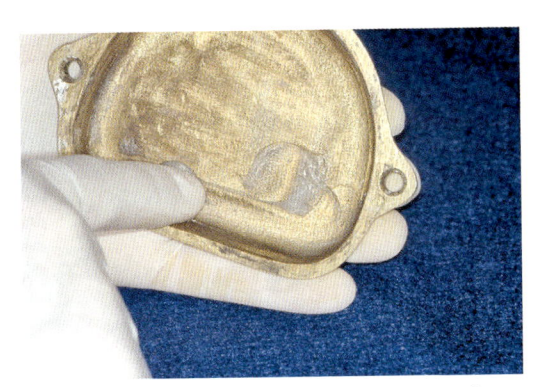

Figura 5.18 Isolamento da base da mufla com vaselina.

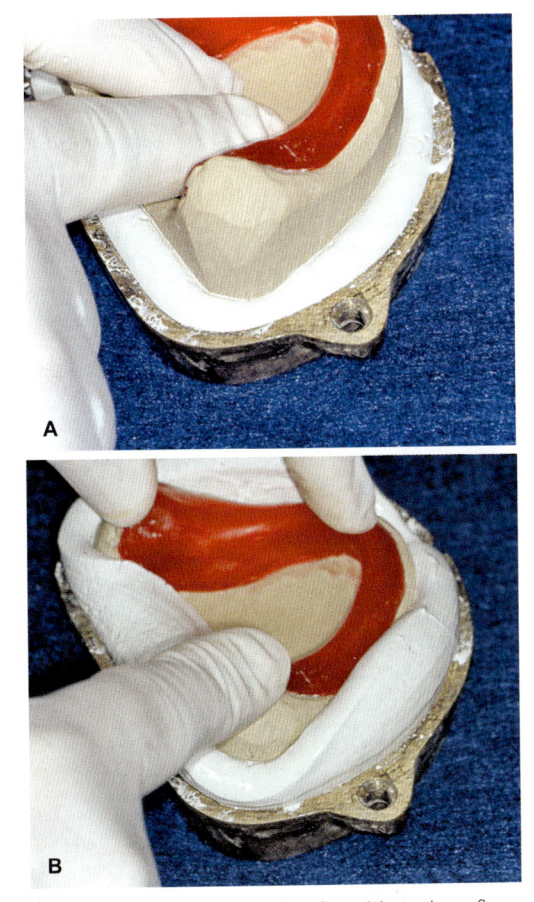

Figura 5.19A e **B** Adaptação do modelo inferior à base da mufla preenchida com gesso comum.

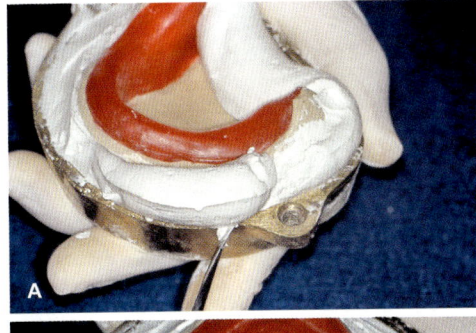

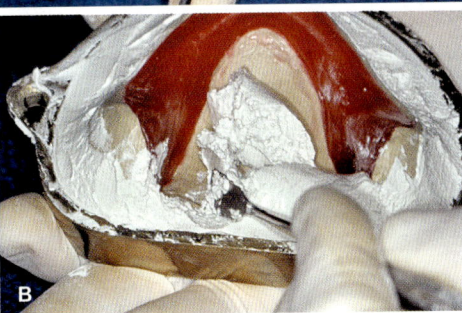

Figura 5.20A e **B** Remoção do excesso de gesso extravasado.

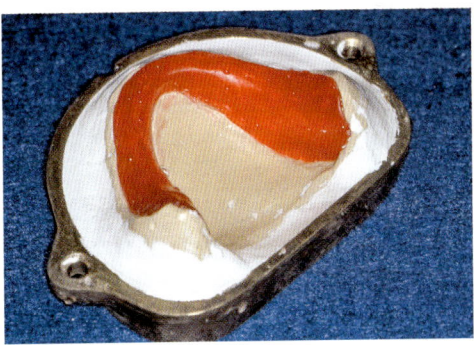

Figura 5.21 Base do modelo inferior incluído no gesso depositado sobre a base da mufla. As superfícies externas do gesso devem ficar expulsivas.

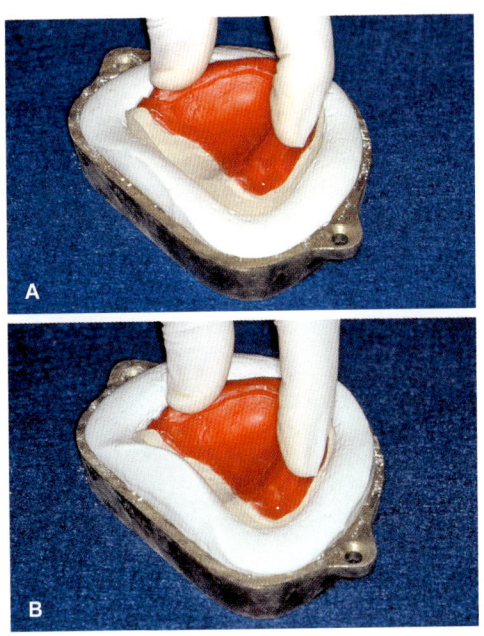

Figura 5.22A e **B** Adaptação do modelo superior à base da mufla preenchida com gesso comum.

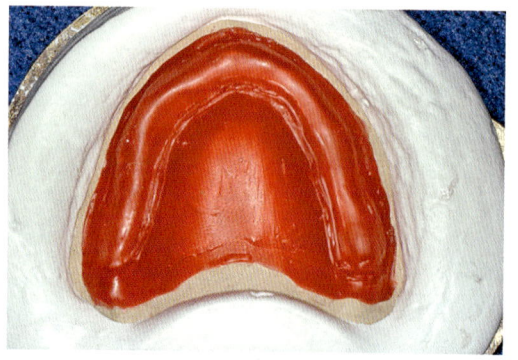

Figura 5.23 Após a colocação na base da mufla, verifique a centralização do modelo superior em relação às paredes da mufla.

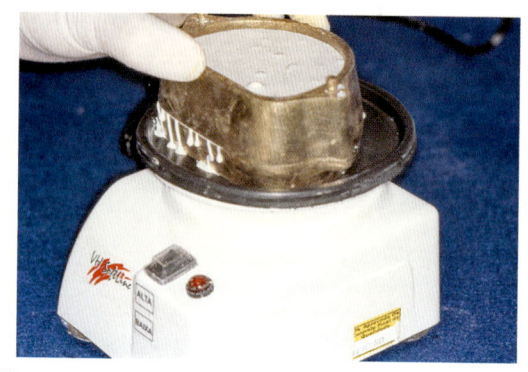

Figura 5.27 Preenchimento da contramufla com gesso comum.

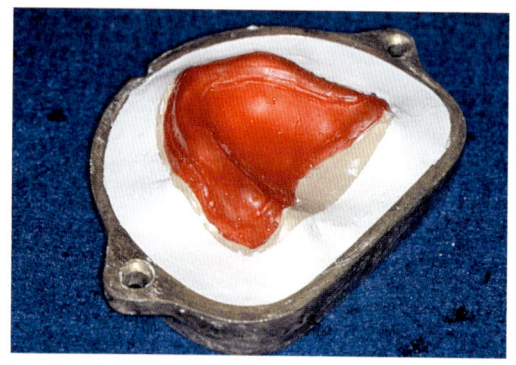

Figura 5.24 Base do modelo superior incluído no gesso depositado sobre a base da mufla. As superfícies externas do gesso devem ficar expulsivas.

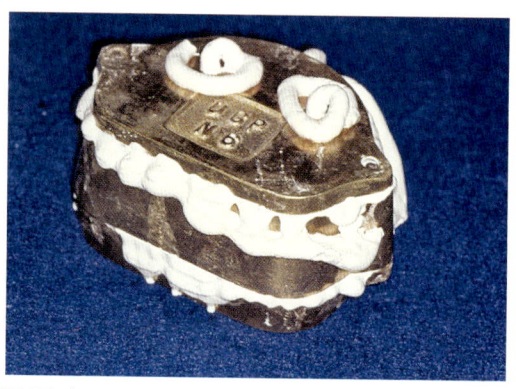

Figura 5.28 Fechamento da tampa da mufla após completar seu interior com gesso (observe o excesso escorrendo).

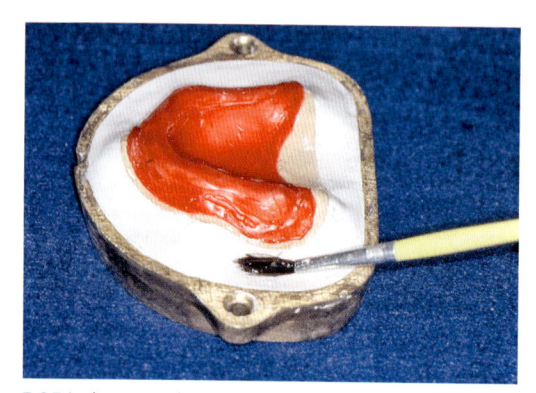

Figura 5.25 Isolamento das superfícies de gesso com isolante à base de alginato.

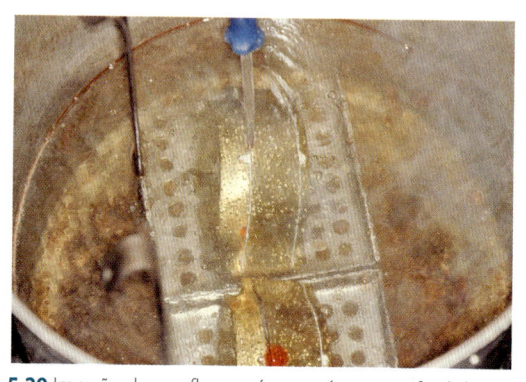

Figura 5.29 Imersão das muflas em água após a presa final do gesso, para aquecimento até fervura.

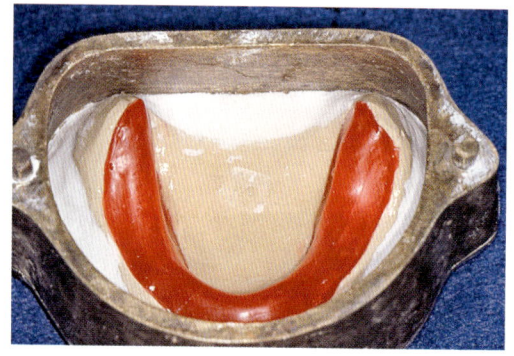

Figura 5.26 Posicionamento da contramufla.

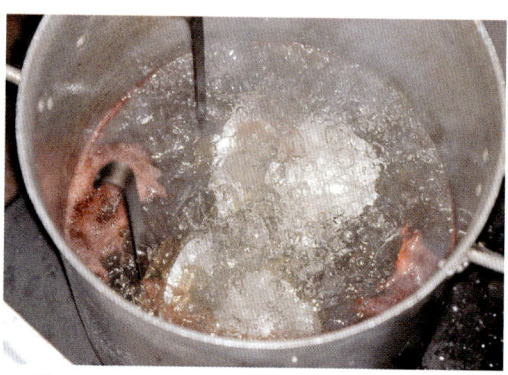

Figura 5.30 Abertura das muflas em água fervendo.

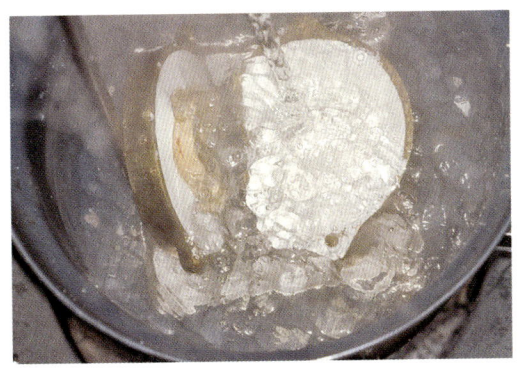

Figura 5.31 Eliminação da cera com água fervente.

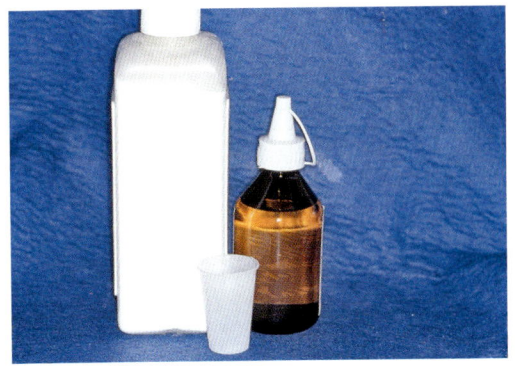

Figura 5.35 Material necessário à manipulação da RAAT incolor.

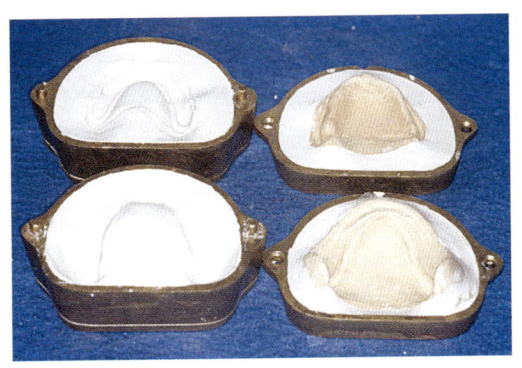

Figura 5.32 Vista das bases das muflas e das contramuflas após a remoção da cera.

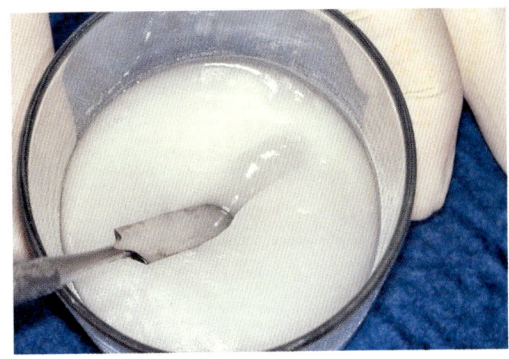

Figura 5.36 Após a mistura da proporção adequada de monômero/polímero (1/3), obtemos a resina na fase arenosa.

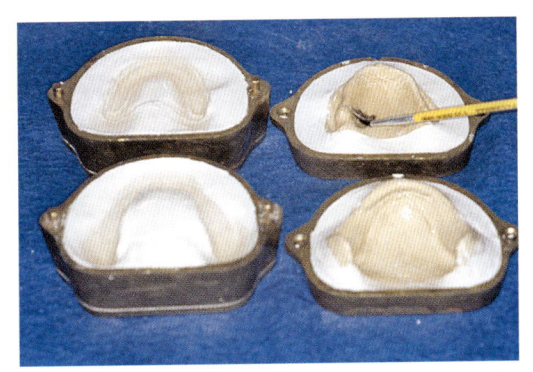

Figura 5.33 Isolamento das superfícies de gesso com isolante à base de alginato.

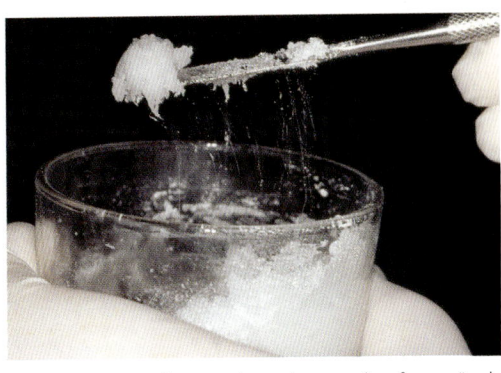

Figura 5.37 Resina na fase pegajosa, observando a formação de fios.

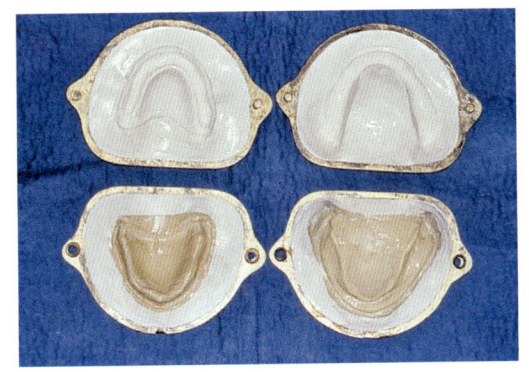

Figura 5.34 Vista das superfícies isoladas.

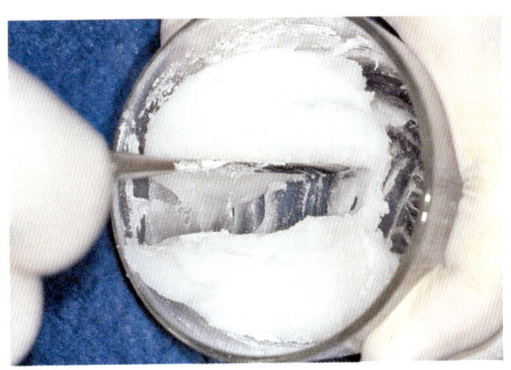

Figura 5.38 Resina na fase plástica, quando começamos a manipulá-la.

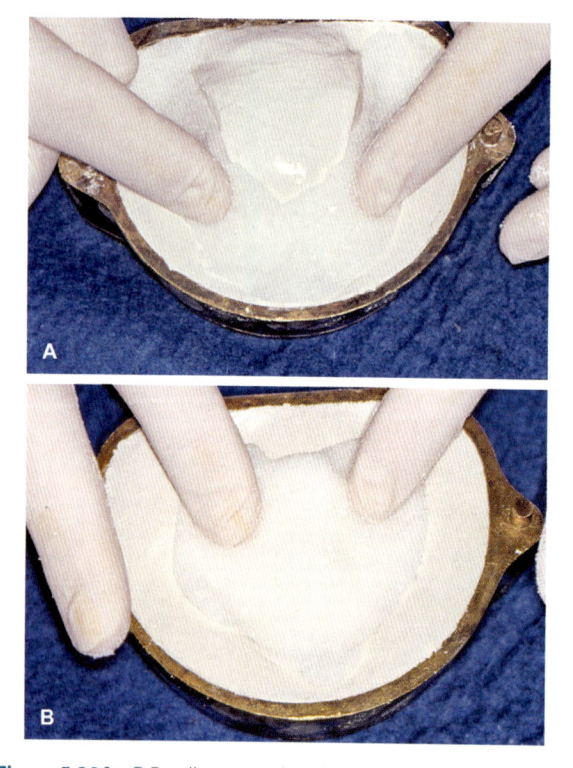

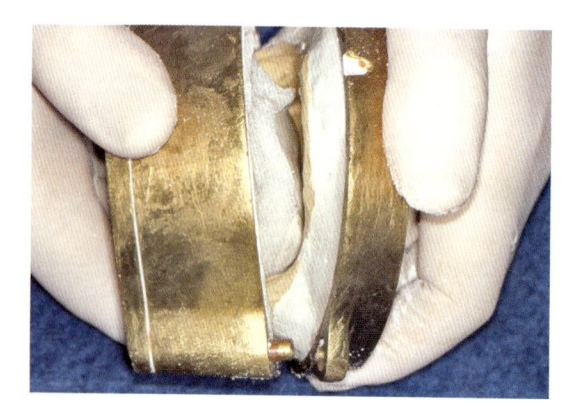

Figura 5.39A e **B** Entulhamento da resina no interior da contramufla.

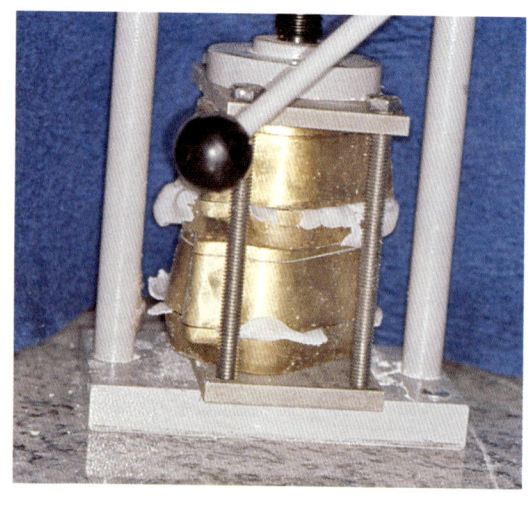

Figura 5.40 Fechamento da mufla.

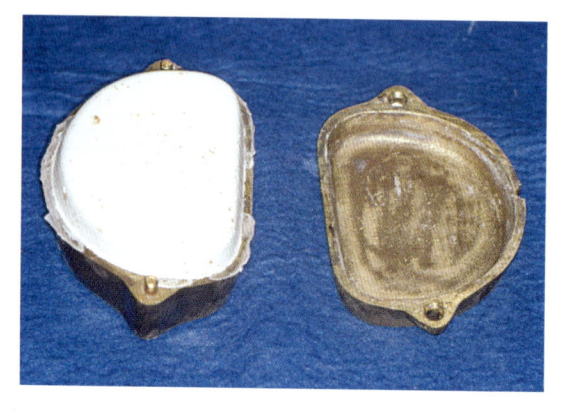

Figura 5.42 Abertura da mufla, iniciada pela remoção da sua base.

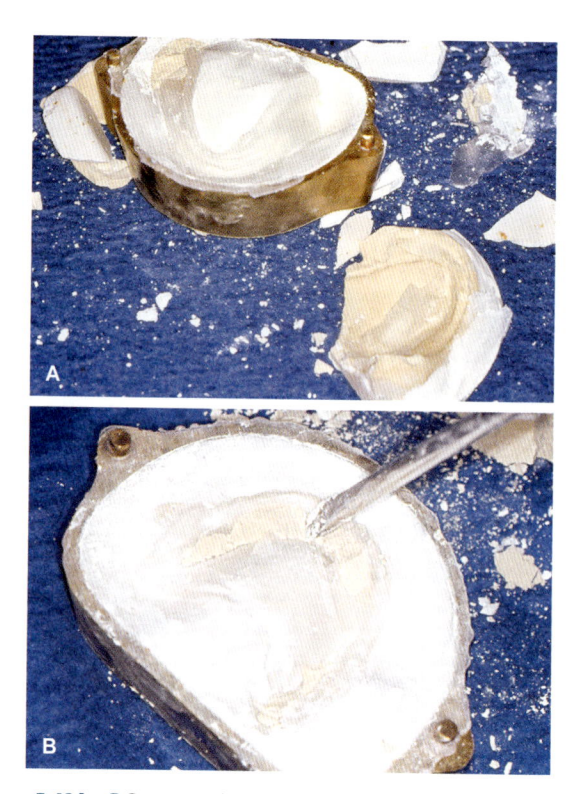

Figura 5.43A e **B** Remoção do modelo da parte interna da base definitiva. É importante frisar que a retirada do gesso dessa parte só deve ser feita com a parte inversa da base definitiva ainda incluída inteiramente em gesso. Caso contrário, pode ocorrer fratura da resina.

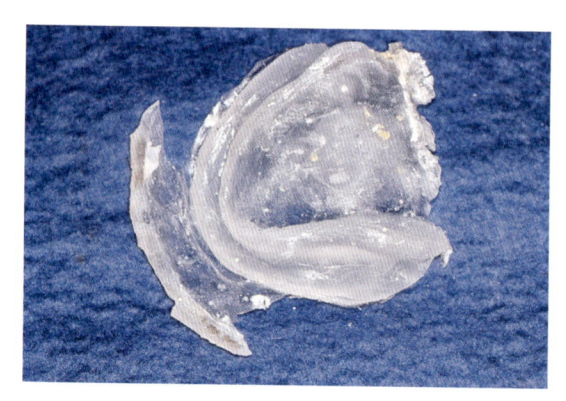

Figura 5.44 Base definitiva inferior imediatamente após sua remoção da mufla.

Figura 5.41 Conjunto placa GeTom e muflas na prensa hidráulica.

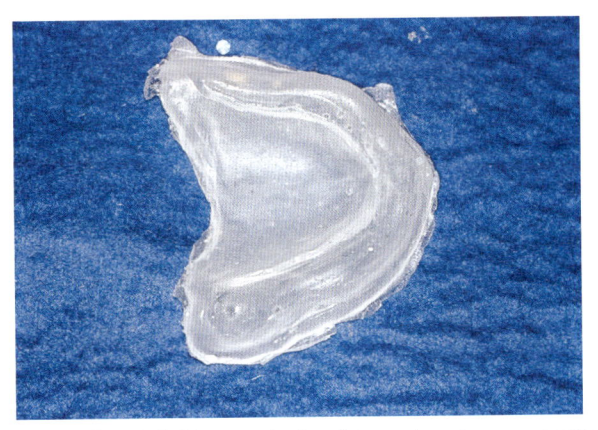

Figura 5.45 Base definitiva superior imediatamente após sua remoção da mufla.

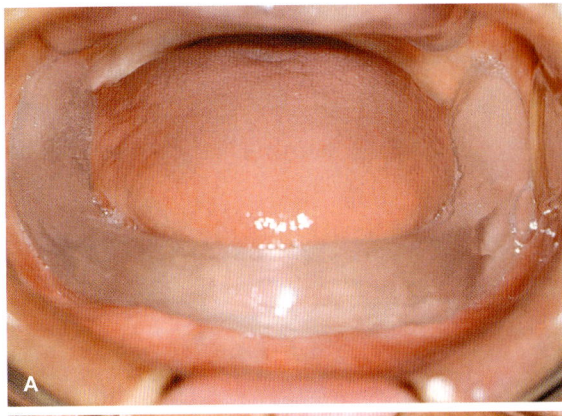

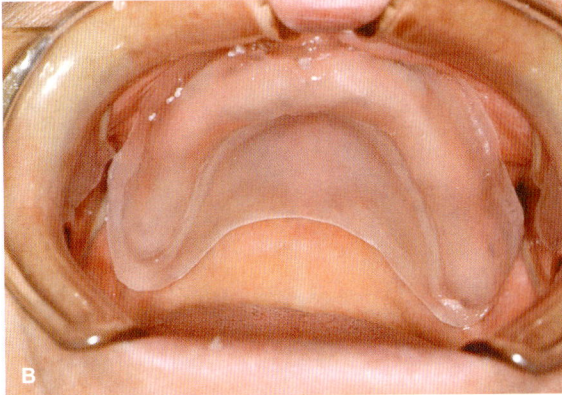

Figura 5.48A e **B** Prova das bases definitivas na boca do paciente. Verifique a adaptação em toda a extensão da base.

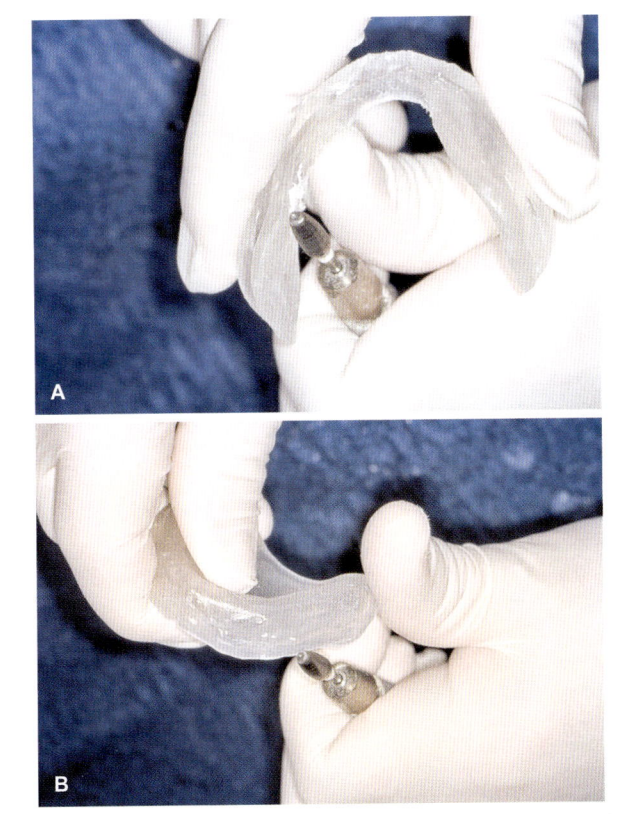

Figura 5.46A e **B** Acabamento das bases definitivas, apenas removendo o excesso de resina, realizado com brocas minicut e tiras de lixa. Atenção para não desgastar a área de selamento periférico.

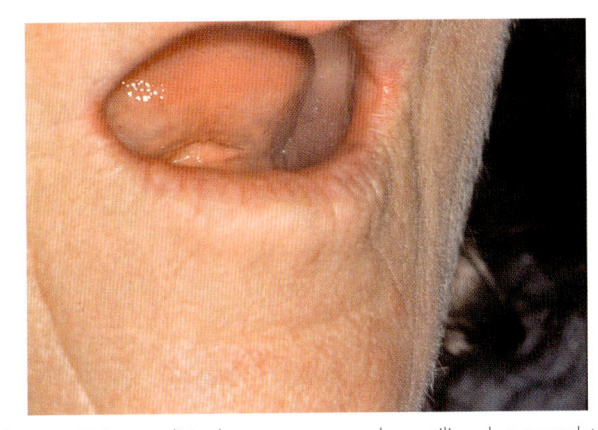

Figura 5.49 Ao ser solicitado que removesse a base utilizando a musculatura labial e jugal, o paciente não conseguiu desalojá-la.

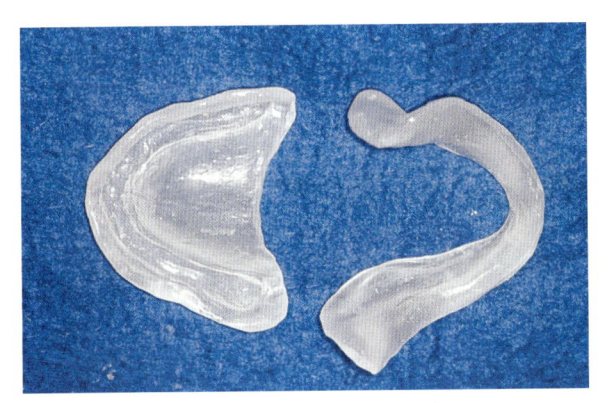

Figura 5.47 Bases definitivas após o acabamento.

▶ Bibliografia

ANUSAVICE K.J. Denture base resins. Phillip's science of dental materials. 10. ed. Philadelphia: WB Saunders; 1996, p.237-71.

COMPAGNONI M.A. *et al.* The effect of polymerization cycles on porosity of microwave-processed base resin. *J Prosthet Dent*; 2004, v.91, n.3.

CONSANI R.L.X. *et al.* Alteração dimensional da base de prótese total polimerizada no ciclo convencional em função do tempo pós-prensagem e estágio da resina. *Rev PCL*; 2002, v.4, n.18.

PAES JUNIOR T.J.A. *et al.* Variação na técnica de confecção de bases experimentais em prótese total. *PCL*; 1999, v.1, n.1, p.62-4.

PFEIFFER P., ROSENBAUER E. Residual methyl methacrylate monomer, water sorption, and water solubility of hypoallergenic denture base materials. *J Prosthet Dent*; 2004, v.92, n.1.

SERAIDARIAN P.I. *et al.* Técnica do erro conhecido: uma variação da técnica de confecção de prótese total. *PCL*; 2001, v.3, n.3, p.99-107.

Breve Parênteses | Conceitos Básicos de Relações Maxilomandibulares para a Confecção de Próteses Totais

Cláudia Alessandra Campos Cardoso
Jarbas Francisco Fernandes dos Santos
Mateus Bertolini Fernandes dos Santos

Neste capítulo, vamos parar um pouco com a descrição da técnica para discutir alguns conceitos teóricos fundamentais para o entendimento das etapas subsequentes. No entanto, apesar de delinear basicamente os conceitos necessários para a compreensão dos capítulos seguintes, esta parte não abordará toda a complexidade envolvida nas relações entre a maxila e a mandíbula. Por essa razão, não se deve dispensar de modo algum o estudo mais aprofundado em livros-textos sobre oclusão e disfunções craniomandibulares, alguns dos quais recomendados na Bibliografia deste capítulo.

Alguns conceitos importantes

Para estudarmos as relações maxilomandibulares, precisamos entender um pouco da dinâmica da articulação temporomandibular (ATM), a qual favorece ampla movimentação da mandíbula dentro de um padrão funcional. Assim, o paciente não só consegue abrir e fechar a boca (deslocamentos no sentido vertical), como também fazer movimentos laterais e anteroposteriores (no sentido horizontal). Para facilitar o entendimento da complexidade dessas movimentações, procuramos estudar os movimentos mandibulares projetados nos diversos planos.

▶ Movimentos mandibulares no plano vertical

Se pedirmos que você abra e feche a boca várias vezes seguidas, perceberá que existem diversas posições que a mandíbula assumirá em relação à maxila. É a mandíbula que se afasta ou se aproxima da maxila durante a movimentação, pois esta não se move. Se você estiver atento, já poderá perceber que os movimentos da mandíbula no plano vertical, ou melhor, as projeções deles, estarão limitadas a um segmento de reta, lembrando que, entre um ponto e outro, em uma reta, existem infinitos outros pontos, o que nos leva a concluir que a mandíbula pode assumir infinitas posições em relação à maxila. Os extremos não são difíceis de ser entendidos e localizados, pois você não consegue abrir a sua boca mais do que a abertura máxima (AM) e não consegue fechá-la mais do que os toques entre os dentes antagonistas permitem. Essa posição de máximo engrenamento dentário é denominada dimensão vertical de oclusão (DVO).

Agora, se você pensar nos portadores de prótese total mucossuportada (PTMS), começará a entender o quanto o sistema estomatognático desses pacientes já foi lesado. Isso porque, não tendo mais os dentes, eles apresentam perda significativa da DVO, não parando a excursão da mandíbula antes do toque dos rebordos residuais entre si, o que provoca alteração significativa na morfofisiologia desse sistema.

Continuando o nosso exercício e recordando conceitos estudados em anatomia, você deve lembrar-se de que há um grupo de músculos responsáveis pela abertura da boca (músculos abaixadores da mandíbula) e outro grupo de músculos responsáveis pelo fechamento (músculos elevadores da mandíbula). Todo músculo tem uma origem e uma inserção para cumprir sua função, visto que músculo sempre "puxa", nunca "empurra".

Tendo isso relembrado, é bom recordar também o conceito de tônus muscular, da fisiologia. Quando um músculo está em tônus muscular, apresenta contração isométrica, que não altera o seu tamanho. Isso ocorre quando ele está em repouso. Então, no momento em que as musculaturas elevadora e abaixadora da mandíbula estiverem em tônus muscular, tanto o grupo elevador como o abaixador apresentarão contração isométrica, e a mandíbula ficará parada em uma dada posição que convencionamos chamar de dimensão vertical de repouso (DVR). Como você já pode notar, a DVR não depende da existência de dentes, é uma posição postural do paciente, que pode apresentar alterações em função de patologias musculares, as quais serão estudadas oportunamente. Então, até aqui, conseguimos definir algumas situações da mandíbula: abertura máxima (AM), dimensão vertical de oclusão (DVO) e dimensão vertical de repouso (DVR).

Na reabilitação dos pacientes totalmente desdentados, essas posições são de importância fundamental, sem as quais seria impossível promover a restauração da estética e função desse sistema.

Você já deve ter percebido que entre a DVR e a DVO existe um espaço, e que, nos pacientes dentados, quando é assumida a posição de DVR, não há toque entre os dentes. Entretanto, se continuarem fechando a boca, haverá uma pequena excursão, ocorrendo o toque, e o paciente assumirá a posição de DVO. Esse intervalo entre a DVO e a DVR é denominado espaço funcional livre (EFL) ou espaço de pronúncia, pois é devido a ele que conseguimos articular melhor nossa fala – tente falar com os dentes engrenados.

Landa e Silverman, estudando grande quantidade de pacientes dentados, marcaram um ponto no esqueleto fixo da face que pudesse ser reproduzido em todos os pacientes – um na glabela, por exemplo, e outro na mandíbula. Aferiram o valor numérico usando uma régua milimetrada, partindo da distância entre esses dois pontos quando o indivíduo estivesse nas posições de DVR e DVO, estabelecendo um valor numérico para o espaço funcional livre de cada paciente. Obtiveram como valor máximo 3,67 mm, e como valor mínimo 3,07 mm. De posse desses dados, os autores conseguiram uma média aritmética com valor médio do EFL e encontraram 3,3 mm como resultado. Assim, passaram a utilizar esse valor para obtenção da DVO de pacientes desdentados, orientando-se pela seguinte fórmula:

$$DVR = DVO + EFL$$

Para a reabilitação de desdentados, esse estudo foi de grande repercussão, pois o paciente nessa condição continua com os músculos elevador e abaixador da mandíbula, já que perdeu somente dentes. Portanto, se ele estiver com essa musculatura em tônus (para tanto, às vezes, é preciso controlar nosso paciente, levando-o a um relaxamento dessa musculatura), iremos obter, marcando uma referência na glabela e outra na mandíbula, determinado valor para a posição de DVR. Além disso, por meio da equação proposta, poderemos determinar o tamanho dos dentes da PTMS, para que, colocando uma prótese inferior e outra superior, as duas se contatem na DVO.

Willis preconizou uma metodologia que teve grande repercussão clínica e é largamente utilizada. Ele notou que a distância entre as comissuras palpebral e labial era numericamente igual à distância entre a base do nariz e a base do mento quando o paciente está em DVR. É lógico que, muitas vezes, esse critério não dá certo, principalmente em pacientes asiáticos, que têm a distância bizigomática aumentada, dando, portanto, o aspecto característico, com o terço inferior da face menor. Entretanto, essa é, sem duvida, uma metodologia largamente utilizada, e, para a aferição desses valores, preconizou-se um dispositivo denominado compasso de Willis.

Para conseguirmos relacionar maxila e mandíbula em uma posição que seja reproduzível a qualquer tempo e por qualquer profissional, devemos ainda considerar que ocorrem movimentações mandibulares no plano horizontal, e que estas são concomitantes às movimentações no plano vertical. Para facilitar, separamos o entendimento, mas, na sua essência, os movimentos mandibulares são compostos.

▶ Movimentos mandibulares no plano horizontal

Mantendo o mesmo raciocínio que desenvolvemos para os movimentos no plano vertical, vamos agora estudar o comportamento deles no plano horizontal, lembrando a morfologia do côndilo da mandíbula e da fossa articular do osso temporal.

Se você fizer um movimento no sentido anteroposterior, mexendo a mandíbula para frente (protrusão) e para trás (retrusão), perceberá que, se fizer esse movimento no plano horizontal, também encontrará um segmento de reta. No entanto, se ficar bem atento, vindo da posição mais retrusiva para anterior, com seus dentes contatados, notará que, em determinado momento dessa trajetória, a borda incisal dos incisivos inferiores irá ao encontro da face palatina dos incisivos superiores, criando um deslocamento também no sentido vertical. Assim, vai surgindo uma ligeira abertura da boca para que a protrusão possa ocorrer; com isso, os dentes posteriores vão perdendo contato, abrindo espaço entre os arcos antagonistas.

Quem primeiramente descreveu esse fato foi Christensen, motivo pelo qual o fenômeno leva seu nome. O contato dos incisivos inferiores contra os superiores, quando do deslize posteroanterior, denomina-se *guia incisiva*, pois esse trajeto guia a amplitude do deslocamento vertical da mandíbula nesse movimento.

Paralelamente a isso, ocorre movimentação dos côndilos dentro da fossa articular do osso temporal, de tal maneira que ele também descreve uma trajetória no sentido anteroposterior (para frente e para baixo), apoiado na vertente anterior da fossa articular, seguindo a inclinação dela. Esse trajeto do côndilo denomina-se *guia condilar*. Assim, para que o movimento seja harmônico, é necessária a concordância das *guias incisiva e condilar*.

Do ponto de partida do movimento até o toque dos dentes anteriores, não há variação no plano vertical. Este espaço denomina-se trespasse horizontal (*overjet*), e o deslocamento da mandíbula após o toque dos incisivos, com variação no plano vertical, é denominado trespasse vertical (*overbite*).

Partindo ainda dessa posição mais retrusiva, em vez de projetar a mandíbula para frente, é possível levá-la para a direita ou para a esquerda. O lado para o qual a mandíbula é deslocada é chamado *lado de trabalho*; assim, se ela for movimentada para a esquerda, este lado será o de trabalho. O lado direito (quando da movimentação para a esquerda) é denominado *lado de balanceio*.

Pensando na dinâmica do movimento do ponto de vista da ATM, é importante ressaltar a morfologia da fossa articular. Imagine se as paredes mediais da fossa articular fossem paralelas entre si. Quando você quisesse fazer uma lateralidade esquerda, o côndilo do lado direito encontraria uma resistência na parede medial da fossa articular desse mesmo lado, sendo impedido de migrar para medial, inviabilizando, com isso, o seu desejo. Para ilustrar, pense na gaveta de um armário bem ajustado. Ela não sofre variações para lateral, somente para frente e para trás. Porém, quando há um desajuste, é preciso movimentá-la lateralmente, a fim de conseguir abri-la. Então,

para podermos realizar movimentos laterais com a mandíbula, as paredes mediais das fossas articulares direita e esquerda devem ter uma convergência para medial no sentido posteroanterior, para que, quando for realizado o trabalho de um lado, o côndilo de balanceio (lado oposto) possa migrar para medial, possibilitando o deslocamento da mandíbula. Ao ângulo formado entre a parede medial da fossa articular e o plano sagital mediano dá-se o nome de *ângulo de Bennett*, que é visualizado no plano horizontal.

Se quisermos projetar a relação do côndilo com a fossa articular no plano vertical e se buscarmos uma norma frontal com um corte passando no nível da ATM, poderemos notar que o teto da fossa articular também forma um ângulo com o plano sagital mediano, o qual é denominado *ângulo de Fischer*.

Agora, podemos continuar nosso exercício, partindo dessa posição mais retrusiva. Na DVO, levo a mandíbula para a direita até que a borda incisal do canino inferior toque a face palatina do canino superior, promovendo uma abertura, ou seja, uma variação da posição da mandíbula no plano vertical, concomitante com o deslocamento horizontal. Nesse momento, somente esses dois dentes estarão contatados, não ocorrendo nenhum outro contato dentário. Esse deslize entre os caninos denomina-se *guia canina*. Podem existir variações entre o comportamento tanto da guia incisiva como da canina, o que provoca um descompasso na harmonia com a guia condilar e os ângulos de Bennett e Fischer, de acordo com a disposição dos dentes nos arcos. Note que o trabalho do cirurgião-dentista é muito mais voltado para os dentes, quando ele deveria ocupar-se do sistema estomatognático como um todo. Porém, esse tipo de variação não iremos discutir neste momento.

Visto dessa maneira, vamos agora conceituar o que talvez tenha sido o assunto mais controverso na Odontologia.

Se tentarmos juntar todos esses pontos e posições que estamos estudando, perceberemos uma posição que é comum a todos os movimentos, tanto no plano horizontal como no vertical. Para o melhor entendimento, devemos raciocinar somente pensando no comportamento do côndilo durante as movimentações, e não mais na mandíbula. Isso porque, talvez, esse seja o segredo para entender essa posição.

Pense no côndilo e na fossa articular do osso temporal, ou seja, na ATM, e tente visualizar o côndilo movimentando-se dentro da articulação. Para isso, palpe uma ATM normal e sinta o deslocamento do côndilo em um movimento de abertura e fechamento. Em seguida, faça uma movimentação anteroposterior e laterolateral. Em todas essas movimentações existe um momento inicial comum na posição do côndilo. Essa posição *condilar* denomina-se relação central (RC).

Independentemente do modo como os diversos autores tentem conceituar essa posição, o que julgamos importante é que o aluno de Odontologia tenha a percepção espacial da mandíbula quando o côndilo assume essa posição, que precisa ser obtida para um correto relacionamento maxilomandibular em reabilitações protéticas em que as condições dentárias não mais sirvam como referência.

Fica claro, portanto, que, em qualquer reabilitação protética que envolva uma prótese total, seja superior ou inferior, a posição de montagem dos casos no articulador é a de RC.

▶ Oclusão balanceada

Na confecção de PTMS, os pacientes já perderam todas as referências dentárias. Não portando mais seus dentes, o relacionamento maxilomandibular descrito fica prejudicado, pois o indivíduo não tem mais as guias de oclusão, embora continue com as referências articulares (guia condilar, ângulo de Bennett e ângulo de Fischer).

No entanto, se resolvermos confeccionar dentaduras com as mesmas características dos pacientes dentados quando de um movimento de protrusão, o que acontecerá? Se, ao deslizar a incisal dos incisivos inferiores contra a palatina dos incisivos superiores, houver desoclusão dos dentes posteriores, a região posterior da dentadura superior fará um movimento de báscula, tendendo a se desalojar da sua posição, vindo para baixo. O contrário ocorrerá com a prótese inferior, que terá sua posição posterior tendendo a girar para cima, provocando um desconforto que inviabilizará seu uso.

Logo, precisamos aplicar um esquema oclusal (maneira como os dentes antagonistas vão se relacionar) compatível com as necessidades dos usuários das PTMS. Para pacientes dentados, o ideal é a *oclusão mutuamente protegida*, em que o toque dos dentes anteriores promove desoclusão dos posteriores. Isso evita cargas indesejáveis sobre eles e vice-versa, o que ocasionaria consequências indesejáveis à ATM.

Já para pacientes portadores de PTMS, o esquema oclusal adotado é o de *oclusão balanceada*. Esse esquema deve promover contatos simultâneos e bilaterais em movimentos excursivos da mandíbula, proporcionando estabilidade às próteses. Quando há execução de um movimento de protrusão, é possível ocorrerem contatos entre os dentes anteriores e não ocorrer a desoclusão dos posteriores. Além disso, o movimento no plano horizontal deve acontecer com mínima ou nenhuma variação da mandíbula no plano vertical, para promover estabilidade às próteses. Quando da execução de um movimento de lateralidade, não se pode ter apenas os caninos do lado do movimento se tocando, o que também desestabilizaria as próteses. Dessa maneira, todos os dentes (ou quase todos) do lado do movimento devem tocar-se, havendo pelo menos um contato do outro lado, para que as próteses não se desloquem.

No Capítulo 10 deste livro, está descrita a técnica adotada para a obtenção da oclusão balanceada na confecção de PTMS.

▶ Bibliografia

ASH M.M., RAMFJORD S.P. Introdução à oclusão funcional. São Paulo: Pancast; 1987.

BARROS J.J., RODE S.M. Tratamento das disfunções craniomandibulares (ATM). São Paulo: Santos; 1995.

CERVEIRA NETTO H. Movimentos mandibulares. In: OLIVEIRA W. Disfunções temporomandibulares. São Paulo: Artes Médicas; 2002, p.29-53.

DERVIS E. The influence of the accuracy of the intermaxillary relations on the use of complete denture: a clinical evaluation. *J. Oral Rehab*; 2004, v.31, n.1, p.35.

GRAY R.J.M., DAVIES S.J., QUAYLE A.A. A clinical guide to temporomandibular disorders. *BDJ Books*; 1995.

MARCHINI L., SANTOS J.F.F. Oclusão dentária: princípios e prática clínica. Rio de Janeiro: Elsevier; 2011.

SANTOS JÚNIOR J. Oclusão: princípios e conceitos. 2. ed. São Paulo: Santos; 1987.

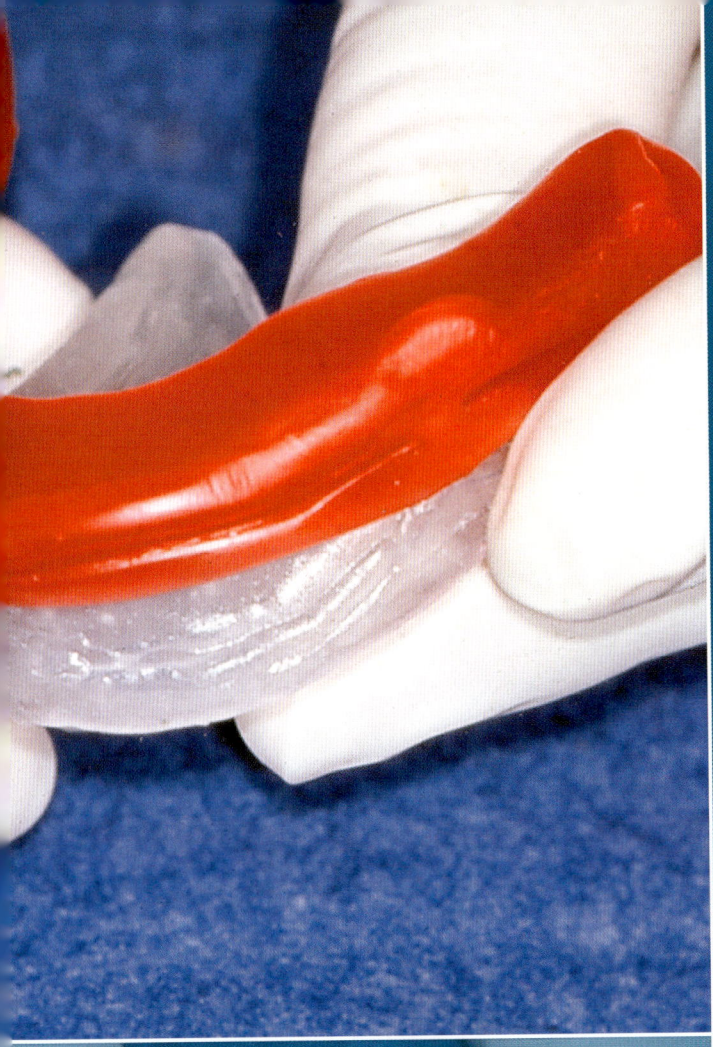

6

Confecção do Padrão de Cera Superior

Leonardo Marchini
Vicente de Paula Prisco da Cunha

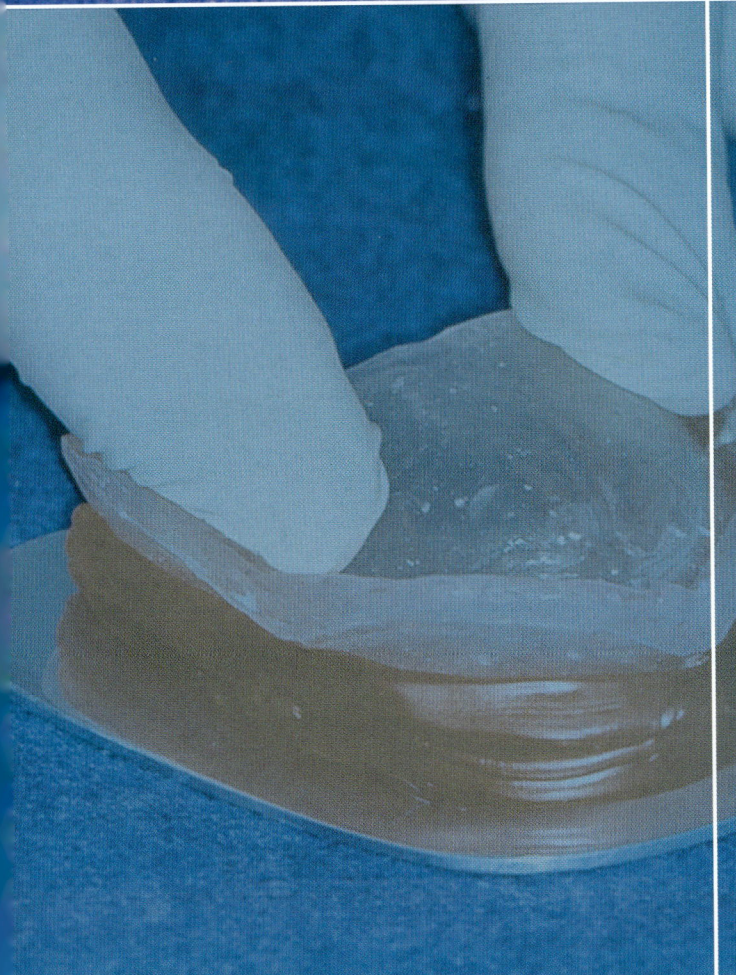

O que é padrão de cera e para que serve?

O padrão de cera é um protótipo tridimensional, geométrico e individual do que será o arco dentário do paciente, confeccionado em cera. Ele serve para que sejam realizados diversos tipos de registros, os quais personalizarão a futura prótese para o indivíduo, harmonizando-a com as demais estruturas do sistema mastigatório e da face.

Sinonímia

Alguns autores chamam os padrões de cera de roletes de cera, nomenclatura proveniente do espanhol.

▶ Descrição dos procedimentos

Para confecção do padrão de cera superior, utiliza-se uma lâmina de cera 7 aquecida e dobrada sobre si mesma no sentido longitudinal cerca de 6 vezes, sob aquecimento em chama de lamparina (Figura 6.1). O rolete de cera resultante é colocado sobre o sulco que há na base definitiva superior na região dos dentes (Figura 6.2).

Para determinar a altura do padrão na região anterior, utiliza-se a medida arbitrária de 2 cm na região vestibular anterior e, no máximo, 0,5 cm nas tuberosidades. Assim, usamos um padrão oclusal pré-formado aquecido para estabelecer essa inclinação anteroposterior (Figura 6.3).

A superfície lingual do padrão de cera deve terminar na posição posterior da papila incisiva, e a superfície vestibular anterior deve ser inclinada para frente (Figuras 6.4 e 6.5), mantendo uma espessura aproximada, de vestibular para lingual, de 10 mm.

Elaborado dessa maneira, o padrão de cera terá alguma individualidade para o paciente, proporcionando suporte adequado para o lábio e deixando aparecer um friso de cera de aproximadamente 1,5 mm quando a boca estiver entreaberta.

Desse modo, o padrão de cera superior estará pronto para o posicionamento no articulador.

Observações clínicas

Algumas vezes, apesar de a técnica favorecer certa individualização nessa etapa, é necessário fazer pequenos ajustes na boca do paciente, por conta de maior ou menor inclinação vestibular, por exemplo.

Opções de material

Alguns profissionais gostam de usar *cera 9*, em vez de cera 7, para a realização do padrão. Algumas marcas de cera têm também uma textura melhor para trabalhar. Nesse quesito, vale a experiência pessoal de cada um. É bom testar várias e escolher a preferencial. Só não recomendamos o uso de cera utilidade, pois ela se deforma muito facilmente.

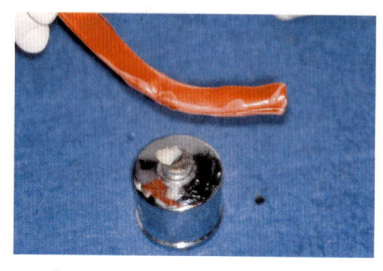

Figura 6.1 A lâmina de cera 7 é dobrada sobre si mesma cerca de 6 vezes, sob aquecimento da lamparina, de modo a formar um rolete que será posicionado sobre a base definitiva.

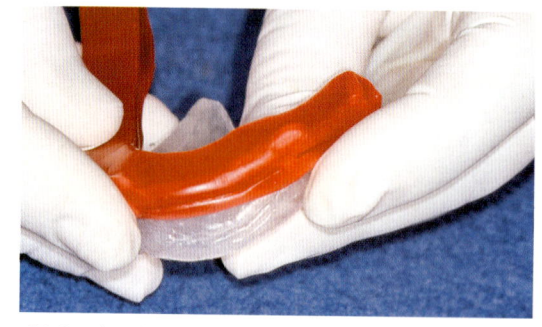

Figura 6.2 O padrão de cera é posicionado sobre o sulco preexistente na base definitiva e adaptado na vestibular e lingual.

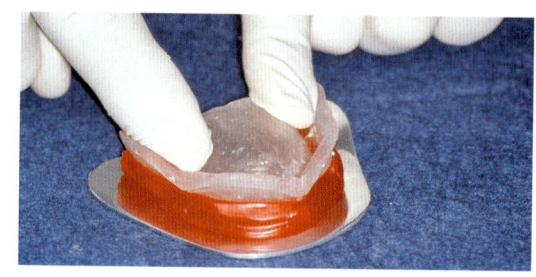

Figura 6.3 Com o uso da placa conformadora de curvas arbitrárias, damos a forma oclusal ao rolete, mantendo uma altura aproximada de 2 cm na região vestibular anterior e, no máximo, 0,5 cm nas tuberosidades.

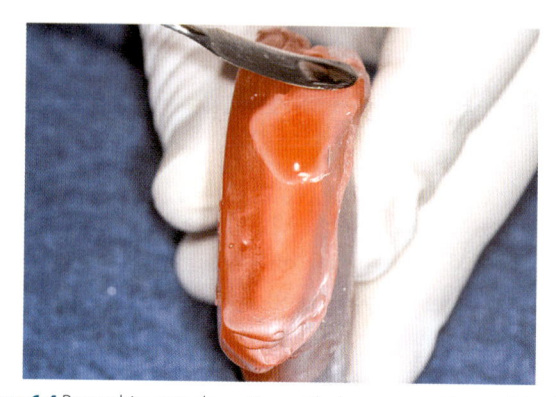

Figura 6.4 Preenchimento da região vestibular com cera 7 aquecida e liquefeita.

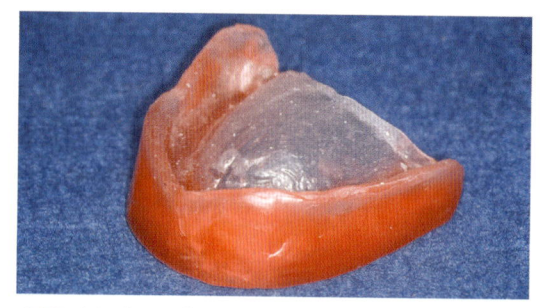

Figura 6.5 Padrão de cera finalizado. Observe os diedros nítidos, a inclinação anteroposterior e a inclinação da vestibular anterior para frente.

▶ Bibliografia

MAZZO D., CUNHA V.P.P. Método de montagem de dentes no sistema de prótese biofuncional. HH In. VII Congresso Paulista de Técnicos em Prótese Dentária: Atualização em prótese dentária | Procedimentos clínico e laboratorial. São Paulo: Santos; 2001, p.271-79.

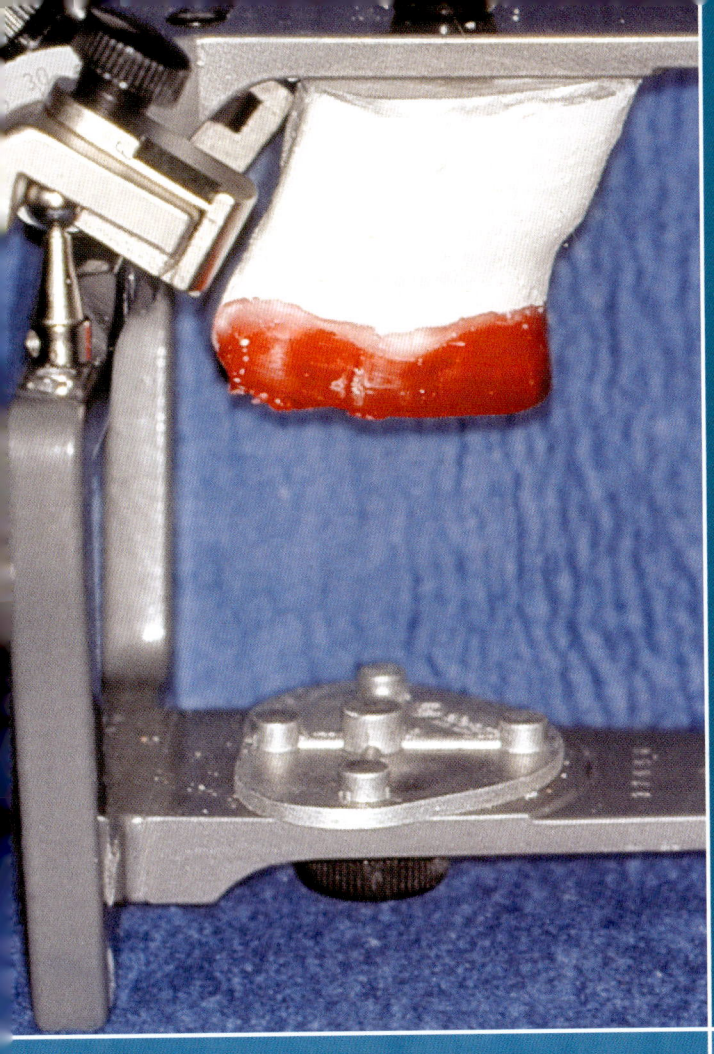

7

Posicionamento do Padrão de Cera Superior no Articulador

Leonardo Marchini
Vicente de Paula Prisco da Cunha

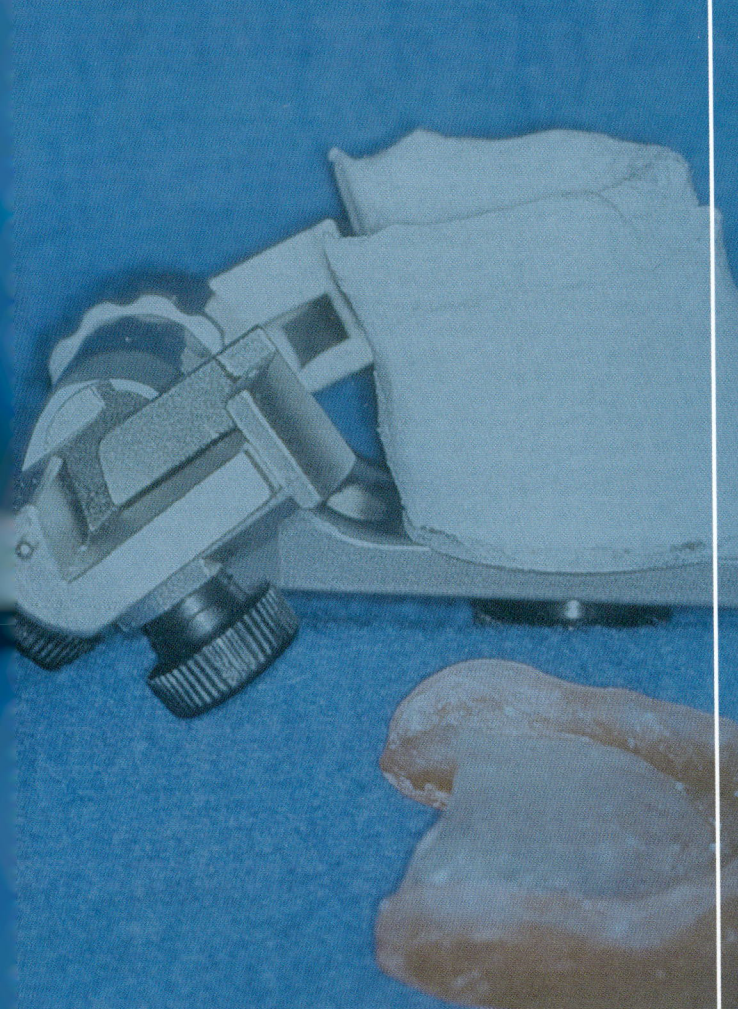

O que é articulador e para que serve?

O articulador é um aparelho mecânico no qual os modelos dos pacientes são fixados para que reproduzam parte dos movimentos mandibulares do indivíduo fora de sua boca, favorecendo a harmonização entre as restaurações a serem confeccionadas e as demais estruturas do sistema estomatognático. Os articuladores serão discutidos mais detalhadamente no Capítulo 20.

Alguns conceitos importantes

Os articuladores são classificados de duas maneiras diferentes:

- Quanto à quantidade de ajustes que permitem, podem ser classificados em não ajustáveis (ou arbitrários), semiajustáveis ou totalmente ajustáveis. Essa classificação é a mais utilizada. No caso que ilustra este livro, utilizaremos um articulador semiajustável, pois favorece o ajuste dos ângulos de Bennett e das inclinações das cavidades glenoides e da distância intercondilar em valores médios (P, M e G). Os não ajustáveis não proporcionam nenhum ajuste, e os totalmente ajustáveis possibilitam todos os ajustes dos semiajustáveis, inclusive do ângulo de Fischer, sendo a distância intercondilar regulada milimetricamente
- Quanto ao tipo de articulação, os articuladores são classificados em arcon e não arcon. Os articuladores arcon têm as caixas articulares no ramo maxilar, e os ramos superior e inferior se separam. Nos articuladores não arcon, a caixa articular situa-se no ramo inferior, e os ramos não se separam. Aqui será utilizado um articulador arcon.

Logo, o articulador a ser usado no caso clínico que estamos descrevendo é um semiajustável arcon.

O que é arco facial e para que serve?

O arco facial é um dispositivo que acompanha o articulador semi ou totalmente ajustável, cujo objetivo é transferir para o articulador a inclinação da maxila em relação à base do crânio do paciente. O modelo semiajustável promove ainda a mensuração da distância intercondilar.

▶ Descrição dos procedimentos

Após a confecção do padrão de cera superior, ele é fixado na forquilha do arco facial (Figura 7.1A e B), utilizando um instrumento aquecido para unir a superfície oclusal do padrão ao plano horizontal da forquilha. Especial cuidado deve ser tomado para que a haste da forquilha fique coincidente com a linha média do paciente (Figura 7.2).

Observações clínicas

Neste momento, é interessante observar que os lábios do paciente não devem interferir na posição da forquilha, podendo deslocá-la.

O arco facial é posicionado no paciente, colocando o orifício da junta universal na haste da forquilha, instalando as olivas no meato auditivo, apertando os parafusos anteriores do arco e fixando o *nasium* (Figura 7.3). Então, os parafusos da junta universal são apertados, alternando entre o parafuso da forquilha e o da haste vertical. É na inclinação da forquilha (Figura 7.4) que está registrada a relação da maxila com a base do crânio; portanto, essa inclinação deve ser mantida inalterada.

Neste momento, é de fundamental importância que a distância intercondilar, marcada na região anterior do arco facial (Figura 7.5), seja adequadamente registrada para posterior ajuste do articulador, como veremos adiante. Na Figura 7.5, verificam-se as três medidas possíveis da distância intercondilar no arco facial (antes do primeiro risco, P ou 1; entre os dois riscos, M ou 2; após o segundo risco, G ou 3). Na Figura 7.6, observa-se o posicionamento alinhado da forquilha e do *nasium* com a linha média da paciente.

Removendo o arco da face do paciente, com afrouxamento dos parafusos do arco propriamente dito e cuidadoso deslocamento da base definitiva, desalojando-a do rebordo, devemos ter a inclinação da junta universal mantida (Figura 7.7). Para tanto, ao deixar o arco em repouso, é interessante deixá-lo voltado para baixo, para que essa inclinação mantenha-se inalterada (Figura 7.8).

A parte interna da base definitiva superior deve ser isolada com vaselina, com o cuidado de colocar maior quantidade de vaselina nas áreas retentivas, aliviando-as (Figura 7.9), e espalhar uma camada mais fina por toda a base (Figura 7.10).

Neste momento, a distância intercondilar do paciente (P, Figura 7.5) é transferida aos ramos superior (Figura 7.11) e inferior (Figura 7.12) do articulador. A inclinação da cavidade glenoide deve estar em 30° (Figura 7.13), e o ângulo de Bennett pode estar em 0° ou negativo (Figura 7.14), para evitar movimentos laterais ou protrusivos do côndilo nessa etapa.

Quando o ramo superior é posicionado, obtém-se a base definitiva, relacionada com o ramo de modo análogo ao modo como se relacionava com o crânio fixo do paciente (Figura 7.15). Coloca-se, então, uma pequena quantidade de gesso comum no interior da base definitiva (Figura 7.16) e sobre a plataforma de montagem do articulador, de modo a unir as duas partes (Figura 7.17).

Assim, após a cristalização do gesso, o posicionamento do modelo superior no articulador estará concluído, e o arco facial poderá ser removido. Além disso, a plataforma de montagem também poderá ser retirada (Figura 7.18), para completar, fora do arco e do articulador, o seu preenchimento com gesso (Figura 7.19A e B).

Devido ao processo de alívio e isolamento com vaselina sólida, a base definitiva e o padrão de cera podem ser removidos do gesso que os prende à plataforma de montagem do articulador (Figura 7.20) e retornados à posição original.

Opções de material

Vários são os articuladores disponíveis no mercado, cada um com o seu arco facial. Recomendamos que seja utilizado um articulador semi ou totalmente ajustável, que possibilite, durante a montagem dos dentes, o estabelecimento de um esquema oclusal especial, denominado oclusão balanceada, de grande importância para o sucesso do tratamento. Contanto que seja usado um desses tipos e o profissional domine a técnica e o equipamento, acreditamos ser possível conseguir grandes êxitos em prótese total, independentemente da marca ou do modelo do articulador.

Além disso, quando o articulador disponibiliza uma mesa para montagem dos modelos, também é possível não utilizar o arco facial, evitando uma etapa clínica e mantendo os mesmos resultados finais.

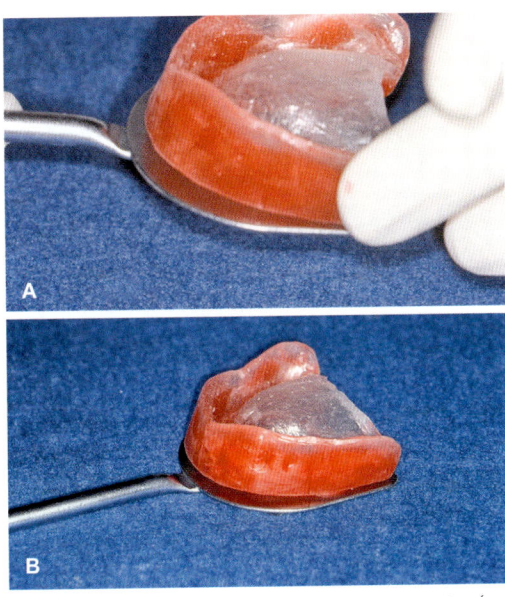

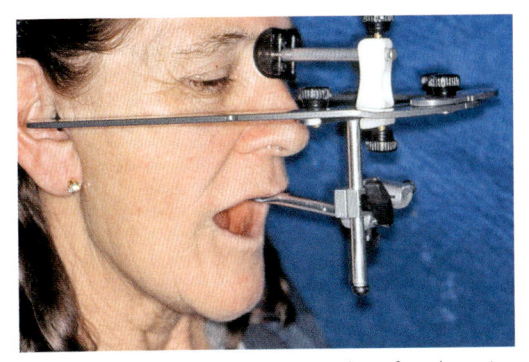

Figura 7.4 Vista lateral do arco posicionado na face do paciente.

Figura 7.1A e **B** O padrão de cera superior é fixado à forquilha. É preciso ter o cuidado de deixar a haste da forquilha coincidente com a linha média do paciente.

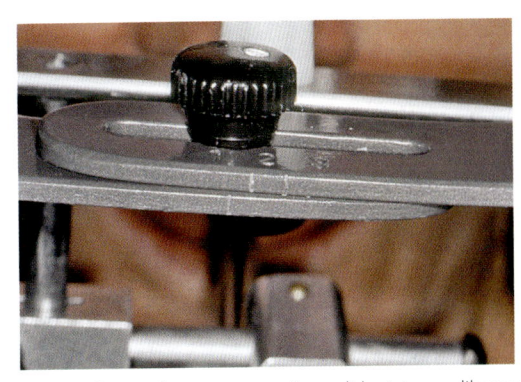

Figura 7.5 Nesta figura, observam-se as três medidas intercondilares possíveis (à frente do primeiro risco, P ou 1; entre os dois riscos, M ou 2; após o segundo risco; G ou 3). Observe também a distância intercondilar (P ou 1) assinalada na região anterior do arco, que será transferida posteriormente ao articulador, como veremos adiante.

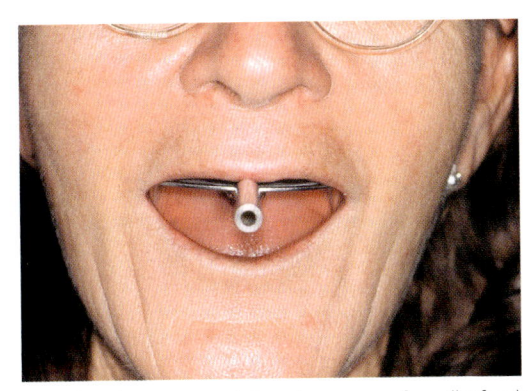

Figura 7.2 Padrão de cera em posição na boca, com a forquilha fixada. Note a coincidência entre a linha média do paciente e a haste da forquilha. Observe também que os lábios não tocam a forquilha. Se isso ocorresse, esta poderia sofrer interferências durante os procedimentos seguintes.

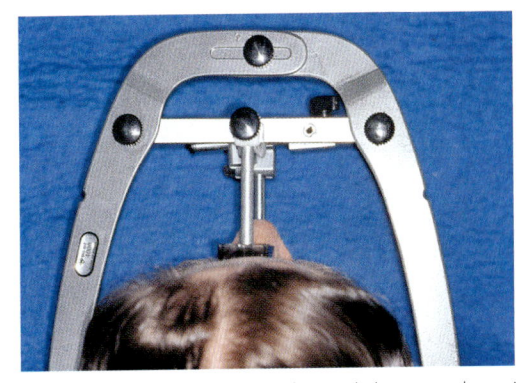

Figura 7.6 Nesta posição, é possível verificar o alinhamento do *nasium* e da haste da forquilha com a linha média do paciente. Neste momento, procede-se à remoção do arco. Para isso, desapertam-se os parafusos anteriores do arco facial propriamente dito, remove-se o *nasium* e desaloja-se cuidadosamente a base definitiva da boca.

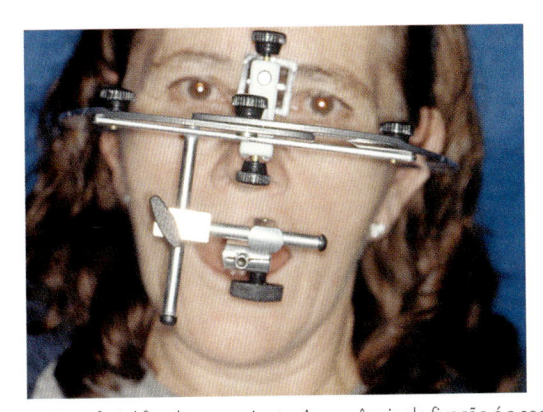

Figura 7.3 Arco facial fixado no paciente. A sequência de fixação é a seguinte: primeiro, introduz-se a haste da forquilha no orifício apropriado, localizado na junta universal; em seguida, colocam-se as olivas nos meatos auditivos do paciente e fixam-se os parafusos anteriores do arco facial propriamente dito; procede-se, então, à fixação do *nasium* (que já deve estar previamente posicionado). Após a fixação do arco facial, a junta universal é fixada à haste da forquilha. Para tanto, apertam-se, alternadamente, o parafuso da forquilha e o da haste vertical do arco.

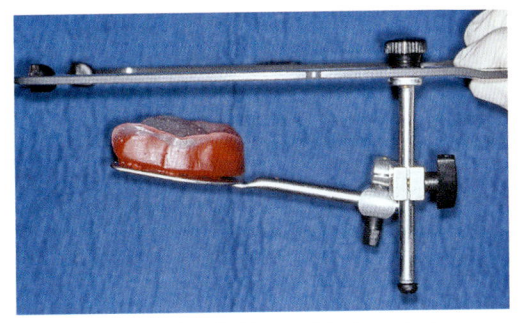

Figura 7.7 Arco facial removido do paciente.

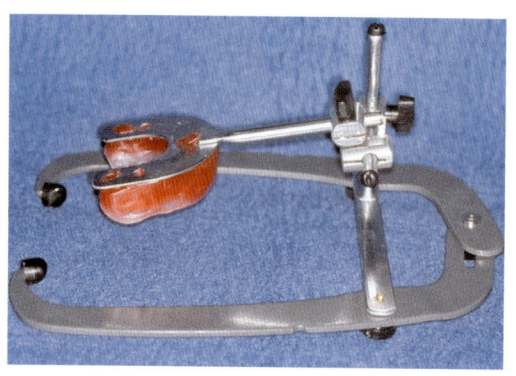

Figura 7.8 Arco facial apoiado invertido na bancada, pois não se deve apoiar ou tocar na inclinação da junta universal.

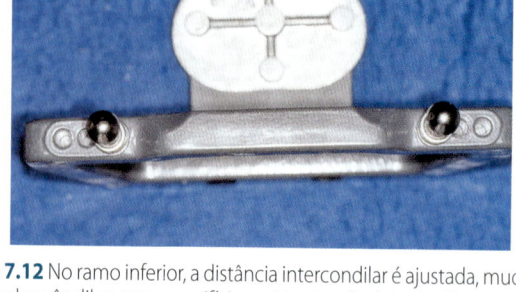

Figura 7.12 No ramo inferior, a distância intercondilar é ajustada, mudando a posição dos côndilos entre os orifícios existentes. Os dois côndilos nos orifícios mais próximos um do outro, distância P (como na figura); nos orifícios do meio, M; nos mais distantes, G. Atenção: um côndilo nunca pode estar em um orifício, e o outro em um que não seja o correspondente (de mesma posição).

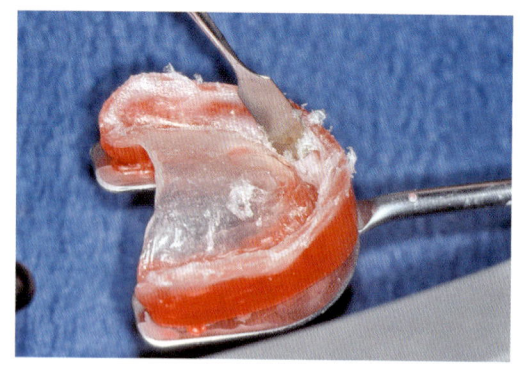

Figura 7.9 O preenchimento de áreas retentivas da base definitiva com vaselina sólida proporciona o necessário alívio para a posterior remoção da base do gesso que irá uni-la ao articulador.

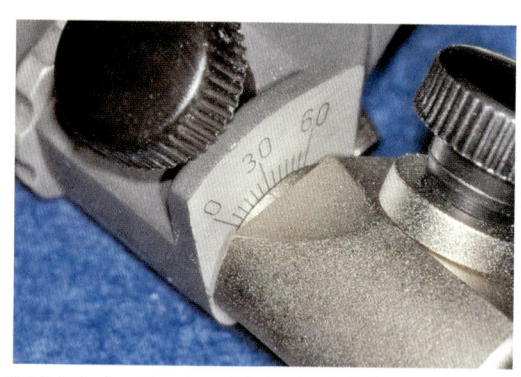

Figura 7.13 As inclinações da cavidade glenoide devem ser ajustadas para 30°.

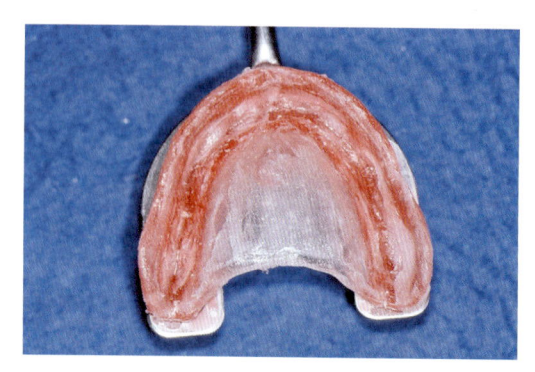

Figura 7.10 Vista basal da base definitiva já isolada e sem retenções.

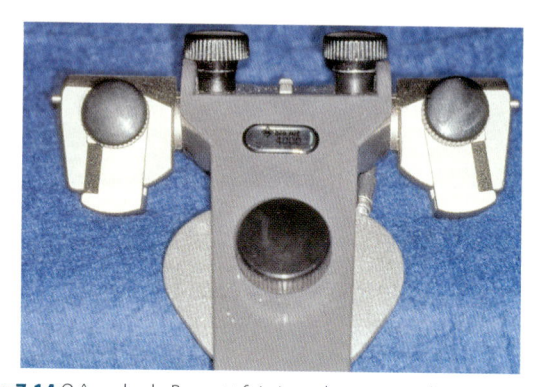

Figura 7.14 O ângulo de Bennett foi ajustado em um valor negativo (como visto na figura), travando a movimentação condilar neste momento. No entanto, pode também estar em 0°.

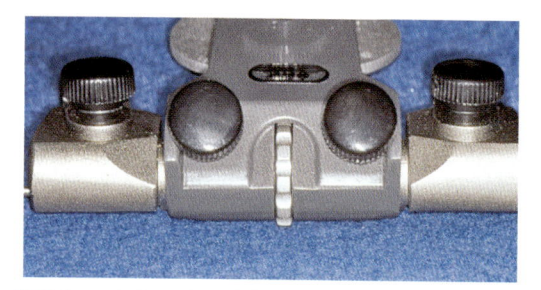

Figura 7.11 Antes de fixar a base definitiva, no entanto, é necessário transferir para o articulador a distância intercondilar aferida anteriormente. O ramo superior do articulador é ajustado para a distância intercondilar P neste paciente. Nesse modelo de articulador, as duas caixas condilares se movimentam simultaneamente para lateral, mediante a utilização da roda dentada localizada na parte posterior do ramo superior. Quando as duas caixas estão encostadas no ramo, a distância intercondilar é P (como na figura); quando estão no primeiro risco, M; no segundo risco, G.

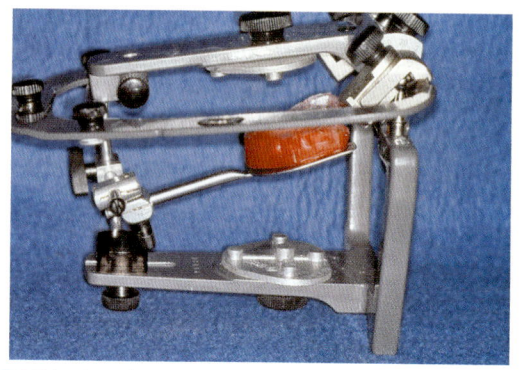

Figura 7.15 Vista lateral do arco facial posicionado no articulador, com as olivas posicionadas sobre os pinos do recorrido condílico. O ramo superior, em sua porção anterior, deve encostar na haste horizontal do arco facial.

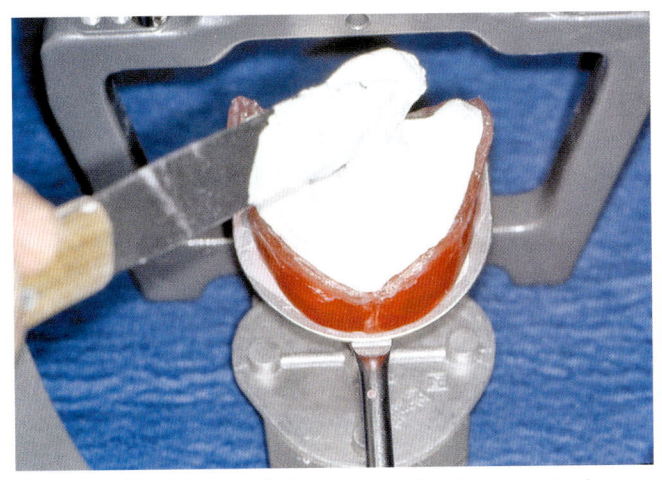

Figura 7.16 O ramo superior foi levantado para inserir uma porção de gesso comum no interior da base definitiva.

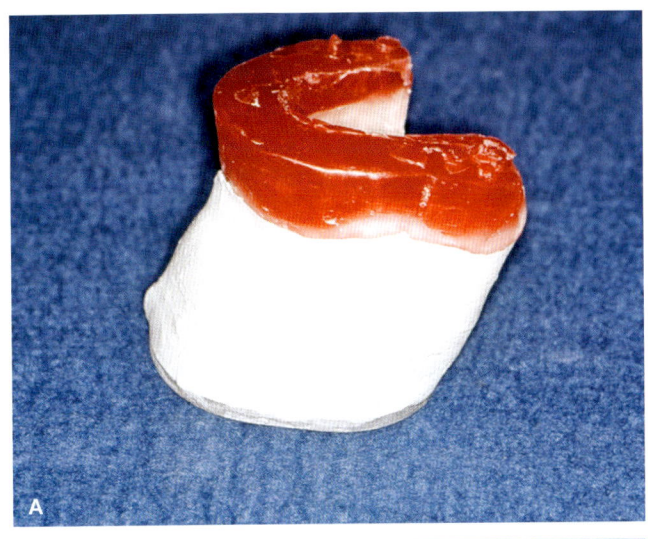

A

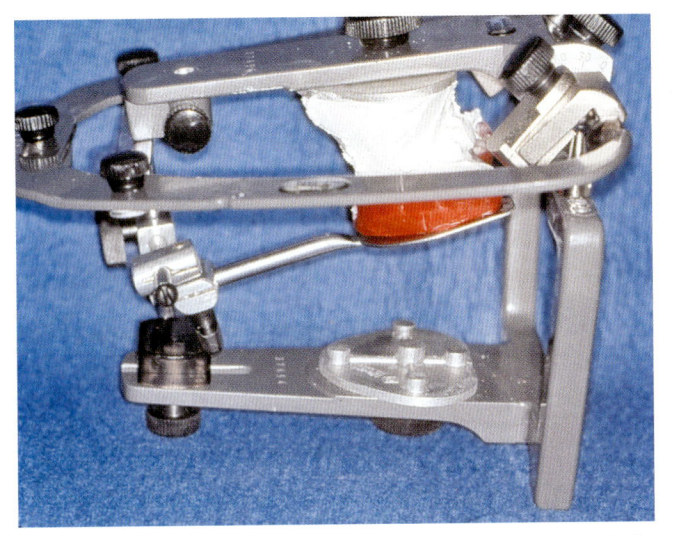

Figura 7.17 O ramo é abaixado para propiciar contato entre o gesso da plataforma e aquele colocado na base definitiva.

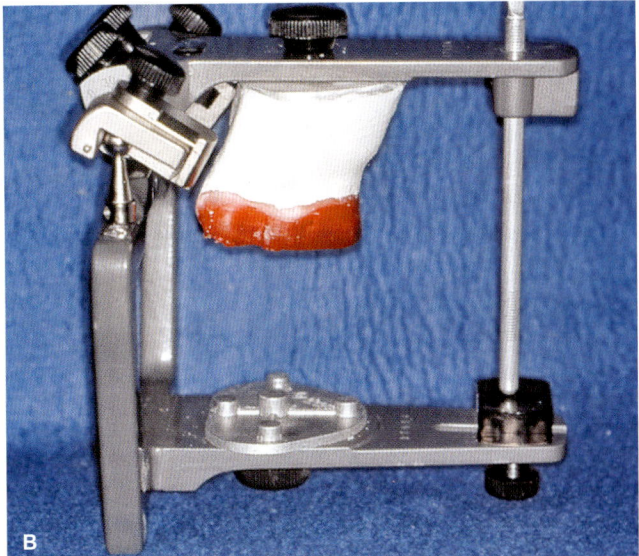

B

Figura 7.19A e **B** Plataforma de montagem já completada com gesso. Desse modo, a base definitiva é unida ao ramo superior do articulador em posição análoga à que ocupava no paciente em relação à base do crânio.

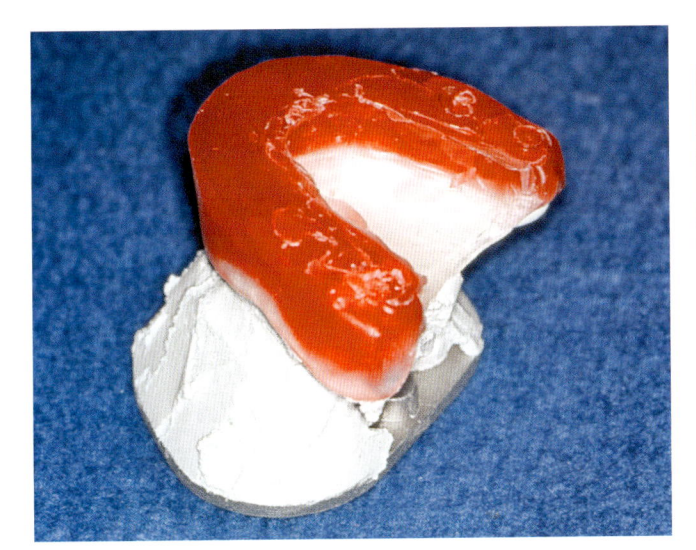

Figura 7.18 Aguarda-se a presa do gesso, e o padrão de cera superior fica posicionado no articulador. Assim, o conjunto haste-forquilha já pode ser removido. A plataforma de montagem também pode ser retirada para completar o preenchimento com gesso.

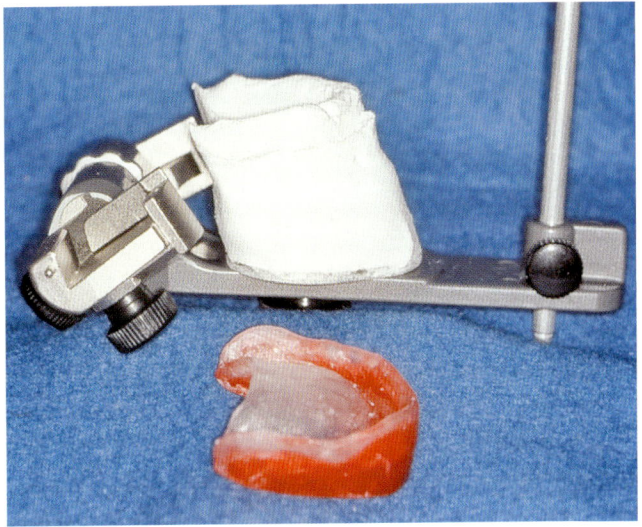

Figura 7.20 Devido ao isolamento feito com vaselina, a base definitiva é facilmente removida e reposicionada sobre o gesso.

Apêndice
De Padrão de Cera a Plano de Orientação | Individualização

O que é plano de orientação e para que serve?

O plano de orientação é o padrão de cera após a individualização completa.

Sinonímia

Alguns autores chamam o plano de orientação de rolete de cera.

▶ Descrição dos procedimentos

Após o posicionamento do padrão de cera superior no articulador, prosseguimos com a sua individualização. Vimos que o padrão de cera tem algumas propriedades individuais, mas não está ainda plenamente ajustado às características pessoais do paciente, mesmo porque poderia sofrer pequenas modificações com a colocação e retirada da forquilha. Assim, quando registramos no padrão de cera as peculiaridades que orientarão a futura posição dos dentes artificiais, ele passa a ter o nome de plano de orientação.

A individualização é realizada proporcionando suporte labial (mediante a colocação de cera na vestibular do padrão, nas áreas em que houver necessidade) e repondo a eminência canina (adicionando cera na área correspondente à raiz do canino), procedimento que diminui o sulco nasolabial. Se compararmos a Figura 1.1, no Capítulo 1, com a Figura 7.21, poderemos verificar a diferença proporcionada pela individualização do padrão de cera superior na estética facial.

A altura da região anterior (2 cm) deve agora ser individualizada para metade da distância entre o fórnix superior e o inferior na região anterior mais 1 mm, com o paciente em repouso (dimensão vertical de repouso – DVR). Essa regra geral pode e deve ser modificada, seguindo a necessidade estética de cada paciente.

Além do suporte labial, um friso de cera de cerca de 1,0 mm deve permanecer aparecendo no sorriso baixo (Figura 7.21), pois será a incisal dos incisivos superiores após a colocação dos dentes, possibilitando um aspecto natural.

Outro quesito estético importante é a verificação do corredor bucal, existente entre a vestibular dos dentes posteriores e a mucosa jugal, que cria uma sombra sobre esses dentes, impedindo sua visualização no sorriso, o que também contribui para um aspecto menos artificial. Se o padrão de cera estiver formando um arco vestibular muito aberto, não haverá espaço para o corredor bucal, sendo necessária a sua correção, a qual, em geral, ocorre com a remoção de cera na vestibular da área posterior do padrão, "fechando" um pouco o arco vestibular.

Pequenas alterações na inclinação anteroposterior, já conformada anteriormente, e na laterolateral também devem ser feitas, se possível, com auxílio de uma régua de Folks (Figuras 7.22 e 7.23). Além disso, os ângulos das arestas (diedros) devem ser mantidos em 90° (ângulos vivos).

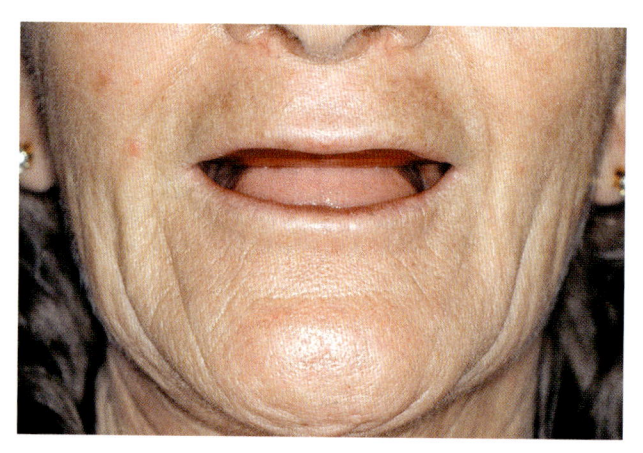

Figura 7.21 Paciente com o plano de orientação em posição (compare com a Figura 1.1). A diminuição das rugas e dos sulcos faciais, além do aparecimento do vermelhão do lábio superior, é resultado do suporte labial individualizado proporcionado pelo plano de orientação.

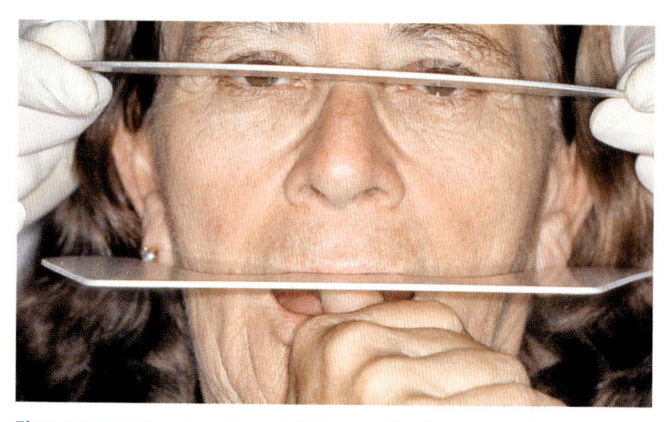

Figura 7.22 Utilizando a régua de Folks: visualização do paralelismo, na região anterior, da linha bipupilar (com o paciente olhando para o horizonte), com o plano oclusal demonstrado pela régua inferior.

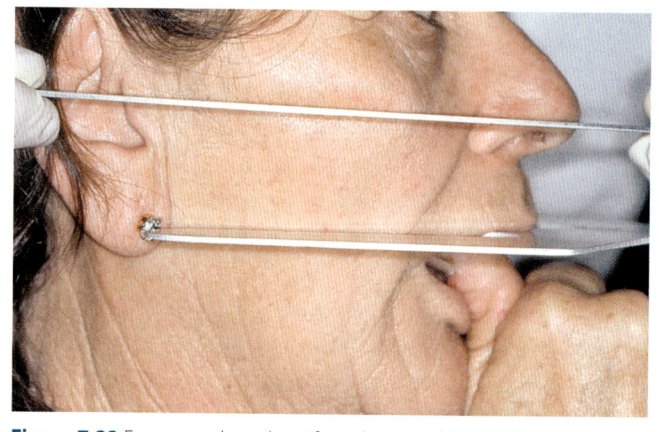

Figura 7.23 Em norma lateral, verificando o paralelismo da régua inferior (plano oclusal) com a linha que vai do trágus da orelha à asa do nariz.

7

Observações clínicas

Embora pareça um pouco enfadonho, o ajuste do padrão de cera para plano de orientação é de suma importância para a estética final da prótese e também para o ajuste do padrão de cera inferior; portanto, especial atenção deve ser dada a esse procedimento. Na dúvida, consulte o paciente ou um colega mais experiente, pois é muito mais fácil realizar correções neste momento do que em qualquer outro doravante.

Nem sempre a distância entre a incisal do plano de orientação e o tubérculo do lábio superior é de 1 mm, como ressaltado anteriormente. Há casos em que, devido à flacidez muscular, a distância pode variar. Nessas ocasiões, vale a experiência anterior e o senso estético do profissional.

Bibliografia

MARCHINI L., ARAUJO J.E.J. Oclusão em prótese total: influência de articuladores. *PCL*; 1999, v.1, n.2, p.111-6.

MARCHINI L., SANTOS J.F.F. Oclusão dentária: Princípios e prática clínica. São Paulo: Elsevier; 2012.

NASCIMENTO D.F.F. *et al.* Double-blind study of complete dentures made by two techniques with and without face – bow. *Braz. J. Oral. Scienc*; 2004, v.3, n.9, p.439-45.

OLIVEIRA W. Articuladores semiajustáveis. Disfunções temporomandibulares. São Paulo: Artes Médicas; 2002, p.55-97.

PIRES L.A.G., FRASCA L.C., MEZZOMO E. Articuladores e sua importância na reabilitação protética | Revisão da literatura. *Stomatos*; 1998, n.7, p.43-52.

RODE S.M., ZANI IM Articuladores. In: BARROS J.J., RODE S.M. Tratamento das disfunções craniomandibulares e ATM. São Paulo: Santos; 1995, p.217-30.

7

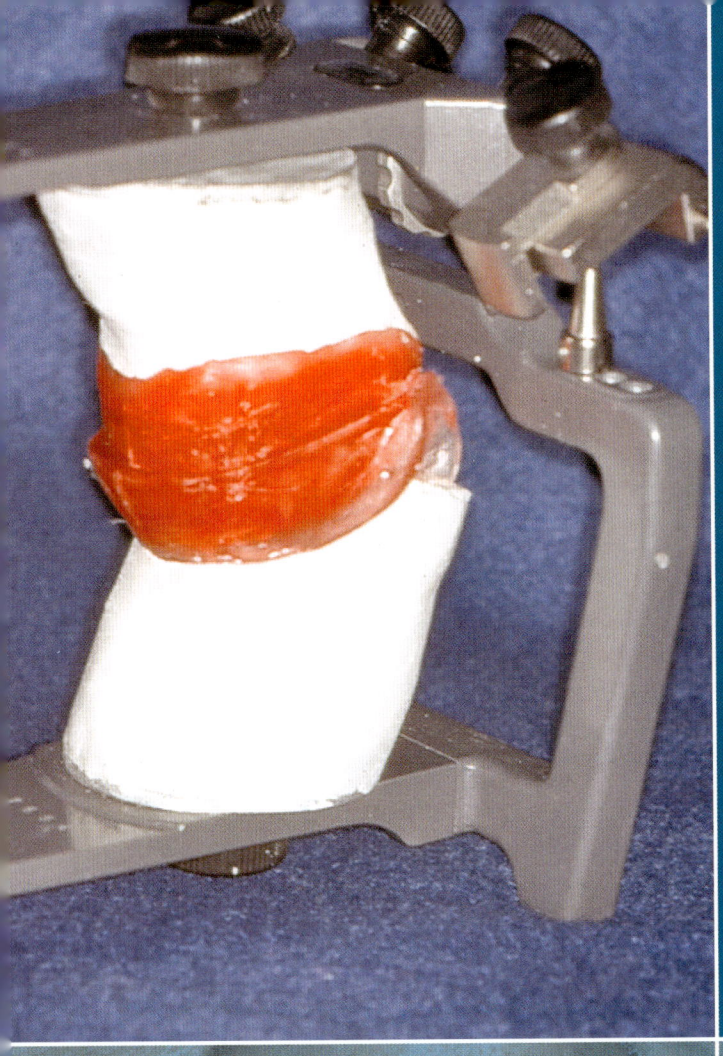

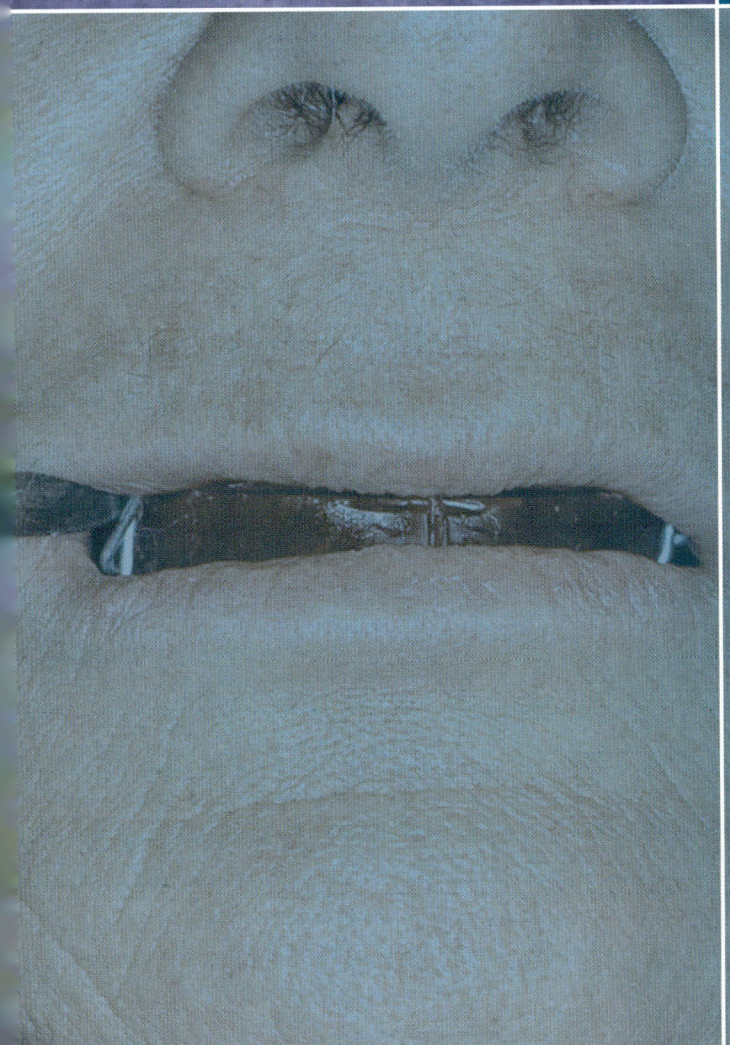

8

Posicionamento do Padrão de Cera Inferior no Articulador | Registro das Relações Maxilomandibulares

Leonardo Marchini
Vicente de Paula Prisco da Cunha

Registro das relações maxilomandibulares em prótese total | Por que e como obtê-lo?

É de grande importância para o sucesso do tratamento que a prótese total esteja em harmonia com as relações maxilomandibulares da paciente e com os demais componentes do sistema mastigatório.

Para tanto, é necessário que os dentes sejam montados em uma posição mandibular adequada ao indivíduo, o que se obtém por meio de registros das relações entre a maxila e a mandíbula. Esses registros são realizados sobre os planos de orientação, tendo como referência algumas posições – dimensão vertical de repouso (DVR), dimensão vertical de oclusão (DVO), relação central (RC) – e movimentos mandibulares, já vistos anteriormente.

▶ Descrição dos procedimentos

▪ Padrão de cera inferior

Até então, confeccionamos o padrão de cera superior e o individualizamos, obtendo o plano de orientação superior. Agora, chegou o momento de confeccionarmos o padrão de cera sobre a base definitiva inferior. Para isso, é feito um rolete de cera, conforme descrito para a confecção do padrão de cera superior (Capítulo 6, Figura 6.1), adaptando-o sobre a base definitiva (Figura 8.1).

A altura anterior do padrão de cera inferior é igual à metade da distância interfórnix na região anterior e deve terminar em zero na parte mais alta da papila retromolar. A espessura da vestibular à lingual deve ser de, aproximadamente, 10 mm.

Individualização do padrão de cera inferior

O padrão de cera inferior é aquecido e levado à boca, de encontro ao plano de orientação superior, já isolado com vaselina na superfície oclusal, em posição de RC na DVR (Figura 8.2A e B) – previamente determinada com o uso do compasso de Willis e a técnica da deglutição (Figuras 8.3 a 8.5). Nesta posição, os planos são removidos da boca e ajustados de modo que as superfícies vestibular e lingual passem a coincidir. A partir de então, temos o plano de orientação inferior.

Observações clínicas

Atenção na hora de ajustar o plano inferior ao superior. Isso porque, na região anterior, os planos devem coincidir na incisal, mas ambos precisam ser inclinados para anterior, formando um arco entre o fórnix superior e o inferior quando emparelhados. Já na parte posterior, devem formar um plano quase reto.

Obtenção das curvas individuais de compensação

A obtenção das curvas individuais de compensação é um passo bastante importante para a oclusão balanceada e a harmonização da prótese com os demais componentes do sistema mastigatório. Essas curvas são classicamente obtidas mediante um procedimento conhecido como *desgaste de Paterson*, procedimento em que os planos de orientação recebem canaletas na oclusal, sobre as quais é colocada uma mistura de gesso e abrasivo. Após a presa do gesso, os planos de orientação são levados à boca, e o paciente é estimulado a realizar movimen-

tos de lateralidade direita, esquerda e protrusão da mandíbula, "esfregando" um plano contra o outro. Assim, as curvas individuais de compensação são impressas no abrasivo.

No entanto, a mesma impressão pode ser feita na própria cera, conforme descrito por Meyer (1935). Realizando a impressão das curvas de compensação na cera, as vantagens são: menor possibilidade de alteração dos planos de orientação (não precisa fazer canaletas), técnica mais simples, maior conforto para o paciente (não há restos de abrasivo e gesso se soltando na boca do indivíduo) e abrasão entre um único material (cera).

Além disso, como iremos abrasionar a cera, amassando-a, devemos estar, no plano vertical, com os planos de orientação um pouco maiores do que deverão ficar. Isso porque, se eles forem previamente ajustados em RC na DVR, estarão exatamente na medida do espaço funcional livre (EFL), maiores do que deveriam para a posição de oclusão (RC na DVO).

Observações clínicas

O registro da posição de relação central (RC) pode ser feito de diversas maneiras. Nós utilizamos a técnica da manipulação não forçada, que depende da sensibilidade do operador, o qual apenas orienta o paciente a posicionar a mandíbula em uma condição de conforto.

Para o iniciante, concordamos que essa técnica é difícil. No entanto, se o estudante perseverar, descobrirá como realizá-la, facilitando seu procedimento clínico.

Então, é só aquecer ligeiramente os planos de orientação, isolá-los com um pouco de vaselina, só na oclusal (Figura 8.6, levá-los à boca e solicitar ao paciente que faça movimentos de lateralidade direita (Figura 8.7), esquerda (Figura 8.8) e protrusão (Figura 8.9), sempre verificando com o compasso de Willis já ajustado para DVO, ou seja, subtraindo o EFL da medida prévia, a DVR. Quando o desgaste da cera propiciar a mensuração da DVO em RC (Figura 8.10), o procedimento poderá ser suspenso. Desse modo, as curvas individuais de compensação ficarão registradas nos planos de orientação (Figura 8.11A e B).

Nesta ocasião, o paciente pode realizar alguns testes fonéticos, pronunciando palavras que exijam a existência do espaço funcional livre (EFL), como "dentadura" e "sessenta e seis", para nos certificarmos de que atingimos a dimensão vertical correta.

Observações clínicas

Durante o amassamento promovido na cera por esse procedimento, ela vai sendo distribuída para a vestibular dos planos de orientação e deve ser cuidadosamente removida para não alterar a inclinação vestibular dos planos.

A *linha mediana* deve registrar, nos planos de orientação, a linha mediana do paciente; para tanto, recomendamos o uso de um fio dental na determinação da posição (Figura 8.12). Os planos de orientação são novamente posicionados em RC (agora, isso é relativamente simples, uma vez que as próprias curvas delineadas na oclusal dos planos de orientação os guiam para essa posição) e unidos, utilizando grampos confeccionados com clipes para papel, previamente elaborados e aquecidos em chama de lamparina (Figuras 8.13 e 8.14).

As marcações das demais linhas de referência para escolha dos dentes artificiais são então realizadas: a *linha alta do sorriso*, a ser inscrita 1 mm acima da linha do sorriso forçado (Figura 8.15), e a *linha do canino*, geralmente coincidente com a asa do nariz (Figura 8.16). Em seguida, o conjunto é removido cuidadosamente da boca (Figura 8.17A e B), para proceder à fixação da base definitiva inferior no articulador. A escolha da cor dos dentes artificiais também deve ser realizada neste momento, sob luz natural, com auxílio do paciente e com escala compatível com o tipo de dente artificial a ser utilizado (Figura 8.18).

Observações clínicas

Neste momento, utilizando uma escala de cores de dentes artificiais compatível com o fabricante cujos dentes serão utilizados, o operador, junto com o paciente, faz a escolha da cor dos dentes. Trata-se de algo extremamente subjetivo; portanto, o que podemos recomendar é sempre realizar a tomada das cores com luz natural, mas não direta, e solicitar a participação do indivíduo. É interessante observar também que, quanto mais velho for o paciente, mais escura deverá ser a cor dos dentes. Além disso, a cor da pele e dos olhos também auxilia – quanto mais escura for a pele, mais escuros serão os dentes, e o mesmo valerá para os olhos.

Depois disso, os planos de orientação são posicionados sobre o gesso da plataforma de montagem superior com o articulador invertido (Figura 8.19), e o espaço ocupado pela língua na boca (Figura 8.20) é preenchido com alginato (Figura 8.21), para favorecer a união com a plataforma de montagem do ramo inferior. A base inferior é aliviada e isolada com vaselina (Figura 8.22), a exemplo do que foi feito com a superior. O pino guia incisal é colocado na marcação zero, de modo a manter o ramo inferior paralelo ao superior. Em seguida adiciona-se gesso, unindo a base inferior à respectiva plataforma de montagem (também isolada com vaselina previamente). Após a cristalização do gesso, temos os planos de orientação posicionados no articulador, estabelecendo entre si uma relação que, no paciente, corresponde à posição de RC na DVO (Figura 8.23A e B).

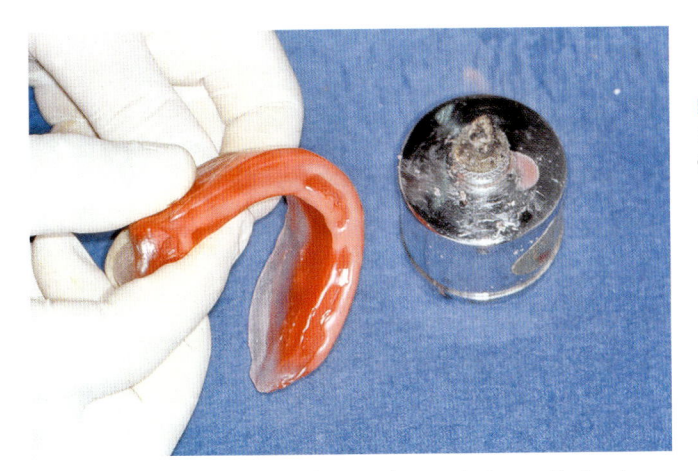

Figura 8.1 O rolete de cera, confeccionado a partir de uma lâmina de cera 7 dobrada sobre si mesma, do mesmo modo como foi realizado para o padrão de cera superior, é adaptado sobre a base definitiva inferior. A altura na região anterior do padrão de cera superior deve ser metade da distância interfórnix na região anterior da paciente, terminando em zero de altura na região mais alta das papilas retromolares. A espessura da vestibular à lingual deve ser de 10 mm.

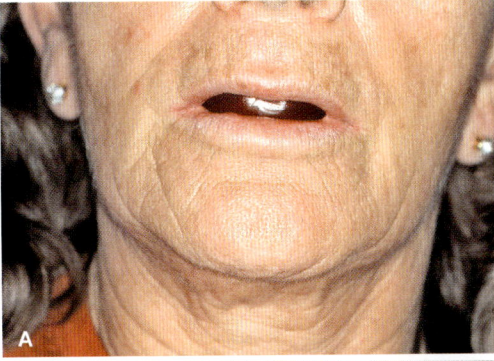

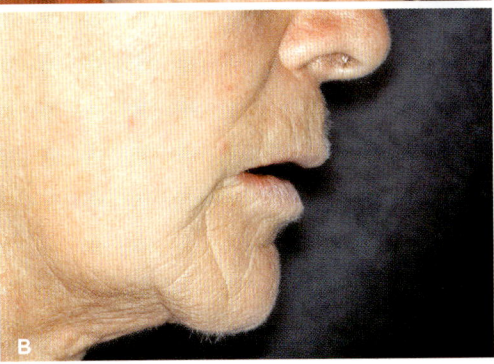

Figura 8.2A e **B** O padrão de cera inferior é pressionado na boca contra o plano de orientação superior (já com vaselina), em uma posição de RC até alcançar a DVR. Quando isso ocorrer, as vestibulares dos planos devem ser preparadas para coincidir (na região anterior, ambas inclinando-se para frente, formando um "bico"; na região posterior, em um plano quase reto). Estará pronto, então, o plano de orientação inferior.

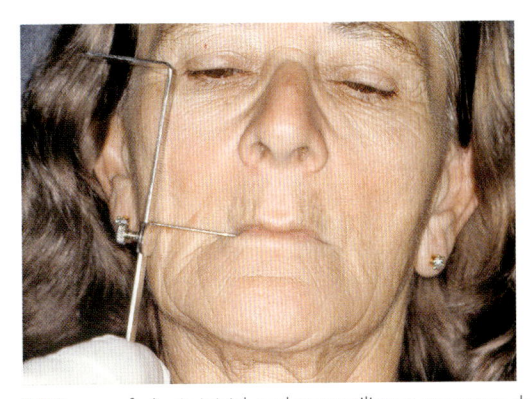

Figura 8.3 Como referência inicial, podemos utilizar o compasso de Willis, medindo a distância entre a comissura labial e a comissura palpebral, que deverá ser aproximadamente a DVR.

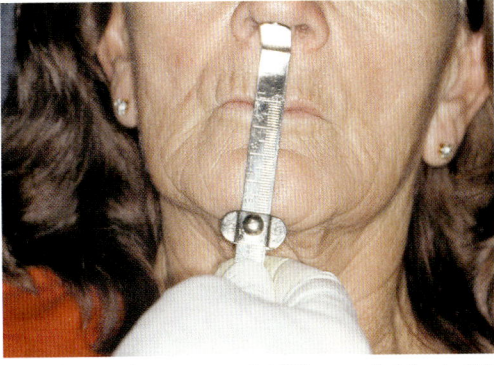

Figura 8.4 Utilização do compasso de Willis para aferição da DVR, com o paciente em repouso (RC).

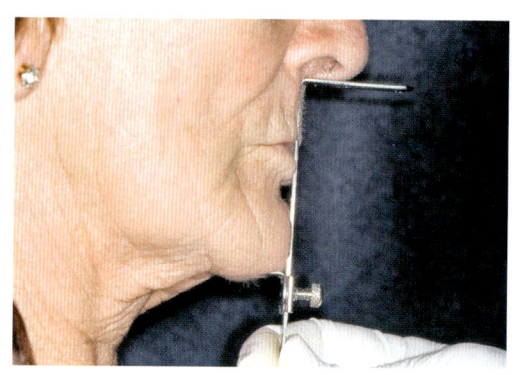

Figura 8.5 Vista lateral: observe que o compasso de Willis deve ser apoiado, na sua porção superior, no ângulo formado entre o nariz e os lábios; e, na sua porção inferior, no ângulo entre a parte frontal e basal do mento.

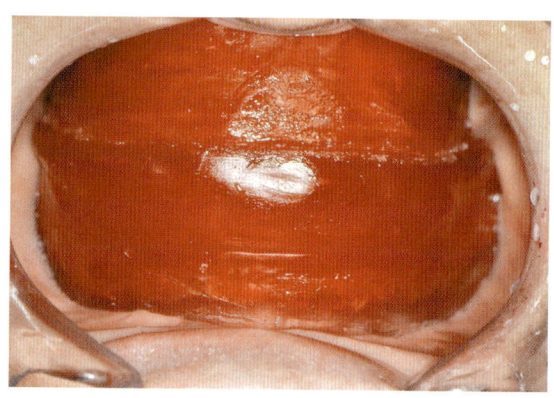

Figura 8.9 Movimento de protrusão: observe o contato constante entre as superfícies oclusais.

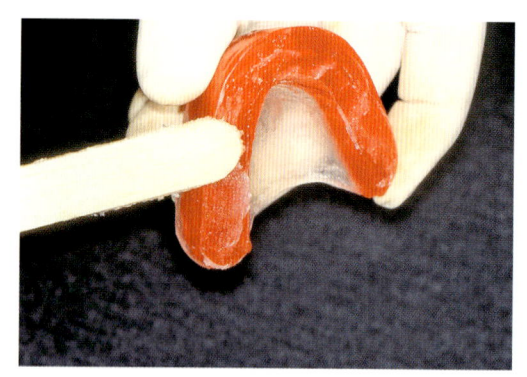

Figura 8.6 Ambos os planos são aquecidos, isolados com vaselina na superfície oclusal (apenas uma fina camada) e levados à boca do paciente.

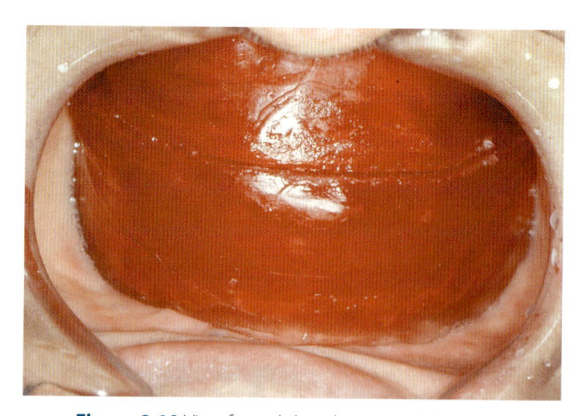

Figura 8.10 Vista frontal dos planos em RC na DVO.

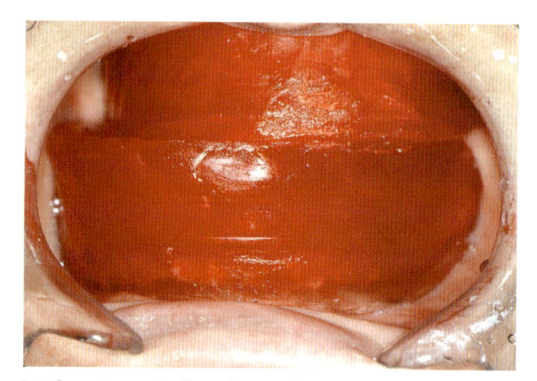

Figura 8.7 O paciente é solicitado a realizar movimentos excursivos, "esfregando" um plano contra o outro. Aqui, mostra-se o movimento de lateralidade direita: observe o contato constante entre as superfícies oclusais.

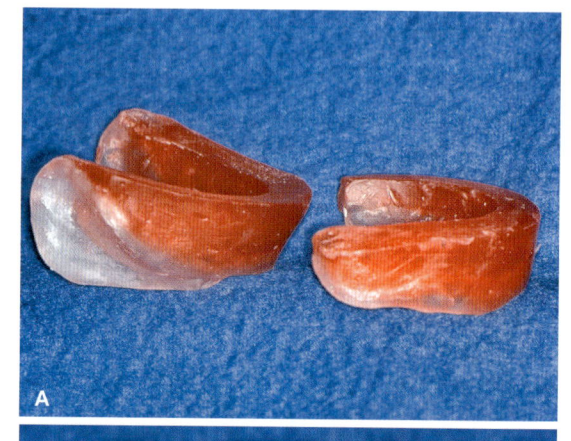

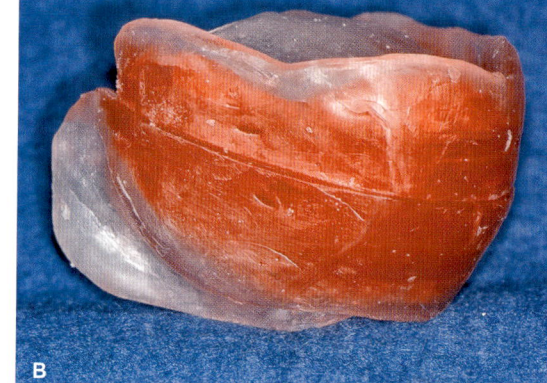

Figura 8.11A e B Após a realização do desgaste, podemos observar claramente as curvas de compensação obtidas. Note as curvas anteroposterior e laterolateral.

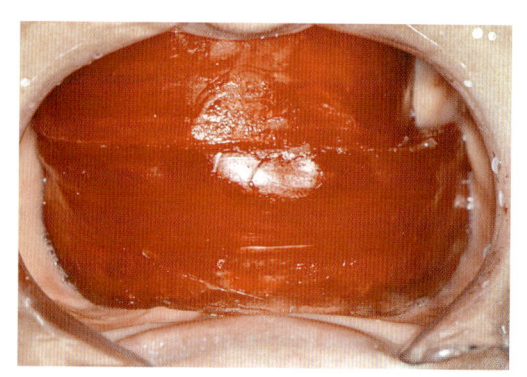

Figura 8.8 Movimento de lateralidade esquerda: observe o contato constante entre as superfícies oclusais.

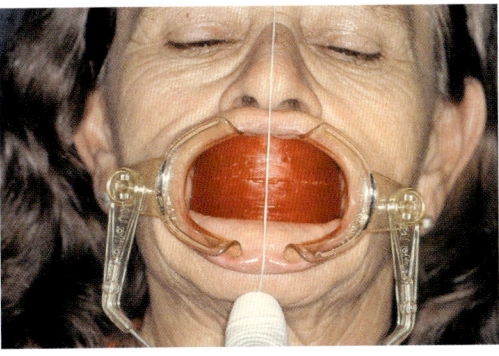

Figura 8.12 Marcação da linha mediana. Para esse procedimento, recomendamos o uso de um fio dental, que deve ser colocado coincidindo com a linha mediana da face do paciente (atenção aos desvios de septo nasal, pois eles podem confundir a marcação).

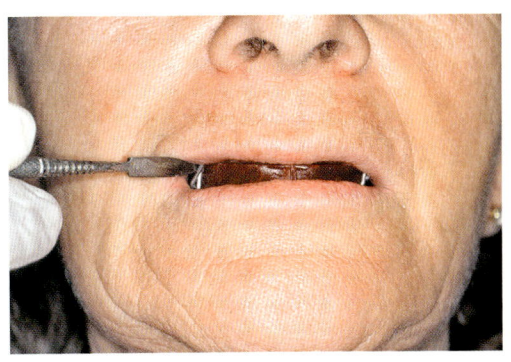

Figura 8.16 Linha do canino. Em geral, é posicionada em uma linha imaginária que tangencia a região terminal da asa do nariz. Pode ser observada também no modelo, no extremo distal da maior rugosidade palatina. Observe ainda a área de escurecimento promovida por um corredor bucal adequado, impedindo a visualização da cera além da linha do canino.

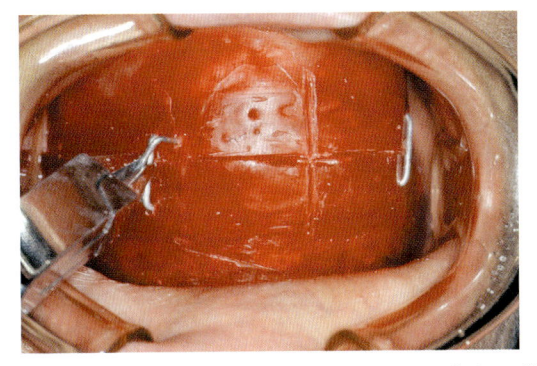

Figura 8.13 União dos planos de orientação superior e inferior, utilizando grampos confeccionados com clipes para papel, torcidos e aquecidos. Nessa etapa, é importante ficar atento para não deixar o metal aquecido encostar na mucosa do paciente, para não queimá-lo.

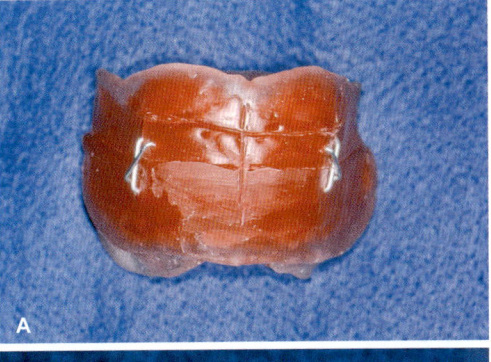

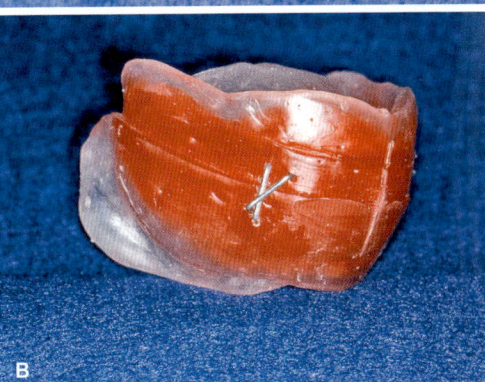

Figura 8.17A e **B** Planos de orientação unidos e removidos da boca cuidadosamente. Nessa remoção, é interessante deslocar as bases definitivas pela borda, rompendo o selamento periférico e facilitando o deslocamento.

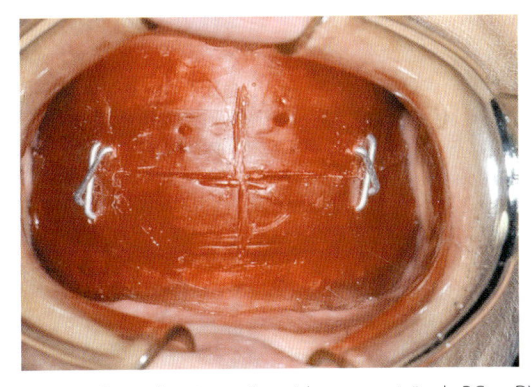

Figura 8.14 Planos de orientação unidos em posição de RC na DVO.

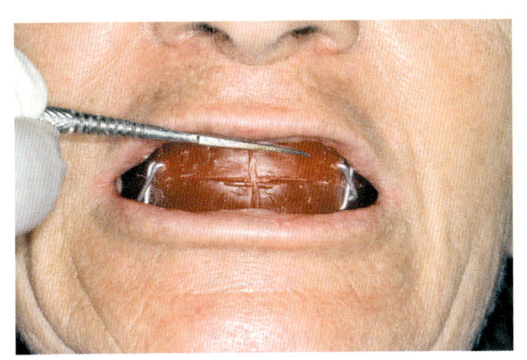

Figura 8.15 Marcação da linha alta do sorriso, que deve ser demarcada cerca de 1 mm acima da posição do lábio no sorriso forçado.

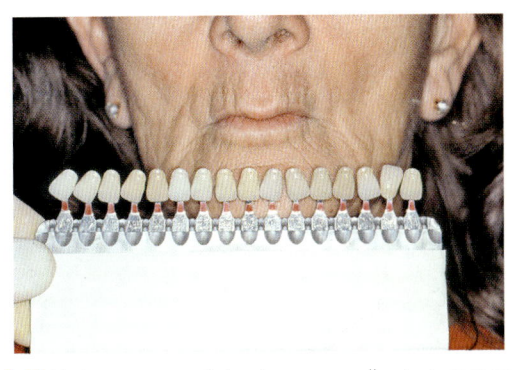

Figura 8.18 Ainda nesta etapa clínica, devemos escolher junto com o paciente a cor a ser usada nos dentes artificiais. Para tanto, utiliza-se a escala de cores referente aos dentes que serão confeccionados (da mesma marca comercial).

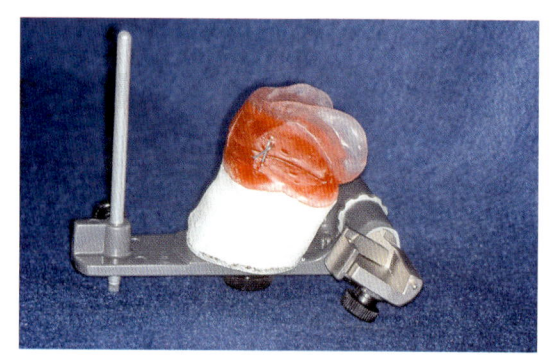

Figura 8.19 Reposicionamento da base superior no gesso que a une ao ramo superior do articulador, com o articulador virado de ponta-cabeça.

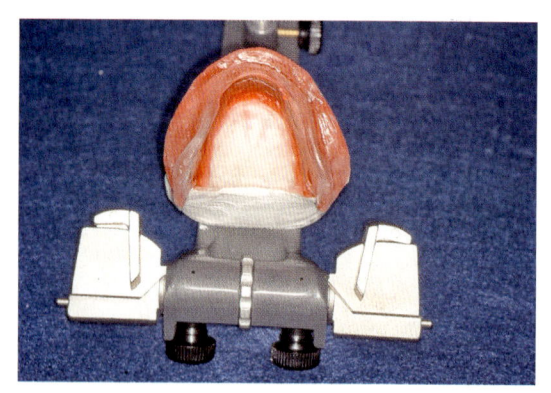

Figura 8.20 Vista basal das bases de prova unidas no articulador. Observe o ângulo de Bennett negativo, mantendo os côndilos aprisionados em contato com a parede posterior da caixa condilar.

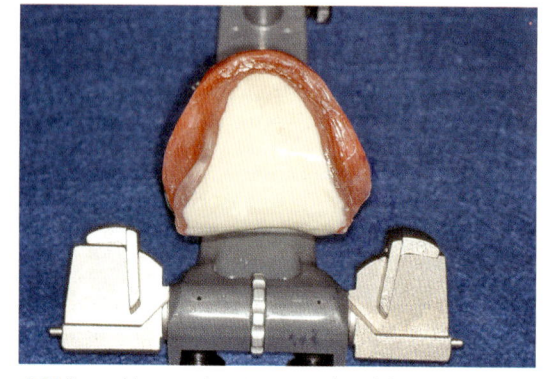

Figura 8.21 Preenchimento da região ocupada pela língua com alginato, para facilitar a união da base inferior com o respectivo ramo do articulador.

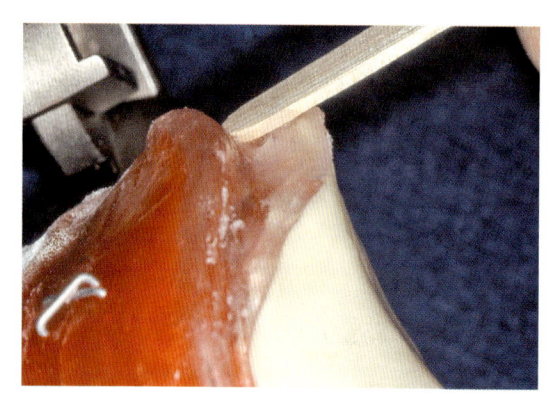

Figura 8.22 Alívio e isolamento da base inferior com vaselina sólida, removendo retenções.

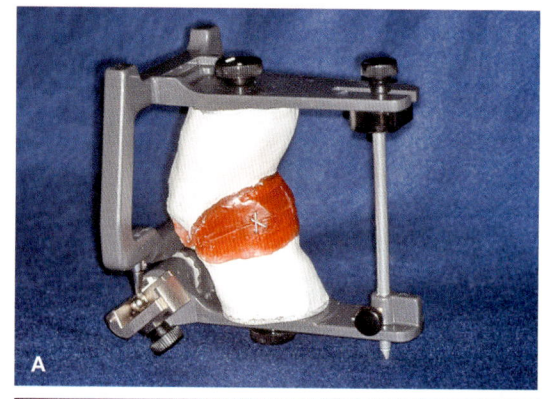

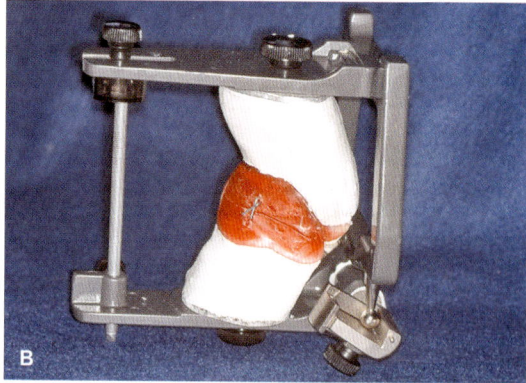

Figura 8.23A e **B** Planos de orientação posicionados no articulador após a presa do gesso.

▶ Individualização do articulador

Com os planos de orientação em posição no articulador, devemos individualizar o aparelho, utilizando os registros dos movimentos excursivos que existem nas curvas individuais de compensação para obter os ângulos da cavidade glenoide.

Portanto, simulando a lateralidade direita no articulador (Figura 8.24), podemos realizar o ajuste do ângulo de Bennett esquerdo (Figura 8.25A e B). Do mesmo modo, com a lateralidade esquerda (Figura 8.26), ajustamos o ângulo de Bennett direito (Figura 8.27A e B). Depois, executando um movimento protrusivo (Figura 8.28), fazemos a regulagem das inclinações da cavidade glenoide do lado esquerdo (Figura 8.29A e B) e direito (Figura 8.30A e B). Então, com o articulador individualizado, temos condições de iniciar a montagem dos dentes artificiais.

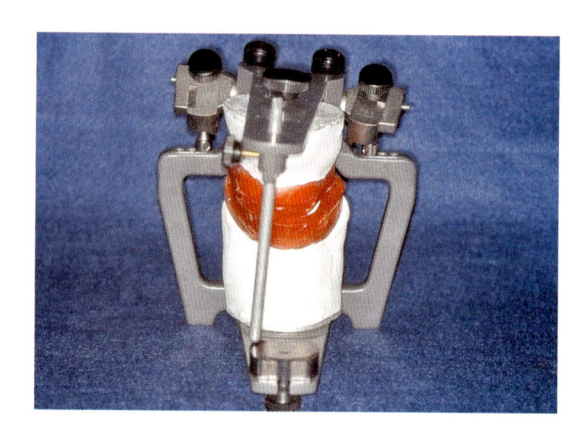

Figura 8.24 Simulação de lateralidade direita, para ajuste do ângulo de Bennett esquerdo.

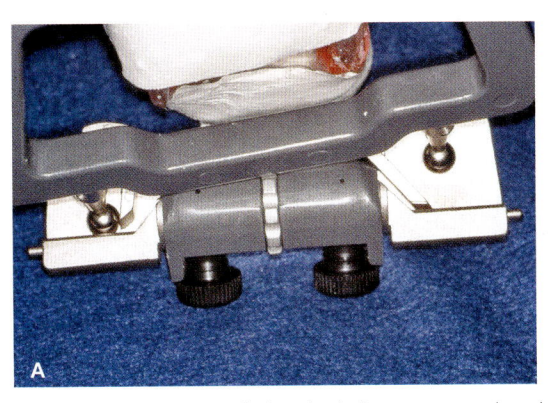
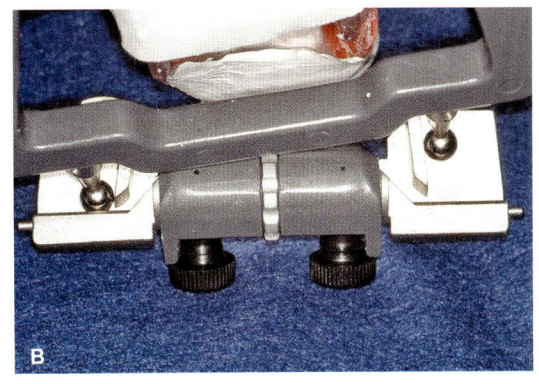

Figura 8.25A e **B** Para realizar o ajuste do ângulo de Bennett esquerdo, soltamos a aleta correspondente e a encostamos no côndilo, na posição que ele ocupar em lateralidade.

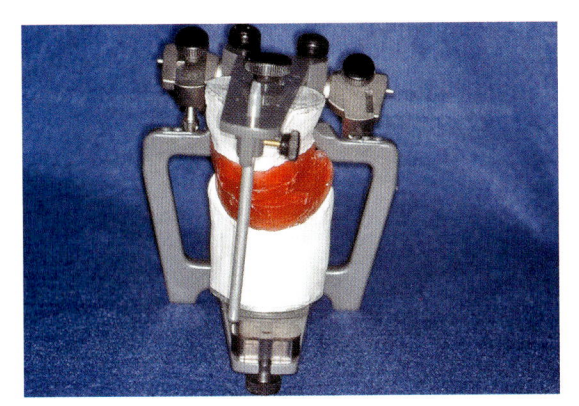

Figura 8.26 Simulação de lateralidade esquerda, para ajuste do ângulo de Bennett direito.

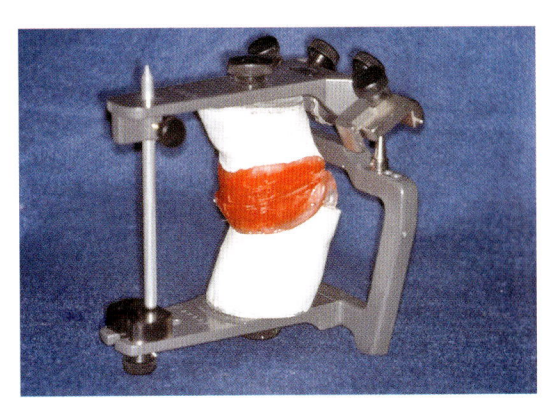

Figura 8.28 Simulação do movimento protrusivo, vista lateral.

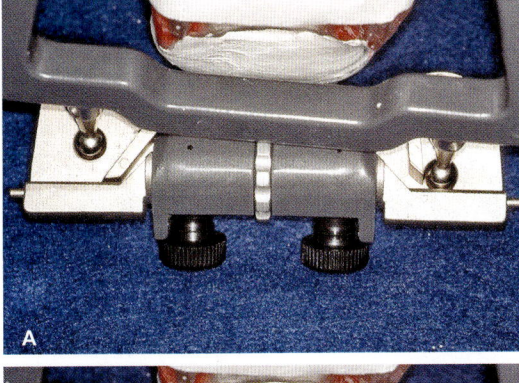
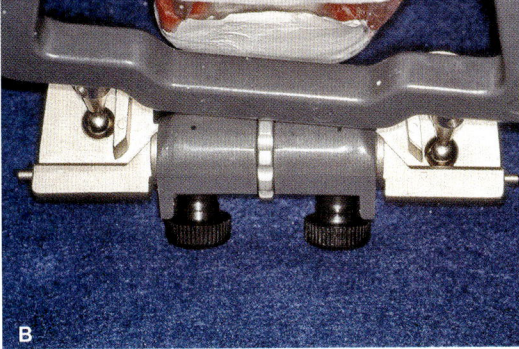

Figura 8.27A e **B** Para realizar o ajuste do ângulo de Bennett direito, soltamos a aleta correspondente e a encostamos no côndilo, na posição que ele ocupar em lateralidade.

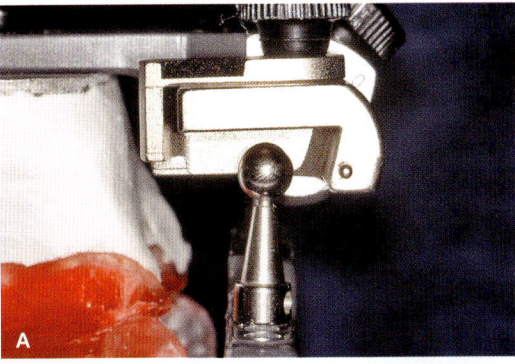
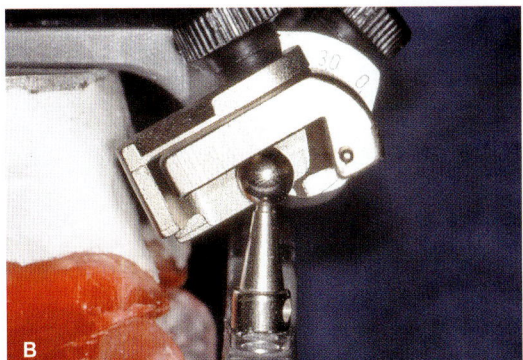

Figura 8.29A e **B** Ajuste da inclinação da cavidade glenoide esquerda. Para isso, as caixas articulares são colocadas em 0° e depois reclinadas até se encontrarem na parte superior dos côndilos posicionados em protrusiva.

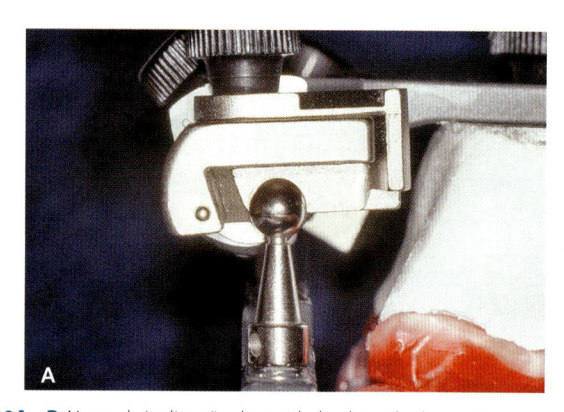 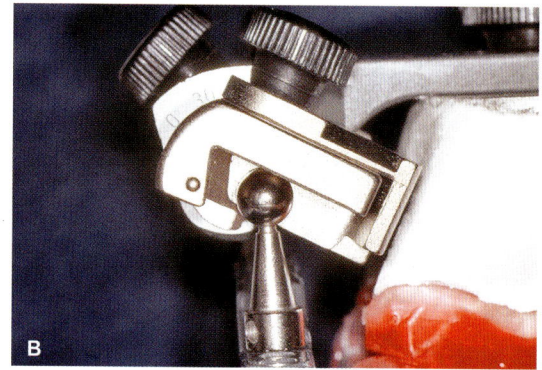

Figura 8.30A e **B** Ajuste da inclinação da cavidade glenoide direita. Para isso, as caixas articulares são colocadas em 0° e depois reclinadas até se encontrarem na parte superior dos côndilos posicionados em protrusiva.

▶ Bibliografia

BARNETT F.C. Articulator mounting and adjustments. *Aust Orthod J*; 1984, v.8, n.10, p.128-30.

CORONATO E.A.S. *et al.* Técnica de individualização das curvas de compensação em prótese total pelo amassamento da cera. *PCL*; 2001, v.3, n.11, p.62-8.

HVANOV Z.V., TAMAKI S.T. Curva de compensação em prótese total. *Rev Odontol Univ São Paulo*; 1987, v.1, n.2, p.35-41.

MARCHINI L., SANTOS J.F.F. Oclusão dentária: Princípios e prática clínica. São Paulo: Elsevier; 2012.

MEYER F.S. Balanced and functional occlusion in relation to denture work. *J Am Dent Assoc*; 1935, v.22, n.7, p.1156-64.

PATERSON A.H. Influences of mandibular moviments on balanced occlusion. *J Am Dent Assoc*; 1928, v.15, n.6, p.1118-23.

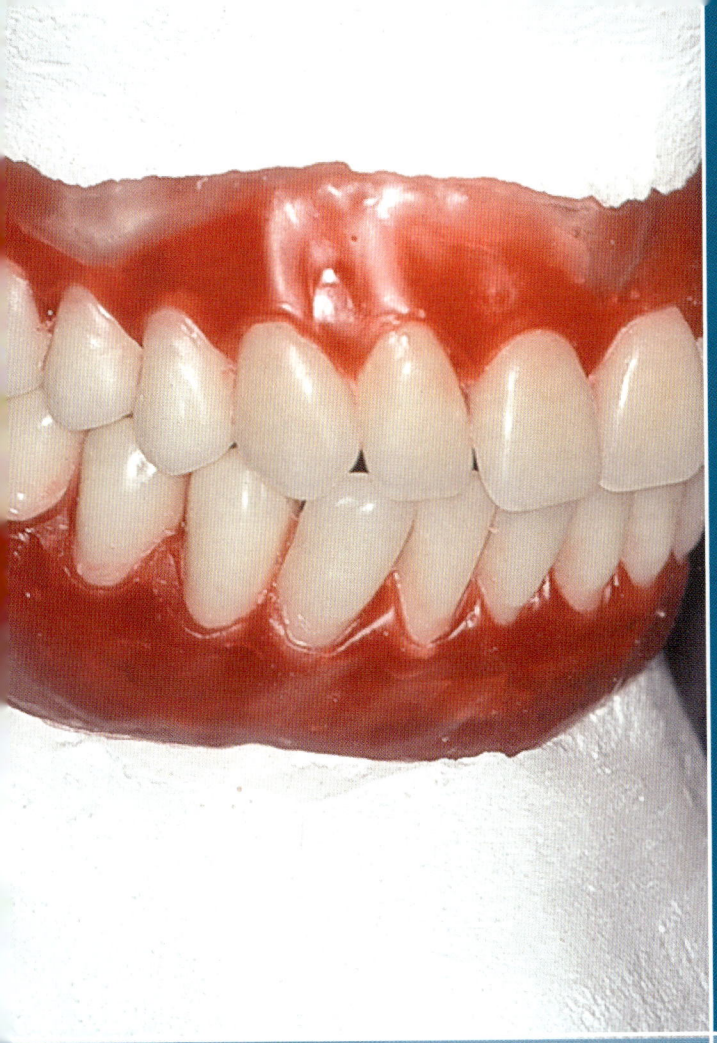

9
Montagem dos Dentes Artificiais

Leonardo Marchini
Vicente de Paula Prisco da Cunha

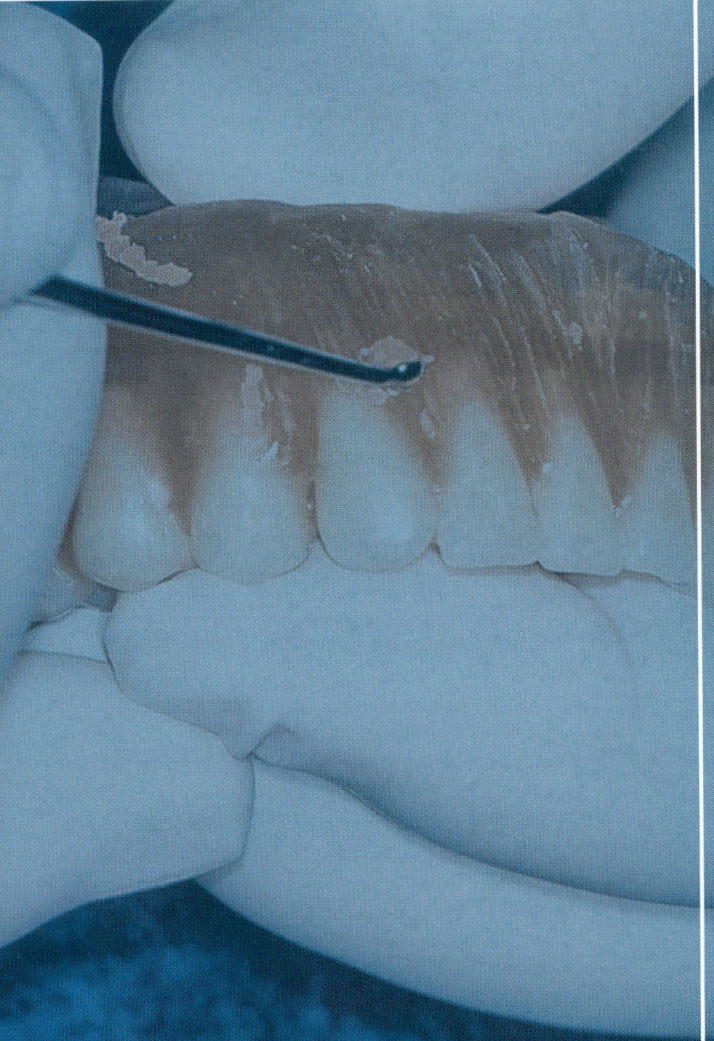

Como surgiram os dentes artificiais | Breve histórico e diversidade atual

No início da prática de montagem dos dentes, utilizavam-se dentes humanos para substituir dentes ausentes e, embora hoje isso pareça estranho, por muito tempo foi assim. Dentes de animais e dentes esculpidos em marfim também foram usados na antiguidade e na idade média – relata-se que, em 1597, o francês Guillemeau já fabricava dentes artificiais. Posteriormente, no século 18, vieram Duchateau e Chemant, com dentes feitos em porcelana. Mais recentemente, na década de 1940, a resina acrílica também passou a ser utilizada para a confecção de dentes artificiais.

Atualmente, no Brasil, podemos trabalhar com grande diversidade de dentes artificiais, principalmente os de resina. Temos à disposição dentes dos mais variados tamanhos, cores, graus de resistência, estilos e custos. Devido à evolução das resinas, notadamente no que concerne à estética e à resistência à abrasão, praticamente não se utilizam mais os de porcelana. Eles apresentavam alguns graves inconvenientes, como dificuldade de ajuste, técnica laboratorial de difícil execução, falta de união química com a resina da base da prótese e formação de ruídos durante a mastigação.

Desse modo, no caso que ilustra este livro, utilizaremos dentes de resina com maior resistência à abrasão (resina de ligação cruzada e com adição de carga inorgânica) e de estética aprimorada (estratificados).

▶ Descrição dos procedimentos

▪ Escolha do tipo de dente a ser empregado

Antes do início da montagem dos dentes, é necessário escolher o tamanho e o tipo, uma vez que a cor já está definida (Capítulo 8, Figura 8.18). Essa escolha é feita utilizando uma régua flexível para medir as proporções traçadas pelas linhas de referência (linha alta do sorriso, mediana e do canino), as quais, aplicadas na tabela do fabricante, indicam os dentes a serem utilizados.

Observações clínicas

Essa também é uma questão bastante subjetiva. Embora a tabela limite bastante os dentes a serem utilizados, muitas vezes há duas ou mais opções dentro dos parâmetros dados pelas linhas de referência.

Assim, para escolher os dentes nessas ocasiões, podem ser aplicadas algumas regras básicas: mulheres têm dentes menores e mais arredondados, enquanto homens tendem a ter dentes maiores e mais retos; o formato do rosto do paciente também ajuda (rosto oval, dente mais ovalado; rosto triangular, dente também com formato triangular). No entanto, o melhor mesmo é ir acumulando experiências pessoais, que facilitarão futuras decisões.

▶ Montagem dos dentes

Antes de iniciarmos a montagem dos dentes artificiais, gostaríamos de ressaltar alguns aspectos básicos que serão utilizados durante todo o procedimento. Os dentes serão posicionados de tal maneira que sua face vestibular tangencie a vestibular dos planos de orientação, ou seja, a face vestibular do plano deverá ser a dos dentes. Eles deverão ser montados obedecendo à posição que ocupariam em uma dentição natural; logo, além da porção coronária com que se apresentam, o operador deve imaginar a(s) raiz(ízes) que o acompanharia(m) *in natura*.

Maiores detalhes quanto às diretrizes concernentes à montagem dos dentes serão discutidos no Capítulo 15.

Antes do início da montagem, sem recortar o plano de orientação, provamos superficialmente a largura e a altura dos dentes anteriores, escolhidos com base nas linhas de referência (Figura 9.1). Assim, o processo inicia-se pelo incisivo central superior esquerdo, cuja mesial deve tangenciar a linha mediana, e a incisal deve tocar a ponta do plano inferior. Em seguida, é colocado o incisivo central superior direito, tocando a mesial do seu vizinho, fazendo o ponto de contato no terço médio para incisal e a borda do plano antagonista (Figura 9.2). Os longos eixos desses dentes podem ficar paralelos, sem grande inclinação para mesial ou distal; no entanto, devem seguir a inclinação da vestibular do plano de orientação, projetando-se para adiante. Já os incisivos laterais superiores, próximos dentes a serem dispostos no arco, têm uma inclinação dos seus longos eixos para mesial, além da inclinação para anterior (Figura 9.3).

Os caninos superiores montados depois também são inclinados para mesial, e apenas as pontas das suas cúspides tocam o plano inferior (Figura 9.4). Se necessário, durante a montagem dos anteriores, pode ser feito um desgaste das cervicais dos dentes artificiais quando não houver espaço suficiente para a montagem dos dentes de modo correto (Figura 9.5). Após a colocação dos anteriores superiores, recomendamos a realização de uma prova estética, para que o paciente verifique tipo, tamanho e cor do dente em posição na boca.

Depois da aprovação, seguimos com a montagem dos primeiros pré-molares superiores de ambos os lados, colocados com longo eixo sem inclinação notável para mesial ou distal. Eles devem tangenciar, com a sua mesial, a distal do canino, acompanhando a inclinação vestibular do plano de orientação e tocando a ponta das cúspides vestibular e lingual do plano inferior (Figura 9.6). De maneira análoga, procede-se à colocação dos segundos pré-molares superiores (Figura 9.7).

O primeiro molar superior também é montado de maneira análoga aos pré-molares, exceto pelo fato de que suas quatro cúspides devem tocar o plano inferior (Figura 9.8A e B). A montagem dos segundos molares é facultativa e depende das condições anatômicas do caso. Na paciente que ilustra o livro, não havia espaço adequado para a disposição dos segundos molares, que não foram colocados. Desse modo, completa-se a montagem dos dentes superiores (Figura 9.9). Na Figura 9.10A e B, podemos ver, em uma vista lingual, o contato das cúspides linguais dos dentes posteriores superiores com o plano de orientação inferior, conforme preconizado anteriormente, de modo que possibilite contatos oclusais adequados posteriormente.

Após a montagem superior, iniciamos a montagem dos dentes inferiores, a qual será iniciada pelo canino direito. Este dente deve ter a sua face distal alinhada com a ponta da cúspide do canino antagonista, de modo que sua cúspide toque na crista marginal mesial do canino superior, e a vertente mesial, na crista marginal distal do incisivo lateral (Figura 9.11), ocorrendo o mesmo com o canino esquerdo (Figura 9.12). O próximo dente montado é o primeiro molar inferior direito, que forma a chave de oclusão com o segundo pré-molar e o primeiro molar antagonistas, e com a cúspide mesiovestibular do molar inferior, tocando a crista marginal distal do segundo pré-molar superior e a crista marginal mesial do primeiro molar superior (Figura 9.13). Isso também ocorre com o primeiro molar inferior esquerdo (Figura 9.14).

Os primeiros e segundos pré-molares inferiores de ambos os lados são montados em seguida, preenchendo os espaços existentes entre caninos e primeiros molares (Figuras 9.15 e 9.16). É preciso tomar sempre o cuidado de verificar os contatos interoclusais criados durante a montagem (em abertura e fechamento, lateralidades e protrusão, para verificar se a oclusão apresenta-se balanceada), corrigindo sempre que necessário. Na eventualidade de o espaço ser insuficiente, as proximais dos segundos pré-molares podem ser desgastadas; porém, se houver espaço demasiado, podem ocorrer diastemas entre esses elementos.

Os incisivos inferiores são montados no espaço deixado entre os caninos, com as incisais tocando levemente a palatina dos antagonistas (Figura 9.17).

Os últimos dentes a serem colocados são os segundos molares inferiores, que devem estabelecer contato oclusal com seus antagonistas e tocar a distal dos primeiros molares inferiores. Nesse caso, o segundo molar inferior não será montado, pois não há antagonista, como já explicado anteriormente.

A próxima etapa é a realização da ceroplastia, ou seja, a conformação da cera vestibular e lingual no formato das gengivas inserida e livre que recobrem o osso alveolar no indivíduo dentado, com suas saliências (na região das raízes) e depressões (na região entre as raízes), papilas e sulcos gengivais. Inicia-se a ceroplastia aumentando a cobertura de cera vestibular e lingual, com maior quantidade de cera 7 fundida colocada na cervical dos dentes (Figuras 9.18 a 9.20A e B). Com um *Le cron*, os sulcos e as depressões vestibulares são esculpidos, tanto no superior (Figura 9.21A) como no inferior (Figura 9.21B), além do sulco gengival (Figura 9.22). Com uma lamparina tipo *Hannau*, a cera é plasticizada (Figura 9.23) para ficar com um aspecto liso (Figuras 9.24 a 9.27). Ao término da montagem dos dentes, é possível observar a curva descrita quando do amassamento da cera (Capítulo 8, Figura 8.16), o que demonstra que os padrões estabelecidos nos planos de orientação foram rigorosamente seguidos (Figura 9.24 e 9.26).

No entanto, devemos checar novamente o esquema oclusal (Figura 9.28A e B), que deve apresentar-se com contatos múltiplos e simultâneos em cêntrica (Figura 9.29A a C). Esses contatos e aqueles que existem nos movimentos laterais direito (Figura 9.30) e esquerdo (Figura 9.31) podem ser verificados com o uso de carbono fino. Após a detecção de possíveis contatos interferentes (Figura 9.32), o ajuste pode ser feito por desgaste (Figura 9.33). Então, uma nova verificação é realizada para confirmar a precisão do ajuste (Figura 9.34), estabelecendo, desse modo, uma oclusão balanceada (Figura 9.35A a C).

Observações clínicas

A oclusão balanceada, como descrito no Capítulo 7, tem a finalidade de estabelecer com a prótese total o mesmo tipo de equilíbrio de forças que o tripoidismo forma em um dente isolado. Tendo contatos anteriores e posteriores em três partes diferentes durante todos os movimentos, a prótese se mantém estável na boca.

Várias são as técnicas de montagem dos dentes artificiais; neste capítulo, abordamos apenas uma delas. Algumas mudam apenas a ordem de colocação dos dentes, fato que compete à experiência pessoal de cada um, contanto que se consiga

obter uma oclusão balanceada. Caracterizações da posição de dentes, com inversões, giroversões e apinhamentos, são igualmente possíveis.

No Capítulo 15, será abordada cada uma dessas variantes, além de duas técnicas bastante distintas dessa apresentada, as quais merecem especial atenção: a técnica da zona neutra e a recomendada pelo Biofunctional Prosthetic System™ (BPS), que utiliza a análise dos modelos. Vale a pena ler mais sobre elas, uma vez que podem ser bastante úteis em ocasiões especiais.

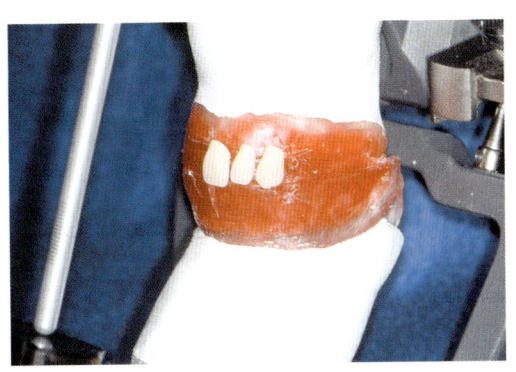

Figura 9.1 Prova, sem o recorte do plano de orientação, da largura e altura dos dentes anteriores, escolhidos com base nas dimensões determinadas pelas linhas de referência.

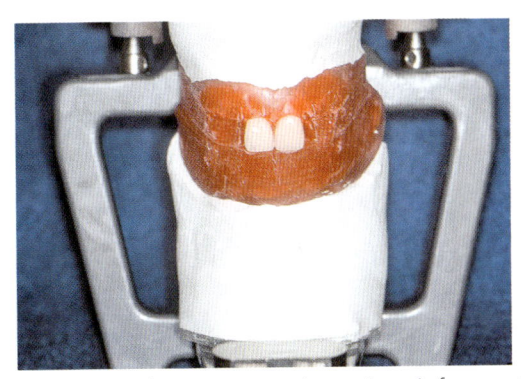

Figura 9.2 Montagem dos incisivos centrais superiores. As faces mesiais dos incisivos devem tangenciar a linha mediana e as incisais, tocando a borda do plano inferior. Devemos imaginar os prolongamentos de suas cervicais como se fossem as raízes, em que os ápices estarão direcionados para distal. Desse modo, teremos seus longos eixos paralelos ou ligeiramente inclinados para distal.

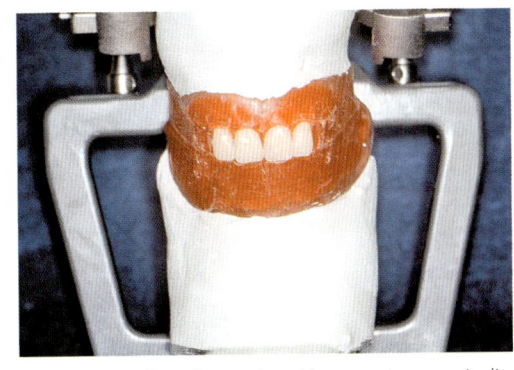

Figura 9.3 Os incisivos laterais superiores já apresentam uma inclinação para mesial bastante visível. As bordas incisais devem tocar o plano inferior e as mesiais, as distais dos centrais. Há também uma inclinação para anterior, acompanhando o plano de orientação. A cervical deve ter uma inclinação para lingual, imaginando a raiz inclinada para lingual e distal, formando uma depressão (fossa incisiva) na vestibular das nossas próteses.

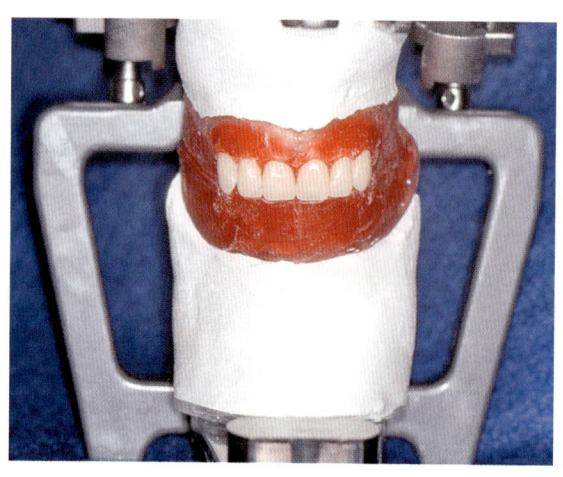

Figura 9.4 Os caninos superiores apresentam também uma inclinação do longo eixo para distal e acompanham a vestibular do plano de orientação. Apenas a ponta da cúspide toca o plano inferior. A cervical deve ser ligeiramente inclinada para vestibular, criando a eminência canina na vestibular das nossas próteses.

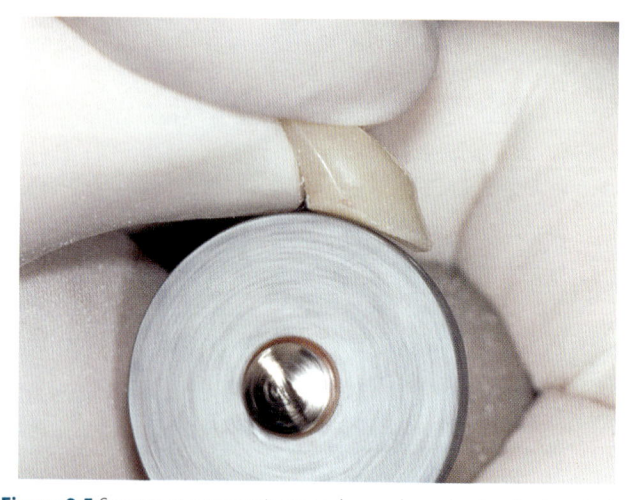

Figura 9.5 Sempre que necessitarmos de um desgaste dos dentes, ele deverá ser feito de modo que não danifique a face vestibular (tanto em altura como em largura), mantendo sua anatomia e utilizando uma ponta montada adequada.

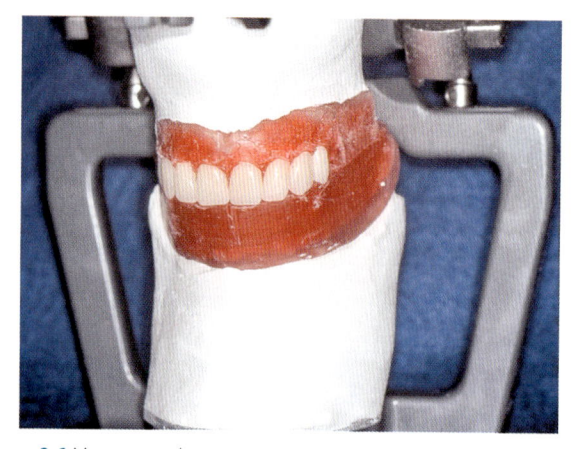

Figura 9.6 Montagem dos primeiros pré-molares superiores, com a mesial tangenciando a distal dos caninos e as cúspides vestibular e lingual tocando o plano inferior. Não apresentam inclinações mesiodistais, com o longo eixo perpendicular ao plano oclusal inferior, e acompanham a vestibular do plano de orientação.

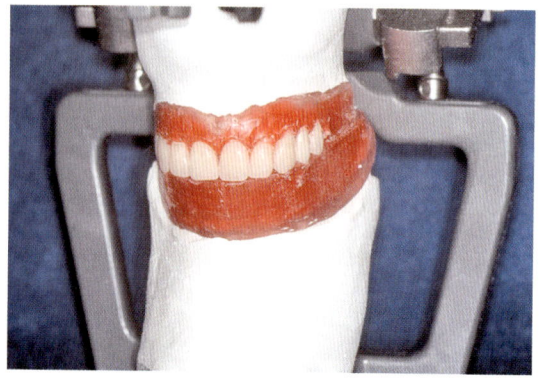

Figura 9.7 Montagem dos segundos pré-molares superiores, com a mesial tangenciando a distal dos primeiros pré-molares e as cúspides vestibular e lingual tocando o plano inferior. Não apresentam inclinações mesiodistais e acompanham a vestibular do plano de orientação.

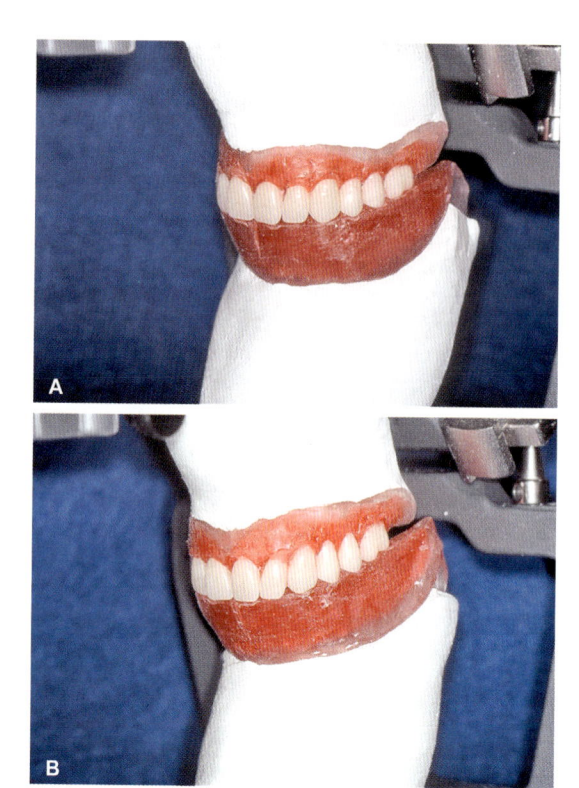

Figura 9.8A e **B** Os primeiros molares superiores têm a mesma característica dos pré-molares, à exceção de que suas quatro cúspides devem tocar o plano inferior. Desse modo, seu longo eixo fica totalmente perpendicular ao plano oclusal inferior.

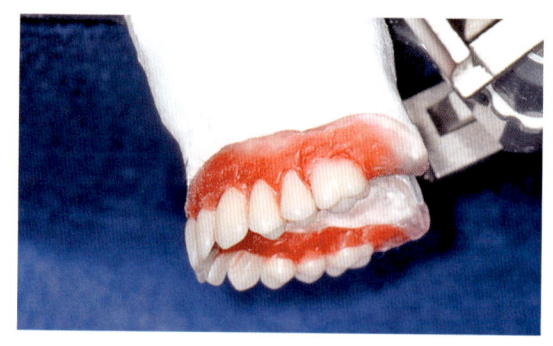

Figura 9.9 Observe as curvas anteroposterior e laterolateral mantidas após a montagem dos dentes superiores.

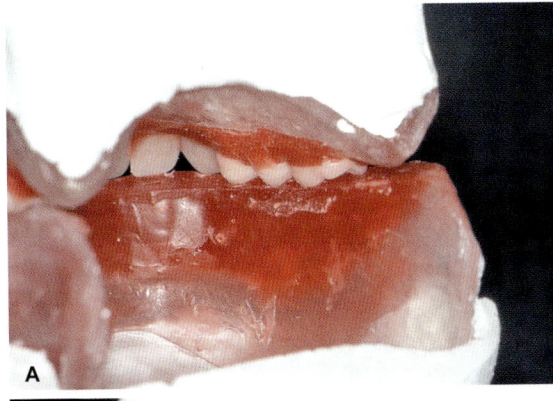

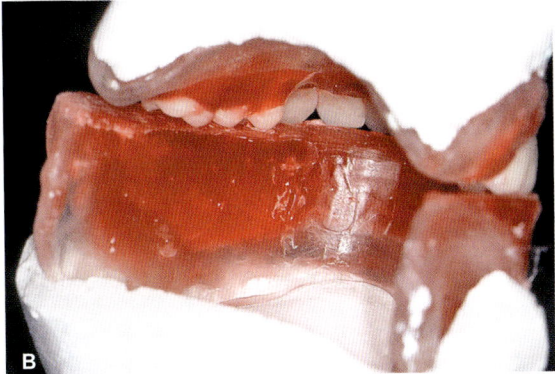

Figura 9.10A e **B** Vista lingual dos contatos dos dentes posteriores superiores com o plano antagonista, no articulador.

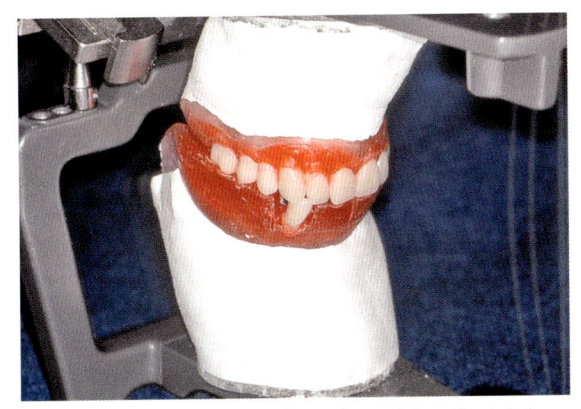

Figura 9.11 Montagem do canino inferior direito. A face distal alinha-se com a cúspide do canino superior, de tal modo que a cúspide do inferior toque a crista marginal mesial do seu antagonista, com ligeira inclinação do longo eixo para medial.

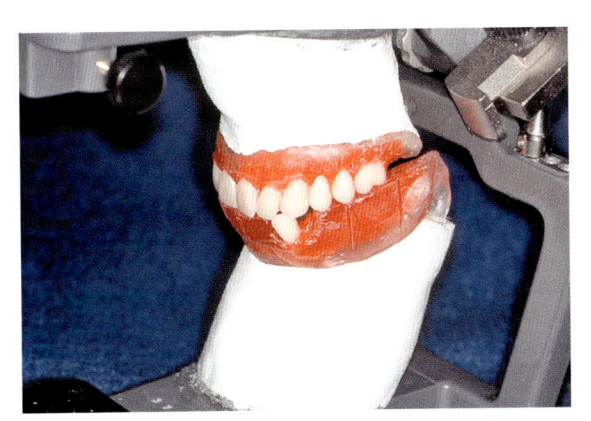

Figura 9.12 De maneira análoga ao direito, monta-se o canino esquerdo.

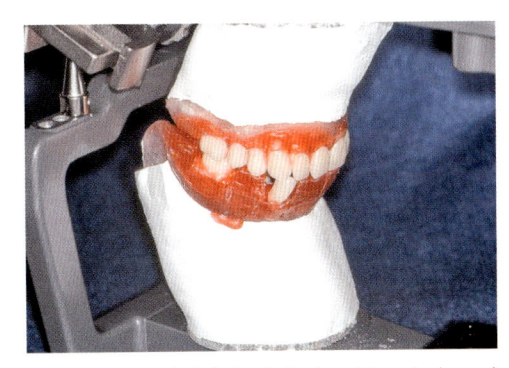

Figura 9.13 O primeiro molar inferior direito é posicionado de modo a formar a chave de oclusão com a cúspide mesiovestibular, tocando a crista marginal distal do segundo pré-molar superior.

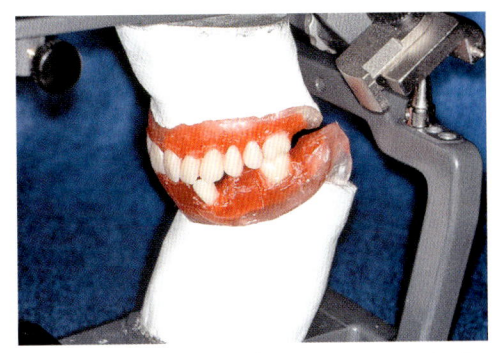

Figura 9.14 De maneira análoga ao direito, monta-se o primeiro molar esquerdo.

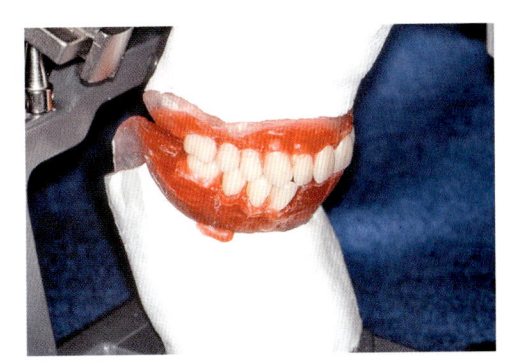

Figura 9.15 No espaço entre o primeiro molar e o canino, posicionam-se os pré-molares inferiores, tomando o cuidado de manter contatos oclusais adequados com os antagonistas.

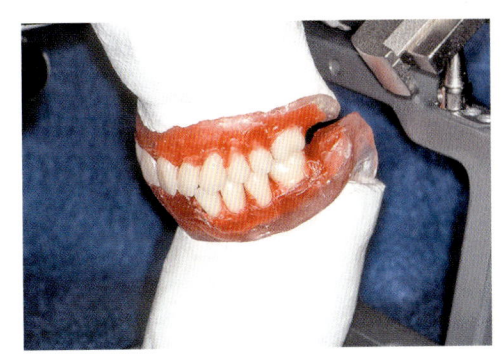

Figura 9.16 Procede-se da mesma maneira que com os pré-molares do lado oposto. Se porventura não houver espaço no sentido mesiodistal para todos os pré-molares, o segundo pré-molar pode ser desgastado nas proximais. Se houver espaço a mais, pode ser criado um pequeno diastema nessa região.

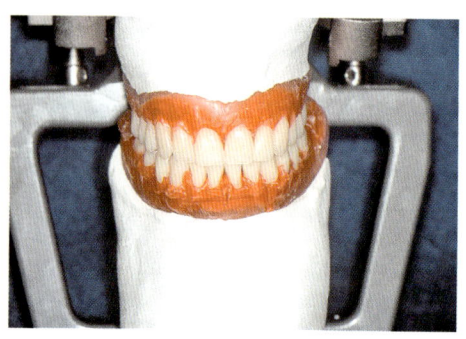

Figura 9.17 Os incisivos são montados no espaço existente entre os caninos, com as incisais promovendo suave toque na palatina dos antagonistas. Se não houver espaço, as proximais também poderão ser desgastadas, ou poderão ser promovidos pequenos apinhamentos (que também dão um efeito natural).

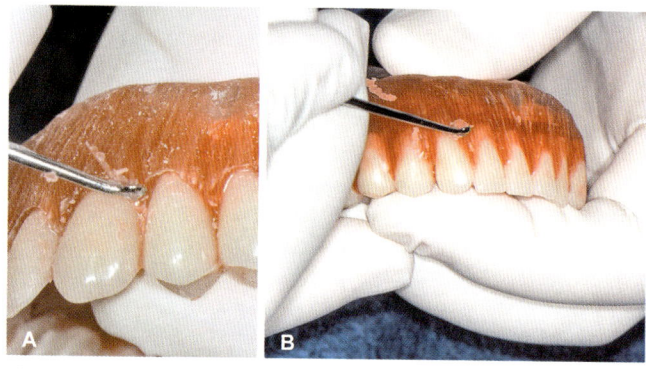

Figura 9.21A e **B** Com a cureta do *Le cron*, vamos esculpindo suavemente as concavidades existentes entre as raízes, promovendo o aspecto do relevo natural da vestibular dos rebordos dentados com suas saliências e reentrâncias.

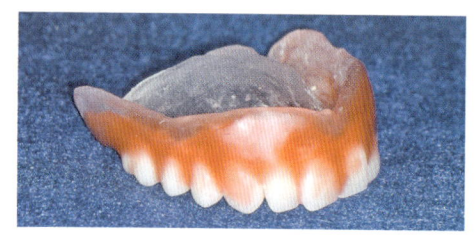

Figura 9.18 Acrescentamos cera aquecida e liquefeita nas regiões em que as raízes ficariam localizadas, formando as eminências, e na região cervical dos dentes, na qual devem ser esculpidas as gengivas marginais.

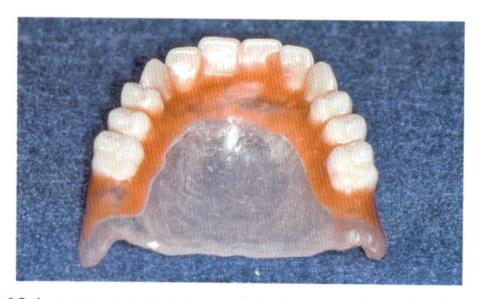

Figura 9.19 Acrescentamos cera recobrindo as cervicais dos dentes, terminando em zero na região palatina.

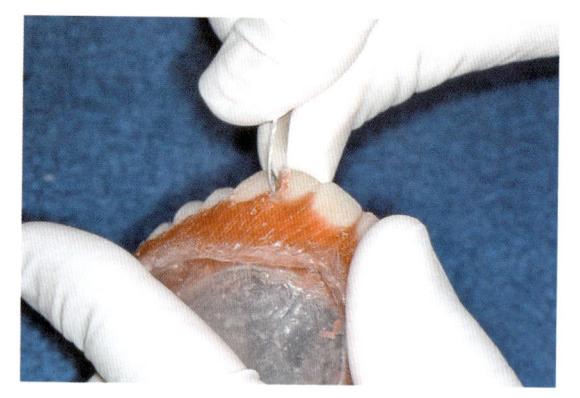

Figura 9.22 Com a ponta do *Le cron*, delimitamos a altura da gengiva marginal e removemos a cera de sobre o dente.

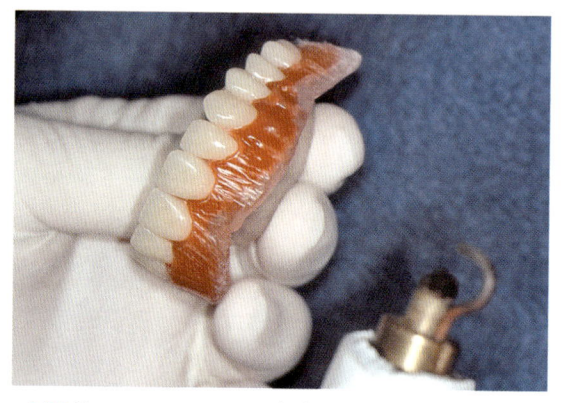

Figura 9.23 Com os contornos vestibulares e cervicais já esculpidos, promovemos o acabamento com o uso da lamparina *Hannau*, flambando a superfície.

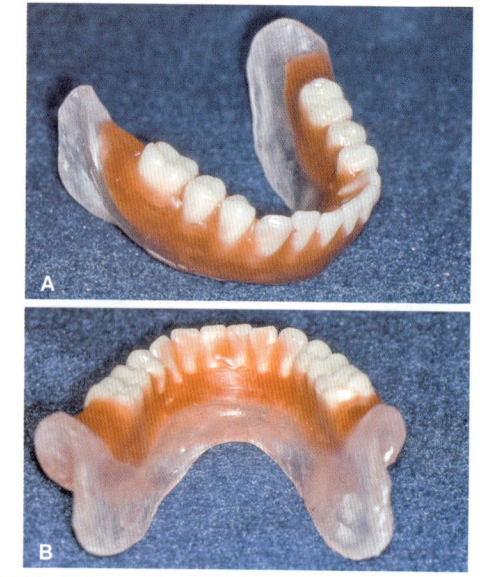

Figura 9.20A e **B** Os procedimentos descritos nas duas figuras anteriores são repetidos para a prótese inferior.

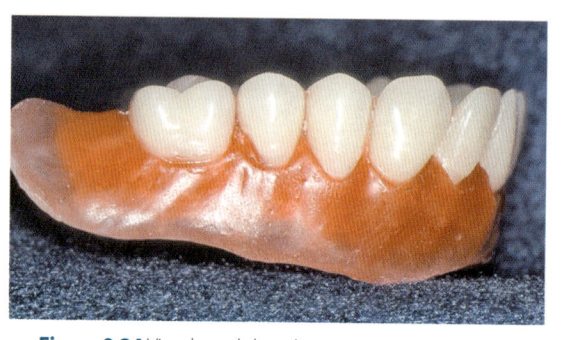

Figura 9.24 Vista lateral da prótese superior já esculpida.

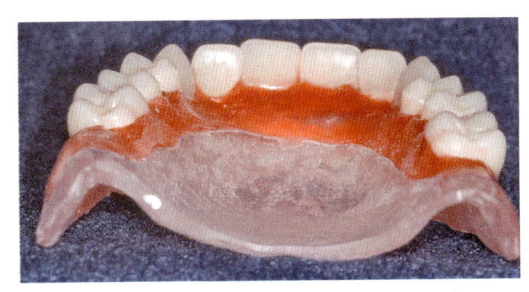

Figura 9.25 Vista palatina da prótese superior. Devemos observar o limite cervical lingual determinado pela escultura.

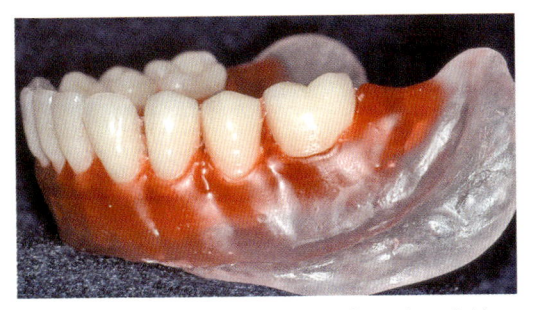

Figura 9.26 Vista lateral da prótese inferior já esculpida.

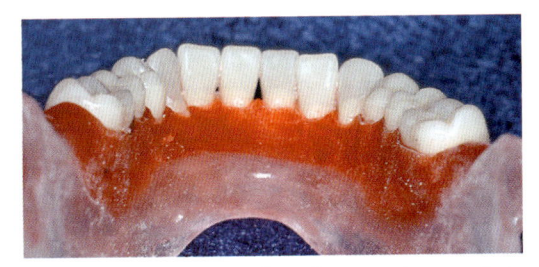

Figura 9.27 Vista lingual da prótese inferior. Devemos observar o limite cervical lingual determinado pela escultura.

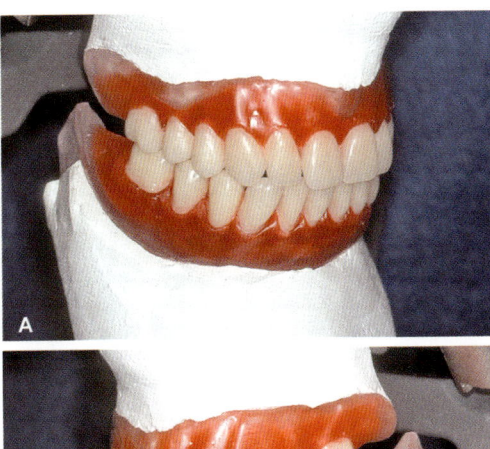

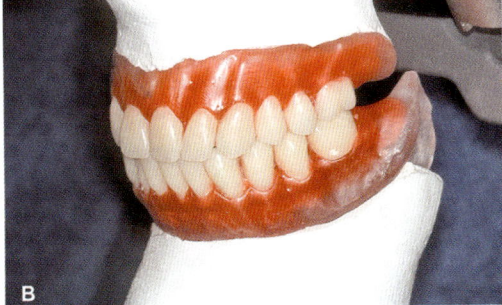

Figura 9.28A e **B** Vistas vestibular direita e esquerda das próteses já esculpidas, em oclusão no articulador.

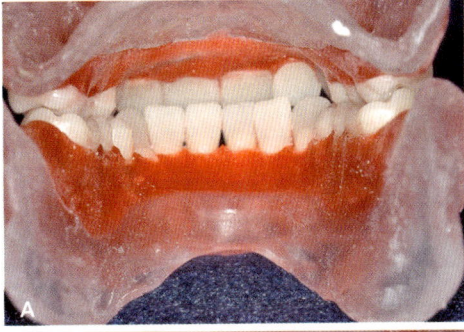

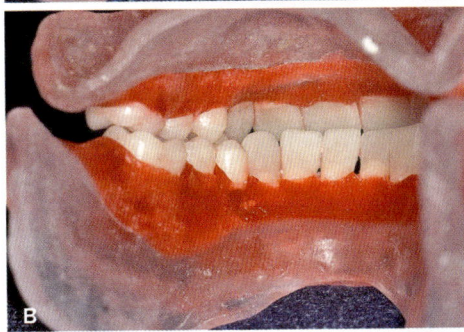

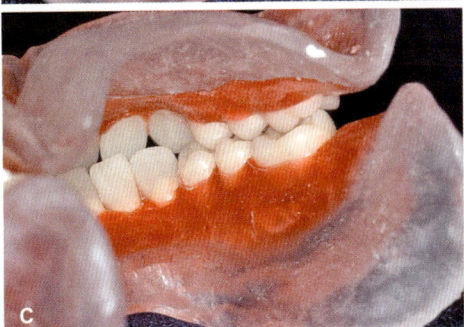

Figura 9.29A a **C** Observe a oclusão dos dentes em vista lingual.

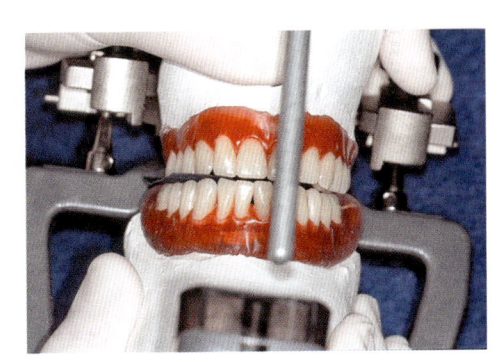

Figura 9.30 Avaliação oclusal em relação central.

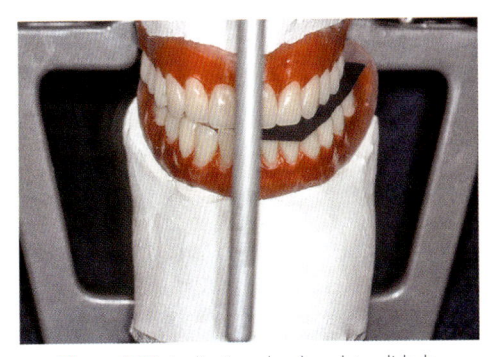

Figura 9.31 Avaliação oclusal em lateralidade.

9

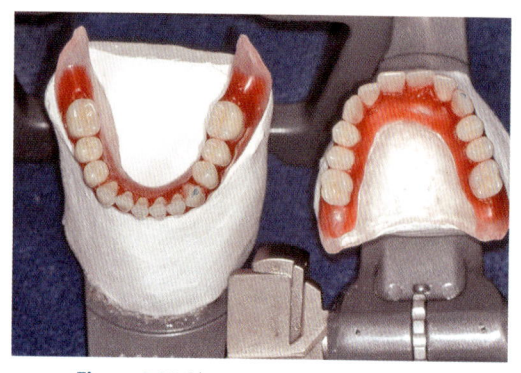

Figura 9.32 Observe os contatos marcados.

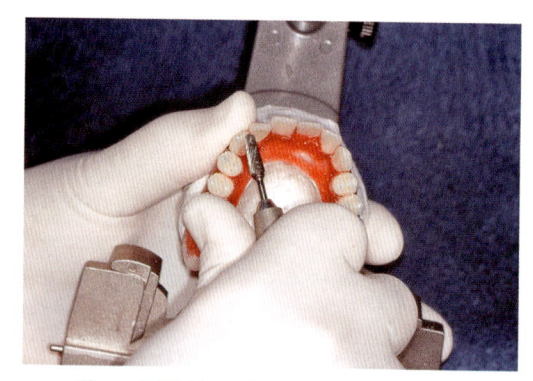

Figura 9.33 Ajuste dos contatos interferentes.

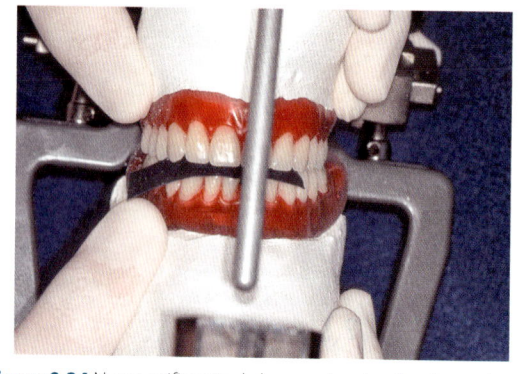

Figura 9.34 Nova verificação da harmonia oclusal, após os ajustes.

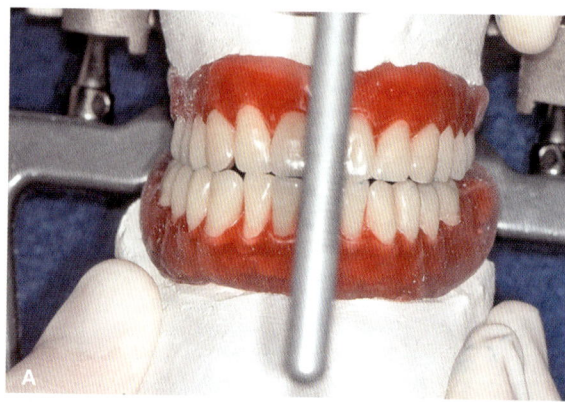

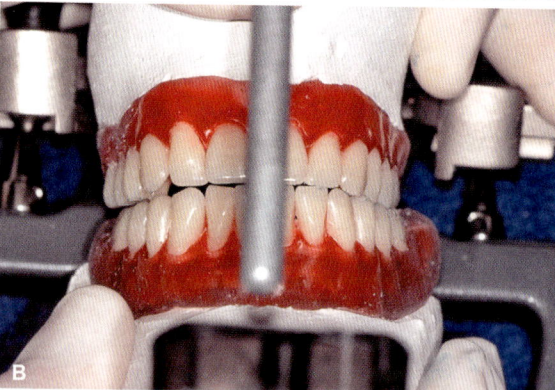

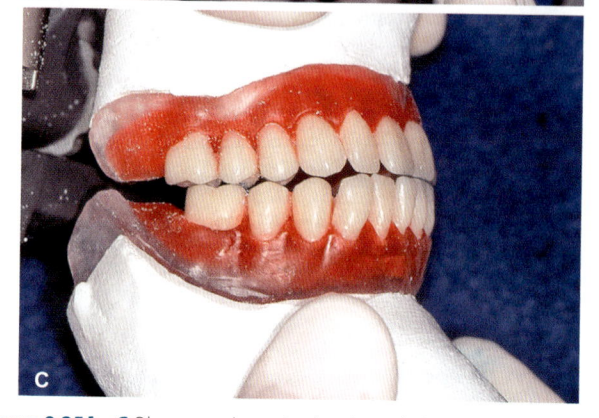

Figura 9.35A a **C** Observe a obtenção da oclusão balanceada. Em lateralidade, toques do lado de trabalho e balanceio; na protrusiva, toques anteriores e posteriores.

▶ Bibliografia

BERESIN V.E., SCHIESSER F.J. The neutral zone in complete and partial dentures. 2.ed. Saint Louis: Mosby; 1978, p. 15-30.

CARDOSO A.C. *et al.* The use natural teeth to make removable partial prostheses and complet protheses: case reports. *Quintessence Int*; 1994, v.25, n.4, p. 239-43.

MARCHINI L., SANTOS J.F.F. Oclusão dentária: princípios e prática clínica. São Paulo: Elsevier; 2012.

MAZZO D., CUNHA V.P.P. Método de montagem de dentes no sistema de prótese biofuncional. HH In. VII Congresso Paulista de Técnicos em Prótese Dentária: Atualização em prótese dentária – procedimentos clínico e laboratorial. São Paulo: Santos; 2001, p. 271-79.

NASCIMENTO D.F.F. *et al.* Técnica laboratorial para utilização de articulador semiajustável em prótese total, partindo apenas dos roletes de cera relacionados em relação central. *PCL*; 2001, v.3, n.16, p. 452-6.

SELLEN P.N. *et al.* Methods used to select artificial anterior teeth for the edentulous patient: a historical overview. *Int J Prosthodont*; 1999, v.12, n.1, p. 51-8.

SERAIDARIAN P.I., CAVALVANTI B.N., A importância da oclusão no sucesso e insucesso das próteses dentárias. In: Atualização em prótese dentária | Procedimentos clínico e laboratorial. São Paulo: Santos; 1999, p. 237-42.

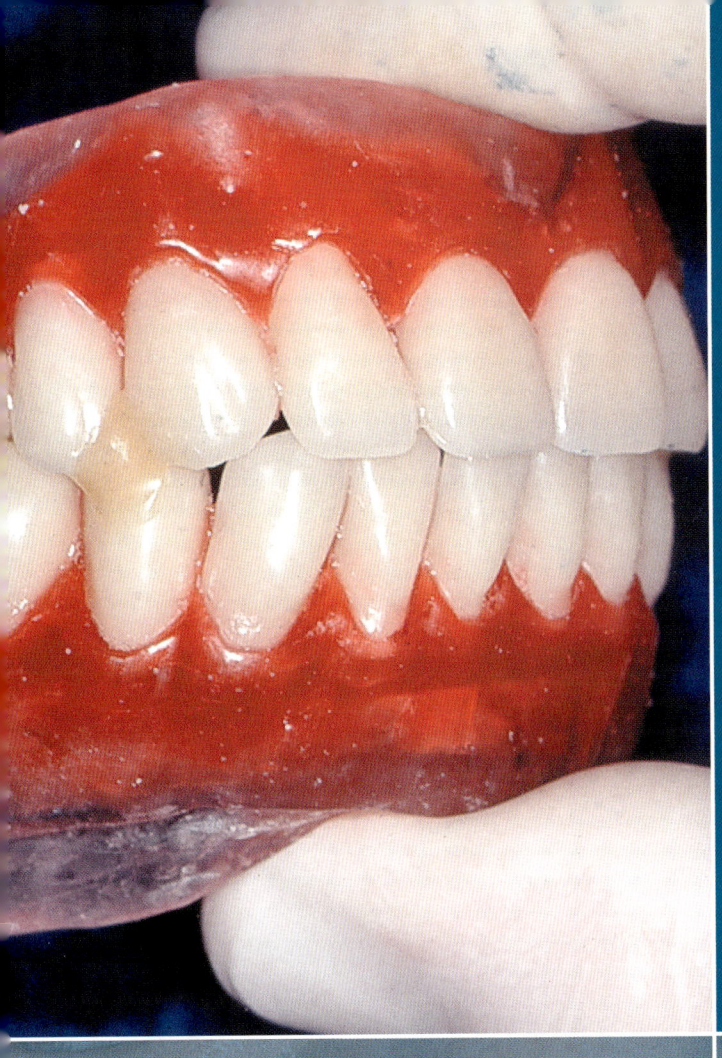

10

Provas Estéticas e Funcionais da Montagem dos Dentes em Cera

Leonardo Marchini
Vicente de Paula Prisco da Cunha

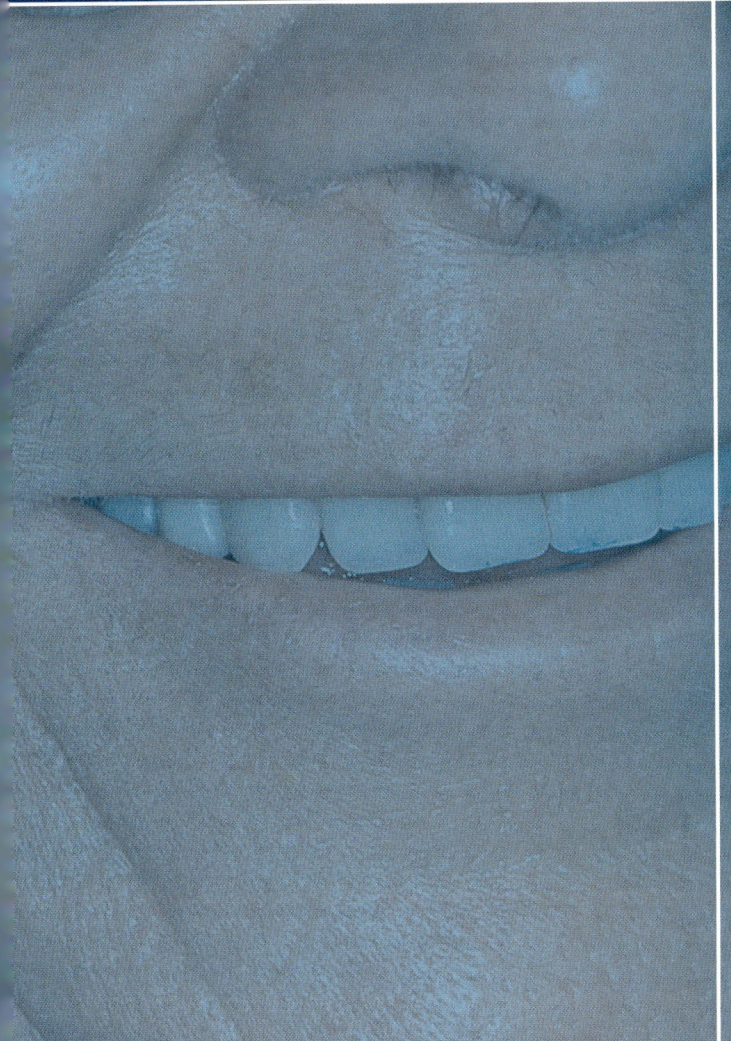

O que são as provas estéticas e funcionais e para que servem?

As provas estéticas e funcionais da montagem dos dentes em cera são as últimas verificações clínicas a serem feitas pelo profissional, em conjunto com o paciente, antes da finalização da prótese total. Sua principal finalidade é identificar e corrigir defeitos que porventura possam ter ocorrido nas etapas anteriores, tanto no que se refere à estética quanto à função. Possibilita também ao paciente uma antevisão do resultado do tratamento e faz com que pequenas alterações solicitadas pelo indivíduo sejam realizadas pelo profissional, como mudar a posição de um dente ou favorecer o aparecimento de um diastema, por exemplo.

▶ Descrição dos procedimentos

Para realizar as provas estéticas e funcionais da montagem dos dentes, levamos as próteses à boca do paciente e solicitamos que ele oclua, na posição de relação central (RC) na dimensão vertical de oclusão DVO, para que possamos verificar se o padrão oclusal obtido em cêntrica no articulador está em conformidade com a situação clínica na boca (Figura 10.1).

Observações clínicas

Alguns autores preconizam, nessa etapa, a verificação de contatos oclusais com carbono e ajustes mediante remanejamento dos dentes na cera ou desgaste. Em nosso ponto de vista, devido às alterações dimensionais decorrentes do processamento laboratorial seguinte (inclusão, polimerização e acabamento), esse tipo de ajuste não é necessário. Basta verificar se o padrão oclusal em cêntrica obtido no articulador repete-se na boca.

Procedemos, então, às verificações estéticas e fonéticas (Figuras 10.2 e 10.3). As fonéticas consistem em solicitar ao paciente que converse normalmente conosco, observando o comportamento das próteses durante o ato (estas não devem entrechocar-se, impedindo a emissão dos sons, nem soltar-se pela ação muscular – Figura 10.4) e a qualidade da pronúncia. Esta deve manter-se inalterada ou com pequenas modificações, como um pequeno sibilo em palavras sibilantes (essas alterações pequenas são passíveis de autocorreção com o uso).

As verificações estéticas são feitas em conjunto com o paciente, mediante a produção de sorrisos de diversos tamanhos (Figura 10.5A e B), nos quais serão verificados a exposição de dentes superiores e inferiores, a harmonia facial e o suporte proporcionado às musculaturas jugal e labial (comparar as Figuras 10.6 e 10.3).

Link

Com a realização do ajuste do padrão de cera superior para plano de orientação (Capítulo 7 | Apêndice – Figuras 7.21 a 7.23) de maneira adequada e cuidadosa e posterior montagem correta dos dentes (Capítulo 9), dificilmente haverá problemas quanto à estética do sorriso neste ponto.

A oclusão balanceada obtida em articulador é também conferida na boca (Figura 10.7A a C). Uma vez que as provas sejam concluídas e a prótese seja considerada aprovada pelo profissional e pelo paciente (Figura 10.8), procedemos, na mesma sessão clínica, à união das próteses em RC na DVO, na boca do paciente (Figuras 10.9 e 10.10), utilizando cera pegajosa aquecida, quando optamos pela posterior acrilização em mufla dupla (mufla HH). Se, no entanto, a acrilização for feita em muflas tradicionais, essa união será desnecessária.

Quando unidas, as próteses são cuidadosamente removidas da boca (procurando romper com os dedos o selamento periférico), mantendo-as juntas (Figuras 10.11 e 10.12). Então, elas estão prontas para a realização do passo subsequente – a inclusão em mufla HH.

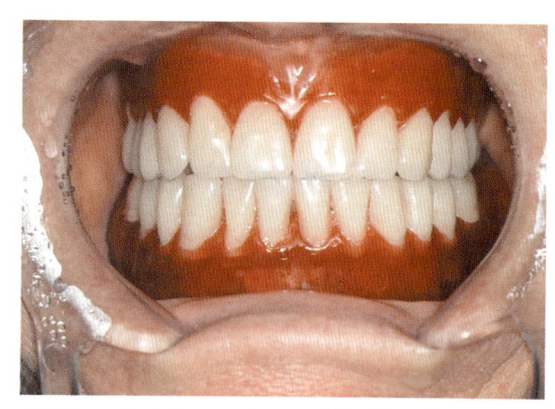

Figura 10.1 Prova das próteses na boca em RC na DVO. Observe que o padrão de oclusão obtido no articulador, em cêntrica (Capítulo 9, Figura 9.17), repete-se na mesma posição na boca do paciente.

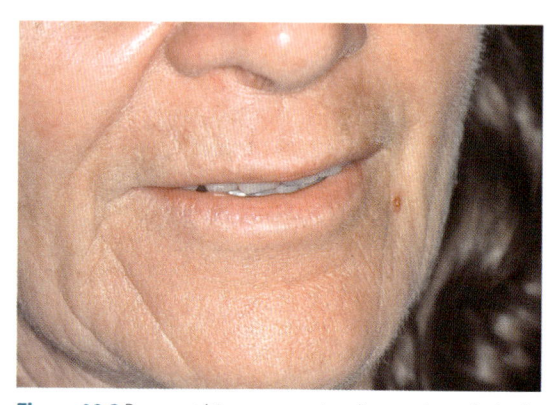

Figura 10.2 Prova estética, com sorriso discreto, boca fechada.

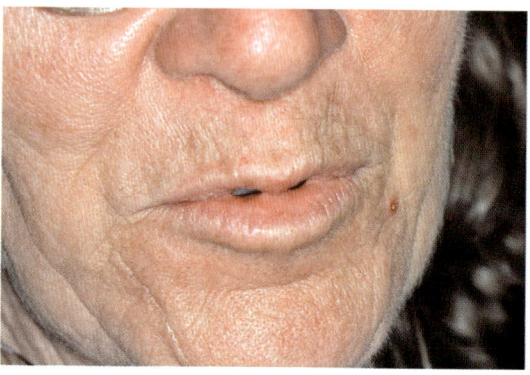

Figura 10.3 Produção de fonemas bilabiais.

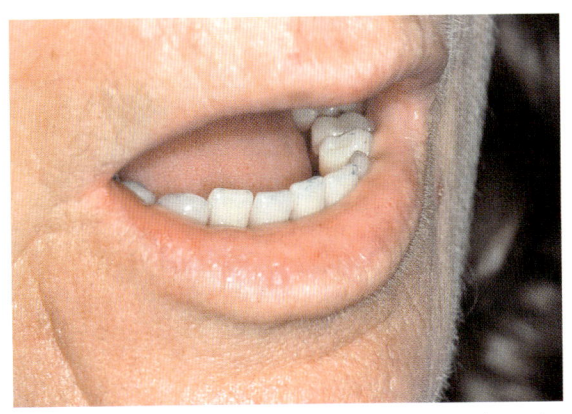

Figura 10.4 Abertura da boca, na qual é verifica-se a ausência de movimentos da prótese inferior sob ação muscular.

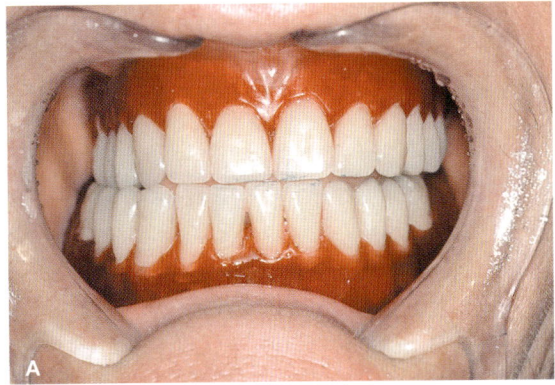

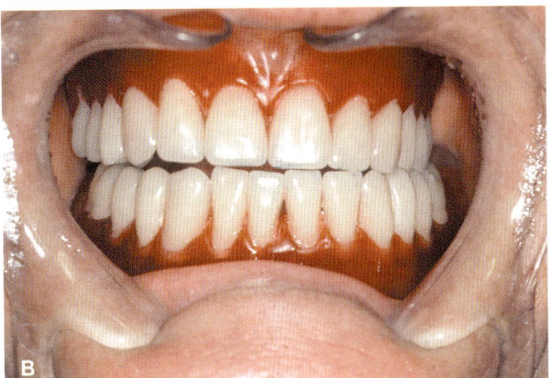

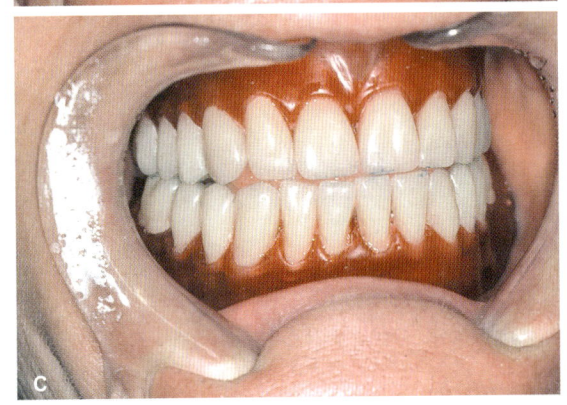

Figura 10.7A a **C** Verificação da obtenção de oclusão balanceada (contatos bilaterais e simultâneos em lateralidade e protrusiva).

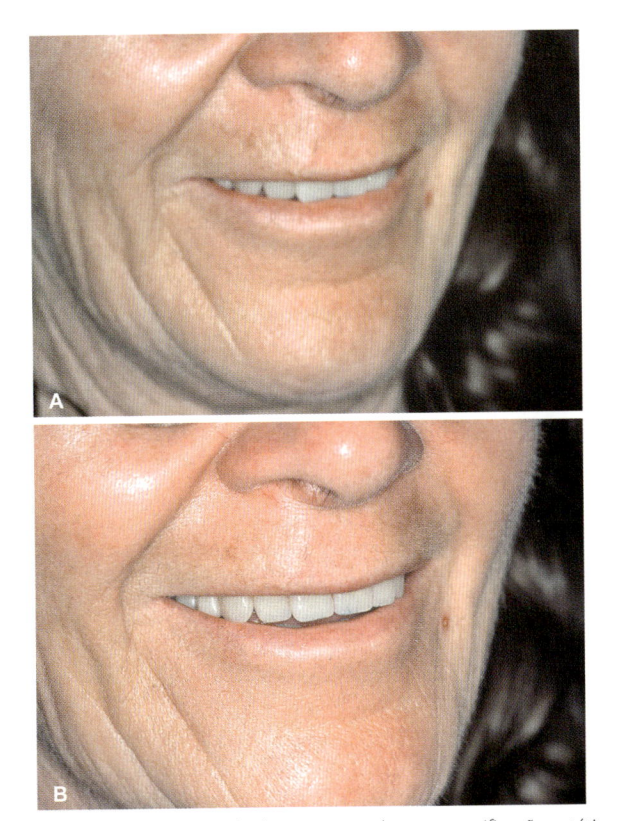

Figura 10.5A e **B** Sorrisos de diversos tamanhos para verificação estética.

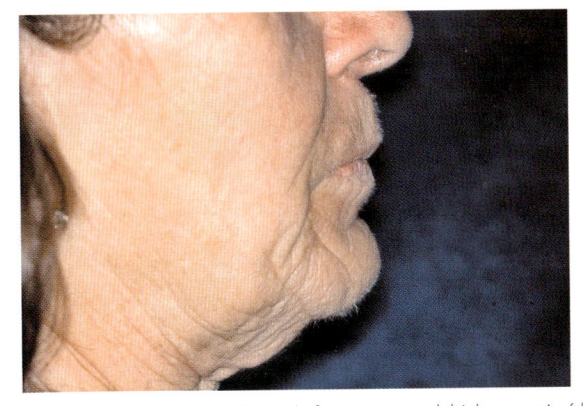

Figura 10.6 Altura do terço inferior da face e suporte labial reconstituídos.

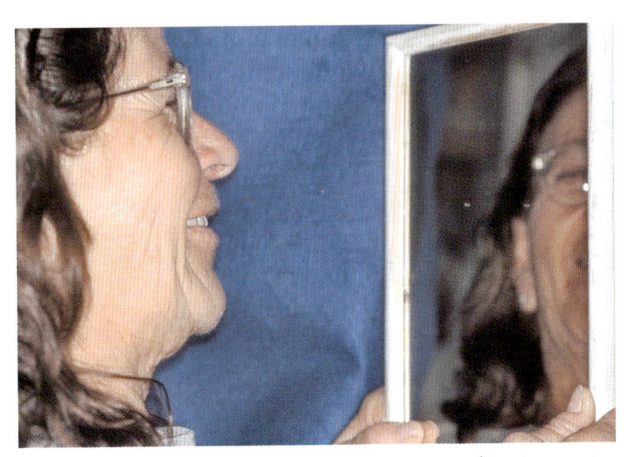

Figura 10.8 Aprovação da estética obtida pelo paciente. É fundamental que ele participe dessa fase, podendo haver também a participação de pessoas próximas a ele, cujas opiniões podem influenciar a aceitação da prótese pelo paciente.

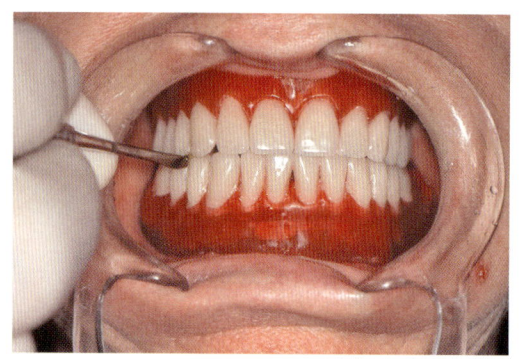

Figura 10.9 União dos dentes superiores e inferiores com cera pegajosa após as provas estéticas e funcionais. É necessária apenas se a acrilização for feita em mufla dupla (mufla HH).

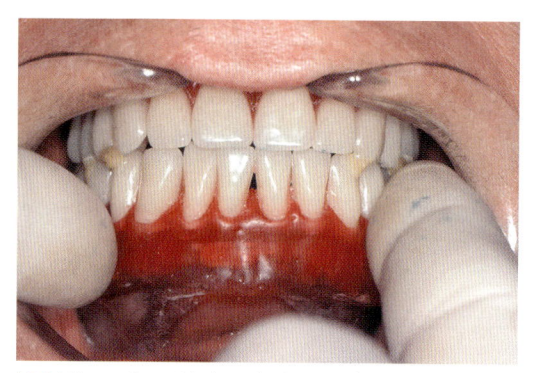

Figura 10.11 Remoção cuidadosa das bases, afastando a bochecha na região do fórnix a fim de romper o selamento periférico e manter as próteses unidas.

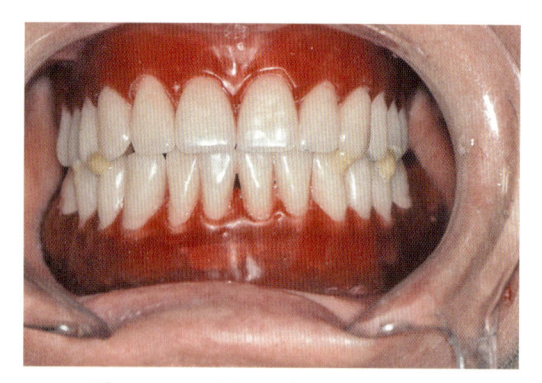

Figura 10.10 Próteses fixadas em oclusão.

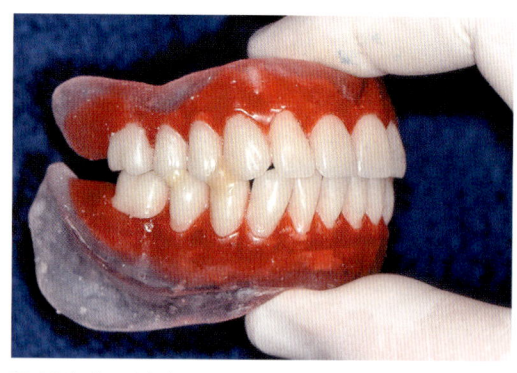

Figura 10.12 Após cuidadosa remoção, as próteses mantêm-se unidas, na posição que serão posteriormente incluídas em mufla HH.

▶ Bibliografia

CUNHA V.P.P. *et al.* Alterações do plano oclusal durante o processamento laboratorial de próteses totais: revisão da literatura. *Rev Biociênc*; 2000, v.6, n.1, p. 41-7.

ESPOSITO S.J. Esthetics for denture patients. *J Prosthet Dent*; 1980, v.44, n.6, p. 608-15.

QUELUZ D.P., DOMITTI S.S. Expectativa em relação à prótese total. *PCL*; v.2, n.9, p. 57-63.

RIZZATTI-BARBOSA C.M., DALLARI A. Alterações oclusais da prótese total antes e após sua polimerização: análise da variação do ângulo das cúspides do primeiro molar superior. *RGO*; 1996, v.44, n.2, p. 83-6.

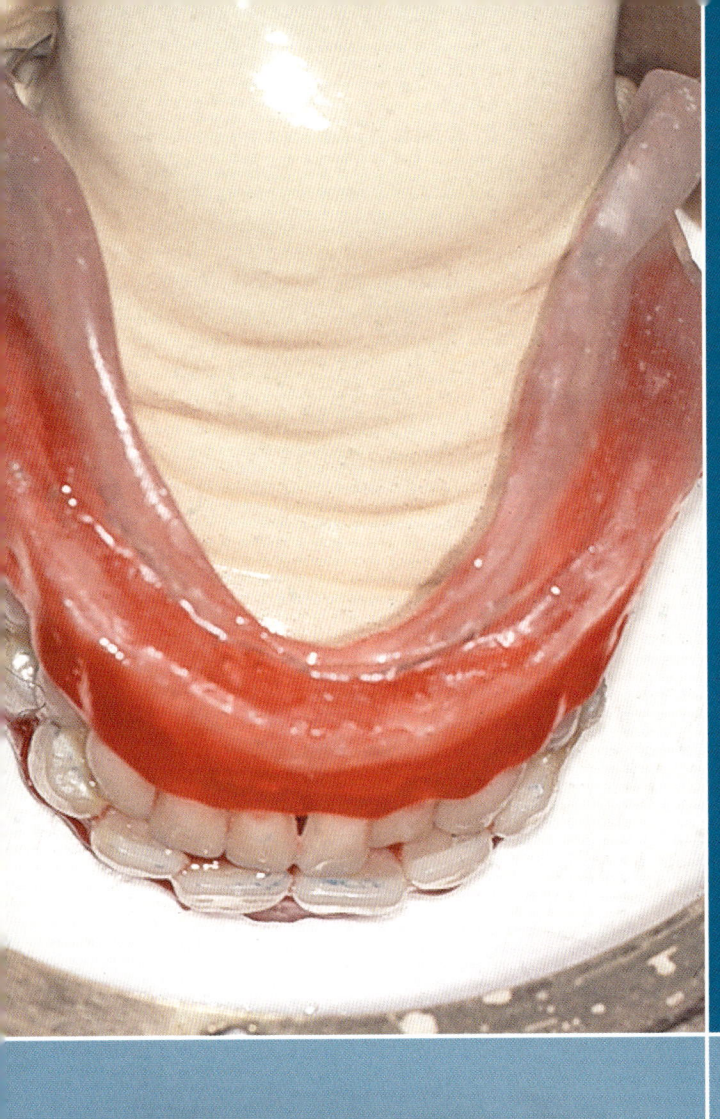

11

Processamento Laboratorial | Inclusão, Polimerização e Acabamento

Leonardo Marchini
Vicente de Paula Prisco da Cunha

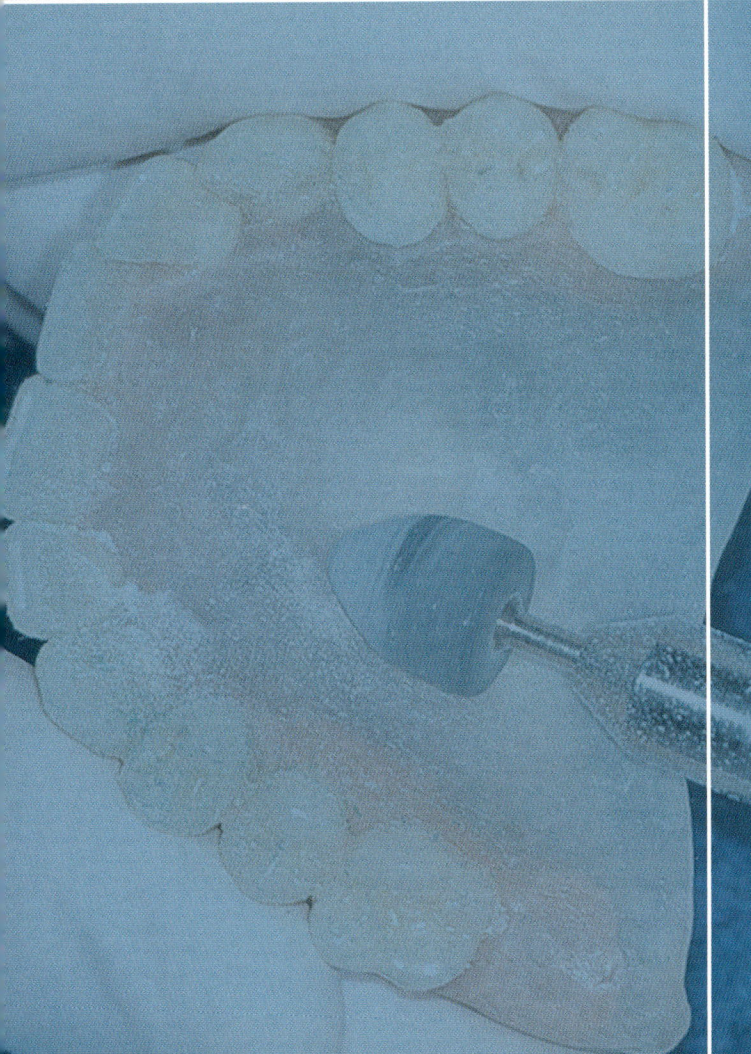

O que são inclusão e polimerização e para que servem?

Nossa prótese está com os dentes montados em cera; porém, como sabemos, a cera é instável e não suporta os esforços mastigatórios. Portanto, temos de substituir a cera por um material mais perene, no caso, a resina acrílica ativada termicamente (RAAT), mantendo os dentes na posição em que se encontram com relação às bases definitivas.

É para isso que servem os procedimentos de inclusão e polimerização. As próteses são incluídas em mufla, para eliminarmos a cera mantendo os dentes em posição. Em seguida, colocamos a resina no local onde estava a cera e procedemos à polimerização.

▶ Descrição dos procedimentos

Como vimos no final do Capítulo 10, as próteses podem ir ao laboratório unidas e em oclusão (Figura 11.1). No entanto, para inclusão em muflas convencionais, elas são separadas (Figuras 11.2 e 11.3) e incluídas isoladamente em muflas individuais (Figura 11.4). Desse modo, a prótese superior deve ser provada na base da mufla (Figura 11.5), para verificar se há espaço disponível na mufla escolhida a fim de proceder à sua inclusão adequadamente. O mesmo procedimento deve ser repetido para a prótese inferior (Figura 11.6).

Após a prova, inicia-se a inclusão da prótese superior na mufla. O primeiro passo é o preenchimento da base com gesso comum, no qual a prótese superior será inserida (Figura 11.7), tomando o cuidado de não encostar os dentes na base da mufla e deixar as áreas externas do gesso expulsivas (Figura 11.8). O corpo da mufla é posicionado sobre a base (Figura 11.9), para verificar se o posicionamento da base definitiva (que ficou para fora do gesso da base da mulfa) está adequado. Então, se estiver correto, procede-se à aplicação de isolante à base de alginato na superfície externa do gesso da base da mufla (Figura 11.10) e ao preenchimento do corpo da mufla com gesso comum (Figuras 11.11 e 11.12).

O mesmo procedimento é repetido para a prótese inferior, que é inserida no gesso comum que preenche a base da mufla, deixando a base definitiva localizada externamente e a superfície aparente do gesso totalmente expulsiva (Figura 11.13). Após a prova do corpo da mufla (Figura 11.14) e o isolamento das superfícies externas com material à base de alginato, a mufla é preenchida completamente com gesso comum até o transbordamento, quando é colocada a tampa (Figura 11.15).

Após a presa final do gesso, as muflas são deixadas em banho-maria (Figura 11.16) com água em ebulição, para promover o derretimento da cera, que deve ser totalmente removida do interior das muflas (Figuras 11.17 e 11.18).

Após a completa remoção da cera, as muflas são abertas (Figuras 11.19 a 11.21), e a superfície visível de gesso é isolada, utilizando isolante à base de alginato (Figuras 11.22 e 11.23). Após a aplicação do isolante, os excessos que recobrem a cervical dos dentes devem ser removidos com uma bolinha de algodão embebida em monômero da resina acrílica (Figuras 11.24 e 11.25). Os dentes, então, recebem perfurações na cervical, para aumentar a retenção mecânica à resina da base (Figuras 11.26 a 11.28).

Entre a base definitiva incolor e os dentes, deverá ser aplicada uma camada de resina rosa, que proporcionará a estética adequada da região gengival próxima à cervical dos dentes. Nessa área, pode ser feita uma caracterização de acordo com a cor da gengiva do paciente, seguindo diversas técnicas disponíveis no mercado, principalmente em indivíduos com melanodermia. Neste caso em particular, foi utilizada apenas resina rosa média, uma vez que a caracterização não era sobremodo necessária. Assim, generosas porções do polímero de resina rosa foram aplicadas junto às cervicais dos dentes (Figuras 11.29 e 11.30) e depois embebidas com monômero para polimerização térmica com auxílio de um conta-gotas (Figura 11.31). A massa de resina resultante é melhor direcionada com auxílio de um pincel (Figura 11.32). Repete-se o procedimento para a prótese inferior (Figura 11.33).

Após o preenchimento das cervicais dos dentes de ambas as próteses (Figura 11.34), uma massa de resina acrílica termicamente ativada, incolor e na fase plástica é entulhada contra os dentes e a resina rosa (Figuras 11.35 e 11.36). Isso é para completar os espaços ainda vazios e favorecer o fechamento das muflas (Figura 11.37) com resina suficiente, o que pode ser conferido pelo extravasamento de excessos quando da prensagem das muflas em prensa hidráulica a 1,2 t (Figura 11.38). Antes da colocação das muflas na prensa hidráulica, elas foram incluídas em prensas do tipo Getom, as quais favorecem a manutenção da pressão após a remoção das muflas da prensa hidráulica, uma vez que são apertadas em posição final quando da estabilização em 1,2 t (Figura 11.39), mantendo a pressão durante o processo de polimerização (Figura 11.40).

O ciclo de polimerização nessa etapa é o mesmo adotado anteriormente para a obtenção da base definitiva: 72°C por 12 horas, em banho-maria, realizado em polimerizadora dotada de termostato. Ao término do ciclo, as muflas são retiradas e postas para esfriar à temperatura ambiente, para então desincluir as próteses. A desinclusão inicia-se pela remoção das tampas, das bases e dos corpos das muflas (Figuras 11.41 a 11.44). Após a remoção dessas partes, o gesso que preenchia a base é cuidadosamente quebrado para expor as próteses em seu interior (Figuras 11.45 a 11.48). Então, as próteses passam pelo processo de acabamento e polimento, ou seja, remoção dos excessos de gesso e resina do processo de acrilização e obtenção de uma superfície polida. O procedimento é iniciado com brocas ou pedras montadas grossas e sucessivamente mais finas, tiras de lixa e, finalmente, escovas com pedra-pomes e discos de pano com Branco de Espanha em torno do polimento (Figuras 11.49 a 11.53). Após essa fase, as próteses podem ser remontadas em suas bases de gesso no articulador (Figuras 11.54 e 11.55), para a realização da verificação da oclusão em lateralidade (Figuras 11.56 e 11.57), protrusão (Figura 11.58) e cêntrica (Figuras 11.59 a 11.62). Eventuais ajustes que forem necessários poderão ser feitos no articulador, antes da prova no paciente.

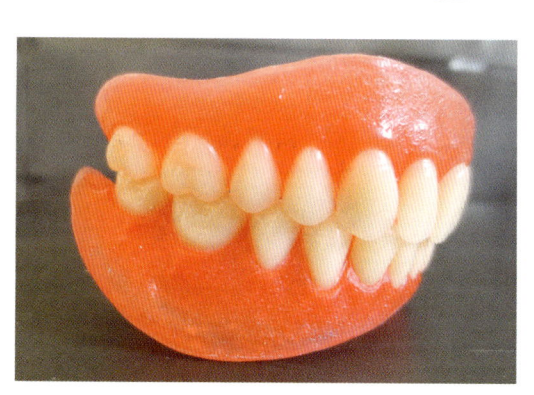

Figura 11.1 Após a prova dos dentes, os conjuntos base definitiva e dentes superiores e inferiores se encontram prontos para acrilização.

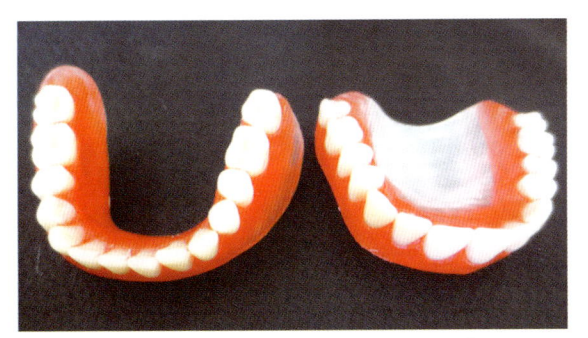

Figura 11.2 Bases definitivas e dentes superiores e inferiores em vista oclusal.

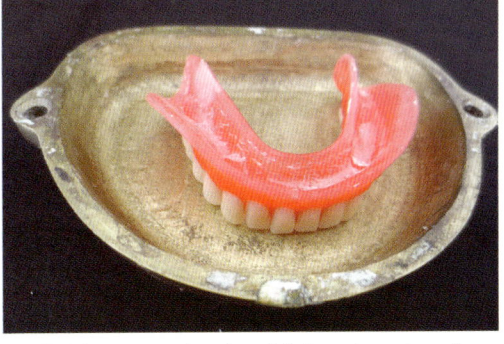

Figura 11.6 Posicionamento da prótese inferior na base da mufla para avaliar sua adaptação ao espaço disponível.

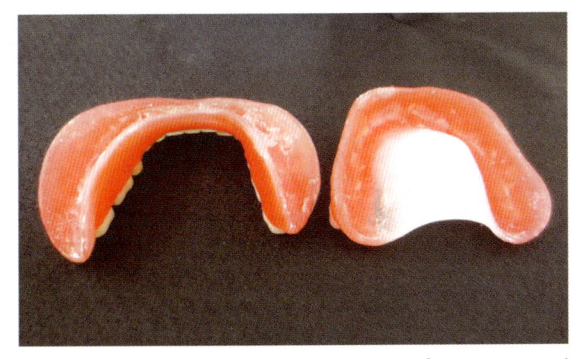

Figura 11.3 Bases definitivas e dentes superiores e inferiores em vista basal.

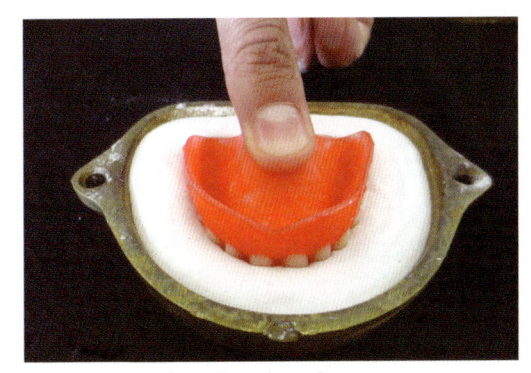

Figura 11.7 Após preencher a base da mufla com gesso comum, a prótese superior é cuidadosamente inserida no gesso.

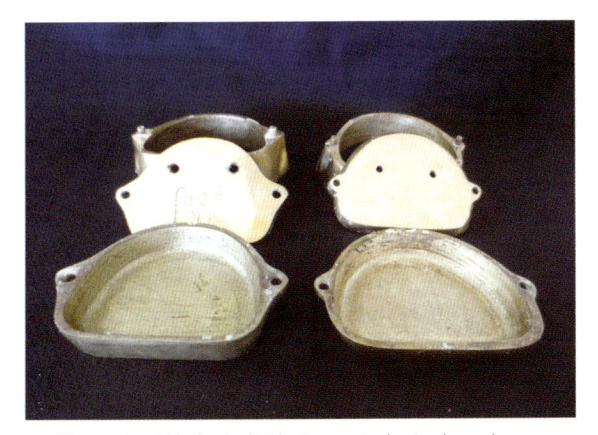

Figura 11.4 Muflas individuais para inclusão das próteses.

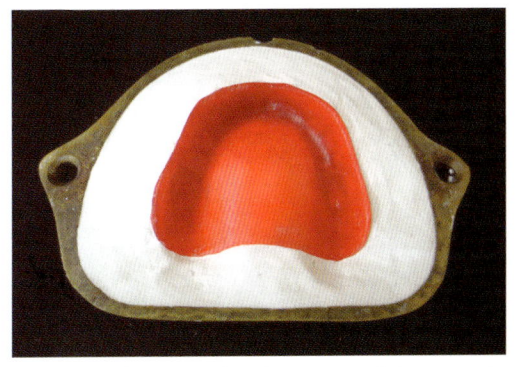

Figura 11.8 Depois da inserção da prótese, a superfície externa do gesso é adaptada para se apresentar expulsiva.

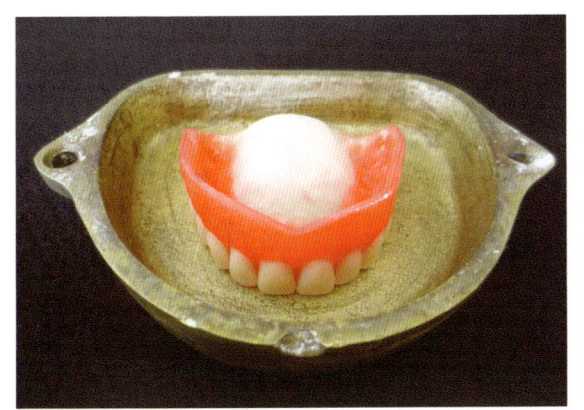

Figura 11.5 Posicionamento da prótese superior na base da mufla para avaliar sua adaptação ao espaço disponível.

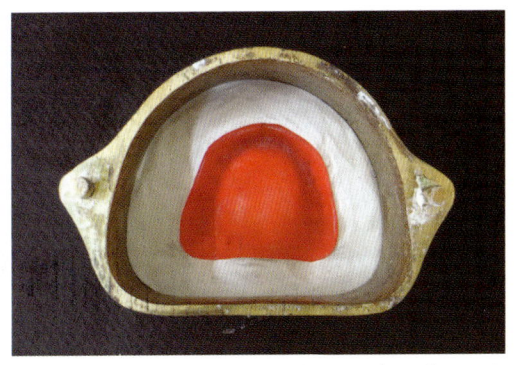

Figura 11.9 Verifica-se, então, a adaptação do corpo da mufla, que deve recobrir completamente a superfície da prótese que permanece exposta.

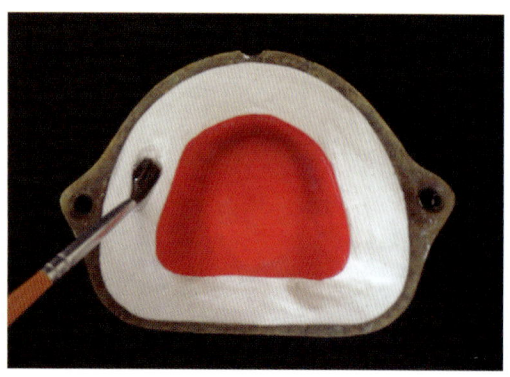

Figura 11.10 A superfície externa do gesso recebe isolamento com isolante à base de alginato.

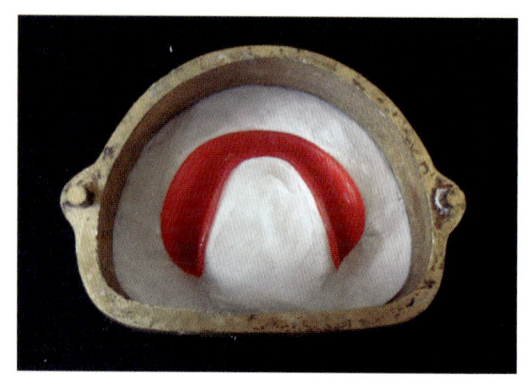

Figura 11.14 Prova do corpo da mufla sobre a base já contendo a prótese inferior.

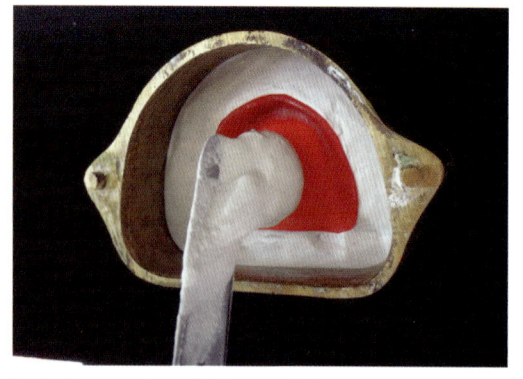

Figura 11.11 O corpo da mufla é preenchido com gesso comum, iniciando pela base definitiva.

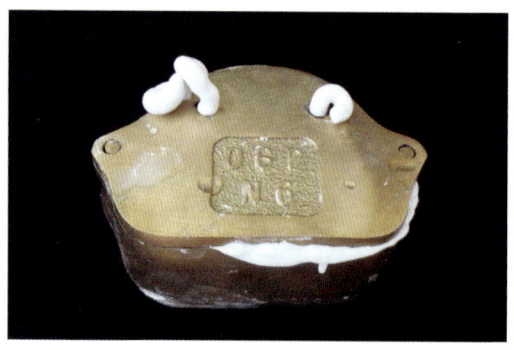

Figura 11.15 Fechamento da tampa da mufla após completo preenchimento do corpo, tanto para a prótese superior quanto para a inferior. Observe o extravasamento do excesso de gesso, denotando completo preenchimento.

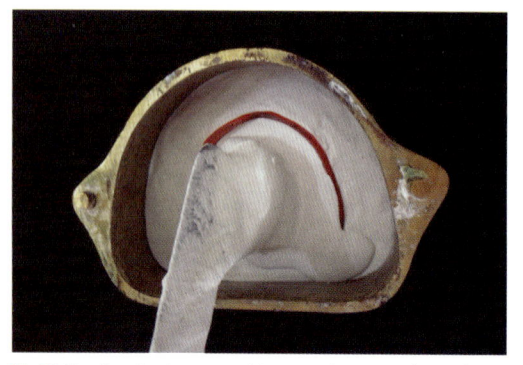

Figura 11.12 Finalização do preenchimento do corpo da mufla com gesso comum.

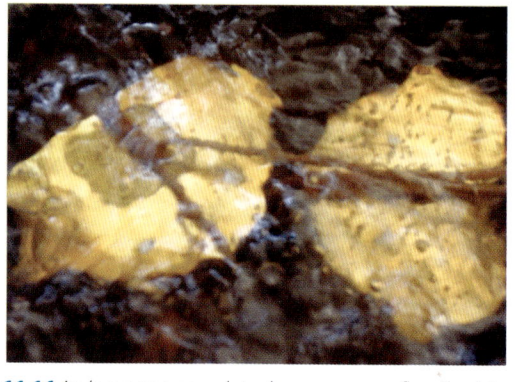

Figura 11.16 Após a presa completa do gesso, as muflas são deixadas em banho-maria com água em ebulição, para derretimento da cera.

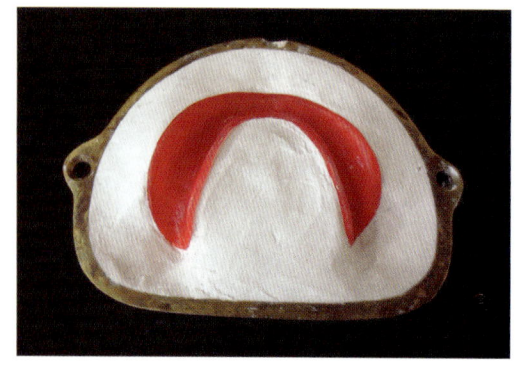

Figura 11.13 A exemplo do que foi feito com a prótese superior, a inferior é posicionada na base da mufla preenchida com gesso, mantendo as superfícies externas do gesso expulsivas.

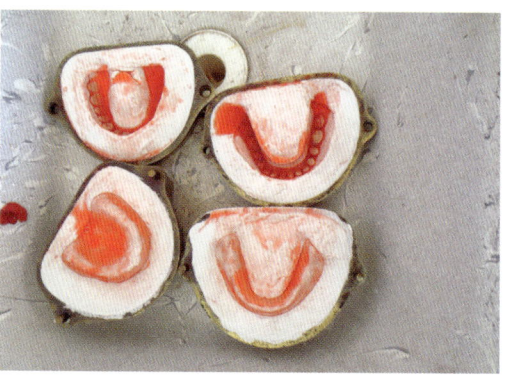

Figura 11.17 As muflas são, então, abertas para completar a remoção da cera já derretida.

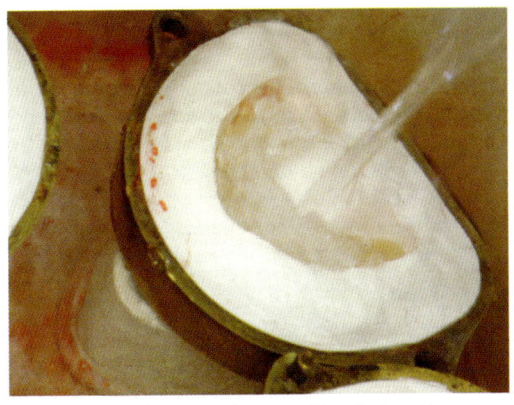

Figura 11.18 Remoção da cera utilizando água fervente.

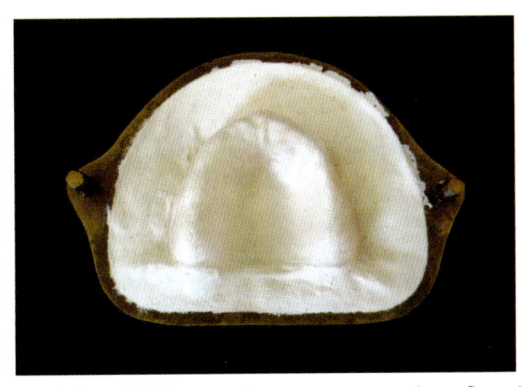

Figura 11.19 Base definitiva superior presa ao corpo da mufla após a remoção da cera.

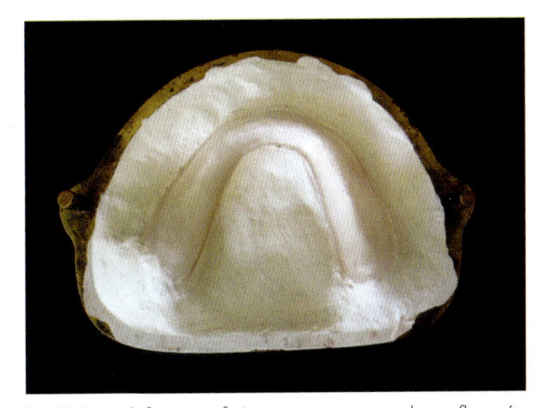

Figura 11.20 Base definitiva inferior presa ao corpo da mufla após a remoção da cera.

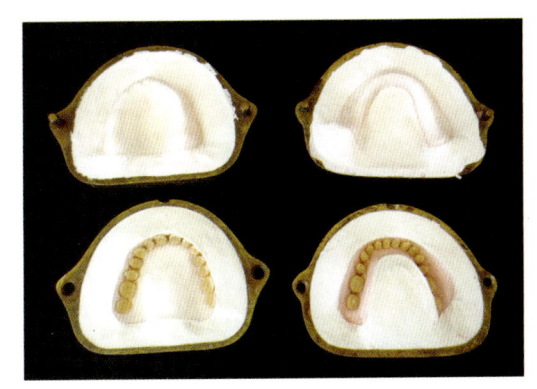

Figura 11.21 Muflas abertas após a remoção da cera.

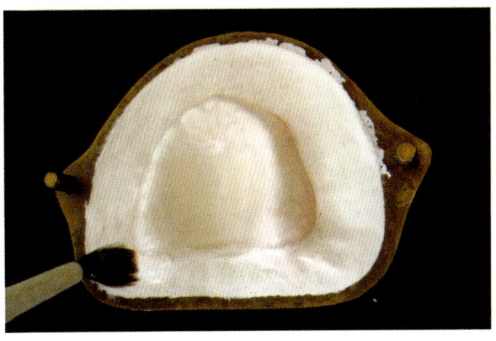

Figura 11.22 Isolamento das superfícies externas do gesso com material à base de alginato, no corpo da mufla.

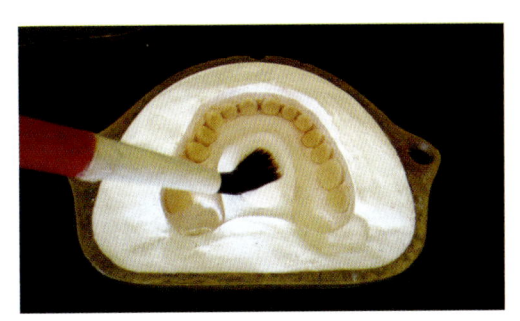

Figura 11.23 Isolamento das superfícies externas do gesso com material à base de alginato, na base da mufla.

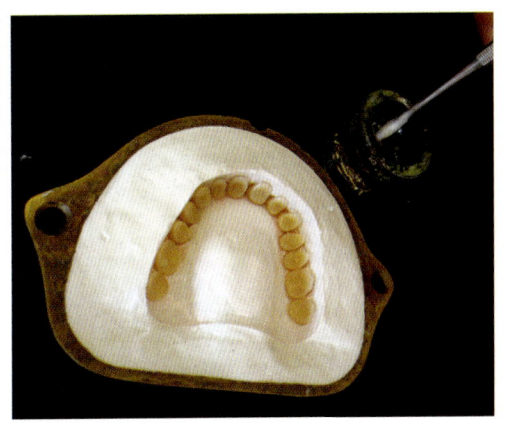

Figura 11.24 Preparação de uma bolinha de algodão embebida em monômero para remoção do isolante sobre os dentes.

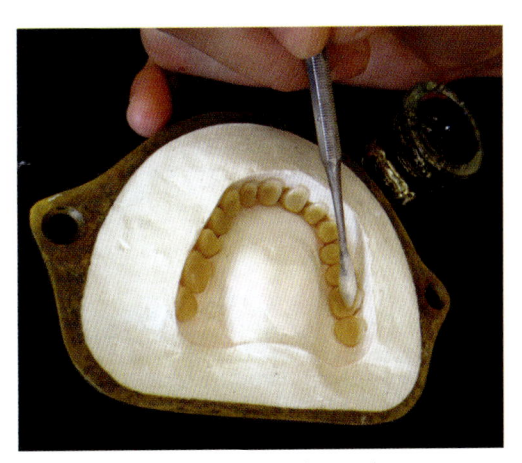

Figura 11.25 Aplicação do monômero sobre os dentes para remoção do isolante eventualmente aplicado sobre eles.

11

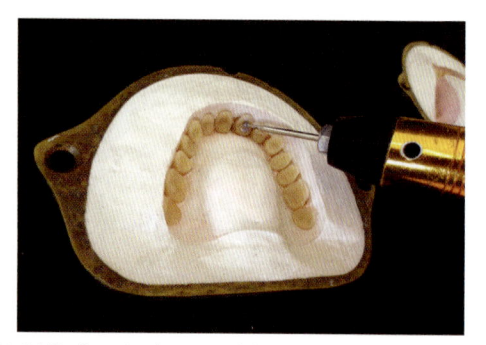

Figura 11.26 Perfuração da cervical dos dentes para aprimoramento da retenção.

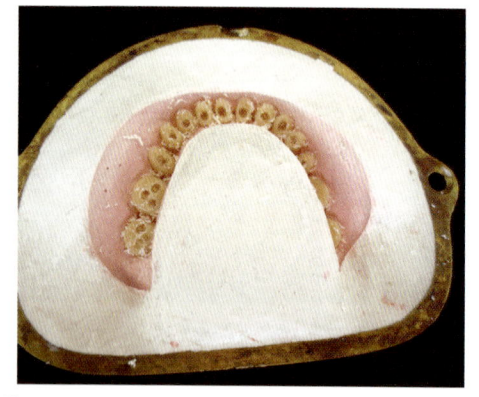

Figura 11.27 Cervicais dos dentes inferiores perfuradas.

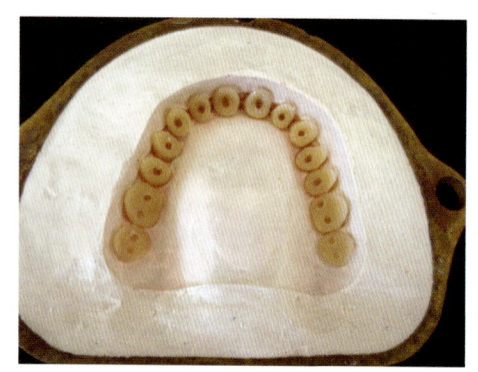

Figura 11.28 Cervicais dos dentes superiores perfuradas.

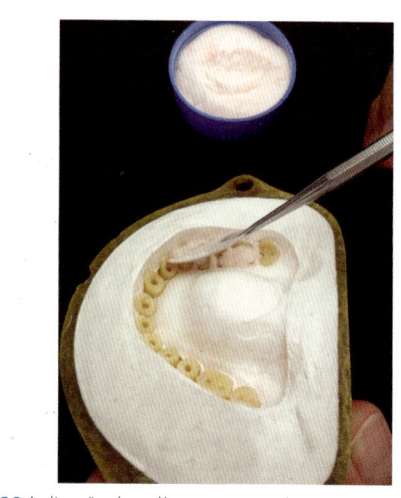

Figura 11.29 Aplicação de polímero rosa médio junto às cervicais dos dentes superiores, para acrilização *dégradé*.

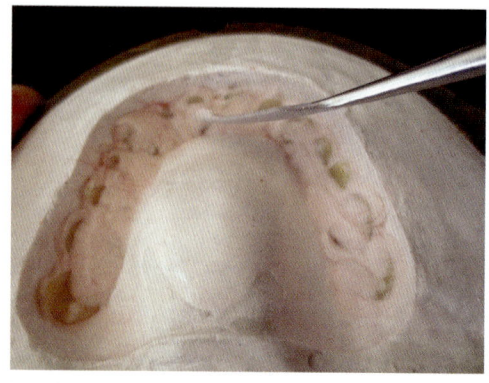

Figura 11.30 Posicionamento do polímero rosa médio nas áreas de interesse.

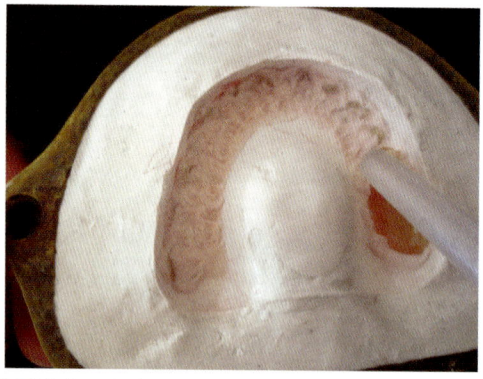

Figura 11.31 Aplicação de monômero para polimerização térmica sobre o polímero previamente posicionado.

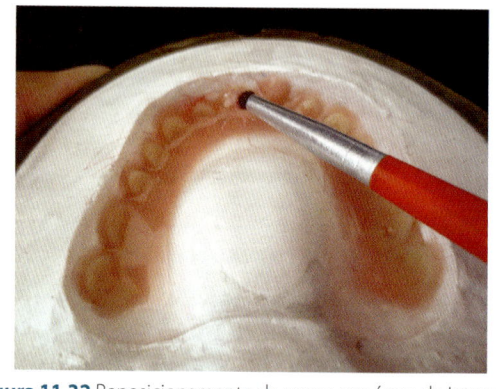

Figura 11.32 Reposicionamento da massa nas áreas de interesse.

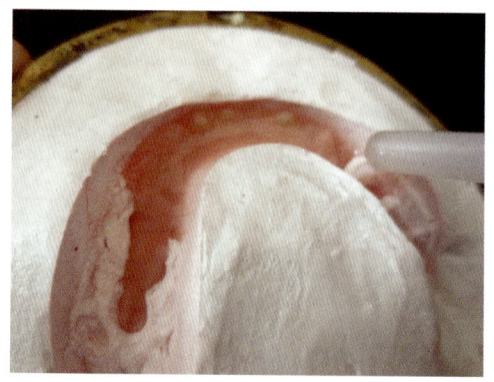

Figura 11.33 Aplicação do monômero para polimerização térmica sobre o polímero aplicado nos dentes inferiores.

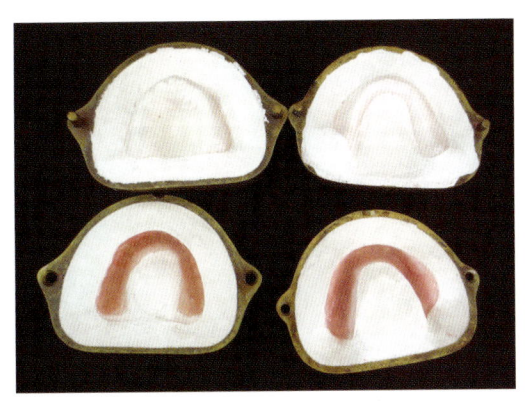

Figura 11.34 Resina rosa aplicada sobre os dentes superiores e inferiores.

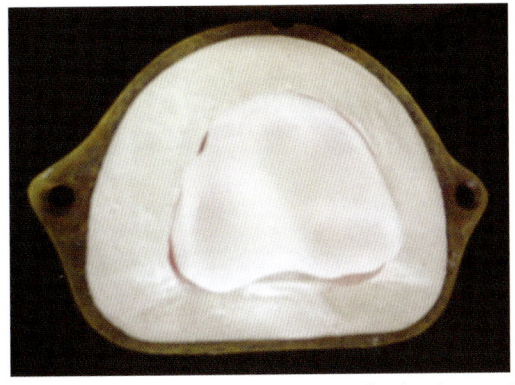

Figura 11.35 Resina incolor, na fase plástica, entulhada sobre a resina rosa na prótese superior.

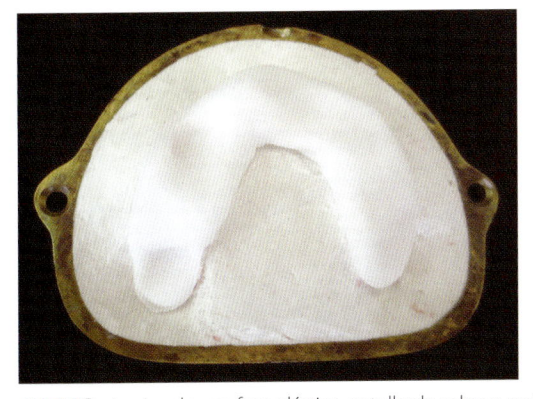

Figura 11.36 Resina incolor, na fase plástica, entulhada sobre a resina rosa na prótese inferior.

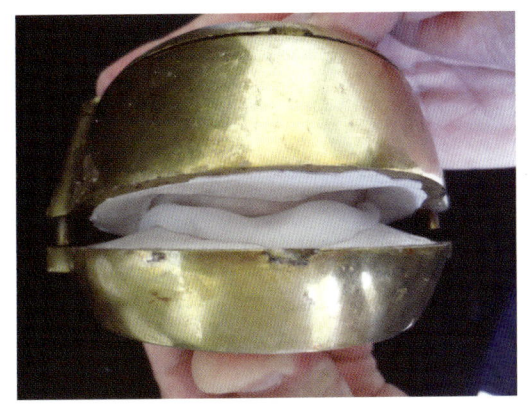

Figura 11.37 Fechamento da mufla para prensagem da resina.

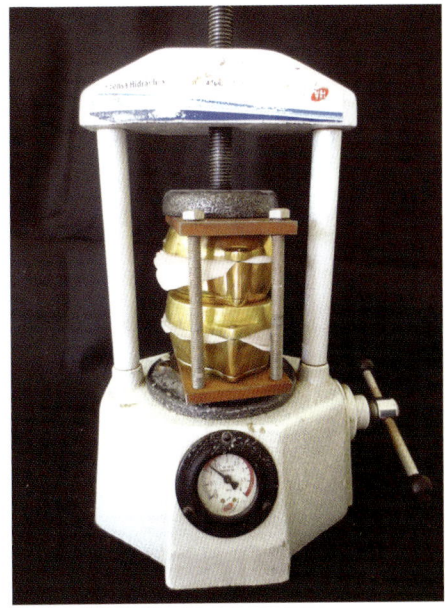

Figura 11.38 Prensagem das muflas em prensa hidráulica, com auxílio da prensa Getom, com aproximadamente 1,2 t.

11

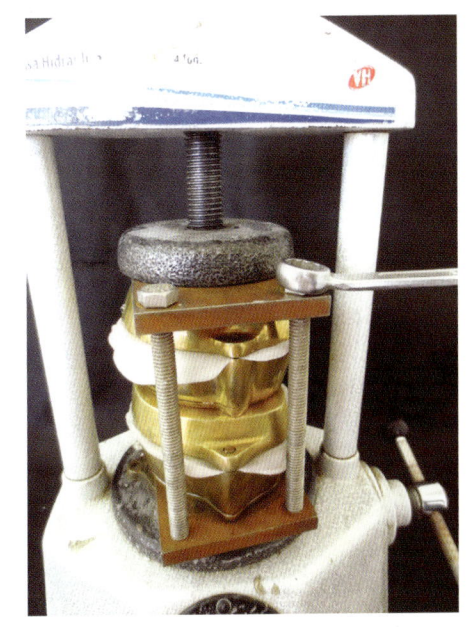

Figura 11.39 Fixação da prensa Getom após estabilização da pressão em 1,2 t.

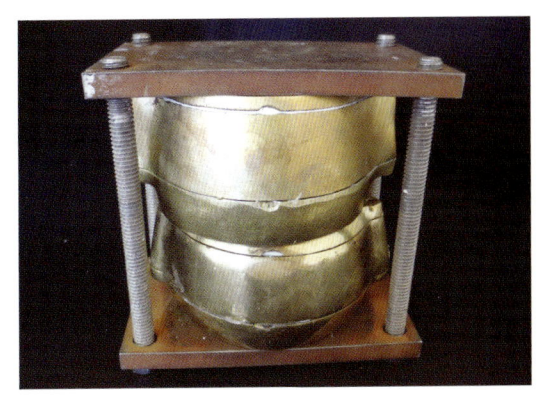

Figura 11.40 Muflas fixadas na prensa Getom, prontas para ser imersas em banho-maria a 72°C por 12 horas.

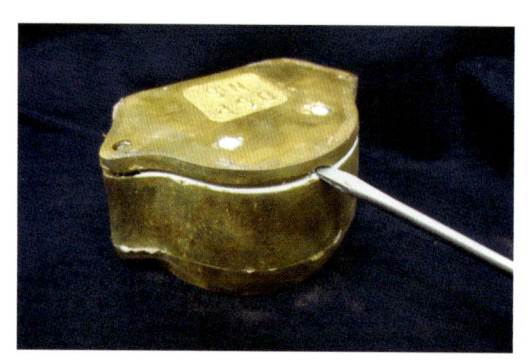

Figura 11.41 Após a polimerização, aguarda-se o esfriamento das muflas à temperatura ambiente, para então iniciar a desinclusão pela remoção da tampa da mufla.

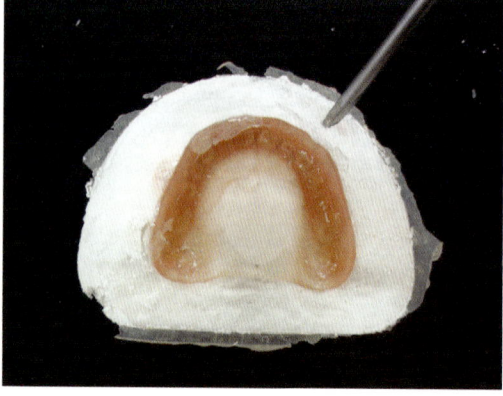

Figura 11.45 Após a remoção do gesso que preenchia a base da mufla, a base definitiva fica exposta pela remoção do corpo da mufla.

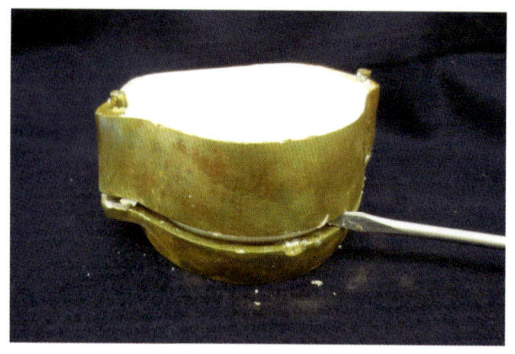

Figura 11.42 Separação da base da mufla.

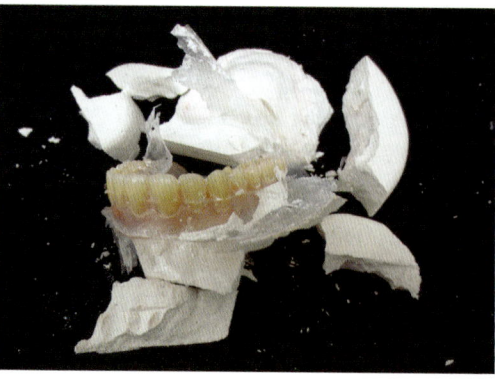

Figura 11.46 O gesso que circundava as próteses preenchendo o corpo da mufla é também removido cuidadosamente.

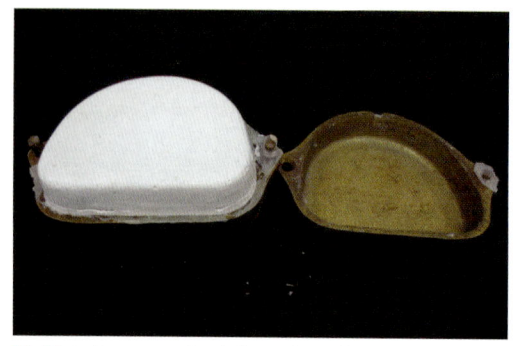

Figura 11.43 Após a remoção da base da mufla, o gesso que a preenchia fica exposto.

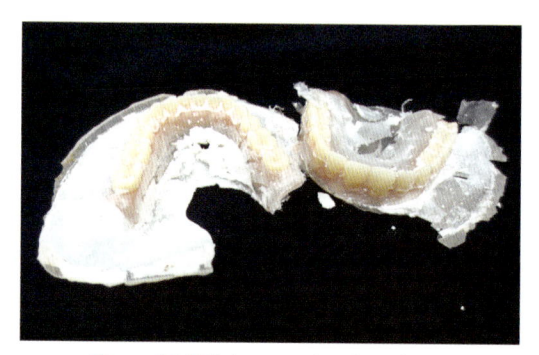

Figura 11.47 Próteses após a desinclusão.

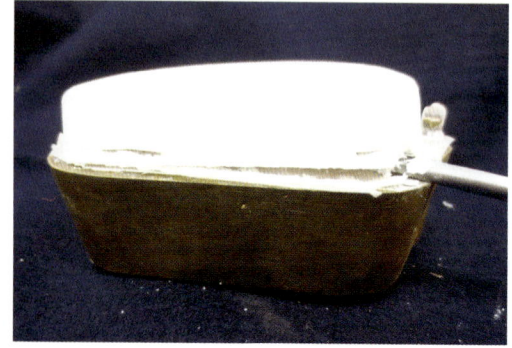

Figura 11.44 O gesso que preenchia a base da mufla é cuidadosamente removido.

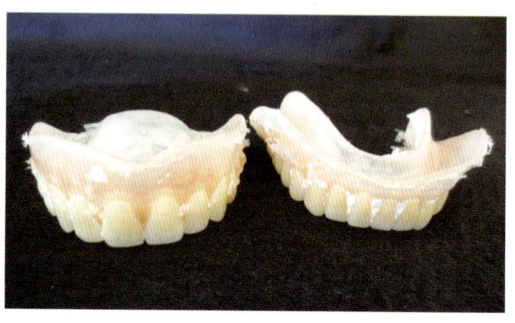

Figura 11.48 Próteses após a remoção dos excessos grosseiros de resina.

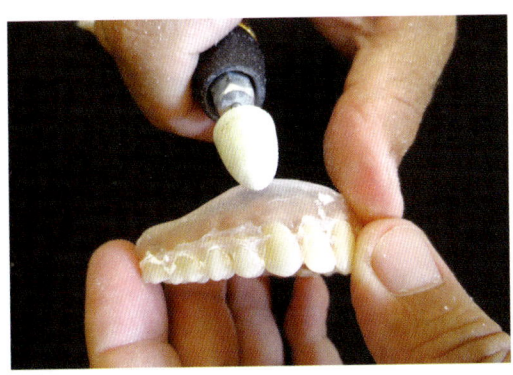

Figura 11.49 Início do processo de acabamento: remoção dos excessos de resina e gesso com brocas e pedras grossas.

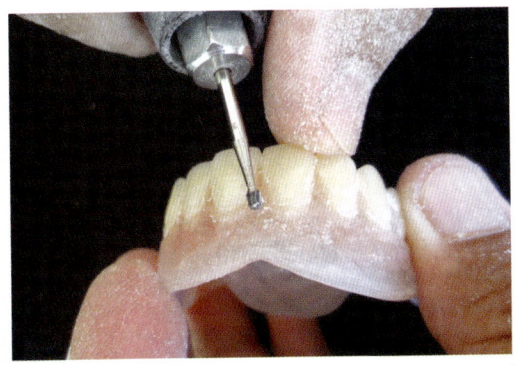

Figura 11.50 Remoção de excessos menores, com brocas mais finas.

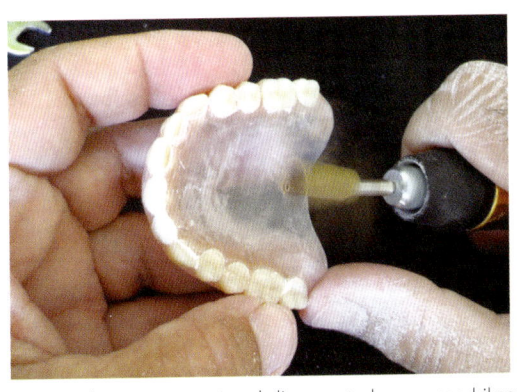

Figura 11.51 Acabamento com tiras de lixa montadas em mandril para baixa rotação.

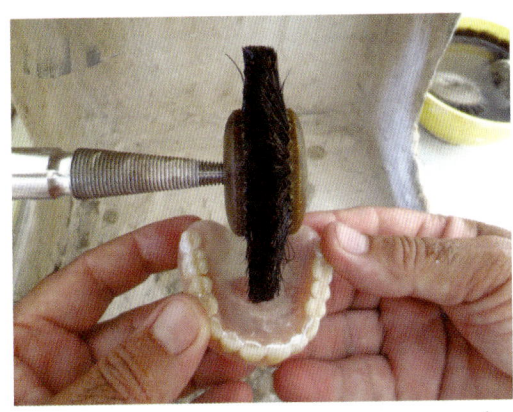

Figura 11.52 Início do polimento com pedra-pomes e escovas. É necessário bastante cuidado para manter as escovas sempre úmidas durante esse processo, a fim de não queimar a superfície da resina.

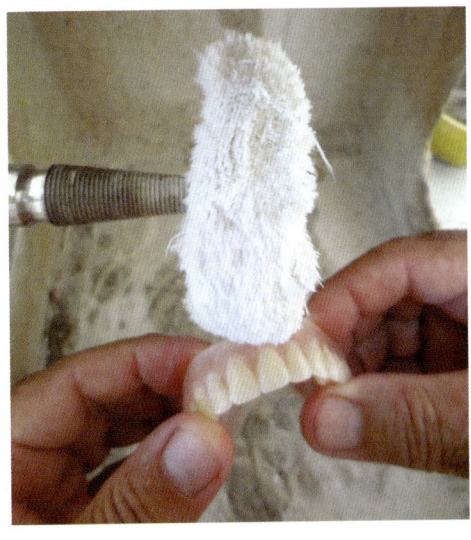

Figura 11.53 Finalização do polimento com branco de Espanha e discos de feltro, que também devem ser mantidos úmidos durante todo o processo.

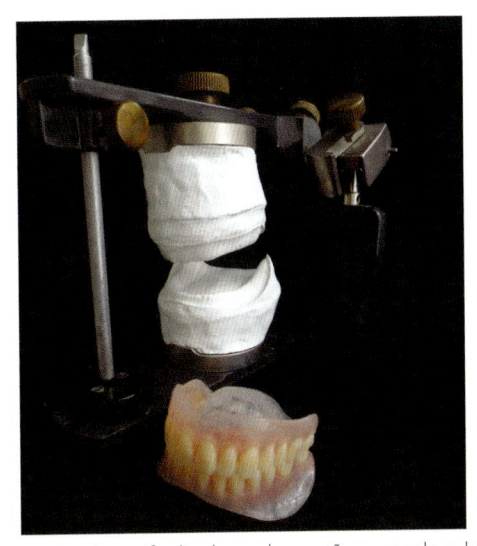

Figura 11.54 As próteses finalizadas podem então ser recolocadas em suas bases de gesso no articulador, para eventuais ajustes oclusais.

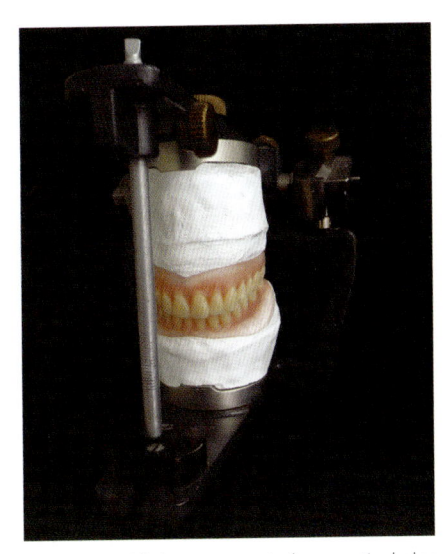

Figura 11.55 Próteses remontadas no articulador.

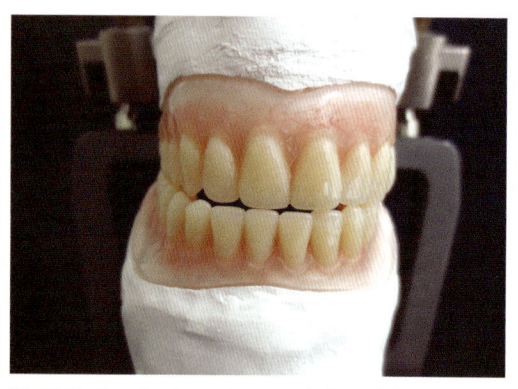

Figura 11.56 Realização de movimento de lateralidade esquerda no articulador.

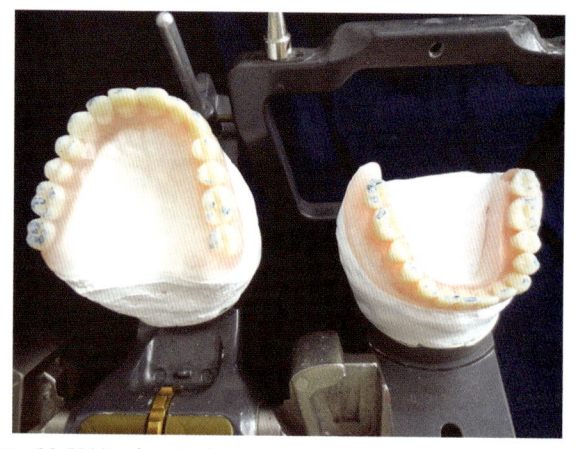

Figura 11.60 Visualização dos contatos obtidos após remontagem no articulador.

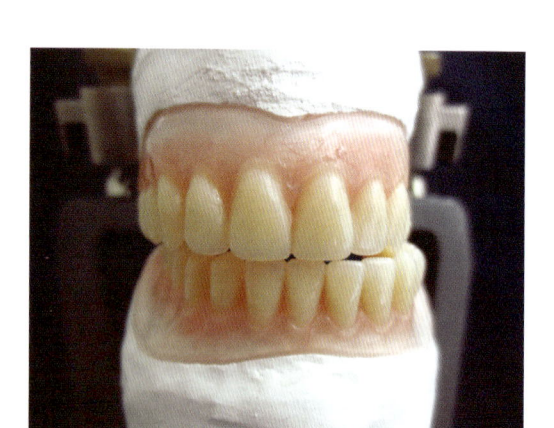

Figura 11.57 Realização de movimento de lateralidade direita no articulador.

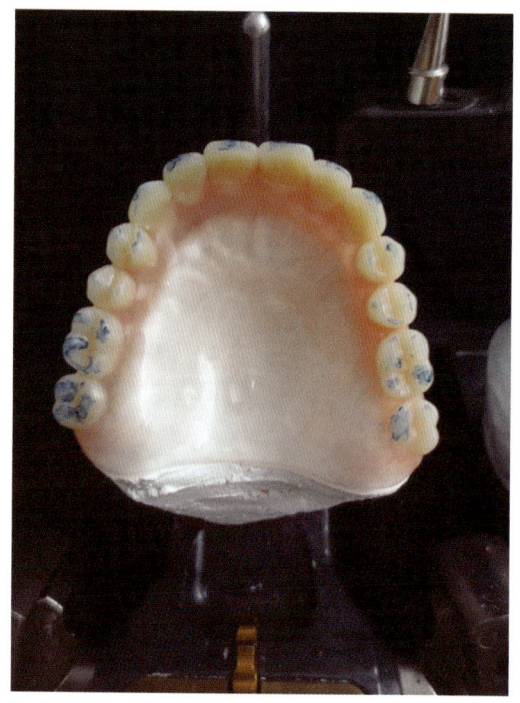

Figura 11.61 Visualização dos contatos obtidos na prótese superior.

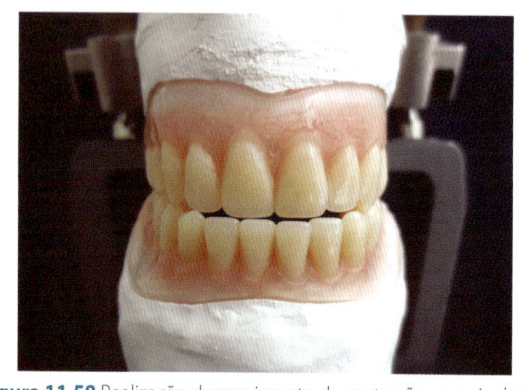

Figura 11.58 Realização de movimento de protrusão no articulador.

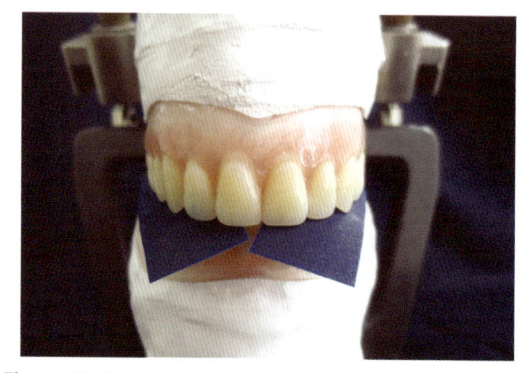

Figura 11.59 Checagem da oclusão em cêntrica no articulador.

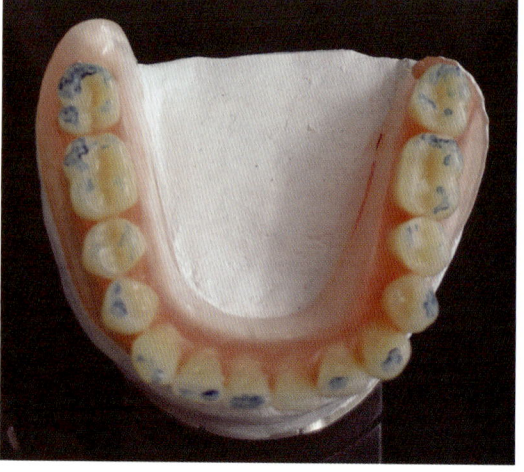

Figura 11.62 Visualização dos contatos obtidos na prótese inferior.

Apêndice

Processamento Laboratorial | Utilização da Mufla HH

O que é a mufla HH e para que serve?

Pela técnica tradicional descrita no Capítulo 11, as próteses superior e inferior são incluídas separadamente em muflas convencionais (como as que foram usadas no Capítulo 5 para confecção das bases definitivas) e/ou muflas para micro-ondas, utilizando vários tipos de ciclos de polimerização da resina acrílica ativada termicamente.

Os ciclos mais comumente aplicados são o longo (72°C/12 h) e o curto (até 65°C/30 min, 65°C/30 min, 100°C/1 h), ambos em banho-maria, utilizando a mufla convencional. Recentemente, porém, tem sido utilizada energia de micro-ondas também para a polimerização da resina acrílica (já existem resinas modificadas para essa técnica), em mufla especial para isso e com um ciclo extremamente variável de um autor para outro. O emprego de técnicas de injeção sob pressão, com aparato totalmente diferente do usual e apropriado para os sistemas de injeção também tem sido descrito. Diversos outros métodos poderiam ser citados e várias considerações poderiam ser tecidas acerca de cada ciclo e seus procedimentos. No entanto, procuraremos ser objetivos e vamos nos ater à técnica que será descrita a seguir.

Vários trabalhos na literatura demonstram alteração dos padrões oclusais obtidos em cera quando da inclusão e polimerização das próteses utilizando muflas separadas, variando de acordo com os diversos ciclos de polimerização, mas podendo levar a um indesejável aumento da dimensão vertical. Essas alterações decorrem de diversos fatores, principalmente da contração de polimerização das resinas acrílicas.

A mufla HH é um equipamento desenvolvido para possibilitar a inclusão das próteses superior e inferior unidas e em oclusão, elaborado com o intuito de minimizar as alterações oclusais decorrentes dos procedimentos de inclusão e polimerização. Segundo Cunha (2000), a mufla não diminui as distorções provocadas pela contração da resina, mas promove uma compensação entre os dentes superiores e inferiores (os quais estão ocluídos) que diminui os indesejáveis efeitos oclusais, sobretudo o aumento da dimensão vertical.

Dessa maneira, iremos realizar, neste apêndice, a inclusão e polimerização das nossas próteses em uma mufla HH, daí as próteses terem sido removidas unidas em oclusão da boca da nossa paciente. A polimerização irá utilizar o banho-maria em ciclo longo (72°C/12 h), usando polimerizadora apropriada, dotada de termostato. Isso porque esse ciclo é o que tem apresentado melhores resultados nas pesquisas ao longo dos anos.

▶ Descrição dos procedimentos

Como vimos no final do Capítulo 10, as próteses podem ir ao laboratório unidas e em oclusão (Capítulo 10, Figura 10.9), sendo, desse modo, incluídas em mufla HH (Figura 11.63). Esta é dividida em três compartimentos: a base, a parte intermediária e a contramufla.

Para procedermos à inclusão, a base definitiva superior é preenchida com gesso comum, bem como a base da mufla; a primeira é posicionada no centro da segunda, mantendo a cera e os dentes para fora (Figuras 11.64 e 11.65). Toda a superfície externa do gesso deve ser mantida expulsiva. Após a presa do gesso, a superfície externa do mesmo é isolada com isolante à base de alginato (Figura 11.66). A parte intermediária da mufla é posicionada e preenchida cuidadosamente com gesso pedra (Figura 11.67), não recobrindo a superfície interna da base definitiva inferior e deixando as superfícies externas expulsivas. Estas serão, após a cristalização do gesso, isoladas com isolante à base de alginato (Figura 11.68).

A contramufla é instalada e completamente preenchida sob vibração (Figura 11.69A). Então, uma pequena pressão é exercida para o escoamento dos excessos de gesso, que são removidos, e aguarda-se a completa presa do gesso (Figuras 11.69B e 11.70). As próteses são então levadas à água fervente (Figura 11.71) para eliminação da cera; em seguida, a mufla é aberta e dividida em três compartimentos (a base com a base definitiva superior; a parte intermediária com os dentes; e a contramufla com a base definitiva inferior), os quais são cuidadosamente lavados em água fervente (Figura 11.72A e B). Após a limpeza completa, os compartimentos separados são dispostos na bancada (Figura 11.73), e as superfícies do gesso são isoladas cuidadosamente (Figura 11.74A e B).

Observações clínicas

Alguns profissionais costumam derramar o isolante no interior da mufla nesse momento e depois removem o excesso, despejando no frasco. É um método bastante prático, rápido e que isola muito bem. O único cuidado que se deve ter é limpar bem a superfície dos dentes depois, com uma bolinha de algodão molhada no monômero da resina.

A base dos dentes é limpa com monômero para remover os excessos de isolante (Figura 11.75) e recebe perfurações (Figuras 11.76 e 11.77A) para incrementar a união com a resina a ser colocada posteriormente, utilizando uma broca carbide esférica (nº 4). As perfurações são preenchidas com resina acrílica ativada termicamente transparente, para não interferir na estética dos dentes (Figura 11.77B).

Nesse caso, para aprimorar a estética, optamos por fazer uma prótese com base incolor. Com isso, parte da cor da gengiva é transmitida para a área externa da prótese, melhorando o aspecto de naturalidade. No entanto, nas regiões vestibulares mais próximas aos dentes, é necessária a colocação de resina rosa, para que não haja áreas escuras por translucidez. Foi aplicada uma camada de resina acrílica rosa médio na vestibular, tanto da prótese superior (Figura 11.78) como da inferior.

Observações clínicas

A utilização de base incolor é muito comum no Brasil. Nós também empregamos muito a técnica de caracterização da cor da gengiva, principalmente em pacientes negros, que têm pigmentação bem acentuada na gengiva.

A etapa seguinte é o entulhamento de resina incolor na fase plástica, no interior da parte intermediária da mufla, sobre os dentes superiores e inferiores (Figura 11.79A e B). As partes da mufla são encaixadas entre si (Figura 11.80), e ela é levada para a prensa hidráulica (Figura 11.81), na qual lentamente (para possibilitar o escoamento da resina) é exercida uma força de 1,2 t. Procede-se, então, à imersão da mufla a 72°C por 12 horas, em polimerizadora dotada de termostato, para polimerização da resina acrílica. Após o término do ciclo de polimerização, a mufla é resfriada à temperatura ambiente (Figura 11.82) e aberta para a desinclusão das próteses (Figura 11.83). Devemos ter o cuidado de remover todo o gesso da parte interna das bases (Figura 11.84A e B) antes de removê-las da parte intermediária da mufla, pois o apoio diminui a possibilidade de fratura. Depois da eliminação do gesso dessa área (Figura 11.85), removem-se as próteses do interior da mufla (Figura 11.86A e B) e o gesso ao redor das próteses, separando a prótese superior da inferior. Nesse ponto, temos as duas próteses separadas e livres do excesso de gesso, prontas para o início do processo de acabamento.

O que é o acabamento e para que serve?

O acabamento é um processo de abrasão da prótese com abrasivos sucessivamente mais finos, para promover a remoção dos excessos de resina e o alisamento e polimento das superfícies desse material (à exceção das áreas basais, que não recebem polimento). Ele serve para deixar a prótese mais estética, mais compatível com as estruturas bucais, com menor acúmulo de detritos e maior facilidade para limpar.

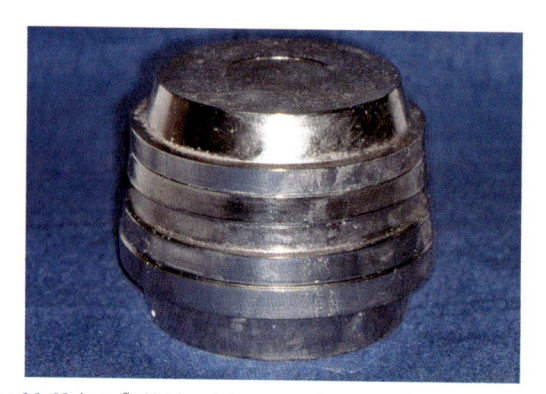

Figura 11.63 A mufla HH tem três compartimentos: a base, a parte intermediária e a contramufla.

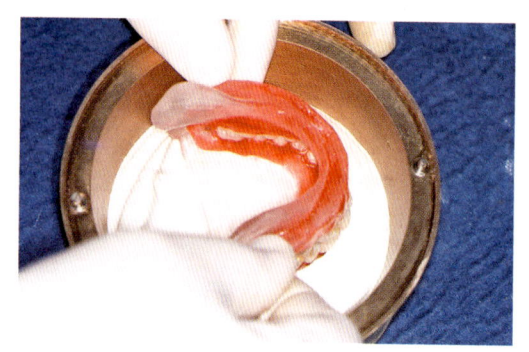

Figura 11.64 A base definitiva superior é incrustada no centro da base da mufla HH, já cheia de gesso. Adapta-se a base definitiva superior de tal maneira que fique retida. Porém, a cera e os dentes não podem ser recobertos pelo gesso e devem ficar acima da borda da base da mufla. Além disso, as superfícies externas do gesso precisam ficar expulsivas.

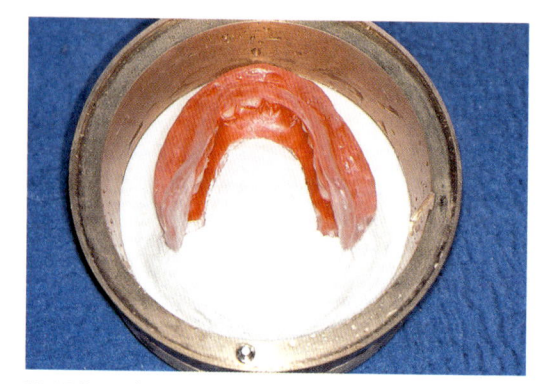

Figura 11.65 Prova da parte média da mufla, verificando se não há interferência dela nas próteses.

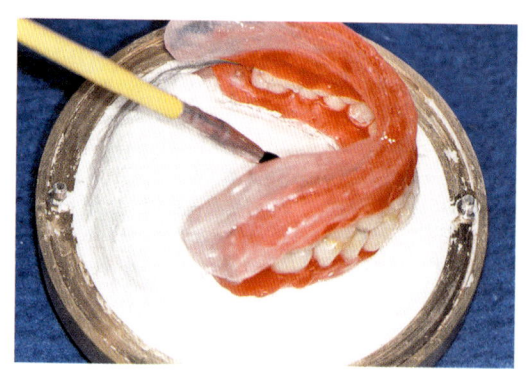

Figura 11.66 Isolamento da superfície externa após a presa do gesso, com isolante à base de alginato.

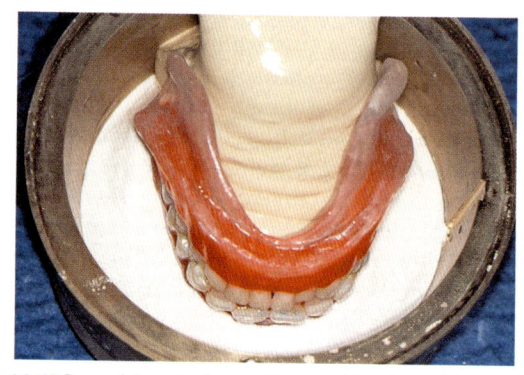

Figura 11.67 Preenchimento da parte intermediária da mufla com gesso pedra, deixando a parte interna da base definitiva inferior o mais exposta possível (sem gesso) e as superfícies externas do gesso expulsivas. Desse modo, toda a cera e os dentes (em oclusão) ficam dentro do gesso pedra.

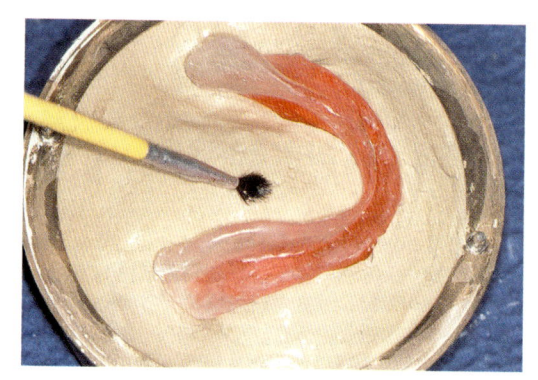

Figura 11.68 Isolamento da superfície externa do gesso com isolante à base de alginato.

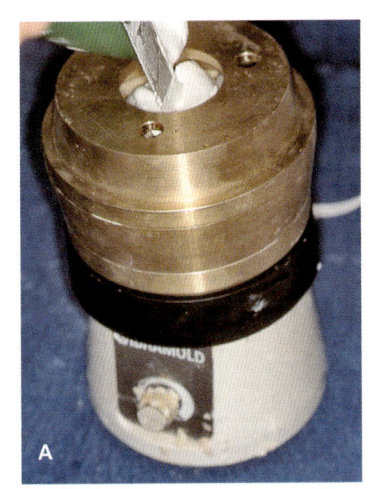

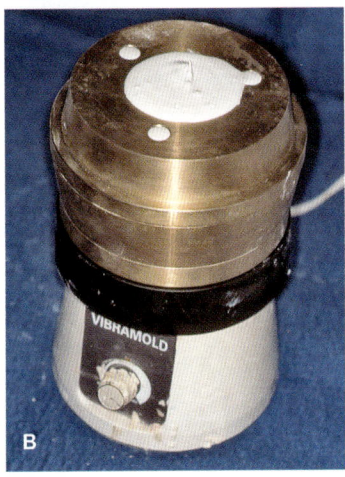

Figura 11.69A e **B** A contramufla é posicionada e preenchida com gesso, sob vibração.

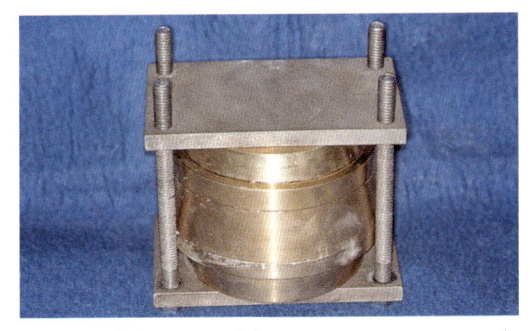

Figura 11.70 A mufla é pressionada levemente para escoamento do excesso de gesso.

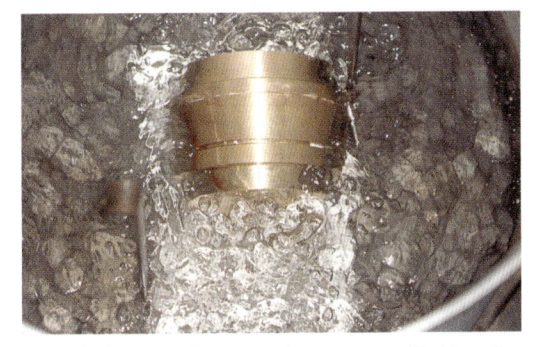

Figura 11.71 Após a completa presa do gesso, a mufla é levada em água fervente para derretimento e eliminação da cera.

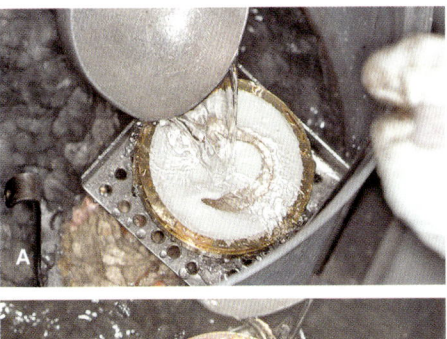

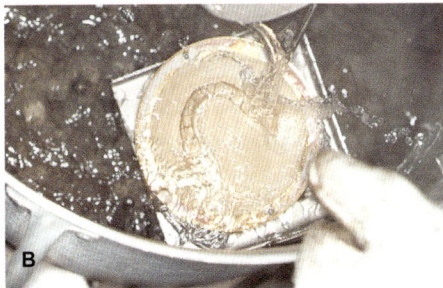

Figura 11.72A e **B** Abertura e lavagem de todos os compartimentos da mufla para remoção da cera.

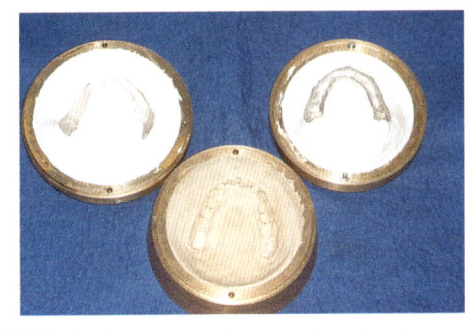

Figura 11.73 Após a lavagem, os três compartimentos são expostos: a base com a base definitiva superior; a parte intermediária com os dentes em oclusão; e a contramufla com a base definitiva inferior.

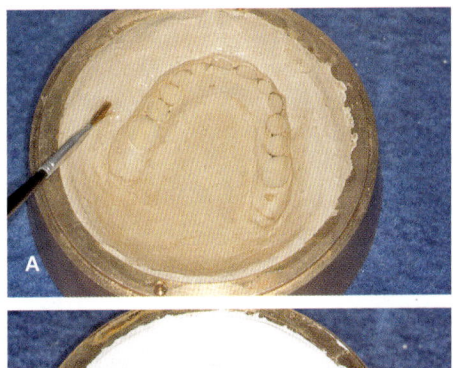

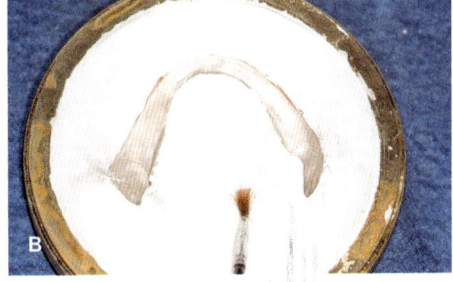

Figura 11.74A e **B** Realização do isolamento com isolante à base de alginato. Nesse momento, é importante um bom isolamento do gesso, e não é necessário grande cuidado para o não isolamento dos dentes, uma vez que o isolante será removido.

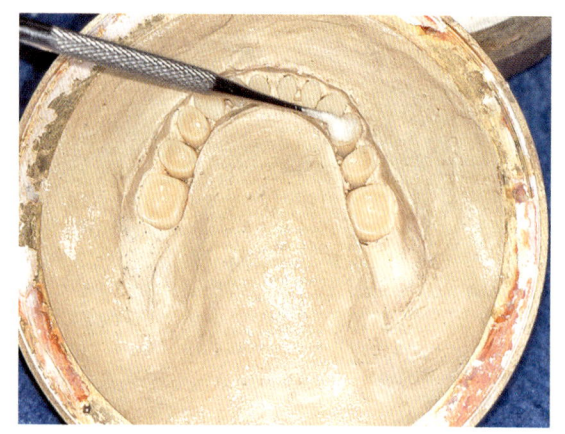

Figura 11.75 Limpeza da porção cervical dos dentes artificiais, removendo o isolante com um algodão embebido em monômero.

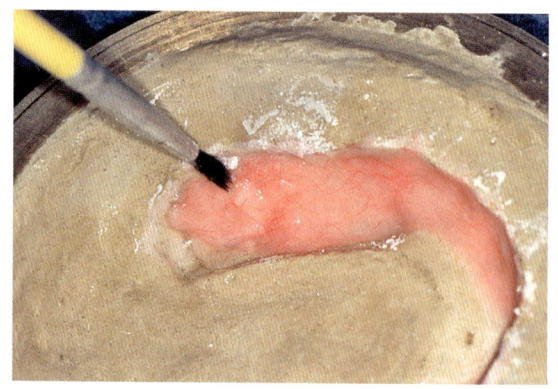

Figura 11.78 Aplicação da resina pela técnica do "pó e líquido" com pincel, na região cervical, de papilas, por vestibular. Esse passo pode ser feito com resina rosa ou colorida, para caracterização da base. A prática da caracterização da gengiva e da base incolor é incomum em outros países, nos quais, em geral, a base é da cor rosa médio.

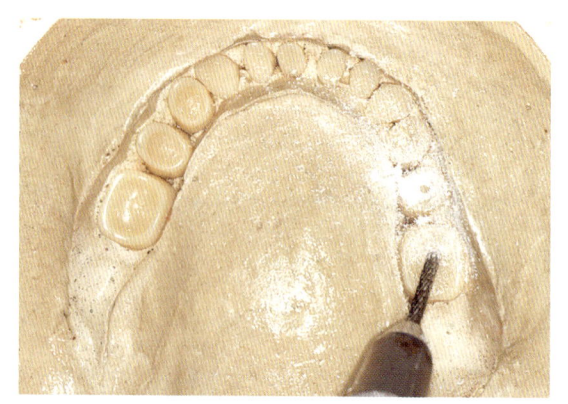

Figura 11.76 Perfurações realizadas na cervical dos dentes com broca carbide esférica, para incrementar a união com a resina acrílica a ser colocada.

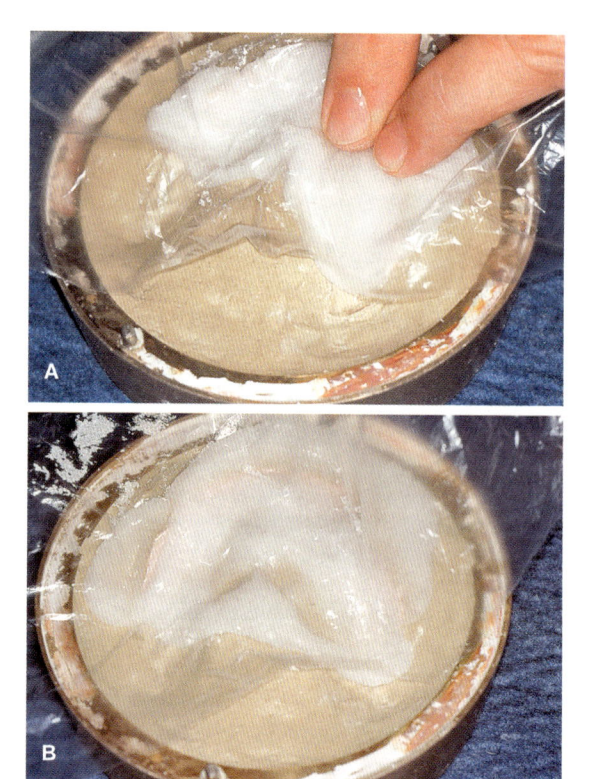

Figura 11.79A e **B** Entulhamento da resina ativada termicamente incolor, previamente dosada na proporção indicada pelo fabricante, na fase plástica.

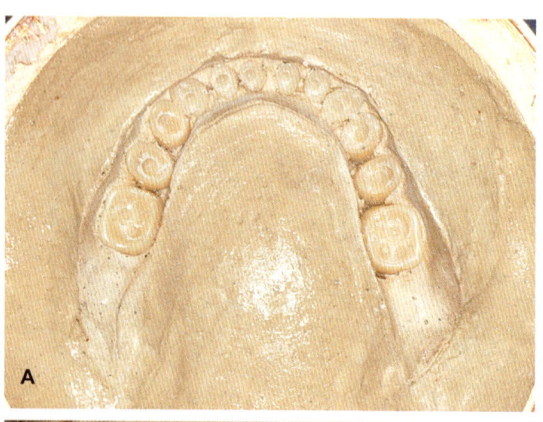

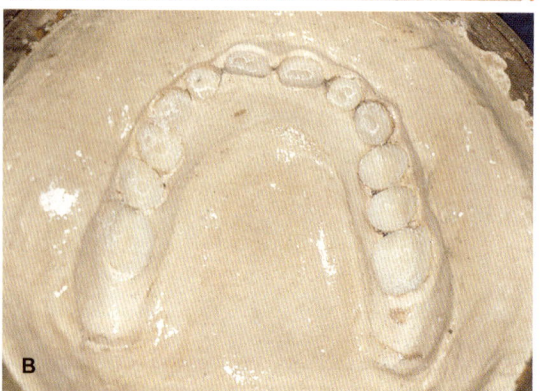

Figura 11.77A e **B** Vista dos dentes já perfurados.

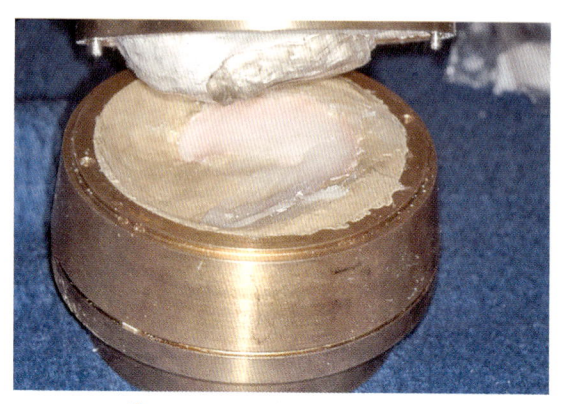

Figura 11.80 Fechamento da mufla.

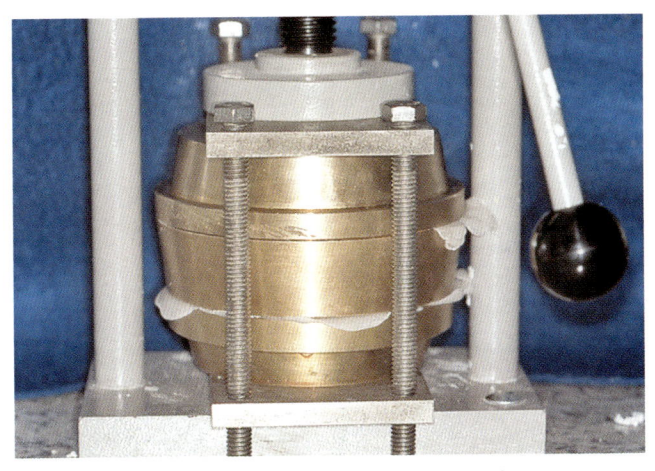

Figura 11.81 Prensagem da mufla, já colocada em prensa Getom, na prensa hidráulica, até a coaptação das bordas da mufla.

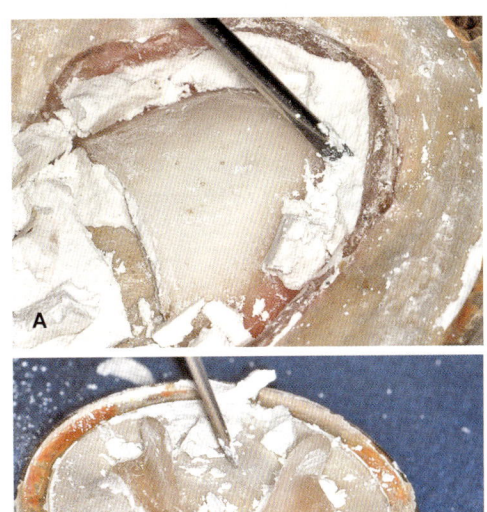
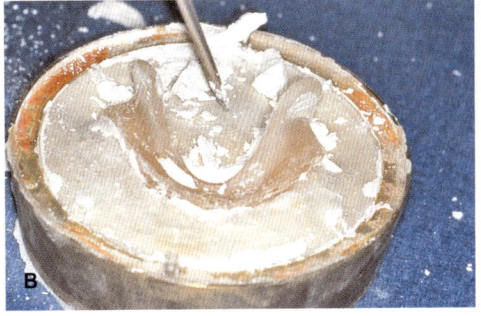

Figura 11.84A e **B** Remoção do gesso da parte interna da base definitiva.

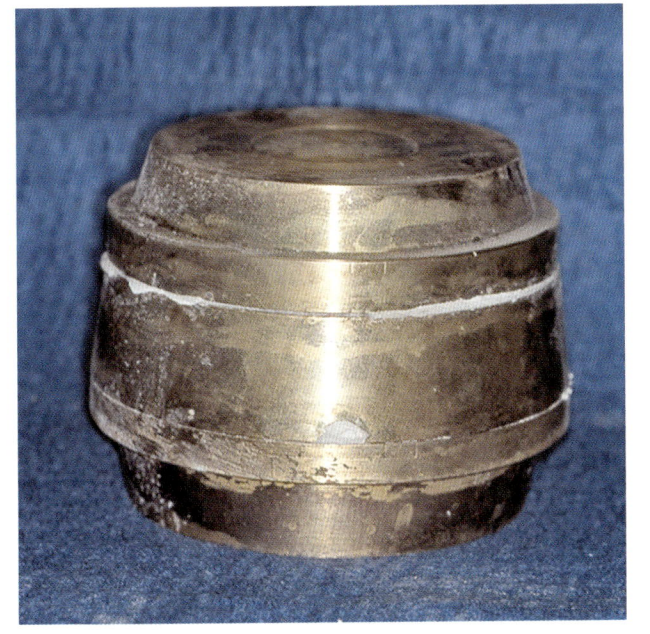

Figura 11.82 Mufla fora da prensa Getom após polimerização (a 72°C/12 h, em polimerizadora dotada de termostato) e resfriamento (à temperatura ambiente).

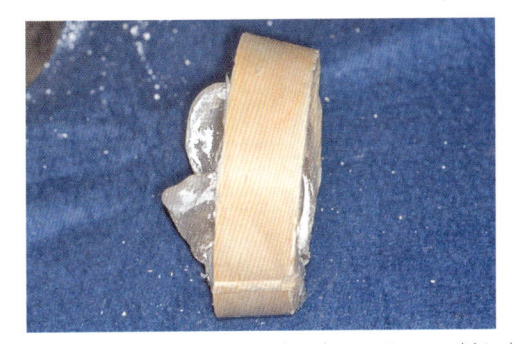

Figura 11.85 Vista lateral do gesso contido pela parte intermediária da mufla, mostrando as bases das próteses superior e inferior.

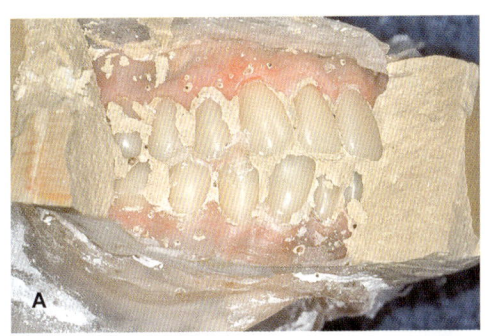
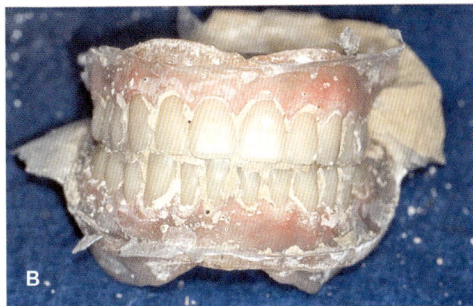

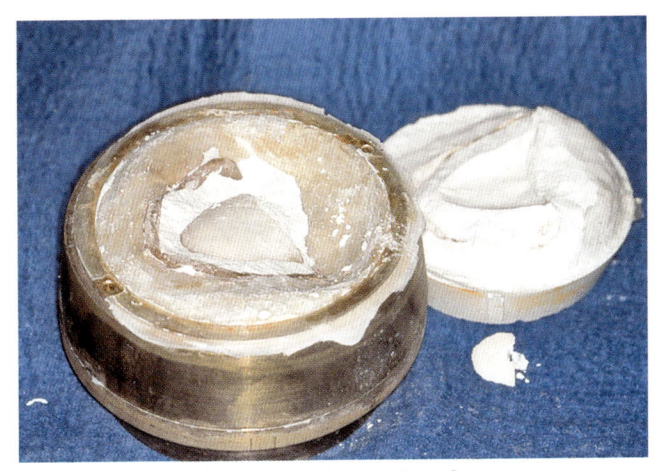

Figura 11.83 Abertura da mufla.

Figura 11.86A e **B** Remoção do gesso da parte intermediária da mufla.

▶ Descrição dos procedimentos

Inicialmente, procedemos à remoção dos excessos mais grosseiros de resina utilizando uma broca minicut e outra carbide, tanto na prótese superior (Figura 11.87A e B) quanto na inferior. Em seguida, a superfície da resina é regularizada, utilizando tira de lixa e borracha abrasiva grossa e fina (Figura 11.87C e D). Nesse momento, devemos obter uma superfície regular, mas toda opaca (Figuras 11.88A e B). A etapa subsequente é realizada em torno do polimento, utilizando rodas de pano umedecidas e pedra-pomes seguida de Branco de Espanha (Figura 11.89). Esse passo visa à obtenção do brilho final (Figura 11.90). Depois disso, as próteses devem ser mantidas em meio aquoso (Figura 11.91) até o momento da entrega.

Observações clínicas

Vários são os produtos e as técnicas disponíveis para o polimento das próteses totais. Algumas inovações, como as brocas de tungstênio (mini e maxicut) e as borrachas abrasivas foram muito bem-vindas. No entanto, alguns materiais podem danificar as próteses, principalmente aqueles à base de álcool e outros solventes orgânicos.

Paciência e cuidado são geralmente os melhores aliados do bom acabamento.

Link

Uma boa ceroplastia (Capítulo 9, Figuras 9.18 a 9.28B), o preenchimento adequado da parte intermediária da mufla (Figura 11.67), o bom isolamento (Figura 11.74A e B) e a obediência ao ciclo de polimerização longo (72°C/12 h) facilitam sobremaneira o acabamento.

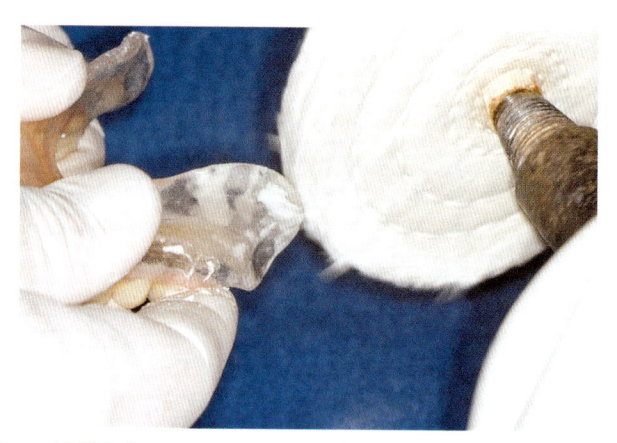

Figura 11.89 Polimento em torno, com roda de pano, utilizando pedra-pomes e depois Branco de Espanha. A escova deve ser mantida sempre bem molhada para evitar o aquecimento da resina.

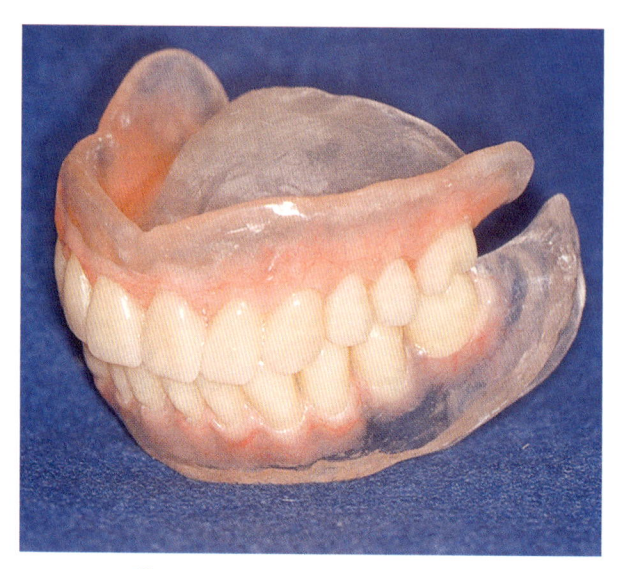

Figura 11.90 Próteses após o polimento.

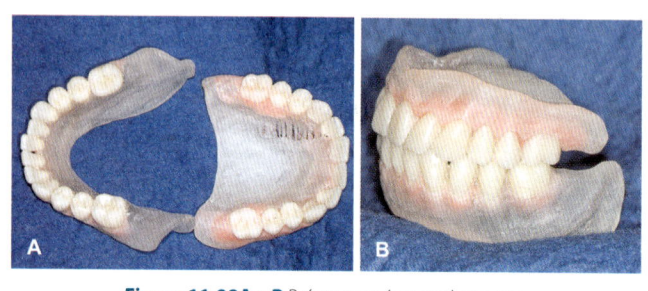

Figura 11.87A a **D** Acabamento com brocas minicut, esféricas, tiras de lixa e borrachas abrasivas.

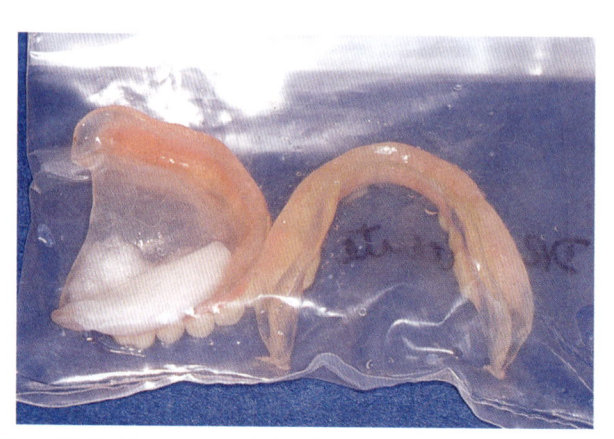

Figura 11.91 Próteses já acondicionadas em meio aquoso, para a entrega.

Figura 11.88A e **B** Próteses após o acabamento.

▶ Bibliografia

ANUSAVICE K.J. Denture base resins. Phillip's science of dental materials. 10. ed. Philadelphia: WB Saunders; 1996, p. 237-71.

BARBOSA C.M.R. *et al.* The influence of double flask processing in occlusal plane when a couple of dentures are processed in occlusal position. *Braz. J. Oral. Scienc*; 2003, v.2,n.6, p. 233-38.

BAROCINI NETO Z. *et al.* Prótese total caracterizada processada por energia de micro-ondas: descrição de um caso clínico. *PCL*; 1999, v.1, n.1, p. 40-4.

CAMPOS M.S. *et al.* Occlusal changes in complete dentures processed by pack-and-press and injection-pressing techniques. *Eur J Prosthod Restor Dent*; 2002, v.13, n.2, p. 78-80.

CUNHA V.P.P. Avaliação da estabilidade oclusal de próteses totais em relação à dimensão vertical de oclusão, em função de dois diferentes tipos de muflas. Tese de doutorado do Departamento de Odontologia da Universidade de Taubaté. Taubaté: 2000.

CUNHA V.P.P. *et al.* Mufla bimaxilar HH – um recurso laboratorial para oclusão ótima em próteses totais. *PCL*; 2000, v.2, n.8, p. 26-31.

CUNHA V.P.P. *et al.* Técnica de polimerização de próteses totais caracterizadas e implantossuportadas utilizando a mufla HH In. VII Congresso Paulista de Técnicos em Prótese Dentária: Atualização em prótese dentária – procedimentos clínico e laboratorial. São Paulo: Santos; 2001, p. 271-79.

FLAUZINO M. *et al.* Influência da caracterização da base de resina acrílica no estado psicológico dos portadores de prótese total. *PCL*; 2000, v.2, n.9, p. 21-5.

KIMPARA E.T., MUENCH A. Influência de variáveis de processamento na alteração dimensional de dentaduras de resina acrílica. *RPG*; 1996, v.3, n.2, p. 110-14.

KOBAYASHI N. *et al.* Reduction of shrinkage on heat-activated acrylic denture base resin obtaining gradual cooling after processing. *J. Oral Rehabil*; 2004, v.31, n.7, p. 710.

MARCHINI L., SOUZA H.R., CUNHA V.P.P. Improving occlusion: a flask for processing complete dentures in maximal intercuspal position. *Quintessence Dent. Technol.* Yearbook. Carol Stream; 2004, v.27, p. 213-17.

PAES JÚNIOR T.A., MARCHINI L., KIMPARA E.T. Estudo *in vitro* da porosidade da resina acrílica ativada termicamente através de ciclo longo e por energia de micro-ondas. *Pós-Grad. Rev. Fac. Odontol.* São José dos Campos; 1999, v.2, n.2, p. 36-42.

POMILIO A. *et al.* Alterações dimensionais da prótese total – na base e nos dentes de dentaduras inferiores. *RGO*; 1996, v.44, n.2, p. 77-9.

RIZZATTI-BARBOSA C.M. *et al.* A method to reduce tooth movement of complete dentures during microwave irradiation processing. *J Prosthet Dent*; 2005, v.94, n.3, p. 301-2.

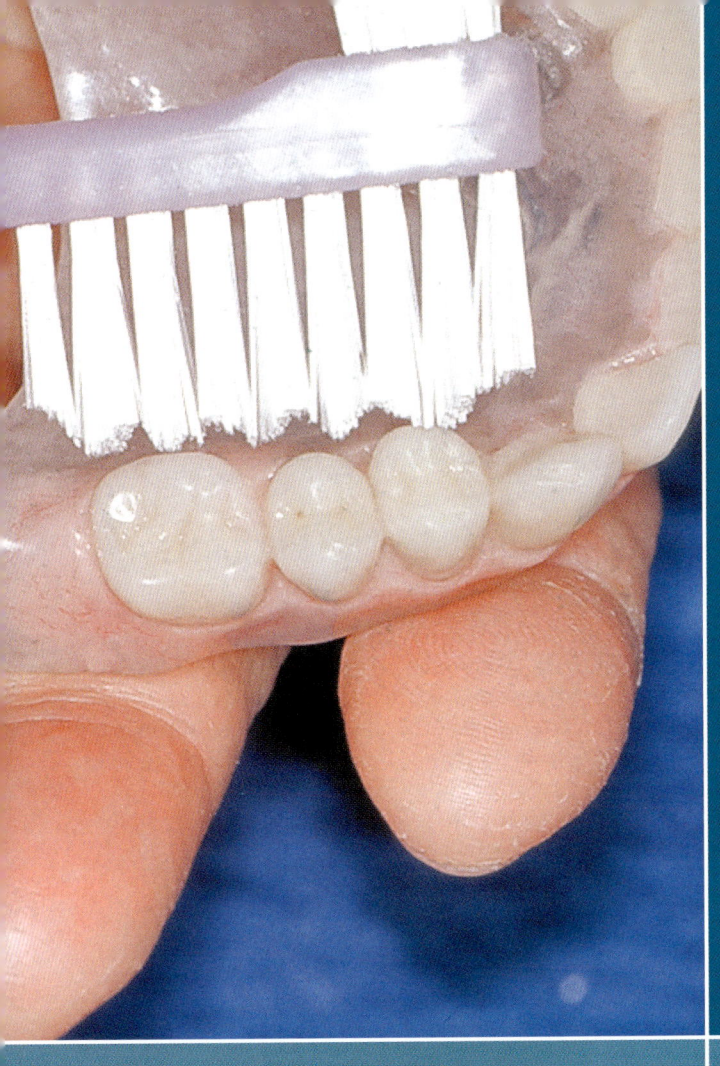

12
Entrega e Ajustes Iniciais

Leonardo Marchini
Vicente de Paula Prisco da Cunha

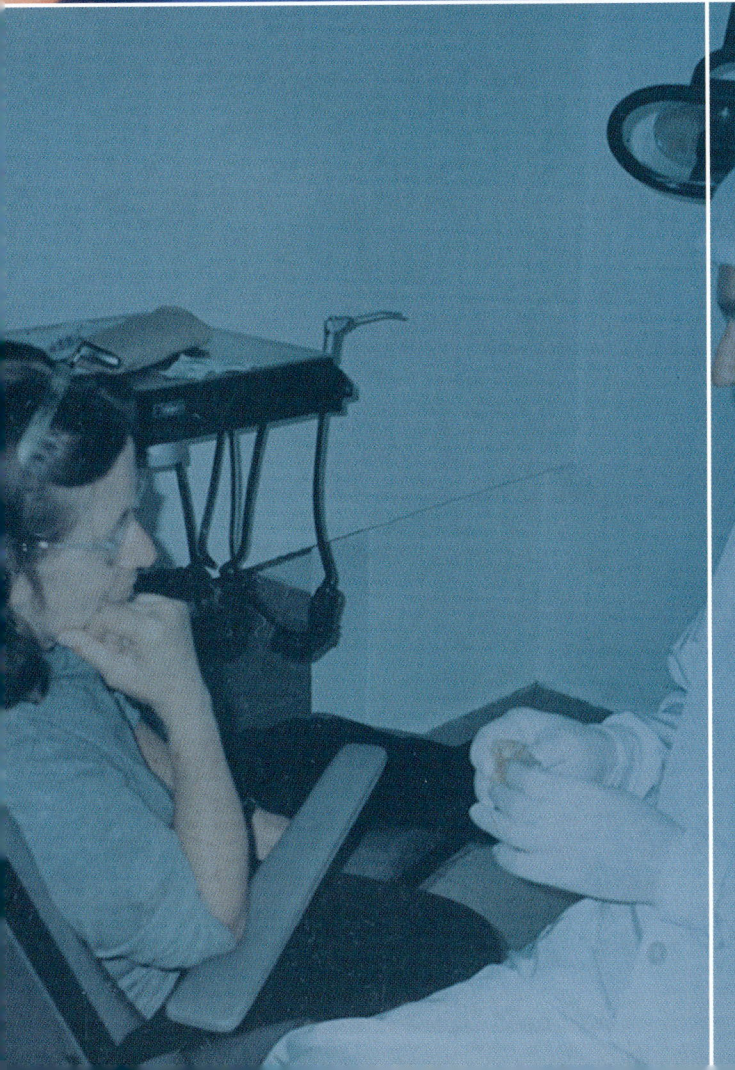

Qual a importância da consulta de entrega?

A consulta de entrega é a coroação do tratamento realizado com e para o paciente. É importante que o profissional tenha consciência de que o indivíduo fica com grande ansiedade quanto aos resultados finais a serem obtidos com as próteses, principalmente no que concerne à estética e ao conforto em função. Desse modo, geralmente aguarda-se com grande expectativa a consulta de entrega. É nesse momento que se revela a importância de ter estabelecido, durante toda a sequência anterior de elaboração da prótese, uma relação paciente/profissional favorável (Figura 12.1), na qual o cirurgião-dentista conhece as motivações e expectativas do paciente, e este entende as limitações e possibilidades da prótese.

Link

Lembra-se de quando falamos sobre informar ao paciente o diagnóstico e prognóstico, no Capítulo 1? É neste momento que vemos como é importante que ele conheça o prognóstico da sua prótese logo no início do tratamento.

No entanto, mesmo quando a relação descrita é obtida nas etapas anteriores, o profissional deve proporcionar, no momento da entrega, tranquilidade e segurança quanto aos resultados finais a serem obtidos. Tal propósito só terá êxito se o cirurgião-dentista tiver pleno conhecimento dos passos a serem seguidos para orientar corretamente o processo de adaptação da prótese ao paciente e vice-versa.

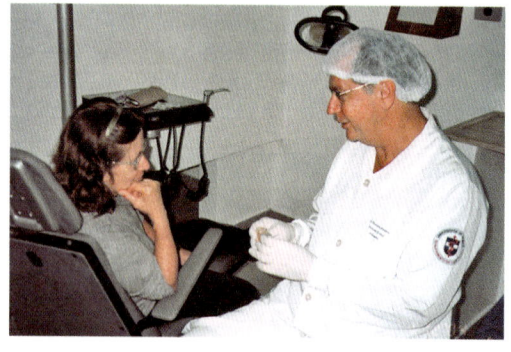

Figura 12.1 O estabelecimento de uma relação paciente/profissional de confiança e respeito mútuos é de grande importância no momento da entrega, uma vez que a expectativa do paciente nessa consulta é alta.

Observações clínicas

Na consulta de entrega, o profissional deve estar atento a uma série de requisitos fundamentais para o bom desempenho da prótese em função. A verificação desses requisitos pode ser dividida em: verificação dos requisitos oclusais, verificação da adaptação periférica e verificação dos aspectos estéticos e fonéticos.

Além disso, é fundamental que o profissional instrua o paciente quanto aos cuidados caseiros que ele deve ter com as suas próteses.

▶ Descrição dos procedimentos

Durante a instalação da prótese na boca do paciente, o profissional já deve observar, durante a trajetória de inserção, eventuais interferências que possam dificultar a realização desse procedimento pelo próprio paciente. Após acomodar a prótese ao rebordo, o cirurgião-dentista deve verificar a adaptação da borda da prótese à zona de selamento periférico e dos recortes às inserções musculares correspondentes, de modo a averiguar se há ou não sobre-extensão visível nessas áreas.

O exame da quantidade de retenção que a prótese superior oferece também deve ser realizado, exercendo uma força de tração de superior para inferior na região dos incisivos centrais. O selado posterior é testado mediante a realização de uma pressão de inferior para superior e de posterior para anterior na incisal dos incisivos centrais, promovendo um movimento de báscula para o qual a resistência principal é o perfeito vedamento da zona de selamento posterior.

▶ Verificação dos requisitos oclusais

Essa é uma checagem que se inicia em cêntrica (Figura 12.2A) e deve ser o primeiro fator a ser avaliado, a não ser que haja desadaptação das bases que impeça a completa inserção das próteses (algo pouco provável, uma vez que se trata de bases definitivas, já provadas anteriormente). A primeira avaliação é visual, observando se o padrão oclusal outrora visto em cera (Capítulo 10, Figura 10.1) manteve-se adequadamente após o processamento laboratorial e se não há qualquer interferência oclusal visível.

Link

A obtenção de curvas de compensação adequadas, a montagem correta dos dentes e o processamento laboratorial utilizando o ciclo longo (72°C/12 h) são fatores diretamente relacionados com um aspecto oclusal adequado neste momento.

Se não houver qualquer alteração visível, devemos realizar uma avaliação mais apurada, com auxílio de carbono fino para articulação e pinças apropriadas.

Observações clínicas

Vários carbonos para ajuste oclusal estão disponíveis no mercado odontológico. Nós recomendamos, para ajuste de próteses totais, carbonos finos, com aproximadamente 20 μm de espessura. Os pontos marcados em carbono devem ser analisados com atenção. No fechamento, é adequado que haja contatos em todos os dentes posteriores, simultâneos e bilaterais, além de leves contatos anteriores.

Devido ao cuidado técnico com a oclusão e à utilização de vários artifícios e técnicas para aprimorá-la, no caso tratado não tivemos grandes ajustes oclusais a serem feitos para obter um resultado satisfatório. No entanto, quando houver necessidade, desgastes um pouco mais extensos podem e devem ser promovidos para estabelecer a oclusão adequada, usando os mesmos princípios. Há casos que exigem até a remontagem em articulador para ajuste da oclusão.

A próxima etapa é verificar os contatos oclusais em movimentos excêntricos da mandíbula (lateralidades e protrusão). Neste momento, devemos observar as características de uma oclusão balanceada, ou seja, contatos anteriores e posteriores em protrusiva, contatos em grupo do lado de trabalho e pelo menos um toque do lado de balanceio em lateralidade. Na Figura 12.2B a D, podemos notar que as nossas próteses obedeceram também a esse quesito.

Mais ajustes oclusais podem ser necessários após alguns dias de uso, pela acomodação das próteses nos rebordos e também pela reordenação da musculatura mastigatória.

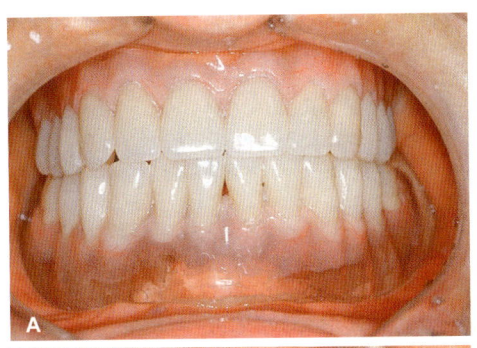

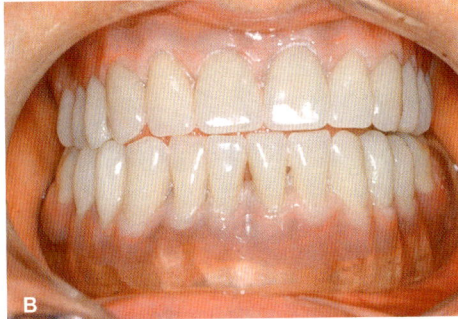

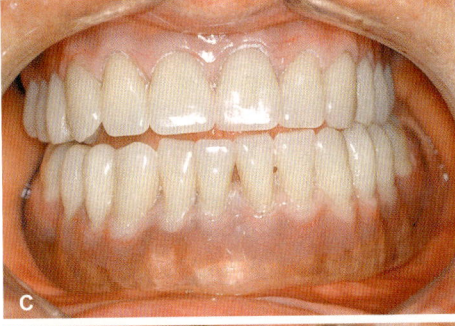

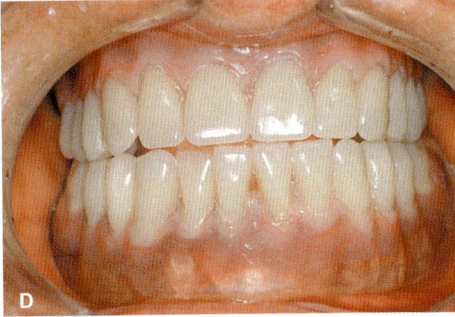

Figura 12.2A a **D** Verificação da oclusão balanceada em cêntrica, lateralidades e protrusiva.

Verificação da adaptação periférica

Considerando que a prótese foi confeccionada a partir de uma base definitiva já provada, em geral temos poucos ajustes de periferia a realizar na ocasião da entrega. Muitas vezes, algum ponto de pequena interferência tende a se tornar evidente com o uso, durante as diversas funções orais; esse é um dos

fatores que requer consultas de controle. Além disso, algum ponto de sobre-extensão pode surgir após os ajustes oclusais devido à acomodação da prótese enquanto os ajustes são feitos, e não pelos ajustes propriamente ditos.

Observações clínicas

Devemos estar atentos para o fato de que nem sempre as lesões na região periférica são causadas por sobre-extensão da base. Em geral, elas são ocasionadas por contatos prematuros que direcionam forças sobre a parte periférica da prótese, provocando lesão. A desatenção para esse item pode provocar desadaptação da porção periférica da prótese, causada por desgaste intempestivo e desnecessário da área de selamento, uma vez que a solução para o problema seria um ajuste oclusal.

Link

Os cuidados com moldagem anatômica, delimitação da área basal, confecção da moldeira individual, moldagem funcional e obtenção das bases definitivas podem ser recompensadores na consulta de entrega, resultando em pouco ou nenhum ajuste de periferia.

Verificação dos aspectos estéticos e fonéticos

A checagem dos aspectos estéticos e fonéticos talvez seja a mais aguardada pelo paciente, que deverá participar desse momento. Para isso, ele deve receber um espelho, a fim de visualizar o aspecto estético obtido. Pequenas modificações de forma e contorno dentário podem ainda ser realizadas caso a pessoa demonstre insatisfação; porém, grandes alterações da morfologia ou da coloração exigem a confecção de uma nova prótese, daí a necessidade de se atentar adequadamente para esses fatores na ocasião da prova dos dentes artificiais.

Os aspectos estéticos devem ser compatíveis com aqueles observados em cera (Capítulo 10, Figuras 10.5A e B; 10.6 e 12.3A), com o adicional de melhora quanto à cor da base, mais próxima do natural do que a cera. A reposição da altura facial, no terço inferior, também é visível (Capítulo 1, Figuras 1.1 a 1.3; 12.3B e C; 12.4A). Desde que a prótese é instalada (Figura 12.4B), antes dos ajustes que antecedem a atual observação, o profissional já deve estar atento às modificações de pronúncia do paciente. Nenhuma grande alteração deve ser notada, a prótese não pode soltar-se durante a fala, e os sons devem ser emitidos com naturalidade. Pequenas alterações de pronúncia, principalmente do "s", podem ocorrer e serão provavelmente autoajustadas com a reordenação da musculatura envolvida.

Link

Foram várias as nossas preocupações estéticas desde a confecção do padrão de cera superior, passando pela individualização para plano de orientação, escolha da cor e dos dentes, prova dos dentes anteriores, montagem dos dentes, ceroplastia e prova estética e funcional da montagem dos dentes em cera. Portanto, não devemos ter surpresas quanto a esse quesito, uma vez que houve ativa participação e consentimento do paciente em diversas dessas etapas. Se não fosse dessa maneira, poderíamos esperar problemas quanto a isso.

12

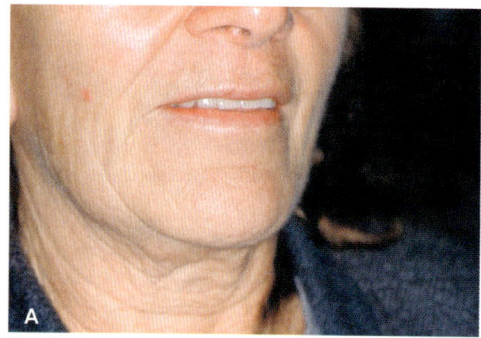

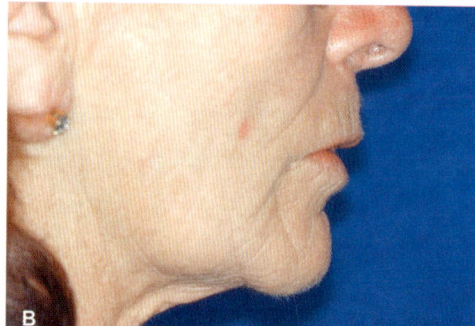

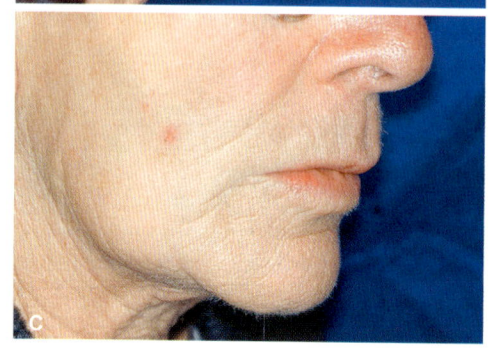

Figura 12.3A a **C** Estética do terço inferior da face em diversas vistas. Compare com as Figuras 1.1 a 1.3 do Capítulo 1.

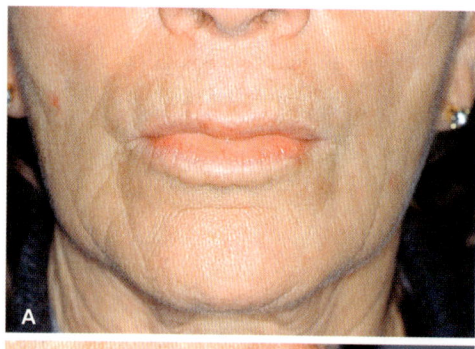

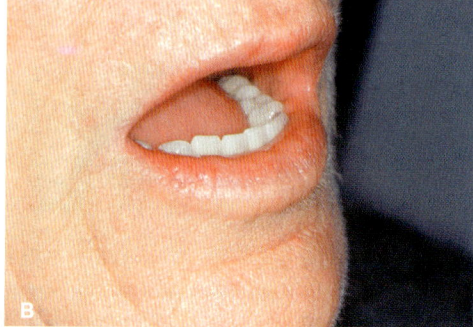

Figura 12.4A e **B** Provas fonéticas. Solicita-se ao paciente que realize a emissão de sons diferentes, como "p", "m" e "s".

▶ Orientação quanto aos cuidados caseiros

Embora muitos pesquisadores tenham dedicado-se a esse tema, ainda é incomum encontrar pacientes que tenham recebido instruções adequadas de como proceder para realizar a manutenção e higiene das suas próteses totais. Talvez seja esse o fator que mais contribui para que sejam encontradas, com grande frequência, próteses fraturadas e portadoras de grande acúmulo de cálculo e pigmentos, causando quadros inflamatórios de diversas magnitudes nos tecidos subjacentes.

As próteses totais podem ser higienizadas de diversas maneiras, utilizando grande variedade de produtos desenvolvidos para esse fim. O modo mais comum é a escovação com pasta dentifrícia, embora a abrasão da prótese pela pasta possa causar aspereza superficial e maior acúmulo de detritos, razão pela qual a pasta deve ser evitada. A escovação deve ser realizada após cada refeição, e o paciente precisa ser orientado pelo profissional a utilizar escova apropriada, uma vez que escovas duras e/ou pastas abrasivas podem causar desgaste indesejado da prótese.

A escova adequada deve ter cerdas em ambos os lados da cabeça, além de um tufo mais grosso para escovar a parte externa da prótese (Figura 12.5A e B) e um mais comprido para alcançar as partes mais profundas da região basal (Figura 12.6).

A escovação com sabão ou sabonete também pode ser feita se o paciente assim preferir, tomando-se os mesmos cuidados. Atualmente, encontram-se com facilidade no mercado nacional produtos para limpeza química das próteses totais, os quais podem ser divididos em peróxidos alcalinos, hipocloritos alcalinos, ácidos diluídos, agentes desinfetantes e enzimas. Algumas vezes, eles podem vir como associações de dois princípios ativos. Os de higiene química devem ser utilizados durante períodos relativamente longos (p. ex., durante todo o período noturno), para um resultado adequado de limpeza.

Pesquisas mais recentes têm comprovado maior eficiência da higiene quando dois métodos de limpeza são associados, como escovação e posterior imersão em um produto químico. No mercado nacional, é fácil encontrar materiais efervescentes à base de enzimas, nos quais as próteses devem ser imersas idealmente durante uma noite inteira (Figura 12.7A a C).

Para pacientes com problemas motores, a utilização de produtos químicos para limpeza das próteses geralmente proporciona melhora significativa da higiene das mesmas. Nesses casos, o uso do aparelho de ultrassom também é indicado.

O Quadro 12.1 resume os meios de limpeza das próteses, seu modo de ação e suas principais vantagens e desvantagens.

Pode ser ressaltado, ainda, que, quando a prótese total for feita de qualquer outro material que não a resina acrílica ativada termicamente, como bases resilientes e condicionadores de tecido, o regime de higiene deverá ser alterado de acordo com a indicação do fabricante. Isso porque esses materiais podem sofrer alterações graves de forma e cor quando em contato com alguns dos produtos de limpeza citados.

Quadro 12.1 Meios de limpeza das próteses, modo de ação e principais vantagens e desvantagens.

Meios de limpeza	Modos de ação	Vantagens	Desvantagens
Escovação	Físico	Tem custo baixo e boa eficácia	Pode causar desgaste e exige capacidade motora
Ultrassom	Físico	Não exige capacidade motora	Tem alto custo e é eficaz somente se associado a produtos químicos
Peróxidos alcalinos	Químico	Não exigem capacidade motora	Podem causar descoloração da prótese
Hipocloritos alcalinos	Químico	Não exigem capacidade motora, além de ser fungicida e bactericida	Podem causar descoloração da prótese e corrosão de metais. Não podem ser usados em prótese parcial removível (PPR)
Clorexidina	Químico	É fungicida, bactericida e não exige capacidade motora	Causa manchamento da prótese
Enzimas	Químico (geralmente em associação)	Não exigem capacidade motora	Têm pequena eficiência quando isoladas
Ácidos diluídos	Químico	Não exigem capacidade motora	Provocam corrosão de metais e não podem ser usados em PPR

Além da instrução dos pacientes para a criação de métodos adequados de higiene das próteses, também é de responsabilidade do cirurgião-dentista orientá-los quanto aos procedimentos inerentes ao uso da prótese total. Muitos autores recomendam a remoção das próteses durante a noite, de modo a evitar que os tecidos subjacentes fiquem sob a ação delas e de possíveis microrganismos a elas associados durante esse período. Além disso, no tempo em que não estiver na boca, o paciente deve ser orientado a manter a prótese imersa em água ou em solução de limpeza. Essa precaução busca, principalmente, proteger a prótese contra traumas mecânicos durante o armazenamento fora da boca.

Embora pareçam óbvias para os profissionais, informações quanto à fragilidade e à resistência das próteses também devem ser dadas ao paciente para que ele saiba os riscos de fratura que podem advir do manuseio inadequado.

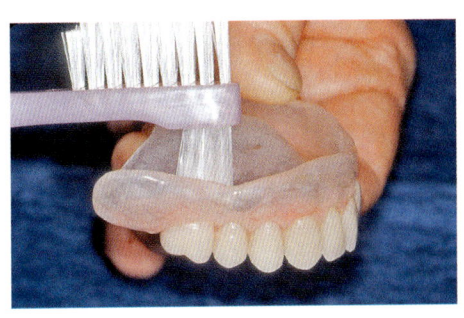

Figura 12.6 O outro lado tem cerdas mais longas e em menor quantidade, para limpeza da parte basal.

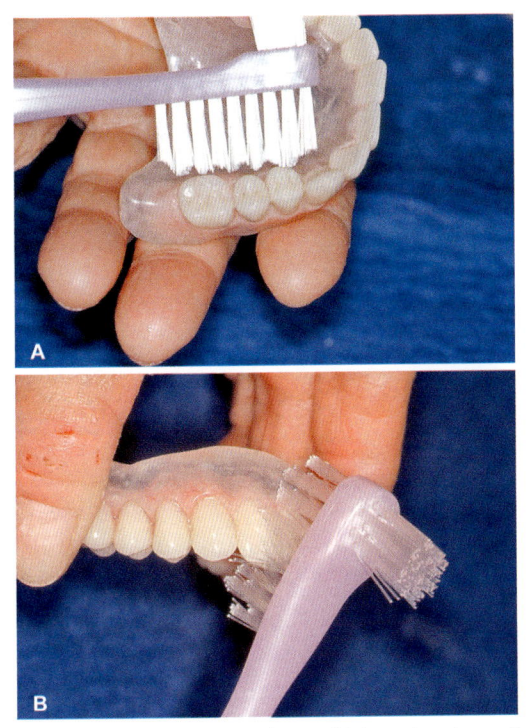

Figura 12.5A e **B** A escova apropriada para higiene da prótese dispõe de quantidade maior de cerdas em um dos lados, para limpeza externa da prótese.

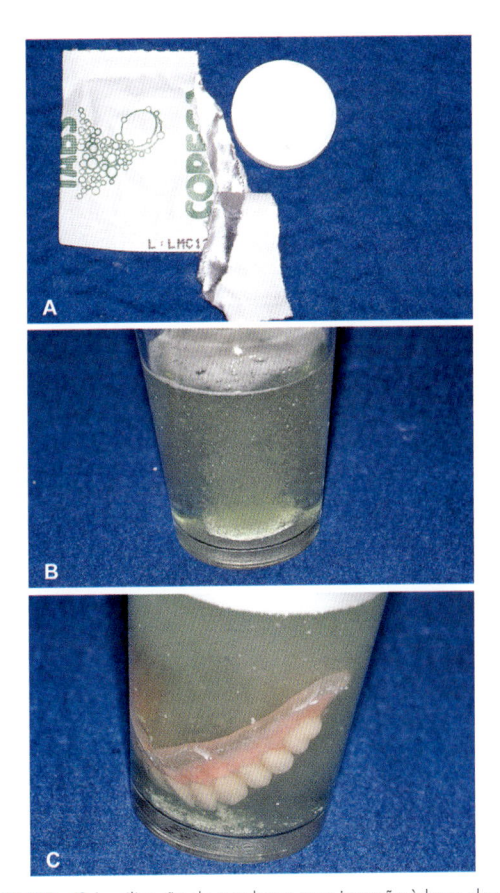

Figura 12.7A a **C** A utilização de produtos para imersão à base de enzimas, em tabletes efervescentes, pode ser feita 1 vez/semana, durante uma noite, para auxiliar na limpeza mecânica e na remoção de manchas.

▶ Bibliografia

CAMPOS M.S. *et al.* Biofilm microbial communities of denture stomatitis. *Oral Microbiol. Immunol*; 2008, v.23, p. 419-24.

HEYDECKE G. *et al.* The impact of conventional and implant supported prostheses on social and sexual activities in edentulous adults: results from a randomized trial 2 months after treatment. *J. Dent*; 2005, v.33, p. 649-57.

MARACHLIOGLOU C.R.M.Z. *et al.* Expectations and final evaluation of complete dentures by patients, dentist and dental technician. *J. Oral Rehabil*; 2010, v.37, p. 518-24.

MARCHINI L. *et al.* Remontagem das próteses totais em articulador. *PCL*; 2001, v.3, n.11, p. 56-61.

MARCHINI L. *et al.* Self-reported denture hygiene of a sample of edentulous attendees at a University dental clinic and the relationship to the condition of oral tissues. *Gerodontology*; 2004, v.21, n.4, p. 226-28.

NEVAINEN M.J., NARHI T.O., AINAMO A. Oral mucosal lesions and oral hygiene habits in the home-living elderly. *J. Oral Rehabil*; 1997, v.24, n.5, p. 332-37.

PARANHOS H.F.O., MALACHIAS A., PARDINI L.C. Materiais para limpeza de dentaduras: revisão da literatura. *Rev. Fac. Odontol. Lins*; 1991, v.4, n.2, p. 19-24.

PARANHOS H.F.O., PARDINI L.C., PANZERI H. Hábitos de higienização de portadores de prótese total. *Rev. Paul. Odontol*; 1991, v.13, n.1, p. 11-21.

QUELUZ D.P., DOMITTI S.S. Expectativa em relação à prótese total. *PCL*; 2000, v.2, n.9, p. 57-63.

SESMA N. *et al.* Eficiência de métodos caseiros de higienização e limpeza de próteses parciais removíveis. *Rev. Assoc. Paul. Cir. Dent*; 1999, v.53, n.6, p. 463-68.

12

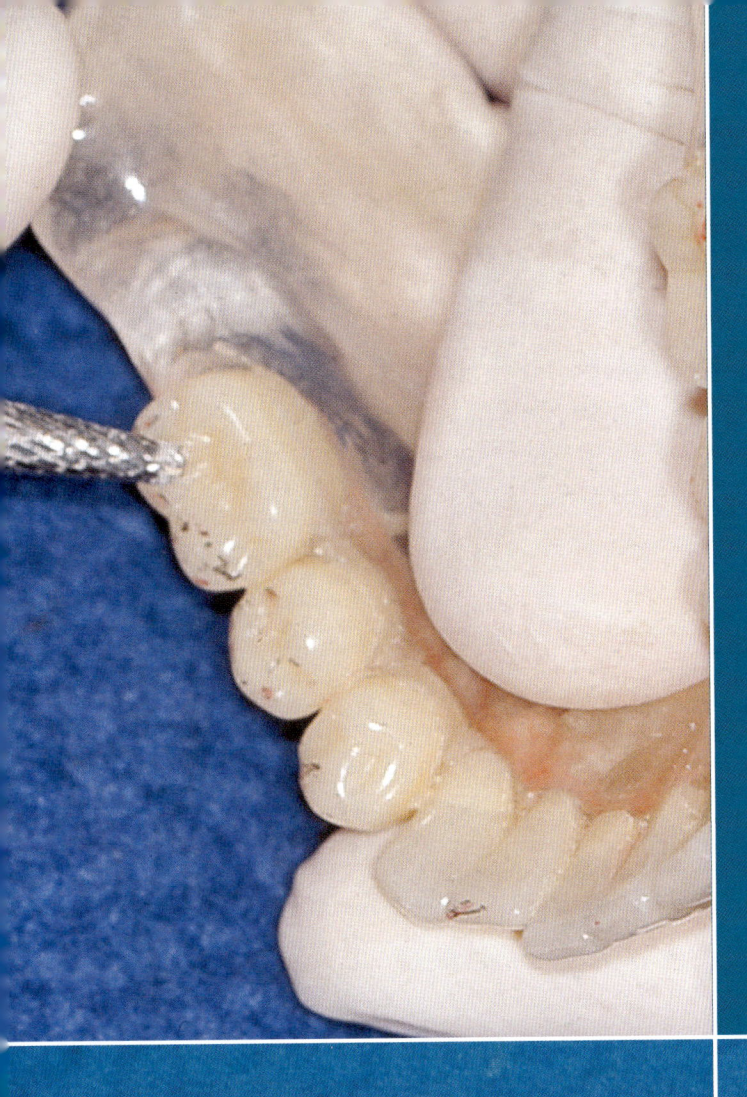

13
Cuidados Posteriores

Leonardo Marchini
Vicente de Paula Prisco da Cunha

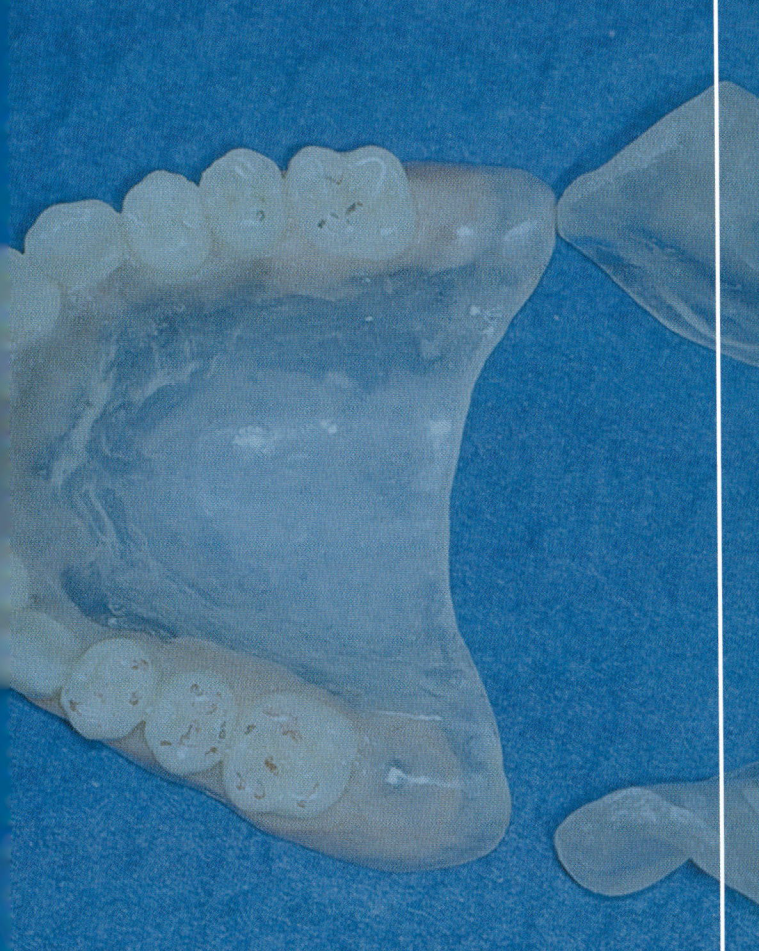

Qual a importância dos cuidados posteriores?

É de grande importância que o paciente esteja ciente da necessidade de realizar um acompanhamento adequado da prótese após a entrega, tanto a curto quanto a longo prazo. Idealmente, os pacientes devem comparecer ao consultório para as seguintes consultas de controle:

- Após 1 semana, para novos ajustes oclusais e eventuais adaptações da base da prótese aos rebordos e/ou à musculatura paraprotética
- Após 3 semanas, para verificação da oclusão e eventuais ajustes
- Semestralmente, para controle da saúde dos tecidos, higiene e adaptação das próteses aos rebordos.

É evidente que nem sempre o esquema proposto pode ser seguido, devido, principalmente, a individualidades inerentes a cada caso clínico. Contudo, o importante é conscientizar o paciente da necessidade de realizar o acompanhamento adequado após os últimos ajustes das próteses.

Esse esquema de acompanhamento visa não só ao controle do estado das próteses e à verificação do momento mais oportuno para a realização de reembasamentos ou mesmo da confecção de novas próteses, mas também ao acompanhamento da saúde dos tecidos que compõem a cavidade bucal do desdentado. De modo geral, os pacientes portadores de prótese total são idosos, e é relatado fartamente na literatura o aumento da incidência de lesões malignas e pré-câncer com o avanço da idade. Desse modo, é desejável a realização de exames orais frequentes para a prevenção dessas patologias e de outras que afetam o indivíduo desdentado, como a estomatite por dentadura, geralmente associada à má higiene e ao aparecimento da *Candida albicans*.

▶ Descrição dos procedimentos

▪ Controle após 1 semana

No retorno depois de 1 semana, foram verificados aspectos oclusais com auxílio de carbono, sendo necessários pequenos ajustes, como pode ser visto nas Figuras 13.1 a 13.3. No entanto, o paciente relatou que uma área da prótese estava "machucando a gengiva", fato observado apenas após o uso, com a acomodação das próteses, da musculatura e da mucosa dos rebordos.

Observando a área apresentada, verificamos a existência de uma úlcera, provavelmente causada por uma pequena sobre-extensão em espessura (Figura 13.4). Esta foi corrigida por desgaste, utilizando uma broca de tungstênio (Figura 13.5), seguido de polimento (Figura 13.6), diminuindo a espessura na região e proporcionando alívio na sintomatologia referida.

▪ Controle após 3 semanas

Não foram observadas quaisquer mudanças significativas, tanto no quesito oclusão quanto no que se refere à adaptação da base.

> **Observações clínicas**
>
> Muitas vezes, são realizados ajustes nessa sessão e até tornam-se necessárias sessões adicionais a essa, semanais, até que sejam obtidos os resultados esperados, embora isso não seja desejável.

▪ Controles semestrais

Nos controles semestrais, as próteses devem ser avaliadas também quanto à oclusão e à adaptação da periferia da base, embora não sejam esperadas queixas sobre este último aspecto. A abrasão dos dentes deve ser cuidadosamente observada.

> **Observações clínicas**
>
> Abrasões muito intensas podem ser indicativas de parafunções, como o bruxismo.

Além disso, as próteses devem ser avaliadas quanto à retenção que oferecem, repetindo os testes de tração feitos no momento da entrega. Esse procedimento é realizado em face da reabsorção óssea alveolar, que pode causar desadaptação da base aos tecidos sobre os quais se assenta. Nos primeiros semestres após a entrega, não é esperada qualquer modificação visível com relação a esse aspecto. No entanto, após 2 anos, é normal haver alguma perda de retenção, embora o paciente não a relate, uma vez que está "acostumado" a manter a prótese em posição (isso ocorre pela formação de arcos reflexos da musculatura paraprotética, que mantém a prótese em posição). Nesses casos, é interessante fazer um reembasamento ou trocar a prótese.

O que é reembasamento e como é feito?

Reembasamento é uma manobra clínica que visa readaptar a base de uma prótese ao rebordo sobre o qual se apoia. Ele pode ser feito diretamente no consultório, utilizando resinas próprias para isso. Estas podem ter consistência rígida ou resiliente após a polimerização; as rígidas têm maior durabilidade, e as resilientes, em geral, são temporárias.

Para proceder ao reembasamento no consultório, é preciso promover alívio na base da prótese por desgaste, preenchê-la com a resina escolhida e levá-la em posição na boca, pedindo que o paciente faça uma oclusão em relação central (RC) na dimensão vertical de oclusão (DVO), para que essa posição seja mantida. Então, executam-se movimentos funcionais (sempre de boca fechada), de modo a obter um "molde" em resina, que, após o acabamento, passa a ser a nova base da prótese.

O reembasamento pode também ser feito no laboratório, com resina acrílica ativada termicamente (RAAT) ou resina resiliente. Para isso, o profissional deve executar a mesma técnica empregada para o reembasamento no consultório, mas utilizando material de moldagem funcional em vez da resina. Então, obtido o molde na base da prótese, esta é enviada ao laboratório, que procede à inclusão, à remoção do material de moldagem, ao entulhamento da resina escolhida, à polimerização (utilizando o ciclo recomendado para cada tipo de resina) e ao acabamento, sendo enviada reembasada para prova na boca.

Observações clínicas

Em casos novos que se apresentarem pela primeira vez ao profissional, devem ser realizados rigorosos exames antes do reembasamento, de modo a assegurar uma decisão adequada entre o reembasamento de uma prótese antiga e a confecção de uma nova. Dentre os fatores que indicariam a necessidade de confeccionar uma nova prótese estão: as alterações da base da mesma (cor inaceitável, porosidades), dos dentes artificiais (oclusal excessivamente desgastada, curvas de compensação inadequadas) e da DVO, além de contornos faciais impróprios (lábios sem suporte, vermelhão do lábio reduzido, sulco nasolabial evidente), fonética desagradável e fraturas (muitas vezes negligenciadas pelo paciente). Estas podem causar quadros inflamatórios aos tecidos adjacentes. Reembasamentos periódicos ajudam a manter a relação íntima da base com a mucosa, necessária para a estabilidade e retenção das próteses.

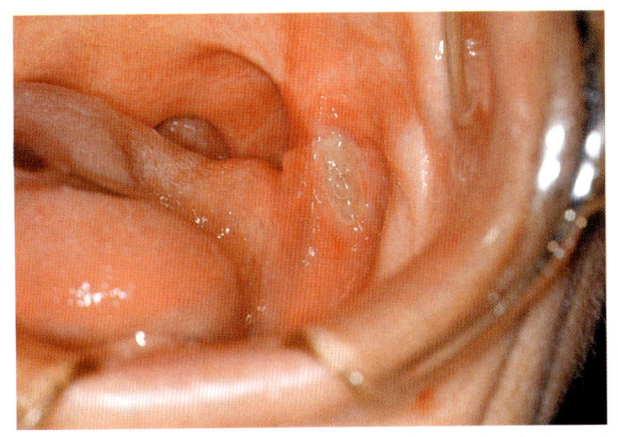

Figura 13.4 Verificação de região ulcerada, relatada como área de desconforto. Isso só pode ser percebido após o uso, com a acomodação das próteses e estruturas adjacentes.

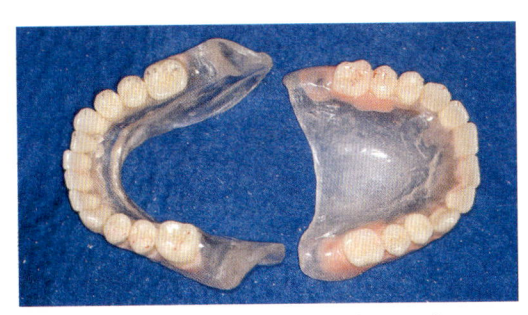

Figura 13.1 Após a marcação com carbono, pode-se verificar que os contatos estavam bem distribuídos, exceto por um mais intenso na crista marginal distal do 2º pré-molar superior direito com a cúspide mesiovestibular do 1º molar inferior.

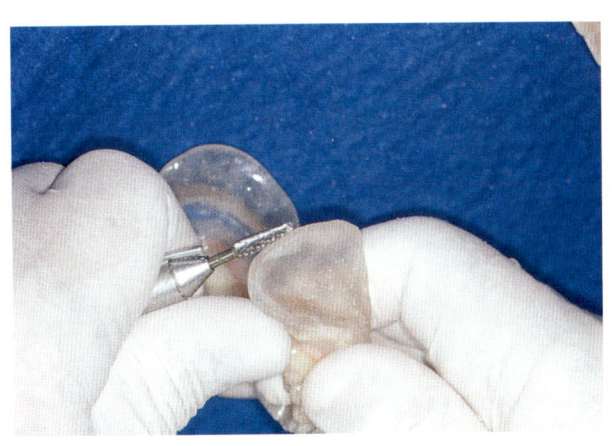

Figura 13.5 Desgaste, com broca minicut, da área correspondente ao local da úlcera na prótese.

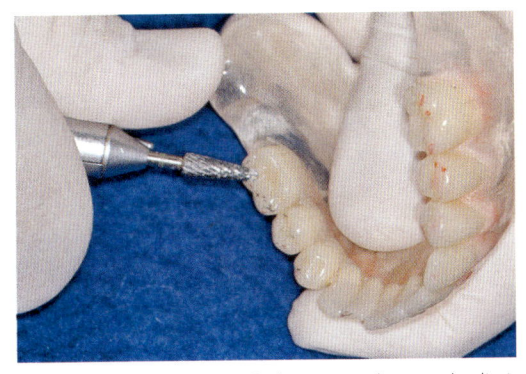

Figura 13.2 O contato mais intenso foi levemente desgastado, diminuindo a cúspide mesiovestibular do 1º molar inferior.

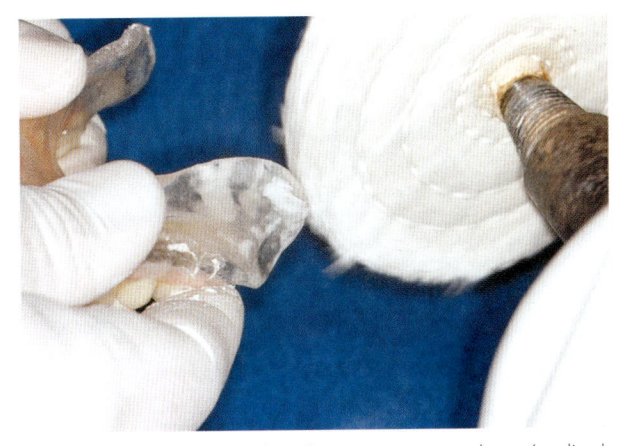

Figura 13.6 Após a sequência de acabamento e prova na boca, é realizado o polimento com pedra-pomes e Branco de Espanha na área desgastada.

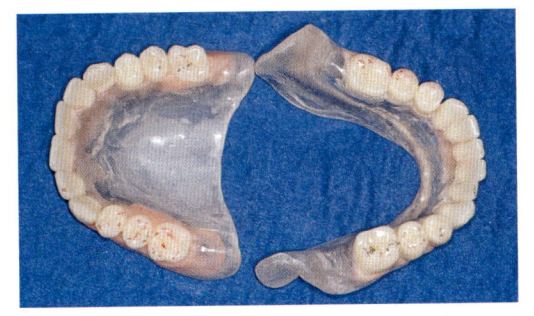

Figura 13.3 Podem ser observados os contatos distribuídos com igual intensidade.

▶ Bibliografia

DECO C.P., MONTENEGRO F.L.B., MARCHINI L. Reembasadores de silicone em atendimento domiciliar de idosos. *Dentistry Brasil*; 2009, v.7, p. 20-2.

GUIMARÃES M.P., MARCHINI L., MORAES E. Oral lesions in the elderly. *J Dent Res*; 2000, v.79, n.5, p. 1140 (abstract).

MARCHINI L. *et al.* Próteses totais: orientações e cuidados posteriores. *Rev EAP/APCD*; 2000, v.1, n.2, p. 14-8.

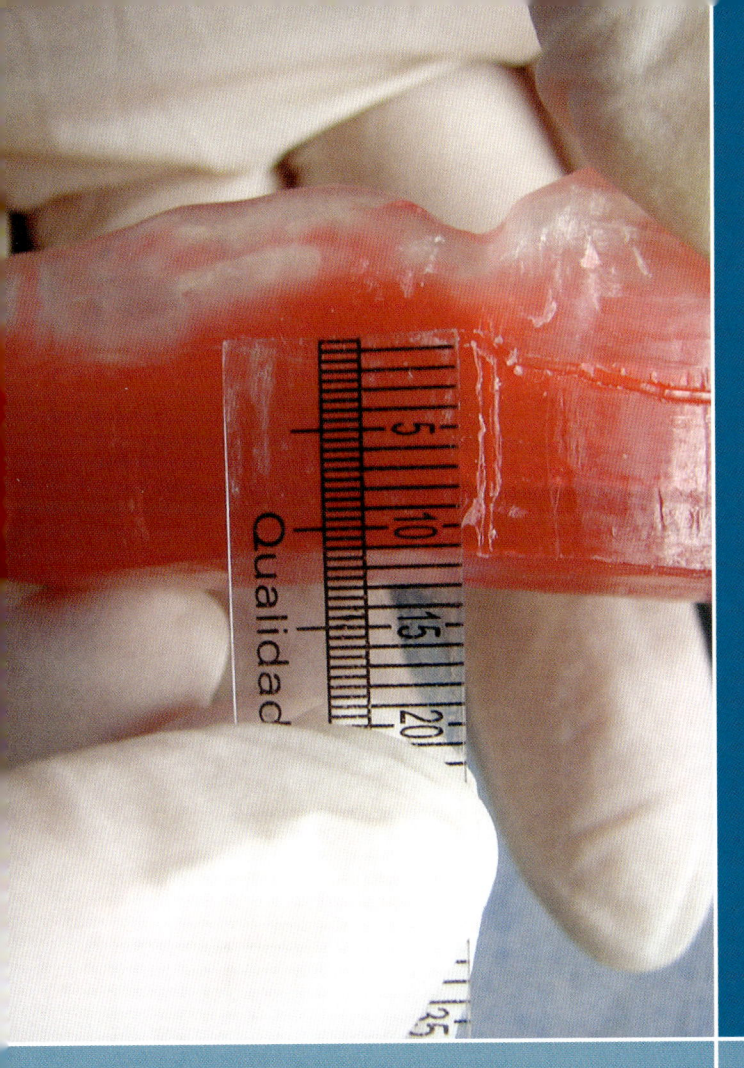

14

Dentes Artificiais | Conceitos para sua Escolha

Vanderlei Luís Goulart

A escolha dos dentes artificiais deve ser realizada pelo cirurgião-dentista, e não pelo técnico do laboratório de prótese.

▶ Considerações iniciais

Como sempre acontece, é o cirurgião-dentista que tem o relacionamento com o paciente e conhece suas características individuais e seu perfil; por isso, deve ficar com a responsabilidade da escolha dos dentes artificiais para os portadores de próteses totais. Na maioria das vezes, ele é quem mais conhece o paciente, pelas inúmeras visitas ao consultório para a elaboração da parte clínica da prótese, e não o técnico em prótese dentária, que só conhece o paciente pelas orientações descritas pelo cirurgião-dentista para a execução do trabalho em laboratório.

A escolha dos dentes artificiais em prótese total e a posterior montagem correta desses dentes é o procedimento clínico que garante o sucesso estético e funcional da prótese, e o cirurgião-dentista recebe os conhecimentos científicos e técnicos para realizá-lo, amparado nas inúmeras formas anatômicas dos dentes artificiais oferecidos atualmente pelos fabricantes.

Alguns conceitos captados durante o aprendizado e as observações feitas durante a experiência clínica capacitam os cirurgiões-dentistas a realizarem a melhor escolha dos dentes; entretanto, não podemos padronizar essa decisão porque os casos são diversos, e as formas individuais variam de paciente para paciente. Não existe método único para a escolha dos dentes artificiais, e os já existentes não são plenamente confiáveis para todos, pois as variáveis de indivíduo para indivíduo são inúmeras. Logo, a experiência do profissional é que vai nortear a melhor escolha. Por essa razão, não podemos usar um único método para todos eles, e sim, dentre os já existentes, verificar qual é aplicável para cada caso específico. Dentre os vários que foram preconizados nos últimos 100 anos, a maioria é exatamente para escolher a forma, o comprimento e a largura dos dentes anteriores, relacionados com as características pessoais dos pacientes. Isso porque é por meio desses sinais que temos condições de selecionar os dentes posteriores e dar mais harmonia ao conjunto.

Todos os elementos importantes que estão dentro dos conceitos artísticos devem ser levados em consideração, como forma, tamanho, disposição dos dentes, idade, sexo, características físicas do indivíduo e, o que é muito importante, seu relacionamento social. A reunião desses fatores em proporções harmônicas é que dará beleza ao conjunto, porque são individuais.

Dentre os muitos critérios merecedores de avaliações na estética individual, podemos fazer considerações da parte muscular, facial e da linha do sorriso, pois variam de paciente para paciente. O impacto visual da aparência dos dentes anteriores muitas vezes sobressai muito, propiciando outro contorno muscular e facial, mudando as características individuais e não sendo harmônico para determinados pacientes.

▶ Definição do formato dos dentes

Para a escolha dos dentes artificiais, existem vários métodos baseados em estudos realizados por diversos autores desde a metade do século 19. No entanto, em todos os propostos, alguns fatores não se enquadram para todos os indivíduos e, por esse motivo, atualmente essa escolha é feita com base, principalmente, em três métodos, os quais se mostraram mais práticos e são seguidos pelos fabricantes de dentes artificiais.

As indústrias, além de buscarem os melhores materiais para a confecção desses dentes – usando polímeros de alta estabilidade e, com isso, dando maior resistência química a solventes orgânicos, maior estabilidade de cor e dureza superficial compatível com o uso desses dentes –, buscaram também as formas anatômicas individuais, criando algumas classificações de acordo com os tipos de indivíduos.

Esses aspectos classificatórios, para alguns fabricantes, seguem o formato do rosto quando olhado frontalmente, observando o contorno da face. São denominados *ovais*, *quadrados* e *triangulares*, correspondendo, desse modo, ao tipo de rosto apresentado (Figuras 14.1 a 14.3). Outros seguem os critérios baseados no tipo do arco desdentado superior após ser realizada a moldagem de estudo. Assim, quando olhamos esse modelo por oclusal, observamos a forma da curva do rebordo, que vai de tuberosidade a tuberosidade, a qual recebe também a classificação de *oval* (Figuras 14.4 e 14.5), *quadrada* (Figuras 14.6 e 14.7) ou *triangular* (Figuras 14.8 e 14.9).

Existem também os que seguem o biotipo do indivíduo. Os do tipo *pícnico* são os mais gordinhos (Figura 14.10) e têm a arcada ovalada, sendo indicados os modelos de dentes *ovais* (Figura 14.11). Os que têm o corpo *atlético* (Figura 14.12) são os intermediários e têm arcada quadrada; portanto, os dentes são classificados como *quadrados* (Figura 14.13). Os que têm corpo longilíneo são denominados *leptossômicos* (Figura 14.14) e têm arcada trapezoidal, tendo indicados os dentes *triangulares* (Figura 14.15).

Além dos métodos mencionados, verificou-se também que 80% dos pacientes estudados estão em proporção áurea. Por esse motivo, os diversos formatos anatômicos e os tamanhos dos dentes, tanto em largura quanto em altura, foram confeccionados para combinarem com os inúmeros tipos de pessoas, tomando como base os incisivos centrais superiores em sua *altura* e *largura* (Figuras 14.16 e 14.17).

No catálogo dos dentes artificiais, todos os fabricantes apresentam como medida para a escolha dos dentes a distal do canino direito até a distal do canino esquerdo, incluindo os quatro incisivos superiores (Figura 14.18). Essa medida é o ponto de partida para a escolha de todos os dentes artificiais da prótese, inclusive os posteriores superiores e todos os inferiores. Como todos estão em proporção áurea, temos a proporcionalidade entre eles, o que leva a uma estética favorável e à oclusão correta.

Com isso, os fabricantes criaram parâmetros para nos orientar quanto às linhas que faremos nos planos de orientação, os quais guiarão a mais correta escolha dos dentes no que se refere a sua largura e altura e à sua montagem na correta posição. Os critérios que merecem avaliação estética individual devem ser levados em consideração, como a observação da face do paciente em norma frontal e lateral (Figuras 14.19 e 14.20). Como não existe método único para ser feita a escolha dos dentes, embora tenhamos de seguir um critério, descreveremos a sequência clínica segundo a qual orientamos nossos alunos nas universidades.

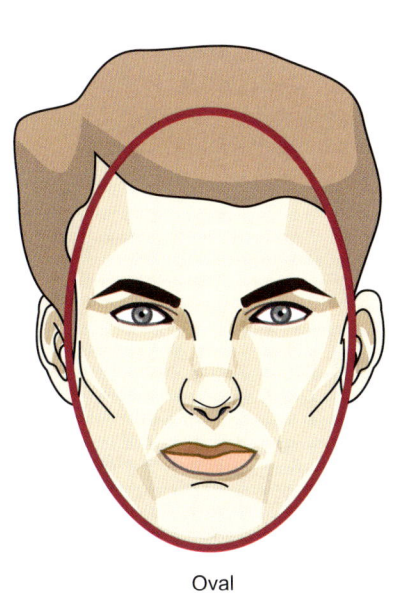

Oval

Figura 14.1 O rosto do paciente sugere que os dentes também tenham esse formato *oval*.

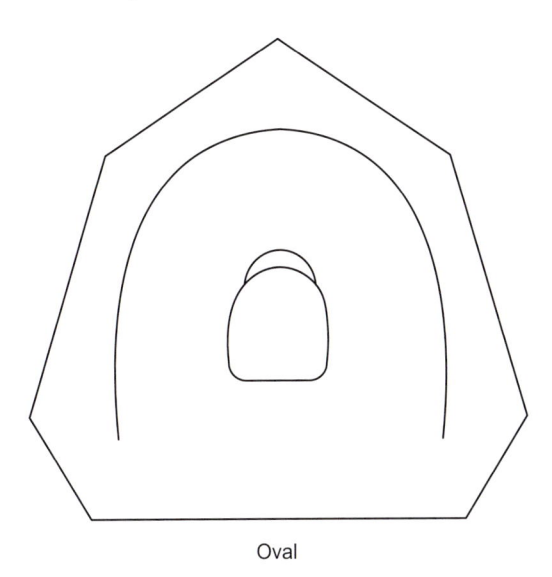

Oval

Figura 14.4 Pelo critério de avaliação pelo formato do arco superior, nota-se a forma *oval*, e os dentes deverão seguir esse formato.

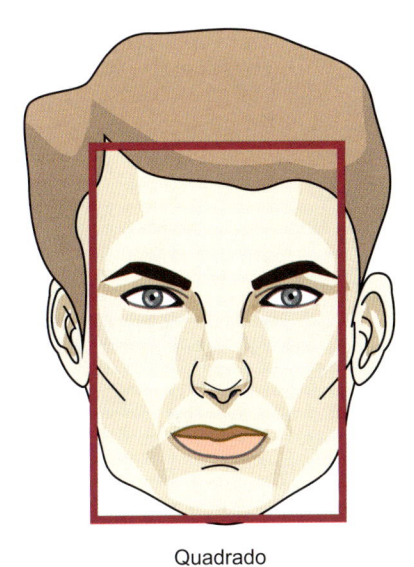

Quadrado

Figura 14.2 Estes dentes terão o formato *quadrado*.

14

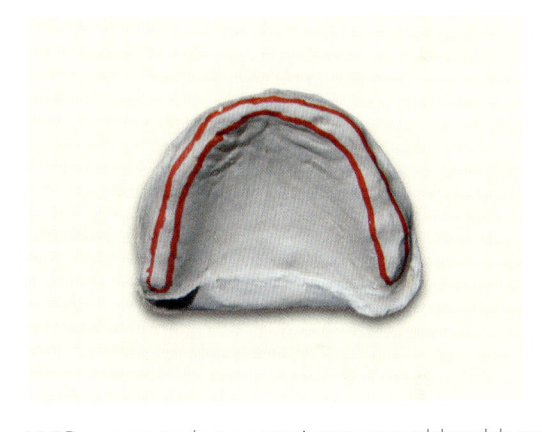

Figura 14.5 Do mesmo modo que o anterior, em um modelo real de paciente, os dentes seguirão o formato *oval*.

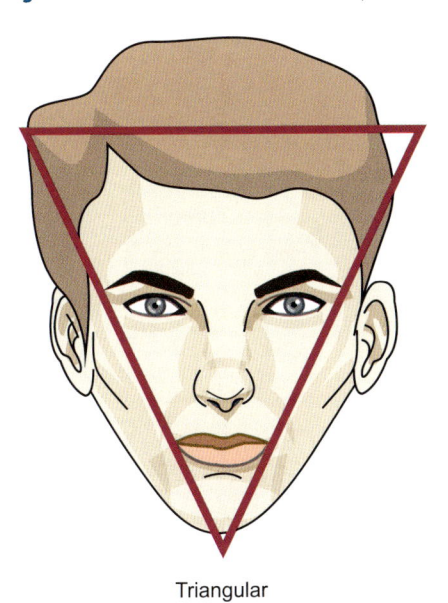

Triangular

Figura 14.3 Neste caso, o formato dos dentes será *triangular*.

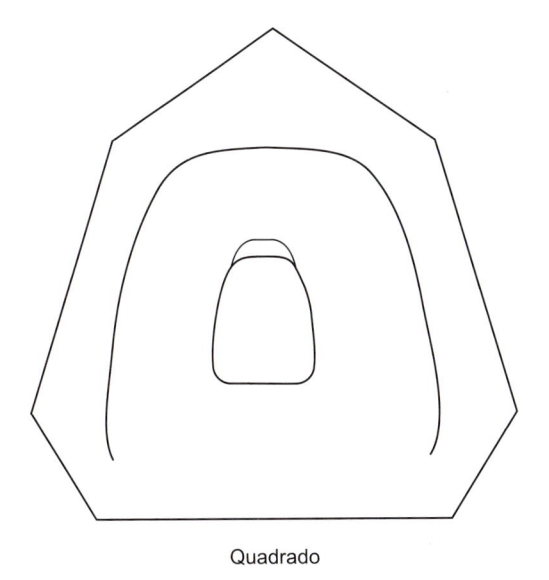

Quadrado

Figura 14.6 Observa-se que neste caso o formato é *quadrado*.

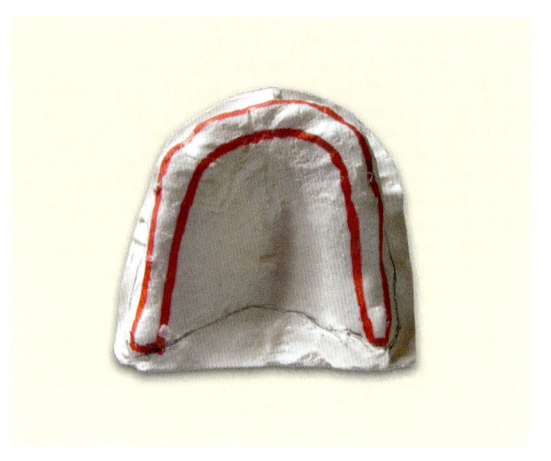

Figura 14.7 Em um modelo de paciente, observa-se nitidamente o formato *quadrado*.

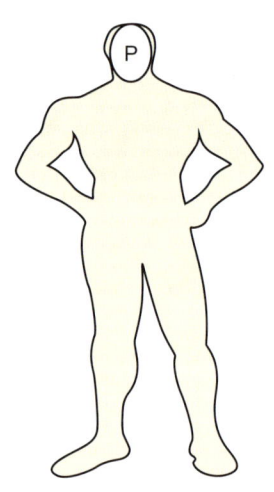

Figura 14.10 Neste outro critério de escolha, os pacientes *pícnicos* são os mais gordinhos, com rosto *oval* e dentes que seguem esse formato.

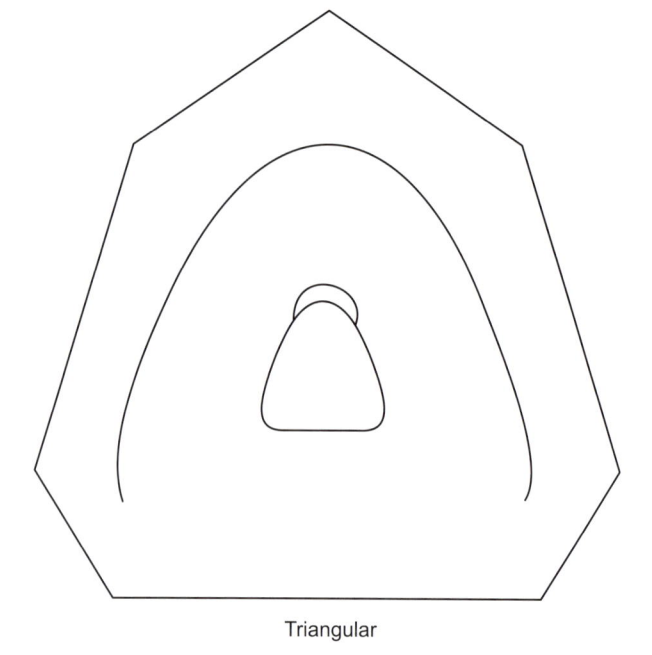

Triangular

Figura 14.8 Na cartela de escolha de dentes, temos esquematicamente o formato *triangular*.

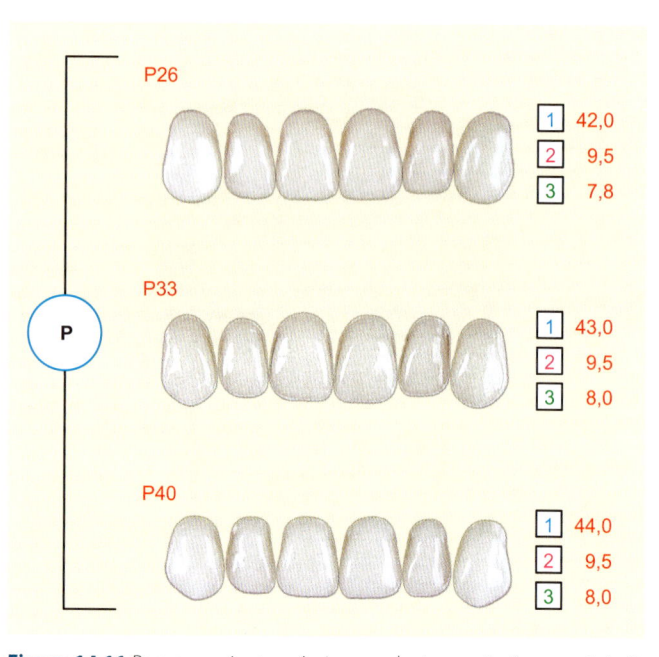

P26

1	42,0
2	9,5
3	7,8

P33

1	43,0
2	9,5
3	8,0

P40

1	44,0
2	9,5
3	8,0

Figura 14.11 Para os pacientes *pícnicos*, os dentes *ovais* são os mais indicados.

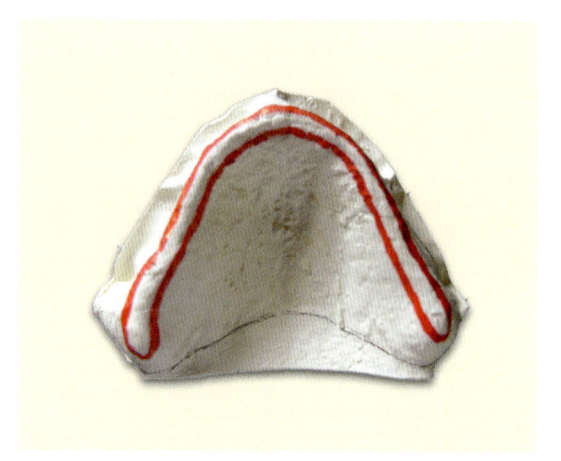

Figura 14.9 Neste modelo real, observa-se a forte característica do formato *triangular*.

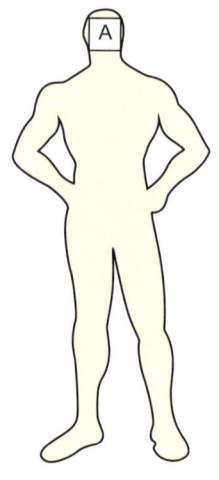

Figura 14.12 Pacientes com corpo *atlético* têm outra característica, e os mais indicados são os dentes *quadrados*.

14

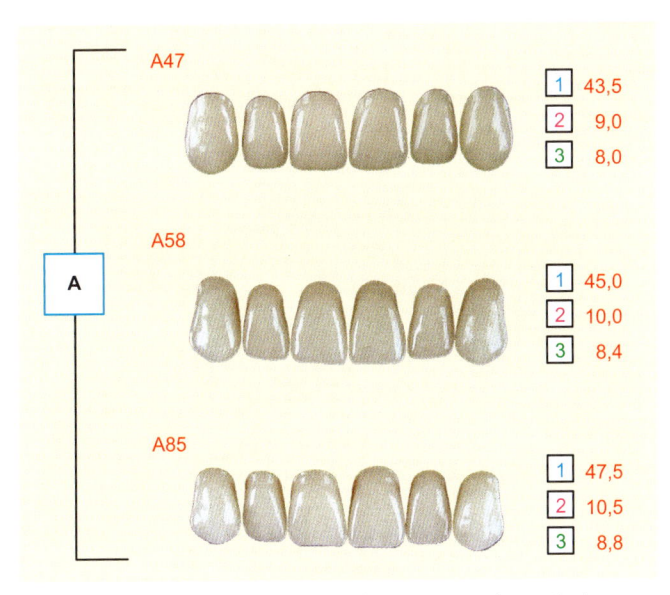

A47
1 43,5
2 9,0
3 8,0

A58
1 45,0
2 10,0
3 8,4

A85
1 47,5
2 10,5
3 8,8

A

Figura 14.13 Indivíduos intermediários têm arcada *quadrada*.

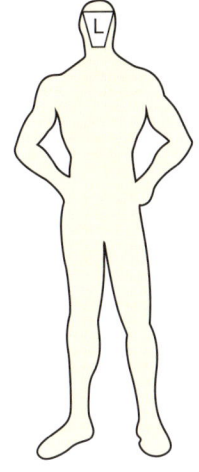

L

Figura 14.14 Os que têm o corpo longilíneo são denominados *leptossômicos*.

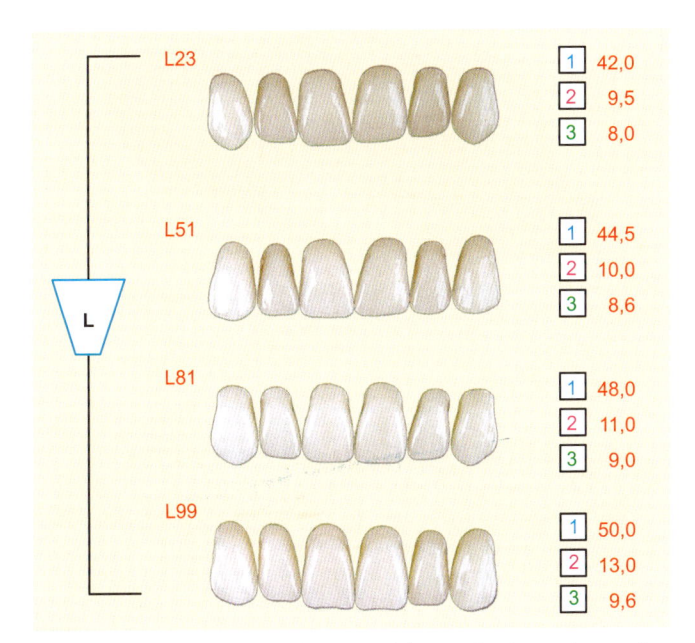

L23
1 42,0
2 9,5
3 8,0

L51
1 44,5
2 10,0
3 8,6

L81
1 48,0
2 11,0
3 9,0

L99
1 50,0
2 13,0
3 9,6

L

Figura 14.15 Por terem a arcada *trapezoidal*, são indicados os dentes *triangulares*.

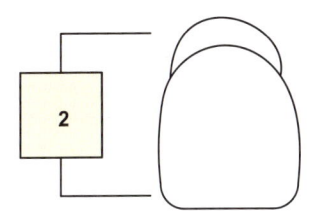

2

Figura 14.16 A altura do incisivo central superior está em proporção áurea e, por isso, é importante determinar sua forma, que, nesse caso, é *triangular*.

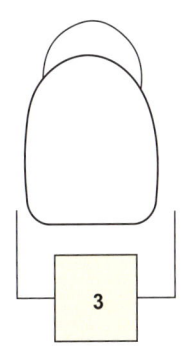

3

Figura 14.17 A largura do incisivo central superior é importante, porque, proporcionalmente, os outros dentes seguem essa medida. Assim, torna-se fácil medir dos seis dentes anteriores em curva.

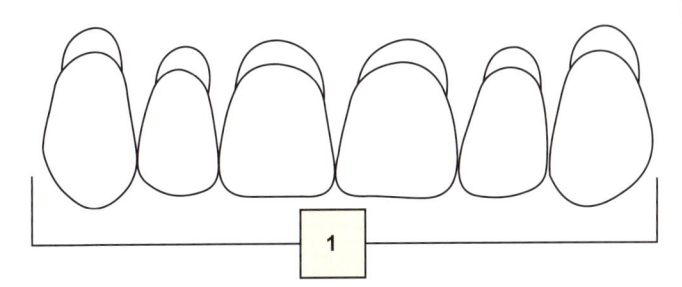

1

Figura 14.18 Essa distância é o ponto de partida para a escolha de todos os dentes artificiais da prótese, inclusive ditando essas medidas para os outros dentes.

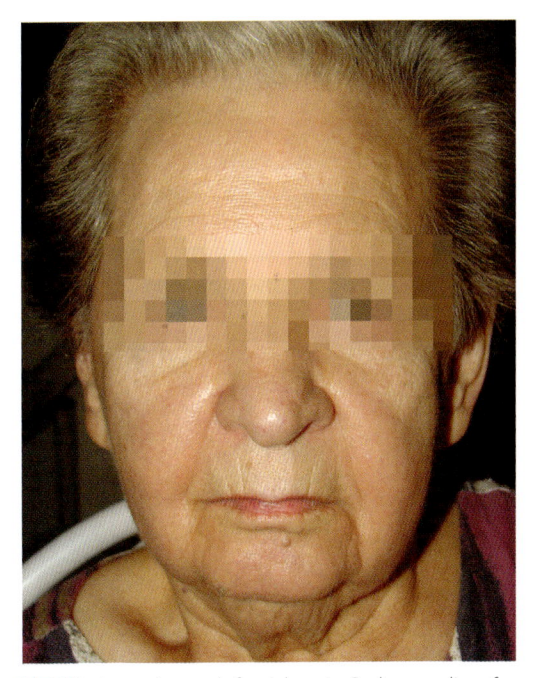

Figura 14.19 Paciente observada frontalmente. Pode-se avaliar o formato do rosto para se escolher o formato dos dentes artificiais.

14

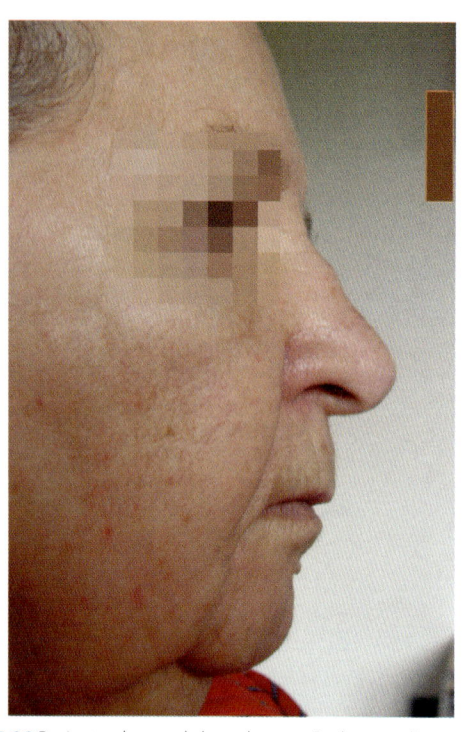

Figura 14.20 Paciente observada lateralmente. Pode-se avaliar o contorno da face e verificar o espaço a ser preenchido para melhor estética.

14

▶ Preparação dos planos de orientação

Devemos confeccionar os planos de cera de modo padrão, ou seja, medindo 2 cm na região vestibular anterior e 0,5 cm na região de tuberosidades (Figura 14.21). Isso para que, depois, sejam individualizados, acrescentando ou removendo cera na vestibular ou na oclusal, de acordo com cada paciente, para fazer o preenchimento estético depois da montagem dos dentes. Na Figura 14.22 observamos que o plano de cera na vestibular deve ser plano e em curva, porque é ele que vai coincidir com a face vestibular dos incisivos e é nesse ponto que deverá ser iniciada a montagem dos dentes. Da mesma maneira, a oclusal do plano de orientação deverá ser plana, pois indicará a localização oclusal dos dentes (Figura 14.23). O encontro dos planos vestibular e oclusal na região dos incisivos deverá formar um ângulo vivo, já que é ali que será iniciada a montagem. Além disso, esse ângulo vivo deverá coincidir com a incisal dos incisivos superiores, porque será o guia para localizar a posição dos dentes no arco (Figura 14.24).

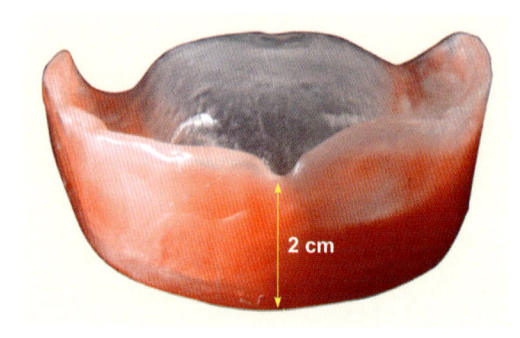

Figura 14.21 Plano de orientação em cera no arco superior, confeccionado na medida padrão para posterior individualização.

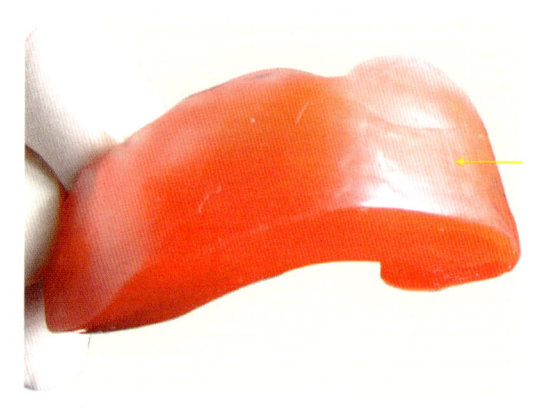

Figura 14.22 Plano de orientação com a parede vestibular plana, em que serão colocados os dentes artificiais tangenciando essa parede, a vestibular.

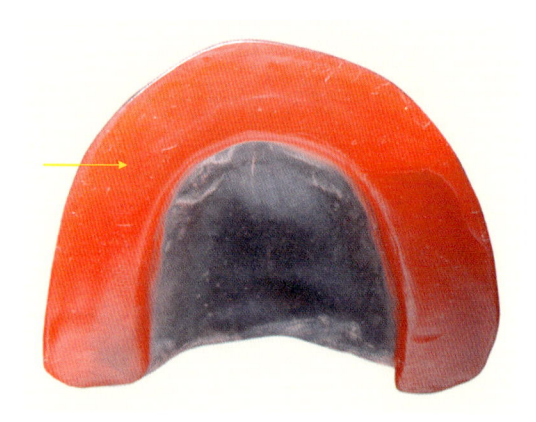

Figura 14.23 Também no plano oclusal, o plano de orientação deve ser plano, obedecendo às curvas de compensação. É nessa plataforma que ficarão as oclusais dos dentes artificiais.

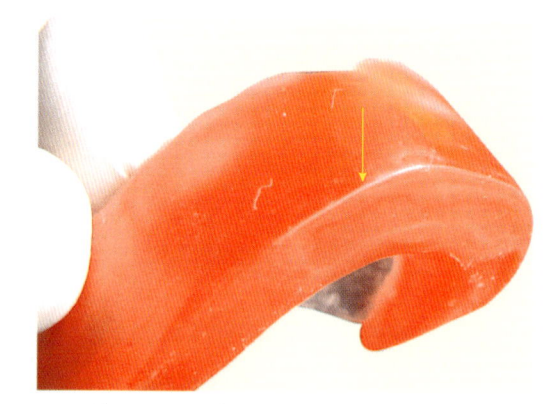

Figura 14.24 Observe o ângulo vivo no encontro da porção vestibular com a oclusal. É nessa confluência que iniciaremos a montagem dos dentes superiores.

▶ Sequência clínica para a escolha

Antes de colocarmos os planos de orientação em posição na cavidade bucal, verificamos lateralmente a face do paciente (Figura 14.25) e observamos que os lábios não estão em posição normal. Assim, a vermelhidão dos lábios desaparece e o contorno do mento até o início do lábio inferior deixa de existir, resultando no perfil de polichinelo. Ao introduzirmos os planos de orientação na cavidade bucal, sendo devidamente individualizados, podemos verificar a face lateralmente (Figura 14.26) e o quase desaparecimento do sulco nasolabial, com o contorno normal do lábio inferior em relação ao mento, e o lábio superior ficando mais anteriorizado. Depois de devidamente individualizados os planos de orientação, temos de achar a melhor posição da mandíbula em relação à maxila, fazendo o relacionamento maxilomandibular e proporcionando o espaço funcional livre (EFL). O plano de orientação superior já tem a sua posição definida no articulador; com isso, guiamos a mandíbula em posição de relação central (RC).

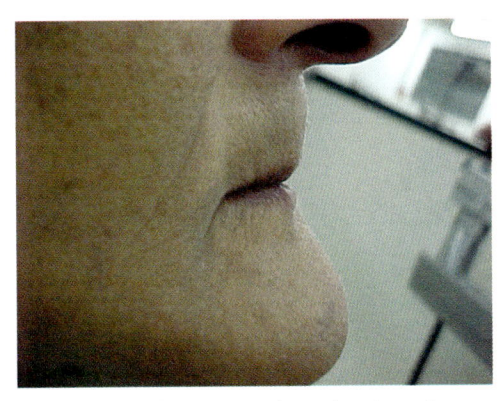

Figura 14.25 Antes de colocarmos os planos de orientação em posição na cavidade bucal, verificamos lateralmente que os lábios não estão na posição normal, faltando o preenchimento interno.

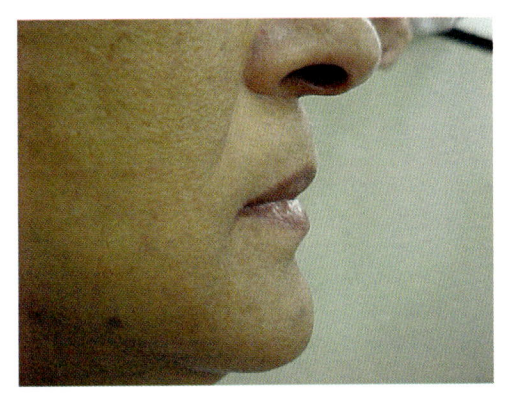

Figura 14.26 Ao introduzirmos os planos de orientação na cavidade bucal devidamente individualizados, verificamos o contorno normal do lábio inferior.

▶ Verificação da linha média do paciente

Para que o nosso técnico de laboratório saiba exatamente a localização da mesial dos incisivos e inicie a montagem dos dentes, devemos determinar a posição da linha mediana. Para isso, podemos usar dois métodos. No primeiro (Figura 14.27) utilizamos uma espátula *Le cron*. Sua ponta ativa deve coincidir com uma linha imaginária que passa no centro da face, dividindo-a em duas metades. Então, fazemos uma marca vertical nos planos de orientação. No segundo (Figura 14.28), utilizamos um fio dental, que também divide a face em duas metades. Nessa coincidência do fio dental com a linha vertical, fazemos a marca nos planos de orientação, o que possibilita sabermos onde será a posição das mesiais dos dois incisivos centrais superiores.

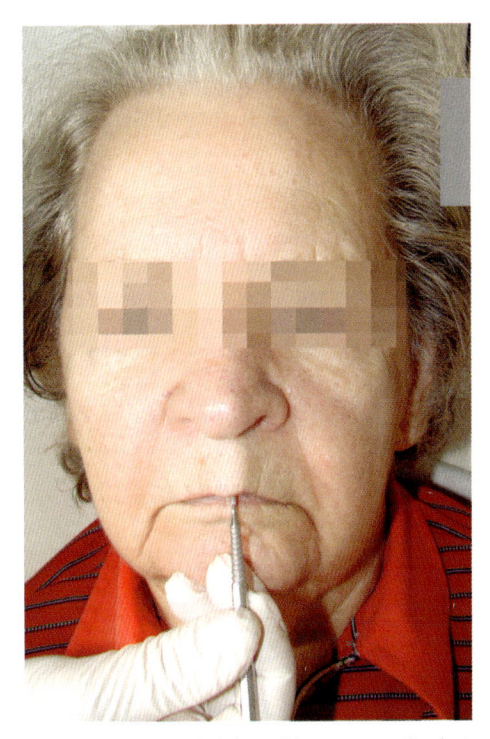

Figura 14.27 Verificação da linha média com o auxilio do *Le cron*.

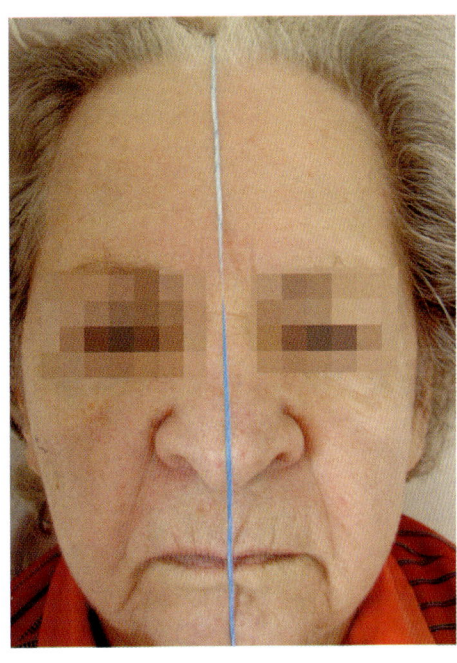

Figura 14.28 Outro método para verificar a linha média é a utilização do fio dental.

▶ Escolha da largura dos incisivos

Para sabermos a largura dos incisivos superiores, que são os dentes que interferem efetivamente na estética e os principais que orientam a escolha dos demais, são utilizadas, principalmente, duas técnicas. Na primeira, é indicado que tomemos as medidas da asa do nariz do paciente (Figura 14.29), o que nos oferece uma medida reta. Depois, devemos acrescentar aproximadamente 3 mm ao valor obtido, o que resultará em um intervalo de 30 a 40 mm no total, segundo os autores. Essa medida vai do centro da cúspide do canino direito até o centro da cúspide do canino esquerdo, como exemplificado na (Figura 14.30). Muitos profissionais se acostumaram com essa técnica e conseguem escolher os dentes efetivamente estéticos para seus pacientes.

A segunda técnica é a que será utilizada por nós e indica que o ponto referencial para tomar essa medida é o canto do lábio do paciente, na comissura labial do lado direito (Figura 14.31) e do lado esquerdo (Figura 14.32). Isso determina a largura dos seis dentes anteriores, porque, na maioria das vezes, a distal do canino coincide com o ponto de encontro do lábio superior e do lábio inferior no canto da boca. Como os fabricantes de dentes artificiais colocam nas suas cartas-molde as medidas de distal a distal do canino, fica mais fácil já encontrarmos os dentes adequados para o caso escolhido.

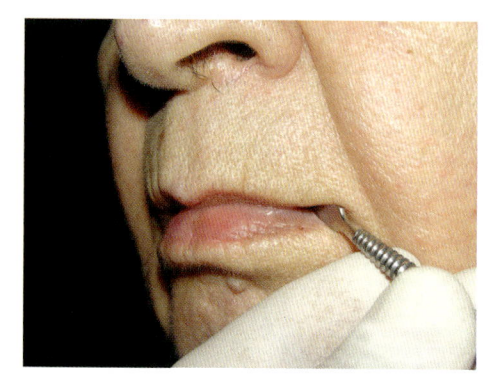

Figura 14.32 Da mesma maneira, fazemos a marca do outro lado do plano de orientação, tendo, com isso, a medida que vai de distal a distal do canino superior.

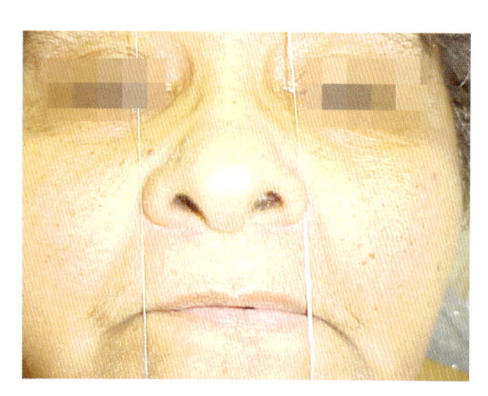

Figura 14.29 Quando utilizamos este método, o espaço para a colocação dos dentes é menor.

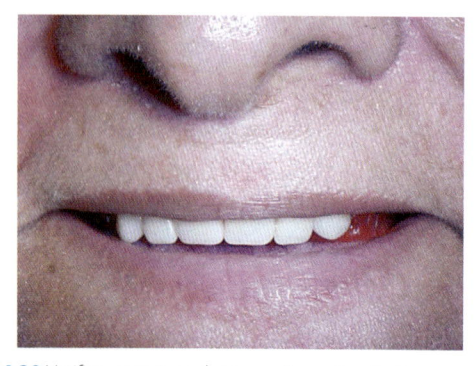

Figura 14.30 Verifica-se que os dentes serão mais estreitos quando utilizamos este método.

▶ Realização das marcas de orientação

Com um instrumento pontiagudo, como o *Le cron*, faremos uma marca no plano de orientação com o paciente com sorriso amplo, dos lados direito e esquerdo. Essa marca deve ser registrada no canto do lábio e sempre estará afastada para distal do ponto do lábio em repouso. Também é importante sabermos até onde o sorriso do paciente vai, isto é, quais os dentes posteriores aparecerão no momento em que ele sorrir, porque existem sorrisos amplos em que podemos ver até a região dos molares. Para isso, fazemos uma marca também no canto da boca, com o sorriso forçado. Em alguns casos, precisamos escolher dentes posteriores mais longos, para que exista harmonia entre o sorriso e a porção cervical dos dentes (Figuras 14.33 e 14.34).

Todos os fabricantes de dentes artificiais colocam em seu mostruário as medidas que vão da distal do canino direito até a distal do canino esquerdo. Com essas marcas registradas, fazemos a medida desses dois pontos – que, no plano de orientação, estão em curva – e vemos quais as placas de dentes se enquadram nessa medida. Depois desse trabalho, já saberemos qual a largura que os incisivos terão, restando saber a sua altura. Para isso, pedimos ao paciente para esboçar um sorriso amplo e, com o auxílio de um *Le cron*, fazemos a marca no sentido horizontal, acompanhando a linha do lábio superior. Muitas vezes, o lábio superior em um sorriso descreve curvas e não é uma linha reta, por isso precisamos acompanhar as curvas do lábio (Figura 14.35). Feito esse trabalho, determinamos a altura do incisivo central superior, que também é fornecida pelos fabricantes.

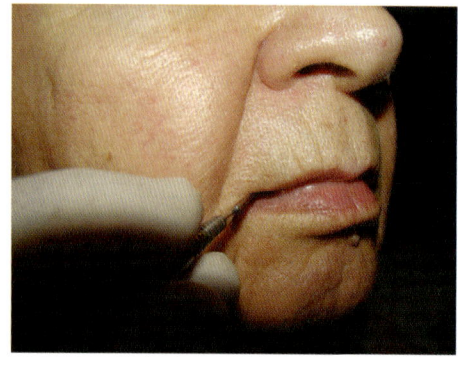

Figura 14.31 Pelo método do canto do lábio, podemos fazer a marca no plano de orientação com o auxílio de um *Le cron*.

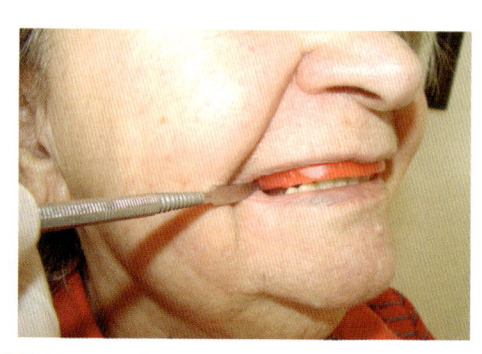

Figura 14.33 Marcação do ponto no lado direito enquanto o paciente está com sorriso amplo. Observe o ponto de marcação da distal do canino, pouco mais anterior.

14

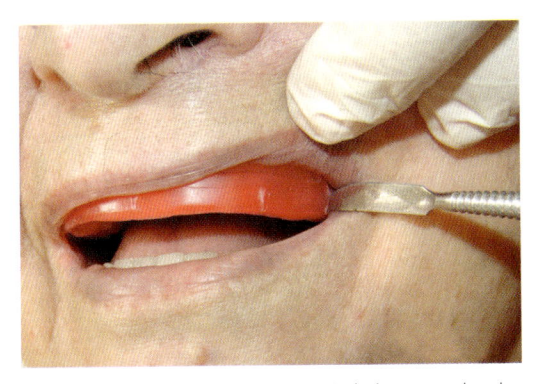

Figura 14.34 A mesma marca sendo feita do lado esquerdo, observando também a marcação do canino mais para mesial.

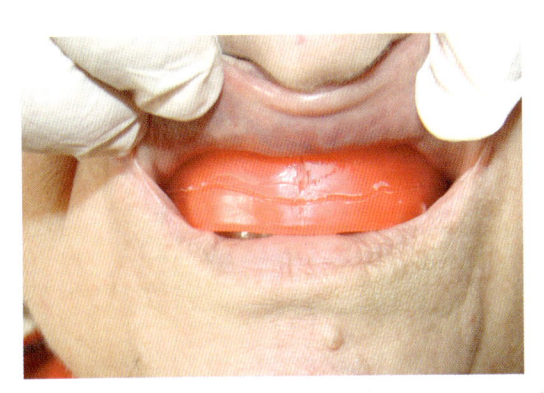

Figura 14.35 Com o paciente em sorriso amplo, fazemos a marca onde será a cervical dos dentes. Com esse método, saberemos qual será o comprimento do incisivo central superior.

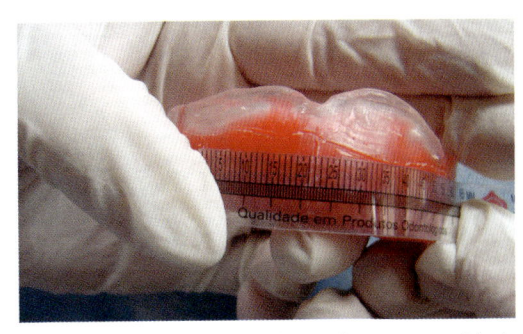

Figura 14.36 Com a régua flexível de plástico, fazemos a medida das marcações da distal dos caninos no plano de orientação, para sabermos a medida total dos seis dentes anteriores.

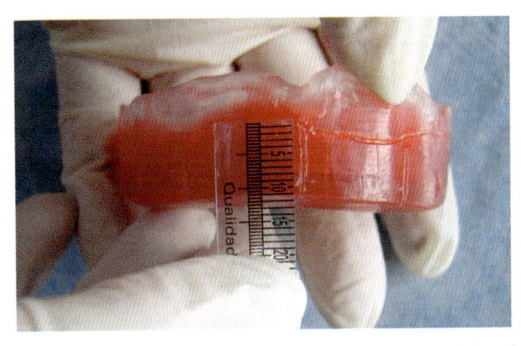

Figura 14.37 Fazemos a medida com a mesma régua da linha do bordo incisal do plano de orientação superior até a linha demarcada quando o paciente está em sorriso amplo. Assim, ficamos sabendo qual a altura do incisivo central superior, a qual determinará a altura dos demais dentes porque estão em proporcionalidade.

▶ Realização das medidas com a régua flexível

De posse de todas essas marcas, retiramos os planos de orientação da boca do paciente, devidamente unidos, e fazemos as medidas das linhas que foram registradas com uma régua de plástico flexível. Essas medidas irão orientar-nos quanto ao tamanho de todos os seis dentes anteriores (Figura 14.36).

Além de medirmos as linhas que serão as da distal dos caninos, verificamos também a medida do bordo incisal do plano superior até a linha demarcada como a linha alta do sorriso. Com isso, saberemos qual é a altura do incisivo central superior (Figura 14.37). Se esta for menor do que a altura da linha alta do sorriso, poderemos ter um problema estético, porque transformaremos o paciente considerando que ele tem um sorriso alto, ocasionando, como consequência, o aparecimento da resina da base da prótese total quando ele sorrir (Figura 14.38). Nesse caso, precisaremos escolher um dente que tenha uma altura maior, para escondermos o colo dele acima da linha alta do sorriso e transformarmos o paciente em alguém de sorriso médio (Figura 14.39). O que nos facilita bastante na hora da escolha é que todos os fabricantes colocam na sua carta-molde todas as medidas dos dentes artificiais, as quais devemos seguir (Figura 14.40). Por esse motivo, o cirurgião-dentista tem a responsabilidade de escolher os dentes para o seu paciente, não o técnico de prótese dentária, que sequer o conhece, com raras exceções.

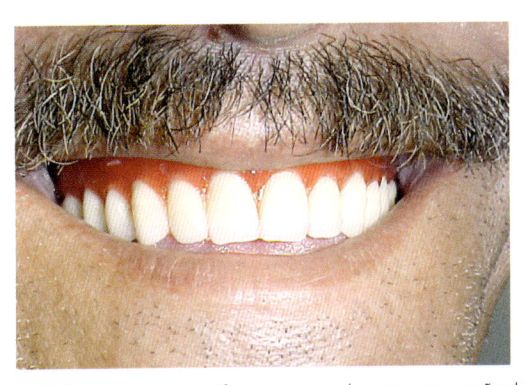

Figura 14.38 Em uma prova, verificamos o erro durante a marcação da altura dos dentes, observando que eles estão curtos e com muita cera aparecendo. Esta será transformada em resina da prótese durante o sorriso.

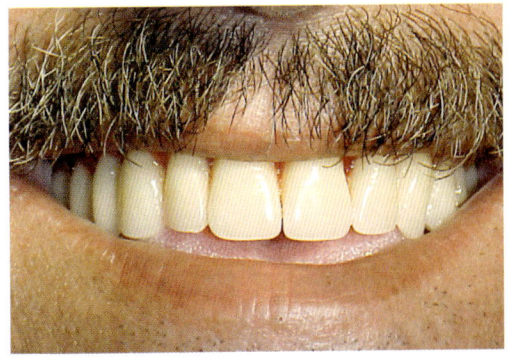

Figura 14.39 Mesmo paciente depois de ter a altura corrigida e os dentes trocados, resultando em uma prótese mais estética durante o sorriso.

14

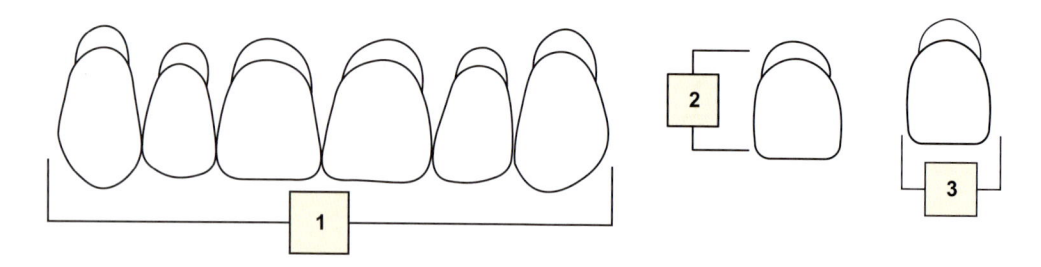

1 - Largura (mm) dos seis anteriores em curva
2 - Comprimento (mm) do central sem colo
3 - Largura (mm) do central

Figura 14.40 Resumo de todas as medidas dos vários dentes artificiais.

▶ Bibliografia

BELLINI D., DOS SANTOS M.B.F., CUNHA V.P.P., MARCHINI L. Patients' expectations and satisfaction of complete denture therapy and correlation with *locus* of control. *J Oral Rehabil*; 2009, v.36: p. 682-86.

BUDTZ-JÖRGENSEN E. O paciente edêntulo. In: OWALL B. *et al.* Prótese dentária: princípios e condutas estratégicas. 1. ed. São Paulo: Artes Médicas; 1997, p. 65-79.

CARLSSON G.E. Clinical morbidity and sequelae of treatment with complete dentures. *J Prosthet Dent*; 1998, v.79, n.1, p. 17-23.

CARLSSON G.E. Facts and fallacies: an evidence base for complete dentures. *Dent Uptdate*; 2006, v.33, n.3, p.134-36, 138-40,p. 142.

COELHO C.M.P., SOUZA Y.T.C.S., DARE A.M.Z. Denture related oral mucosal lesions in a Brazilian school of dentistry. *J. Oral Rehab*; 2004, v.31, n.2, p. 135.

ENGELMEIER R.L, PHOENIX R.D. Patient evaluation and treatment planning for complete-denture therapy. *Dent. Clin. North Am*; 1996, v.40, n.1, p. 1-18.

MARACHLIOGLOU C.R.M.Z., DOS SANTOS J.F.F., CUNHA V.P.P., MARCHINI L. Expectations and final evaluation of complete dentures by patients, dentist and dental technician. *J Oral Rehabil*; 2010, v.37, p. 518-24.

MARCHINI L. Plano de tratamento integrado em odontogeriatria. In: BRUNETTI R.F., MONTENEGRO F.L.B. Odontogeriatria: noções de interesse clínico. 1. ed. São Paulo: Artes Médicas; 2002, v.1, p. 166-68.

NARHI T.O., ETTINGER R.L., LAM E.W. Radiographic findings, ridge resorption, and subjective complaints of complete denture patients. *Int. J. Prosthodont*; 1997, v.10, n.2, p. 183-89.

PEREIRA T., BONACHELA W.C. Avaliação longitudinal do perfil de pacientes portadores de proteses totais em função do grau de satisfação. *PCL*; 2003, v.5, n.24, p. 124-28.

QUELUZ D.P., DOMITTI S.S. Expectativa em relação à prótese total. *PCL*; 2000, v.2, n.9, p. 57-63.

SANTOS J.F.F. *et al.* Symptoms of craniomandibular disorders in elderly Brazilian wears of complete dentures. *Gerodontol*; 2004, v.21, n.1, p. 51-2.

14

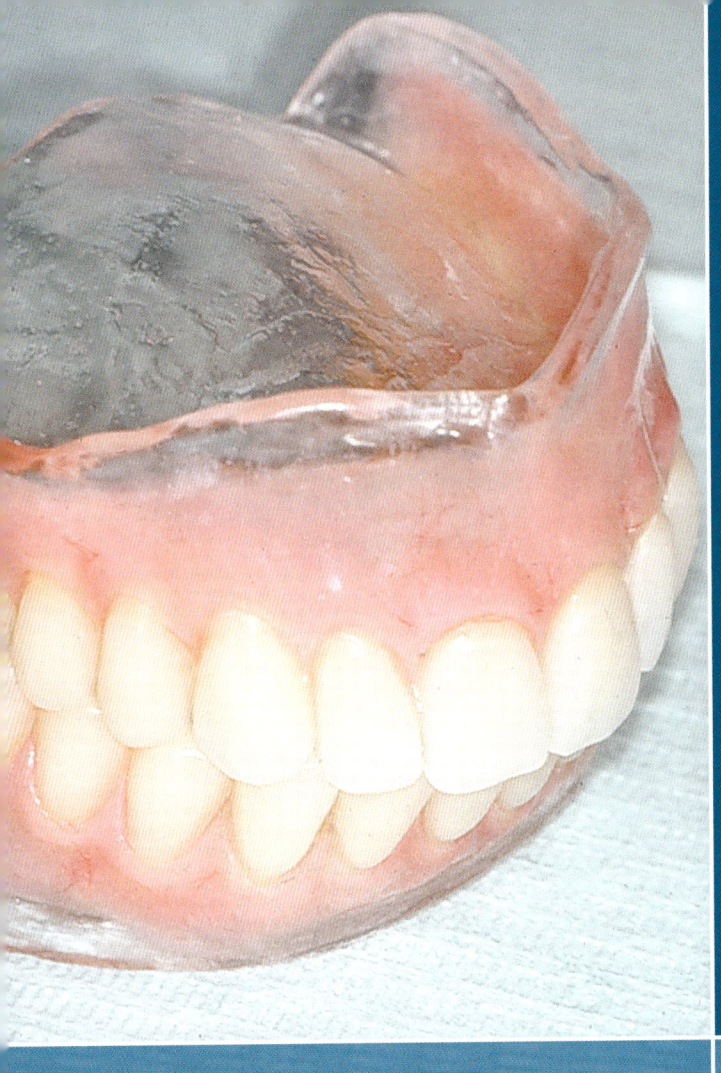

15

Considerações Adicionais sobre a Montagem de Dentes

Márcia Sampaio Campos
Vicente de Paula Prisco da Cunha

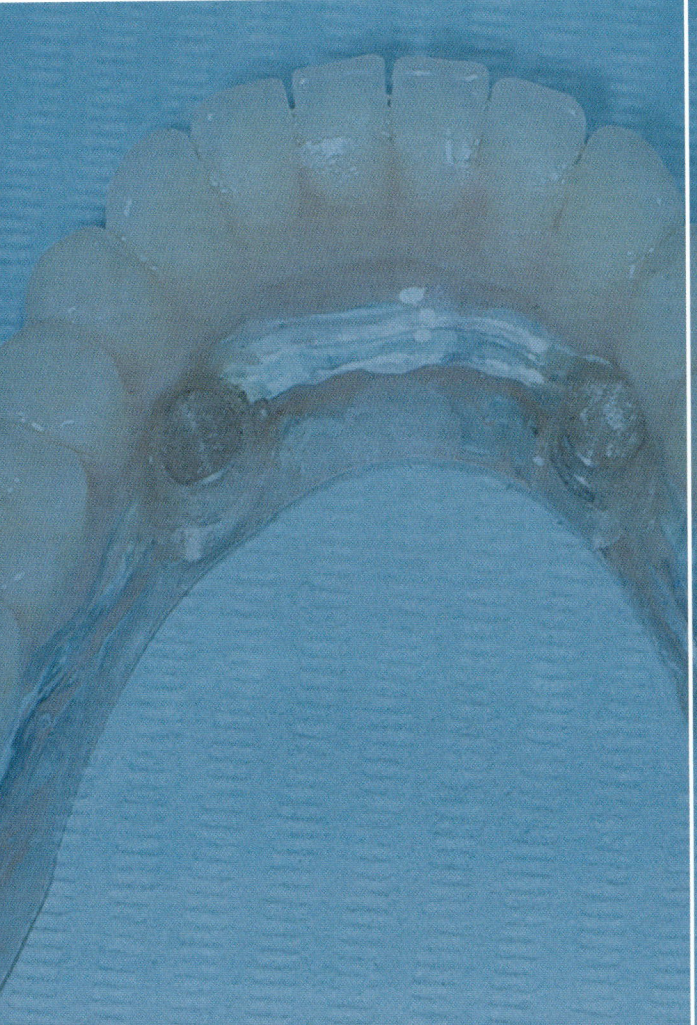

Levando em consideração os fatores já abordados nos capítulos anteriores, é fundamental a discussão adicional dos aspectos estéticos, funcionais e particularmente oclusais relacionados com a montagem dos dentes artificiais. Para efeito didático, os fatores julgados relevantes foram divididos, de modo que facilitem o entendimento geral do assunto.

▶ Dentes anteriores

Os dentes anteriores são os principais alvos estéticos de uma prótese total mucossuportada (PTMS), mas não devemos excluir sua funcionalidade nos processos mastigatório e fonético. Quanto ao aspecto estético, a realização de provas da montagem dos dentes anteriores é um dos fatores que mais contribui para a participação do paciente e, consequentemente, para a aceitação da reabilitação. Quando é realizada sem a montagem dos dentes posteriores, há benefícios no tratamento como um todo, já que as linhas de referência e a seleção dos dentes artificiais podem ser checadas antes da montagem de todo o arco. Correções nessa fase são extremamente importantes e passíveis de ser realizadas com certa facilidade, a fim de adequar a prótese confeccionada pelo profissional às expectativas do paciente.

Na fase de posicionamento e alinhamento dentário, devemos levar em consideração fatores como a idade e a coleta de dados do paciente (p. ex., fotografias antigas), que possam contribuir para o estabelecimento de uma situação esteticamente satisfatória. O indivíduo, portanto, torna-se corresponsável neste momento, uma vez que sua opinião é relevante, podendo auxiliar na escolha das caracterizações dos dentes (restaurações, desgastes), giroversões, extrusões e dos apinhamentos, respeitando sempre os critérios oclusais estabelecidos pelo profissional.

Funcionalmente, é importante observar a participação da bateria anterior na fonação do paciente que está sendo reabilitado. Assim, a montagem deve ser realizada de modo a promover adequada pronúncia de sons como o "F", no qual a borda incisal dos dentes superiores deve tocar a linha seca/úmida do lábio inferior, e o "S", em que o cirurgião-dentista precisa atentar ao espaço interarcos, que deve ser pequeno o suficiente para a pronúncia do som, sem, no entanto, ocorrer toque dental. Esse tipo de teste pode ser realizado com palavras do tipo "farofa" ou com a pronúncia de um "efe" longo (effffe) para avaliação do primeiro som descrito, e palavras do tipo "seiscentos e sessenta" para o segundo caso. Quanto à anatomia, os dentes anteriores devem apresentar uma concavidade palatina que possibilite o movimento mandibular dentro dos padrões do paciente.

Ao buscar maior estabilidade da prótese, podemos lançar mão do balanceamento protrusivo (sem guia incisiva), que pode reduzir a ação dos dentes em oclusão no centro do rebordo, evitando interferências durante os movimentos funcionais da mandíbula. Aumentando a estabilidade, contribuímos para a estética, a fonética e a função da prótese confeccionada. A aparência natural do posicionamento dentário também favorece o adequado contorno da face e o suporte labial, causando, muitas vezes, aumento nos trespasses horizontal e vertical, que deve ser corrigido para evitar conflitos funcionais.

▶ Dentes posteriores

Responsáveis pela maior parte da função mastigatória, os dentes posteriores devem apresentar o melhor engrenamento possível durante sua montagem. Isso porque eles mantêm a expressão facial normal por meio do suporte à bochecha e à língua e, quando são perdidos, as funções musculares ficam prejudicadas pela diminuição da altura facial, uma vez que os dentes posteriores são os responsáveis pela manutenção da dimensão vertical de oclusão (DVO). Sendo assim, o estabelecimento de uma DVO correta visa impedir o colapso do sistema estomatognático, e sua manutenção pode ser realizada com a observância do engrenamento dos dentes posteriores em abertura e fechamento no articulador.

Em relação ao posicionamento e ao alinhamento dental, a confecção de referências no plano de orientação é um fator relevante. Elas são importantes para direcionar o posicionamento dos dentes no arco e devem devolver contornos adequados ao paciente; dentre os quais podemos citar a curva ascendente (que facilita a obtenção do balanceamento oclusal e contribui para a estética) e o corredor bucal. Este último, além de melhorar a estética, é indicativo de espaço entre dentes e bochecha, o que, após a instalação e o uso da prótese, impedirá ferimentos. Destacamos, ainda, o remanescente ósseo, que pode servir como auxiliar no alinhamento dentário por meio da manutenção das cargas oclusais sobre os rebordos; e a inclinação vestibulolingual dos dentes artificiais, que contribui grandemente para o balanceamento da oclusão da prótese. A checagem da montagem na boca deve ser sempre realizada, uma vez que devemos aliar a estética à função, além de alcançar com maior propriedade a satisfação do paciente.

Os dentes posteriores são responsáveis pela manutenção do equilíbrio no fechamento e devem apresentar ainda uma forma anatômica que promova estabilidade nos sentidos *cervico-oclusal*; *mesiodistal* e *vestibulolingual* (contatos A, B e C). Desse modo, um bom engrenamento das cúspides facilitará o estabelecimento do padrão oclusal desejado.

▶ Aspecto oclusal

Para o paciente, a estética é considerada o fator mais importante em uma reabilitação. Porém, é objetivo da prótese total o restabelecimento estético e funcional perdido pelo paciente totalmente desdentado, além da manutenção da saúde e do equilíbrio de todo o sistema oral. Para isso, quando a opção é por próteses totais, busca-se reabilitar o paciente em oclusão balanceada bilateralmente, garantindo estabilidade à prótese e evitando contatos que resultem em ação de alavanca – o que causa deslocamentos – e, consequentemente, ferimentos à mucosa sobre a qual a prótese está assentada. Nesse tipo de oclusão pretendida, os contatos bilaterais no fechamento, nos movimentos protrusivos e nos lados de trabalho e balanceio devem ser simultâneos, para que não haja o deslocamento da prótese.

Preconizamos que as montagens em articulador sejam realizadas na posição de deglutição (funcional), pois é mais comumente repetida durante a vida do paciente e melhor reproduzível. Essa posição resultará em um deslocamento mandibular para a região posterior, que deverá ser compensado por um trespasse horizontal (cerca de 2,0 mm), para que haja a possibilidade de o paciente levar a mandíbula mais para frente em busca de mais conforto, sem, no entanto, apresentar relação dental de topo a topo ou mesmo cruzada. Também é importante ressaltar que a seleção da adequada anatomia dos dentes artificiais é fundamental para o equilíbrio oclusal, como fora abordado anteriormente.

Além disso, quando se trata de reabilitações, esse equilíbrio é essencial, uma vez que, sem ele, em pouco tempo a retenção da prótese é perdida, e pressões excessivas são criadas, levando a reabsorções ósseas. Esse arranjo oclusal balanceado deve imprimir o maior número de contatos interdentais durante a fase de montagem de dentes, conservando-os quando da instalação da prótese.

Sabemos que a reabsorção óssea é um processo contínuo e irreversível; portanto, devemos buscar a conservação da estrutura óssea remanescente, cientes de que nossos tratamentos pós-perda total dos elementos dentais são preventivos da reabsorção, e não somente restabelecedores de estética e função. Assim, procuramos buscar a estabilidade da prótese, mesmo quando o suporte ósseo mostra-se bastante reduzido. Nesse caso, o paciente deve estar previamente informado de que diversos fatores podem levar ao insucesso das próteses, e que as responsabilidades devem ser divididas entre profissional e paciente. O primeiro conta com recursos técnicos e conhecimentos aliados à boa análise e ao planejamento dos casos; ao paciente cabe o controle de aspectos relacionados com a saúde geral e bucal, os fatores psíquicos, os hábitos, dentre outros. Desse modo, tanto os êxitos quanto os insucessos devem ser compartilhados entre as partes envolvidas no tratamento.

▶ Outros métodos

Como discutido anteriormente, é na fase de montagem de dentes em articuladores que buscamos imprimir o maior número de contatos interdentais, promovendo, por meio de uma oclusão balanceada, estabilidade à prótese. No entanto, a clínica diária apresenta dificuldades de magnitudes diferentes (grandes perdas do rebordo remanescente, dentre outras), levando à necessidade de métodos que busquem ajustar-se às situações, otimizando os resultados e facilitando os procedimentos durante a confecção dos aparelhos protéticos. Não é nosso objetivo a descrição minuciosa de cada um desses métodos, apenas discorreremos brevemente acerca deles.

▶ **Técnica da zona neutra.** Baseia-se na existência de uma área específica em que a função da musculatura não desloca a prótese e as forças criadas pela língua são neutralizadas pelas criadas pelos lábios e bochechas. Segundo essa técnica, os dentes não devem ser posicionados na crista do rebordo alveolar, mas sim de acordo com a ação muscular determinada por cada paciente. Desse modo, os dentes não interferem na ação da musculatura, e as forças exercidas por ela contra as próteses são mais favoráveis à estabilidade e à retenção. Como desvantagens, alguns pacientes relatam menor conforto, devido ao maior tamanho e ao peso das próteses produzidas por ela.

▶ **Sistema BPS (Biofunctional Prosthetic System – Ivoclar®).** A montagem é conduzida por meio de um padrão oclusal para o qual todas as forças são dirigidas, visando promover maior estabilidade das próteses – particularmente da inferior. Os passos laboratoriais permitem boa simetria, baseando-se nas linhas de referência de cada arcada e permitindo que as curvas de compensação sagital e frontal sejam estabelecidas em harmonia com os aspectos morfológicos das superfícies oclusais.

▶ **Desgaste de Patterson.** Método fisiológico de determinação das curvas de compensação do paciente por meio do desgaste com abrasivos dos planos de orientação de cera. Em protrusão, nossos côndilos realizam um movimento para frente e para baixo, criando a necessidade de compensação dessa curva, já que, na sua falta, há perda de contato entre os planos superior e inferior, além da consequente ação de alavanca e deslocamento da prótese. No movimento de lateralidade, em virtude da inclinação da cavidade articular, é também necessária a impressão de uma curva de compensação para que

não haja ausência de toque entre os planos de orientação durante esse movimento. Portanto, a determinação das curvas de compensação é fundamental para que, na montagem dos dentes, seja possível estabelecer uma oclusão balanceada bilateralmente.

▶ Fatores que interferem no ajuste

Conhecendo a complexidade dos procedimentos envolvidos na confecção de próteses totais e as inúmeras variáveis introduzidas nos mesmos, não poderíamos deixar de discorrer acerca de alguns dos principais fatores que podem interferir no ajuste das próteses, ou mesmo torná-lo mais trabalhoso.

Sabe-se que a resina acrílica ativada termicamente (RAAT) é o material escolhido para a confecção de próteses totais pelas vantagens apresentadas. Porém, também é fato que, em sua reação de polimerização, a ocorrência, ora de contrações, ora de expansões, causa distorção dimensional e oclusal nos corpos produzidos. Esse problema pode ainda ser agravado pela presença de dentes, forma do palato e espessura da base da prótese. Outras variáveis que dificultam o controle das distorções são: proporções de monômero-polímero, ciclos de polimerização e técnicas de inclusão e instabilidade da cera utilizada na fase de enceramento. Portanto, é de extrema importância que se respeite a indicação de cada material e sua correta proporção, e, principalmente, que se associem técnica e material adequados.

É também um fator de grande relevância a anatomia dos dentes artificiais selecionados. Dentes com cúspides mais baixas e vertentes mais abertas facilitam o engrenamento, diminuindo o risco de travamentos quando da dinâmica dos movimentos. Além disso, auxiliam na estabilidade do aparelho frente aos efeitos dos componentes horizontais, apesar de diminuírem consideravelmente a eficiência mastigatória. Por outro lado, dentes artificiais com cúspides mais altas, que podem, em tese, melhorar a capacidade de trituração dos alimentos, às vezes levam ao travamento oclusal, impossibilitando ao paciente a realização dos movimentos de lateralidade e protrusão. No entanto, é importante ressaltar que, de acordo com as inclinações das cavidades articulares do paciente, haverá necessidade de utilizar dentes com cúspides altas, frente às vertentes articulares íngremes, e dentes com cúspides baixas para aquelas vertentes articulares rasas.

No mercado odontológico, é possível encontrar dentes com inclinações variadas, mas, em geral, particularmente no mercado nacional, a inclinação mais encontrada é a de 30° a 33°. Essa inclinação é similar à média das inclinações das vertentes anteriores das fossas articulares de indivíduos adultos, além de ser um valor que, mesmo para pessoas com fossas articulares rasas, permite o ajuste oclusal sem prejudicar a capacidade mastigatória daqueles com fossas articulares íngremes.

Visando minimizar as alterações ocorridas nas próteses, esforços técnicos vêm sendo desenvolvidos. Dentre eles, podemos citar a técnica de polimerização chamada sistema de injeção, que tem sido testada em comparação aos métodos convencionais. Esse sistema baseia-se no controle das distorções mediante a injeção continuada de material sob pressão durante todo o processo de acrilização. A maioria dos estudos tem mostrado resultados satisfatórios quando da utilização desse método no que diz respeito às alterações dimensionais e oclusais, sem, no entanto, dispensar ajustes posteriores nas próteses produzidas por ele. Uma desvantagem do sistema é seu alto custo, o que deixa sua indicação limitada à condição econômica dos profissionais e pacientes.

Com o mesmo objetivo, foi criada a mufla HH. Ela permite a inclusão e polimerização, ao mesmo tempo, das próteses totais superior e inferior ocluídas entre si, de modo que os dentes, mantendo-se em contato, sofram menor movimentação, o que diminui as alterações no padrão oclusal previamente estabelecido. Essa compensação das distorções dimensionais pode diminuir a necessidade de remontagem em articulador e o tempo clínico despendido para a realização de grandes ajustes em boca.

Mesmo diante das inúmeras tentativas de diminuição das distorções oriundas do processo de polimerização, muitas vezes devemos lançar mão do recurso da remontagem. Ele consiste no reposicionamento das próteses no articulador para correção do desajuste oclusal e restabelecimento da dimensão vertical de oclusão (DVO) e da oclusão cêntrica (OC) coincidente com relação central (RC) quando possível, buscando evitar maiores transtornos no momento da instalação das próteses.

Assim, é papel do profissional oferecer tratamento diferenciado a seu paciente, uma vez que dispõe de várias possibilidades técnicas e do conhecimento necessário para isso. É dever do cirurgião-dentista restabelecer função e estética perdidas pelo paciente totalmente desdentado, levando em consideração que, desse modo, estará primando pela saúde geral do indivíduo, que inclui estado físico e psíquico. Isso irá devolver ao paciente a possibilidade de conviver socialmente com seus amigos e familiares.

▶ Bibliografia

ANUSAVICE K.J. Phillips. Materiais dentários. 10. ed. Rio de Janeiro: Guanabara Koogan; 1998.

BERESIN V.E., SCHIESSER F.J. The neutral zone in complete dentures. *J Prosthet Dent*; 1976, v.36, n.6, p. 356-7.

BEYRON H. Occlusion: point of significance in planning restorative procedures. *J Prosthet Dent*; 1973, v.30, p. 641-52.

CAMPOS M.S. *et al.* Considerações clínicas sobre rebordos residuais em indivíduos edêntulos. *Rev EAP/APCD*; 2000, v.2, n.1, p. 24-7.

CAMPOS M.S., CUNHA V.P.P. Avaliação comparativa da alteração oclusal de próteses totais polimerizadas por moldagem por compressão e em sistema de resina injetável. Trabalho de graduação do curso de Odontologia – UNIVAP. São José dos Campos; 2001.

COMPAGNONI M.A. *et al.* Influência da remontagem na alteração da dimensão vertical de oclusão em próteses totais. Pós-graduação Rev. Faculdade de Odontologia. São José dos Campos; 2001, v.4, n.2, p. 65-70.

CUNHA V.P.P. *et al.* Mufla bimaxilar HH – um recurso laboratorial para oclusão ótima em próteses totais. *PCL*; 2000, v.2, n.8, p. 26-31.

ESPOSITO S.J. Esthetics for denture patients. *J Prosthet Dent*; 1980, v.44, n.6, p. 608-15.

MIRAGLIA S.S. *et al.* Prótese total: análise comparativa da técnica convencional em relação à técnica da zona neutra. *Rev APCD*; 2001, v.55, n.2, p. 89-93.

MURRELL G.A. Occlusal considerations in esthetic tooth positioning. *J Prosthet Dent*; 1970, v.23, n.5, p. 499-502.

SELLEN P.N. *et al.* Methods used to select artificial anterior teeth for the edentulous patient: a historical overview. *Int J Prosthodont*; 1999, v.12, n.1, p. 51-8.

SERAIDARIAN P. I., CAVALVANTI B. N. A importância da oclusão no sucesso e insucesso das próteses dentárias. In: Atualização em Prótese dentária – Procedimentos clínico e laboratorial. São Paulo: Santos; 1999.

TAMAKI T. Dentaduras completas. 4.ed. São Paulo: Sarvier; 1983.

TENGAN V.L.S. *et al.* Próteses totais confeccionadas pela técnica da zona neutra acrilizadas em mufla HH. *PCL*; 2001, v.3, n.13, p. 183-8.

TURANO J.C., TURANO L.M. Fundamentos de prótese total. 3.ed. Rio de Janeiro: Quintessence Books; 1993.

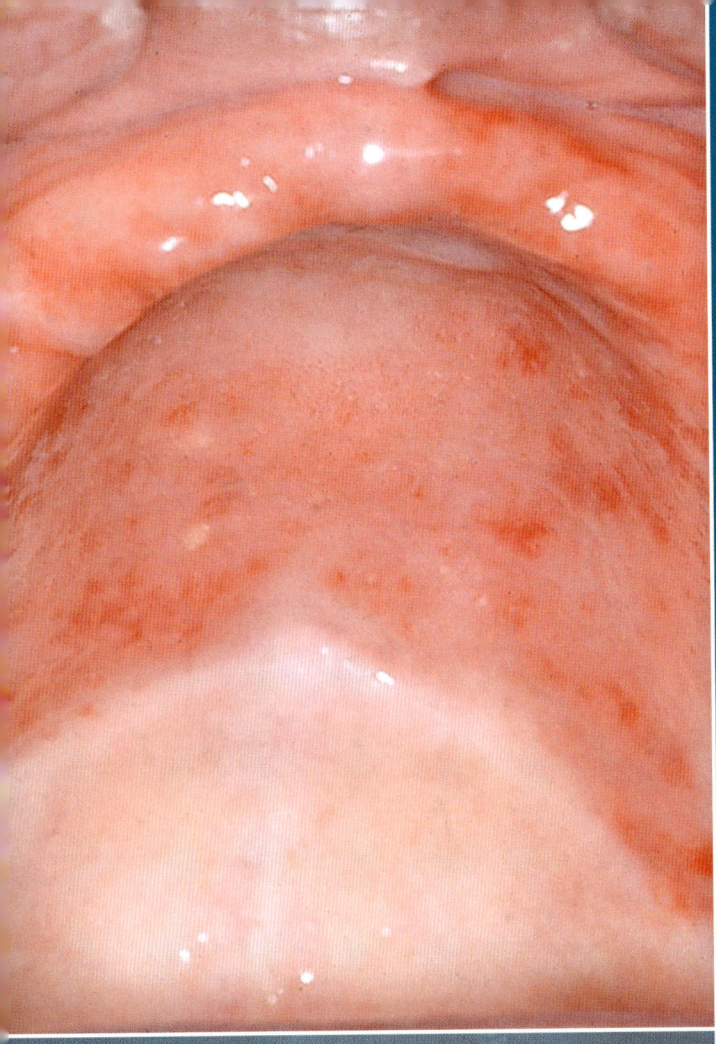
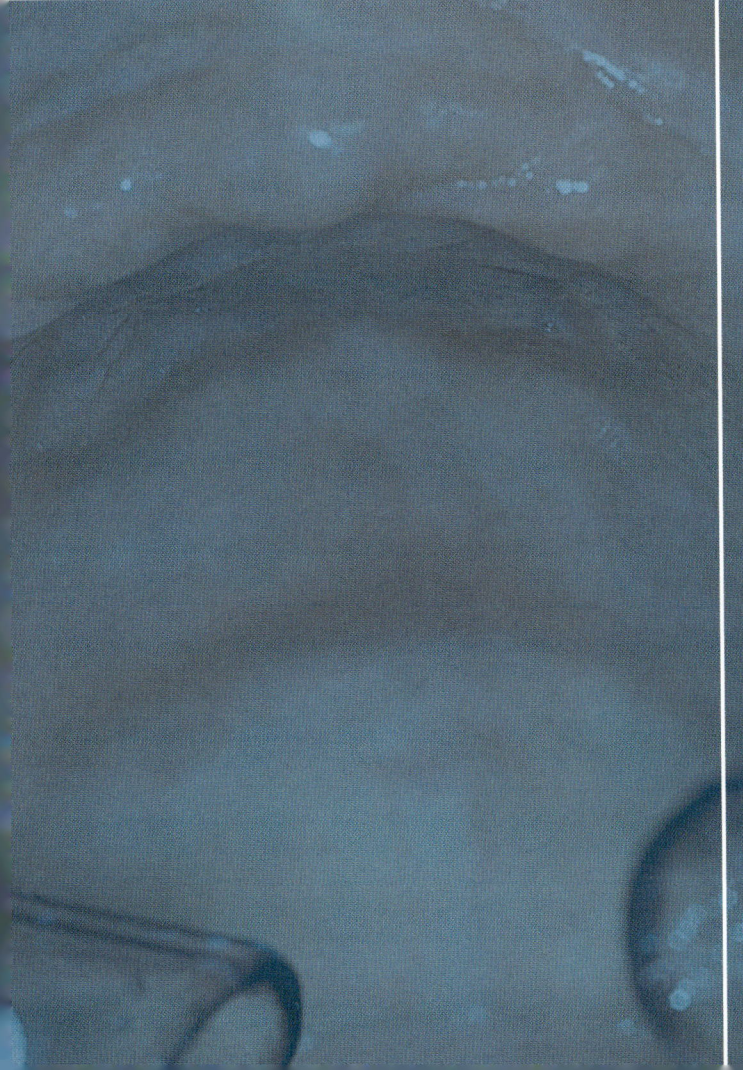

16

Estomatite por Dentadura

Márcia Sampaio Campos

Diante do aumento dos casos de infecções oportunistas, dentre elas as candidoses orais, é importante abordar a estomatite por dentadura, já que se trata de uma afecção bastante comum entre indivíduos portadores de próteses totais. Procuramos proporcionar ao leitor desde informações básicas sobre a doença, como sua prevalência, etiologia e tratamento, até conceitos mais recentes acerca dos novos rumos no estudo dessa enfermidade polimicrobiana.

▶ Definição, prevalência e classificação

A estomatite por dentadura é o termo utilizado para descrever mudanças patológicas caracterizadas por inflamação eritematosa localizada na mucosa oral (principalmente no palato duro) e recoberta pela prótese total mucossuportada (PTMS) (Wilson, 1998; Reichart, 2000; Gendreau e Loewy, 2011). Acomete, comumente, portadores de PTMS e apresenta prevalência que varia entre 15 e 70%, sendo sua maior incidência em pacientes do sexo feminino (Arendorf e Walker, 1987; Jeganathan e Lin, 1992; Wilson, 1998; Radford *et al.*, 1999) – outras informações sobre isso podem ser observadas no Quadro 18.3, do Capítulo 18.

Em pacientes idosos, a estomatite é extremamente frequente, o que enfatiza a necessidade da implementação de rigorosos métodos de controle e prevenção da doença (Markovic *et al.*, 1999; Budtz-Jorgensen *et al.*, 2000; Ferreira *et al.*, 2010). Esse fato é bem relatado no estudo de Budtz-Jorgensen *et al.* (2000), no qual os autores comprovam a eficácia de um programa preventivo de higiene oral para a redução da colonização da mucosa e da PTMS por *Candida*, melhorando a condição de saúde oral. Mais recentemente, um estudo envolvendo idosos institucionalizados no Brasil demonstrou que a simples interrupção do uso noturno da prótese associada à melhora na higiene pode levar à regressão espontânea da inflamação (Ferreira *et al.*, 2010).

De acordo com a classificação de Newton, essa inflamação oral pode ser de três tipos:

- Tipo 1: caracterizado por inflamação localizada que atinge discretamente algumas regiões do palato, tendo etiologia associada a infecção, trauma e alteração no mecanismo de defesa do paciente
- Tipo 2: apresenta um eritema generalizado envolvendo a área recoberta pela prótese
- Tipo 3: caracterizado pela ocorrência de hiperplasia das papilas na região do palato (Arendorf e Walker, 1987; Jeganathan e Lin, 1992; Wilson, 1998).

Os dois últimos, devido ao caráter difuso das lesões, parecem apresentar etiologia multifatorial (Arendorf e Walker, 1987). No entanto, recentemente, essa classificação foi contestada pelo estudo de Barbeau *et al.* (2003), no qual os autores reavaliaram a ligação entre *C. albicans* e estomatite em usuários de PTMS, verificando que a existência de diferentes espécies de *Candida* é mais frequente em pacientes com estomatite e está mais associada à extensão da inflamação do que aos critérios definidos pela classificação de Newton. Seus dados sugerem que o processo inflamatório pode favorecer a colonização de *Candida*, o que ocasionaria novas implicações para o diagnóstico e o tratamento dessa afecção oral (Figuras 16.1 a 16.3).

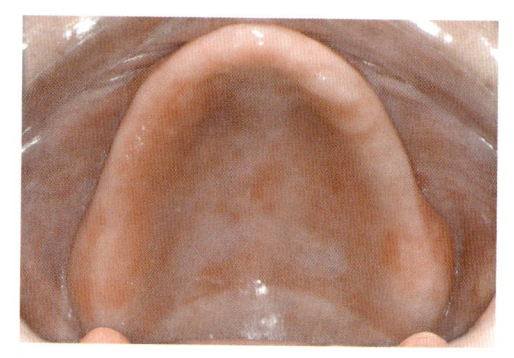

Figura 16.1 Estomatite Tipo 1 (classificação de Newton). Indica inflamação localizada e alcança discretamente algumas regiões do palato. (Foto gentilmente cedida pelo Prof. Leonardo Marchini.)

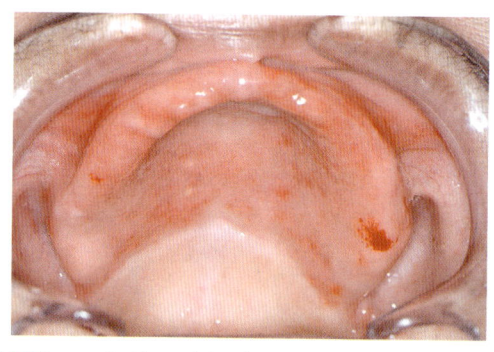

Figura 16.2 Estomatite Tipo 2 (classificação de Newton). Pode-se notar um eritema generalizado envolvendo a área recoberta pela prótese. (Foto gentilmente cedida pelo Prof. Leonardo Marchini.)

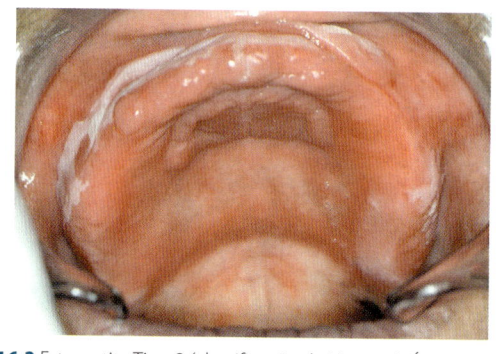

Figura 16.3 Estomatite Tipo 3 (classificação de Newton). É caracterizada por intensa inflamação e hiperplasia das papilas na região do palato. (Foto gentilmente cedida pelo Prof. Leonardo Marchini.)

▶ Etiologia | Novos conceitos e estudos sobre biofilmes orais e doenças polimicrobianas

De acordo com a literatura sobre o assunto, tanto fatores locais (uso contínuo de PTMS, trauma associado à prótese, má higiene, deficiências nutricionais e reações alérgicas aos materiais da base da prótese – Arendorf e Walker, 1987; Jeganathan e Lin, 1992; Wilson, 1998) quanto aspectos sistêmicos (diabetes, uso de medicamentos e tabagismo – Cumming *et al.*, 1990; Guggenheimer *et al.*, 2000) parecem atuar como coadjuvantes na etiologia da estomatite por dentadura, contribuindo para sua prevalência.

Além disso, estudos afirmam que a etiologia dessa lesão está relacionada com infecção fúngica, principalmente por *Candida albicans* (Ellepola e Samaranayake, 1998; Chow *et al.*, 1999). Em uma pesquisa experimental para verificar a participação desse fungo na etiologia, Renner *et al.* (1979) encontraram a concentração dele 100 vezes maior em pacientes portadores de estomatite, frente a indivíduos saudáveis. McMullan-Vogel *et al.* (1999) detectaram que 70% dos pacientes com sinais clínicos de estomatite por dentadura apresentaram crescimento fúngico, e a *Candida albicans* representou a espécie mais comum (75%). Dos casos isolados de *C. albicans*, 75% eram do serotipo A, e 25%, do serotipo B, o que evidencia o aumento significativo do serotipo B se comparado a um grupo-controle. A notável existência de *C. albicans* no biofilme da estomatite pode estar baseada na alta capacidade de adesão e na hidrofobicidade desse fungo aliada às condições favoráveis apresentadas pela superfície basal das dentaduras, o que propicia a colonização bacteriana (Radford *et al.*, 1999).

Estudos utilizando análise por microscopia de transmissão eletrônica afirmam que as rugosidades e porosidades verificadas na superfície das dentaduras favorecem a formação de uma película de espessura variada, que se apresenta aumentada em indivíduos portadores de estomatite (Theilade e Budtz-Jorgensen, 1980; Walter e Frank, 1985). Além de destacar o papel da rugosidade da prótese na agregação microbiana, Monsenego (2000) relata que a formação da película observada naqueles estudos é iniciada pela absorção de proteínas da saliva pela base da dentadura, seguida da adesão microbiana. Segundo o autor, esse processo de absorção pode ser mais importante no estabelecimento da referida película do que as retenções do local em questão.

Além dos relatos referentes ao envolvimento de *C. albicans*, dados sugerem que o aparecimento da estomatite pode estar relacionado com uma placa não específica (Arendorf e Walker, 1987; Jeganathan e Lin, 1992; Radford *et al.*, 1999), o que indica uma característica multifatorial e polimicrobiana para a patologia. Para Abelson (1981), a placa depositada sobre a área basal das PTMS é inquestionavelmente o maior fator etiológico na patogênese da estomatite por dentadura, bem como da hiperplasia inflamatória e da candidíase crônica. Essa placa é uma película composta de bactérias, fungos e células epiteliais descamadas, que compõem um complexo *biofilme*, definido como uma comunidade estruturada de microrganismos circundados por uma matriz polimérica produzida pelo próprio biofilme, aderente a uma superfície inerte ou viva. Os biofilmes formados sobre a PTMS servem como um reservatório protetor para os microrganismos orais (Chandra *et al.*, 2001; Jenkinson e Douglas, 2002; Kumamoto, 2002; Douglas, 2003). A dinâmica de formação de um biofilme passa pela adesão reversível da célula ao substrato, seguida de adesão irreversível e formação da matriz de polissacarídios, em que os microrganismos formam microcolônias, as quais, sob fluxo, resultam na maior agregação das células e na maturação do biofilme (Johnston, 2004).

Desse ponto em diante, pode ocorrer diferenciação das células, que voltam a ser planctônicas, expressando fímbrias, tornando-se móveis e sendo dispersas (Kolenbrander, 2000). Essa dispersão deve controlar a quantidade de microrganismos dentro do biofilme para que não haja ausência de nutrientes, visando à manutenção da estrutura dessa comunidade. Nesse sentido, é ainda descrito como mecanismo de controle o suicídio celular, também chamado de morte celular programada (apoptose), no qual as bactérias podem, inclusive, liberar toxinas (Pray, 2003). Provavelmente, a conformação do biofilme confere vantagens a seus habitantes, uma vez que as células permanecem imersas em uma matriz exopolimérica, protegidas da predação e com alto intercâmbio de nutrientes (sintrofia) e material genético. Essa dinâmica deve ser responsável pela riqueza de características dos microrganismos de um biofilme frente às suas formas planctônicas (natantes ou livres) (Figura 16.4).

A literatura tem relatado um mecanismo bacteriano denominado *quorum sensing* (população dependente da expressão de genes), no qual moléculas sinalizam e regulam genes para que novas características, como fímbrias, toxinas ou enzimas, sejam expressas (Douglas, 2003; Pray, 2003). Isso faz com que o tratamento de doenças relacionadas com biofilmes seja bastante complexo. Esse fenômeno ainda não foi verificado em biofilmes de *Candida* sp. ou mistos (fungos e bactérias), mas há suspeitas de que a sinalização intercelular seja bastante complexa e crucial no desenvolvimento, na diversidade e na distribuição dos microrganismos desses biofilmes (Douglas, 2003).

Nesse contexto, verifica-se que, dentro dos consórcios microbianos (biofilmes), os microrganismos parecem comportar-se de modo diferente, apresentando genes que não são expressos em suas formas planctônicas. Isso é verificado, por exemplo, por meio dos relatos de que as espécies de *C. albicans*, quando pertencem a um biofilme, apresentam-se mais resistentes aos antifúngicos do que isoladamente (Kolenbrander, 2000; Chandra *et al.*, 2001; Jenkinson e Douglas, 2002; Kumamoto, 2002; Douglas, 2003; Pray, 2003).

Esse mecanismo de resistência parece estar ligado a uma série de alterações mutacionais ou epigenéticas nos fungos, que levam à insensibilidade ao fluconazol (Kakeya *et al.*, 2000) ou à grande interação entre células procarióticas e eucarióticas dentro de "biofilmes mistos" compostos por *Candida* sp. e por outras espécies bacterianas (Kolenbrander, 2000; Jenkinson e Douglas, 2002; Douglas, 2003; Pray, 2003). Já para Kumamoto (2002), a alta resistência a antifúngicos apresentada por espécies de *C. albicans* ocorre devido a um estado fisiológico especial (alterações epigenéticas, por exemplo), adotado pelos organismos associados a essa estrutura e por ela protegidos.

Em adição a essas teorias, estudos relacionados com a suscetibilidade a medicamentos revelam que células fúngicas podem modular a ação de agentes antibacterianos e que bactérias podem afetar a atividade de agentes antifúngicos nesses biofilmes (Douglas, 2003). Jenkinson e Douglas (2002), observando biofilmes compostos por *C. albicans* e *Streptococci* orais (*Streptococcus gordonii* e *Streptococcus salivarius*) em próteses, verificaram que tanto o fungo como as bactérias citados podem aumentar a resistência desses organismos aos medicamentos.

Não raramente, os biofilmes têm composição mista (bactérias e fungos) e apresentam combinação de gêneros, espécies, linhagens e até sublinhagens, coabitando no mesmo local do hospedeiro. Uma vez que bactérias e fungos vivem como comensais na microflora natural de indivíduos sadios, não é surpresa que ambos, patógenos oportunistas, sejam isolados em regiões infectadas quando há doenças polimicrobianas (Soll, 2002). Nos últimos anos, o estudo dessas enfermidades tem ganhado força devido à sua importância crescente, pois se trata de manifestações clínicas e patológicas induzidas por

16

múltiplos microrganismos, geralmente de difícil tratamento e etiologia. Nelas encontramos cinco mecanismos de patogênese, representados por:

- Predisposição do hospedeiro (mediada por mudanças físicas, fisiológicas e metabólicas)
- Mudanças na mucosa provocadas por um organismo, favorecendo a colonização de outros
- Produção de citocinas que aumentam com a gravidade da lesão, reativam infecções latentes ou favorecem a colonização de outros microrganismos
- Microrganismos que agem sinergicamente e promovem atividades diferentes daquelas produzidas de modo individual
- Alterações no sistema imune que podem promover a colonização de microrganismos (Brogden, 2002).

Embora seja relatado que, na estomatite por dentadura, a quantidade de colônias de *C. albicans* aumenta com a gravidade da inflamação (Budtz-Jorgensen *et al.*, 1983; Theilade e Budtz-Jorgensen, 1988; Kulak *et al.*, 1997) e que esse fungo seja vastamente apontado como principal agente etiológico da doença (Ellepola e Samaranayake, 1998; Chow *et al.*, 1999), há indícios de uma possível e importante participação bacteriana na iniciação e manutenção do biofilme dessa inflamação, uma vez que estudos indicam que ele é composto principalmente de bactérias (Theilade e Budtz-Jorgensen, 1980; Theilade *et al.*, 1983; Budtz-Jorgensen *et al.*, 1983; Gusberti *et al.*, 1985; Walter e Frank, 1985; Hughes *et al.*, 1988; Koopmans *et al.*, 1988; Kulak *et al.*, 1997).

Budtz-Jorgensen *et al.* (1983) sugerem que o biofilme da estomatite seja iniciado e mantido pela ação dos fungos aliada à irritação causada pelas toxinas produzidas pelo rico biofilme da região, não excluindo, ainda, a possibilidade de grande envolvimento das bactérias existentes como patógenos importantes. Kulak *et al.* (1997) sustentam esses dados, afirmando que a combinação entre *C. albicans* e outros microrganismos encontrados nesse biofilme podem ser os responsáveis pela estomatite por dentadura. Em 1973, Van Reenen deu enfoque à extensa participação de componentes bacterianos na estomatite, relatando sucesso com a utilização de antibióticos em seu tratamento. Mais tarde, estudos com bases em métodos microbiológicos tradicionais, imunológicos, bioquímicos e em microscopia eletrônica defenderam essas teses, verificando a existência de pequena quantidade de espécies de *Candida* frente à grande maioria de espécies bacterianas (entre 11 e 30 diferentes), como *Streptococcus*, *Staphylococcus*, *Actinomyces*, *Lactobacillus* e *Coccus* gram-negativos (Theilade e Budtz-Jorgensen, 1980; Budtz-Jorgensen *et al.*,1983; Theilade *et al.*, 1983; Gusberti *et al.*, 1985; Walter e Frank, 1985; Theilade *et al.*, 1988; Koopmans *et al.*, 1988; Kulak *et al.*, 1997; Monsenego, 2000), nos biofilmes de pacientes portadores de PTMS com e sem estomatite. Nesses estudos, ambos apresentaram composição bacteriana semelhante, diferindo apenas na crescente quantidade de *C. albicans* apresentada pelos pacientes portadores de estomatite em relação aos sem a doença. Pesquisas utilizando microscópio eletrônico para verificar a ultraestrutura e a composição do biofilme depositado sobre PTMS evidenciaram a predominância de espécies de bactérias frente à existência de fungos (representados principalmente pela *C. albicans*), porém sem nenhuma diferença entre a composição dos biofilmes de pacientes sadios e com estomatite. Além disso, os mesmos estudos relatam que a *C. albicans* desenvolve-se apenas em áreas com total ausência ou pequena quantidade de bactérias, e que, quando rodeada por outras

bactérias, apresentam sinais citológicos de degeneração, o que evidencia uma competição pelo nicho ecológico (Theilade e Budtz-Jorgensen, 1980; Gusberti *et al.*, 1985; Walter e Frank, 1985). Em um estudo de 2008, Campos *et al.* identificaram, por meio de técnicas moleculares independentes de cultivo, três espécies de *Candida* frente a 82 espécies de bactérias em indivíduos portadores de próteses totais com e sem estomatite, mostrando a grande diversidade bacteriana existente nesse nicho da cavidade oral.

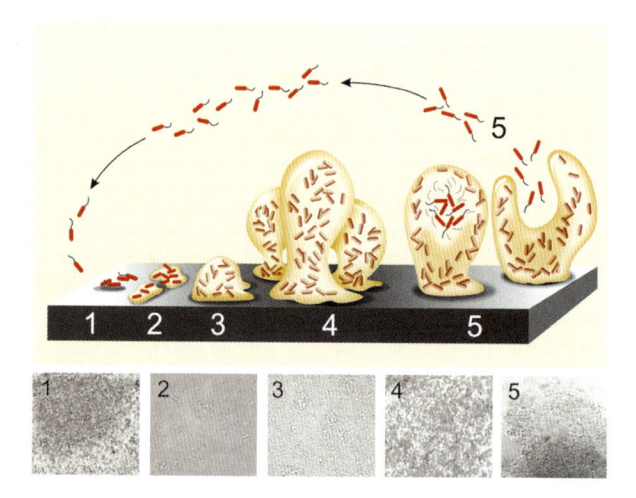

Figura 16.4 Dinâmica de formação de um biofilme.

▶ Métodos moleculares para identificação de microrganismos

Uma vez que a etiologia da estomatite pareça assumir caráter multifatorial ligado a um biofilme polimicrobiano, pode-se prever que seu estudo seja complexo, principalmente pela existência de muitos microrganismos na cavidade oral, de difícil ou impossível cultivo pelos métodos microbiológicos tradicionais – devido à dificuldade em estabelecer meios de cultura e condições adequadas para o cultivo e às limitadas diferenças fenotípicas entre os microrganismos passíveis de verificação no microscópio (Ward *et al.*, 1990; Kroes *et al.*, 1999; Kolenbrander, 2000; Paster *et al.*, 2001; Kazor *et al.*, 2003). Nesse contexto, de acordo com Amann *et al.* (1995), a frequente discrepância entre a contagem direta em microscópio e a quantidade de bactérias cultiváveis já indica que se conhece apenas a menor parte da diversidade de microrganismos existentes. Desse modo, estima-se que apenas cerca de 20% dos microrganismos tenham sido descobertos até o momento, e que os métodos de cultura sejam inadequados para seu estudo completo (Ward *et al.*, 1990). Esse fato tornou-se um desafio que encontrou amparo na análise filogenética baseada na sequência do gene do RNA ribossomal, em que, empregando-se métodos independentes de cultivo, confirmam-se as especulações a respeito da existência de grande diversidade de microrganismos não cultiváveis (Ward *et al.*, 1990; Amann *et al.*, 1995; Kroes *et al.*, 1999; Relman, 1999; Kolenbrander, 2000; Paster *et al.*, 2001; Kazor *et al.*, 2003).

Frente à crescente necessidade de conhecer melhor os constituintes de uma comunidade microbiológica, Relman e Falkow (1992) demonstraram que a combinação da reação em cadeia de polimerização de DNA ou PCR (*polymerase chain reaction*) com o sequenciamento seguido de filogenia molecular baseada no gene do RNA ribossomal 16S assegurou novo enfoque para a identificação de patógenos que não podem ser cultivados pelos métodos tradicionais. Desse modo, a extensa composição dessas comunidades (biofilmes) poderia ser elucidada de modo melhor, novos agentes potencialmente patogênicos poderiam ser descobertos e, eventualmente, doenças até então idiopáticas poderiam ter seus agentes etiológicos conhecidos.

Os genes codificadores da subunidade menor do RNA ribossomal apresentam regiões com sequências altamente conservadas, ao mesmo tempo em que abrigam áreas bastante variáveis de organismo para organismo, o que os torna moléculas-chave nos estudos envolvendo identificação e sequenciamento de bactérias e fungos (Edwards *et al.*, 1989). Sua utilização levou à maior descoberta recente sobre a diversidade ancestral da vida, quando Carl Woese (2000) utilizou essas sequências para demonstrar a distinção entre *bactéria*, *archaea* e *eukaria*. Para o estudo de populações bacterianas, têm-se empregado comumente a amplificação dos genes do rRNA 16S (Kroes *et al.*, 1999; Relman, 1999; Kolenbrander, 2000; Paster *et al.*, 2001; Kazor *et al.*, 2003), enquanto, nos estudos envolvendo fungos, especialmente o *Candida* sp., busca-se a amplificação dos genes do rRNA 28S, do rRNA 18S e do rRNA 5,8S (Fujita *et al.*, 1995).

Relman (1999) mostrou que a distribuição e diversidade de microrganismos no mundo é bem maior do que se podia prever antes dos métodos de identificação moleculares, os quais são baseados na sequência de ácidos nucleicos. Sendo assim, essa metodologia não só pode demonstrar a influência de agentes microbianos em doenças até então consideradas não infecciosas, como também possibilitar novo enunciado para a relação causal entre microrganismos e enfermidades (postulados de Koch moleculares). Kolenbrander (2000) também relata que essa nova tecnologia para investigação da população bacteriana oferece a possibilidade de estudar o arranjo espacial dos participantes dos biofilmes orais e seu desenvolvimento e interação.

A odontologia também tem-se utilizado dessas técnicas para o estudo da extensa e ainda pouco conhecida diversidade microbiana existente na cavidade oral. Um exemplo é a pesquisa de Kroes *et al.*, em 1999. Aplicando os métodos moleculares independentes de cultivo a um raspado de placa subgengival, puderam identificar microrganismos não caracterizados previamente em um nicho microbiológico exaustivamente estudado: o sulco gengival. Paster *et al.*, em 2001, confirmaram e expandiram esses achados, identificando centenas de microrganismos em raspados de placa subgengival de diferentes patologias, o que lhes possibilitou estimar a quantidade total provável de habitantes deste nicho natural (cerca de 500 espécies distintas), ampliando consideravelmente a quantidade de microrganismos na cavidade oral. Utilizando a mesma metodologia, Kazor *et al.* (2003) determinaram a diversidade bacteriana no dorso da língua de pacientes e compararam as bactérias predominantes (incluindo espécies não cultiváveis) em pacientes com e sem halitose, identificando 29 filotipos nunca antes encontrados em outros locais orais. Em 2008, Campos *et al.* estudaram a diversidade microbiana (bactérias e fungos) no biofilme de pacientes portadores de próteses totais com e sem estomatite por dentadura e identificaram mais de 100 espécies bacterianas e sete espécies de *Candida* nos locais descritos. Algumas espécies encontradas nesse estudo foram identificadas em ambos os biofilmes analisados (pacientes com e sem estomatite), mas outras foram exclusivamente identificadas nos pacientes com estomatite ou nos pacientes sem estomatite, sugerindo certa especificidade ao biofilme dessa inflamação.

▶ Tratamento da estomatite por dentadura

Embora se apresente quase assintomática, a estomatite por dentadura deve receber atenção e tratamento especiais, uma vez que pode evoluir para quadros como hiperplasias (somente removidas cirurgicamente), glossites, queilite angular e extensa colonização de *Candida* sp., que, combinada com tabaco, representa um importante agente etiológico de leucoplasias com potencial de malignidade (Theilade e Budtz-Jorgensen, 1988; Jeganathan e Lin, 1992; Wilson, 1998; Jenkinson e Douglas, 2002). Seu tratamento deve, portanto, incluir higiene meticulosa (para a desorganização mecânica do biofilme formado), remoção noturna da PTMS e correção de falhas ou troca da prótese, pois esses procedimentos dificultam a colonização da prótese pelos microrganismos e diminuem o tempo de agressão deles junto à mucosa (Arendorf e Walker, 1987; Jeganathan e Lin, 1992; Wilson, 1998; Markovic *et al.*, 1999; Budtz-Jorgensen *et al.*, 2000; Pires *et al.*, 2002). A implantação de uma educação de higiene oral é coadjuvante no tratamento e visa também à manutenção da saúde geral do indivíduo, importante quando se trata de pacientes geriátricos, grande parte deles portadores de próteses totais (Markovic *et al.*, 1999; Budtz-Jorgensen *et al.*, 2000). A utilização tópica e/ou sistêmica de antifúngicos também é indicada na terapia dessa afecção oral (Ellepola e Samaranayake, 1998 e 2000; Salerno *et al.*, 2011). A anfotericina B e a nistatina parecem exercer maior efeito comparadas ao miconazol (Abu-Elteen, 2000); porém, a utilização desses medicamentos exige cautela mediante evidência de espécies fúngicas por meio de exames comprobatórios (Budtz-Jorgensen *et al.*, 1983; Arendorf e Walker, 1987; Jeganathan e Lin, 1992; Wilson, 1998). É também indicada a associação de antifúngicos a condicionadores teciduais, que tornam a adaptação das próteses e a transmissão de esforços aos rebordos mais aceitáveis (Chow *et al.*, 1999). No entanto, o uso de condicionadores de tecidos deve ser monitorado, pois se acredita que a película formada sobre esses materiais pode potencializar a colonização de *C. albicans* (Nikawa *et al.*, 1993; Wilson, 1998).

De modo geral, é importante ressaltar que, no tratamento da estomatite por dentadura e das infecções relacionadas com a formação de biofilmes, a palavra de ordem é a desorganização e a remoção do biofilme. Nesse sentido, medidas criteriosas de higiene, primando pela remoção mecânica do biofilme depositado sobre sua base, e a remoção noturna da prótese são os melhores métodos preventivos no que se refere às estomatites por dentadura (Salerno *et al.*, 2011). Adicionalmente, visitas regulares ao dentista para acompanhamento, ajustes e trocas das próteses devem ser enfatizadas aos pacientes, visando à promoção e à manutenção da sua saúde oral (Figura 16.5A a C).

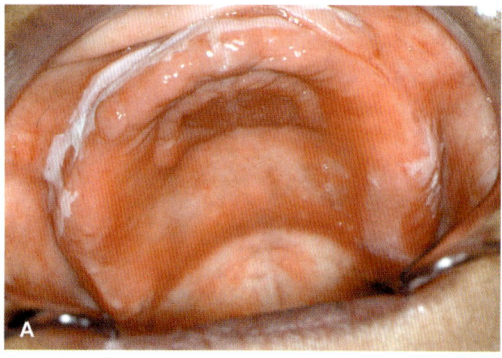

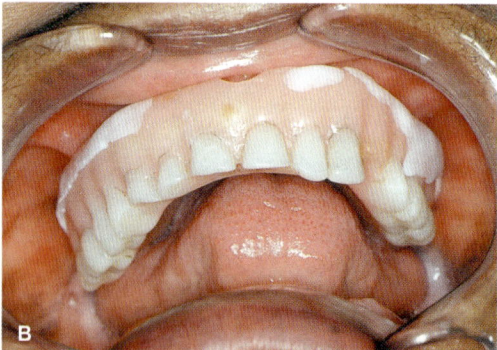

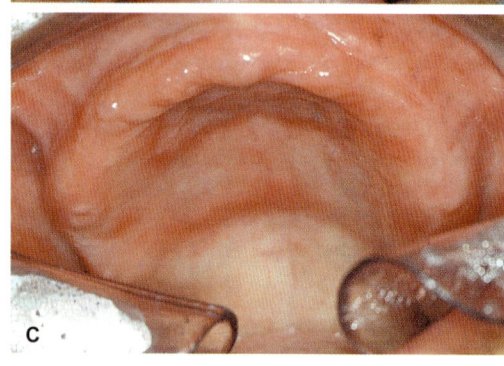

Figura 16.5 Fotos que evidenciam a utilização de condicionadores teciduais no tratamento da estomatite por dentadura. **A.** Caso inicial. **B.** Prótese reembasada com condicionador de tecidos. **C.** Caso final, após 3 semanas, pronto para iniciar a confecção de novas próteses.

▶ Bibliografia

ABELSON D.C. Denture plaque and denture cleansers. *J. Prosthet. Dent.*; 1981, v.45, n.4, p. 376-9.

ABU-ELTEEN K.H. *Candida albicans* strain differentiation in complete denture wearers. *New Microbiol.*; 2000, v.23, n.3, p. 329-37.

AMANN R.I., LUDWIG W., SCHLEIFER K.H. Phylogenetic identification and in situ detection of individual microbial cells without cultivation. *Microbiol. Rev.*; 1995, v.59, n.1, p. 143-69.

ARENDORF T.M., WALKER D.M. Denture stomatitis: a review. *J. Oral Rehabil.*; 1987, v.14, n.3, p. 217-27.

BARBEAU J., SEGUIN J., GOULET J.P., de KONINCK L., AVON S.L., ROMPRE P., DESLAURIERS N. Reassessing the presence of *Candida albicans* in denture-related stomatitis. *Oral Surg. Oral Med. Oral Pathol. Oral Radiol. Endod.*; 2003, v.95, n.1, p. 51-9.

BROGDEN K.A. Polymicrobial diseases of animals and humans. In BROGDEN K.A., GUTHMILLER J. M. Polymicrobial Diseases. Washington, EUA: ASM Press; 2002, p. 3-20.

BUDTZ-JORGENSEN E., THEILADE E., THEILADE J. Quantitative relationship between yeast and bacteria in denture-induced stomatitis. *Scand. J. Dent. Res.*; 1983, v.91, n.2, p. 134-42.

BUDTZ-JORGENSEN E., MOJON P., RENTSCH A., DESLAURIERS N. Effects of an oral health program on the occurrence of oral candidosis in a long-term care facility. *Community Dent. Oral Epidemiol.*; 2000, v.28, n.2, p. 141-9.

CAMPOS M.S., MARCHINI L., BERNARDES L.A., PAULINO L.C., NOBREGA F.G. Biofilm microbial communities of denture stomatitis. *Oral Microbiol Immunol.*; 2008, v.23, n.5, p. 419-24.

CHANDRA J., MUKHERJEE P.K., LEIDICH S.D., FADDOUL F.F., HOYER L.L., DOUGLAS L.J., GHANNOUM M.A. Antifungal resistance of Candida biofilms formed on denture acrylic *in vitro*. *J. Dent. Res.*; 2001, v.80, n.3, p. 903-8.

CHOW C.K., MATEAR D.W., LAWRENCE H.P. Efficacy of antifungal agents in tissue conditioners in treating candidiasis. *Gerodontology*; 1999, v.16, n.2, p. 110-8.

CUMMING C.G., WIGHT C., BLACKWELL C.L., WRAY, D. Denture stomatitis in the elderly. *Oral Microbiol. Immunol.*; 1990, v.5, n.2, p. 82-5.

DOUGLAS L.J. *Candida* biofilms and their role in infection. *Trends in Microbiology*; 2003, v.11, n.1, p. 30-6.

EDWARDS U., ROGALL T., BLÖCKER H., EMDE M., BÖTTGER E.C. Isolation and direct complete nucleotide determination of entire genes. Characterization of a gene coding for 16S ribossomal RNA. *Nucleic Acids Research*; 1989, v.17, n.19.

ELLEPOLA A.N., SAMARANAYAKE L.P. Adhesion of oral *Candida albicans* isolates to denture acrylic following limited exposure to antifungal agents. *Arch. Oral Biol.*; 1998, v.43, n.12, p. 999-1007.

ELLEPOLA A.N., SAMARANAYAKE L.P. Antimycotic agents in oral candidosis: an overview: 1. *Clinical variants. Dent. Update*; 2000, v.27, n.3, p. 111-12, 114 a 16.

FERREIRA R.C., MAGALHÃES C.S., MOREIRA A.N. Oral mucosal alterations among the institutionalized elderly in Brazil. *Braz Oral Res.*; 2010, v.24, n.3, p. 296-302.

FUJITA S., LASKER B.A., LOTT T.J., REISS E., MORRISON C.J. Microtitration plate immunoassay to detect PCR-amplified DNA from *Candida* species in blood. *J. Clin. Microbiol.*; 1995, v.33, n.4, p. 962-7.

GENDREAU L, LOEWY Z.G. Epidemiology and etiology of denture stomatitis. *J Prosthodont*; 2011, v.20, n.4, p. 251-60.

GUGGENHEIMER J., MOORE P.A., ROSSIE K., MYERS D., MONGELUZZO M.B., BLOCK H.M., WEYANT R., ORCHARD T. Insulin-dependent diabetes mellitus and oral soft tissue pathologies: II. Prevalence and characteristics of *Candida* and Candidal lesions. *Oral Surg. Oral Med. Oral Pathol. Oral Radiol. Endod.*; 2000, v.89, n.5, p. 570-6.

GUSBERTI F.A., GADA T.G., LANG N.P., GEERING A.H. Cultivable microflora of plaque from full denture bases and adjacent palatal mucosa. *J. Biol. Buccale*; 1985, v.13, n.3, p. 227-36.

HUGHES C.V., KOLENBRANDER P.E., ANDERSEN R.N., MOORE L.V. Coaggregation properties of human oral Veillonella spp.: relationship to colonization site and oral ecology. *Appl. Environ. Microbiol.*; 1988, v.54, n.8, p. 1957-63.

JEGANATHAN S., LIN C.C. Denture stomatitis – a review of the aetiology, diagnosis and management. *Aust. Dent. J.*; 1992, v.37, n.2, p. 107-14.

JENKINSON H.F., DOUGLAS L.J. Interactions between Candida species and bacteria in mixed infections. In BROGDEN K.A., GUTHMILLER J. M. Polymicrobial Diseases. Washington, EUA: ASM Press; 2002, p. 357-73.

JOHNSTON N. Debaffling Biofilms Studies follow transformations and detail a major signal. *The Scientist*; 2004, v.18, n.15. Disponível em: <http://www.the-scientist.com/yr2004/aug//hot_040802.html>. Acesso em: agosto/2004.

KAKEYA H., MIYAZAKI Y., MIYAZAKI H., NYSWANER K., GRIMBERG B., BENNETT J.E. Genetic analysis of azole resistance in the Darlington strain of Candida albicans. Antimicrob. *Agents Chemother.*; 2000, v.44, n.11, p. 2985-90.

KAZOR C.E., MITCHELL P.M., LEE A.M., STOKES L.N., LOESCHE W.J., DEWHIRST F.E., PASTER B.J. Diversity of bacterial populations on the tongue dorsa of patients with halitosis and healthy patients. *J. Clin. Microbiol.*; 2003, v.41, n.2, p. 558-63.

KOLENBRANDER P.E. Oral microbial communities: biofilms, interactions, and genetic systems. *Annu. Rev. Microbiol.*; 2000, v.54, p. 413-37.

KOOPMANS A.S., KIPPUW N., DE GRAAFF J. Bacterial involvement in denture-induced stomatitis. *J. Dent. Res.*; 1988, v.67, n.9, p. 1246-50.

KROES I., LEPP P.W., RELMAN D.A. Bacterial diversity within the human subgengival crevice. Proc. Natl. Acad. Sci. EUA; 1999, v.95, n.5, p. 14547-52.

KULAK Y., ARIKAN A., KAZAZOGLU E. Existence of *Candida albicans* and micro-organisms in denture stomatitis patients. *J. Oral Rehabil.*; 1997, v.24, n.10, p. 788-90.

KUMAMOTO C.A. *Candida* biofilms. *Curr. Op. Microbiol.*; 2002, v.5, n.6, p. 608-11.

MARKOVIC D., PUSKAR T., TESIC D. Denture cleaning techniques in the elderly affecting the occurrence of denture-induced stomatitis. *Med. Pregl.*; 1999, v.52, n.1-2, p.57-61.p.

McMULLAN-VOGEL C.G., JUDE H.D., OLLERT M.W. VOGEL C.W. Serotype distribution and secretory acid proteinase activity of *Candida albicans* isolated from the oral mucosa of patients with denture stomatitis. Oral Microbiol. Immunol.; 1999, v.14, n.3, p.183-9.

MONSENEGO P. Presence of micro-organisms on the fitting denture complete surface: study *in vivo*. *J. Oral Rehabil.*; 2000, v.27, n.8, p. 708-13.

NIKAWA H., HAYASHI S., NIKAWA Y., HAMADA T., SAMARANAYAKE L.P. Interactions between denture lining material, protein pellicles and *Candida albicans*. *Arch. Oral Biol.*; 1993, v.38, n.7, p. 631-4.

PASTER B.J., BOCHES S.K., GALVIN J.L., ERICSON R.E., LAU C.N., LEVANOS V.A., SAHASRABUDHE A., DEWHIRST F.E. Bacterial diversity in human subgengival plaque. *J. Bacteriol.*; 2001, v. 183, n.12, p. 3770-83.

PIRES R.F., SANTOS E.B.D., BONAN P.R.F., DE ALMEIDA O.P., LOPES M.A. Denture stomatitis and salivary *Candida* in Brazilian edentulous patients. *J. Oral Rehabil.*; 2002, v.29, n.11, p. 1115-9.

PRAY L. Microbial multicellularity. *The Scientist*; 2003, v.17, n.23. Disponível em: <http://www.the-scientist.com/yr2003/dec/feature>. Acesso em: dez/2003.

RADFORD D.R., CHALLACOMBE S.J., WALTER J.D. Denture plaque and adherence of *Candida albicans* to denture-base materials *in vivo* and *in vitro*. *Crit. Rev. Oral Biol. Med.*; 1999, v.10, n.1, p. 99-116.

REICHART P.A. Oral mucosal lesions in a representative cross-sectional study of ageing germans. *Community Dent. Oral Epidemiol.*; 2000, v.28, n.5, p. 390-8.

RELMAN D.A. The search for unrecognized pathogens. *Science*; 1999, v.284, p. 1308-10.

RELMAN D.A., FALKOW S. Identification of uncultured micro-organisms: Expanding the spectrum of characterized microbial pathogens. *Infectious Agents Disease*; 1992, v.1, n.5, p. 245-53.

RENNER R.P., LEE M., ANDORS L., McNAMARA T.F., BROOK S. The role of C. albicans in denture stomatitis. *Oral Surg. Oral Med. Oral Pathol.*; 1979, v.47, n.4, p. 323-8.

SALERNO C., PASCALE M., CONTALDO M., ESPOSITO V., BUSCIOLANO M., MILILLO L., GUIDA A., PETRUZZI M., SERPICO R. Candida-associated denture stomatitis. *Med Oral Patol Oral Cir Bucal.*; 2011, v.16, n.2, p.e139-43.

SOLL D.R. Mixed mycotic infections. In BROGDEN K.A., GUTHMILLER J. M. Polymicrobial Diseases. Washington, EUA: ASM Press; 2002, p. 335-56.

THEILADE J., BUDTZ-JORGENSEN E. Electron microscopic study of denture plaque. *J. Biol. Buccale*; 1980, v.8, n.4, p. 287-97.

THEILADE E., BUDTZ-JORGENSEN E., THEILADE J. Predominant cultivable microflora of plaque on removable dentures in patients with healthy oral mucosa. *Arch. Oral Biol.*; 1983, v.28, n.8, p. 675-80.

THEILADE E., BUDTZ-JORGENSEN E. Predominant cultivable microflora of plaque on removable dentures in patients with denture-induced stomatitis. *Oral Microbiol. Immunol.*; 1988, v.3, n.1, p. 8-13.

VAN REENEN J.F. Microbiologic studies on denture stomatitis. *J. Prosthet. Dent.*; 1973, v.30, n.4, p. 493-505.

WALTER B., FRANK R.M. Ultrastructural relationship of denture surfaces, plaque and oral mucosa in denture stomatitis. *J. Biol. Buccale*; 1985, v.13, n.2, p. 145-66.

WARD D.M., WELLER R., BATESON M.M. 16S rRNA sequences reveal numerous uncultured micro-organisms in a natural community. *Nature*; 1990, v.345, n.6270, p. 20; 63-5.

WILSON J. The aetiology, diagnosis and management of denture stomatitis. *Br. Dent. J.*; 1998, v.185, n.8, p. 380-4.

WOESE C.R. Interpreting the universal phylogenetic tree. *Proc. Natl. Acad. Sci. EUA*; 2000, v.97, n.15, p. 8392-6.

16

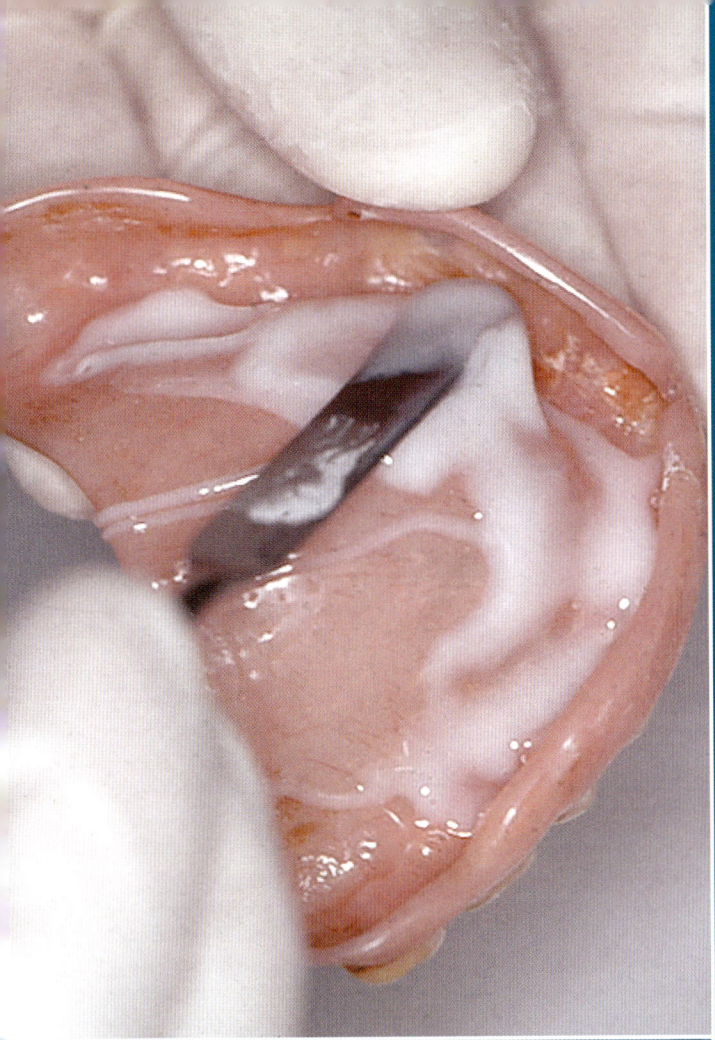

17

Reembasamento

Jarbas Francisco Fernandes dos Santos
Leonardo Marchini
Vicente de Paula Prisco da Cunha

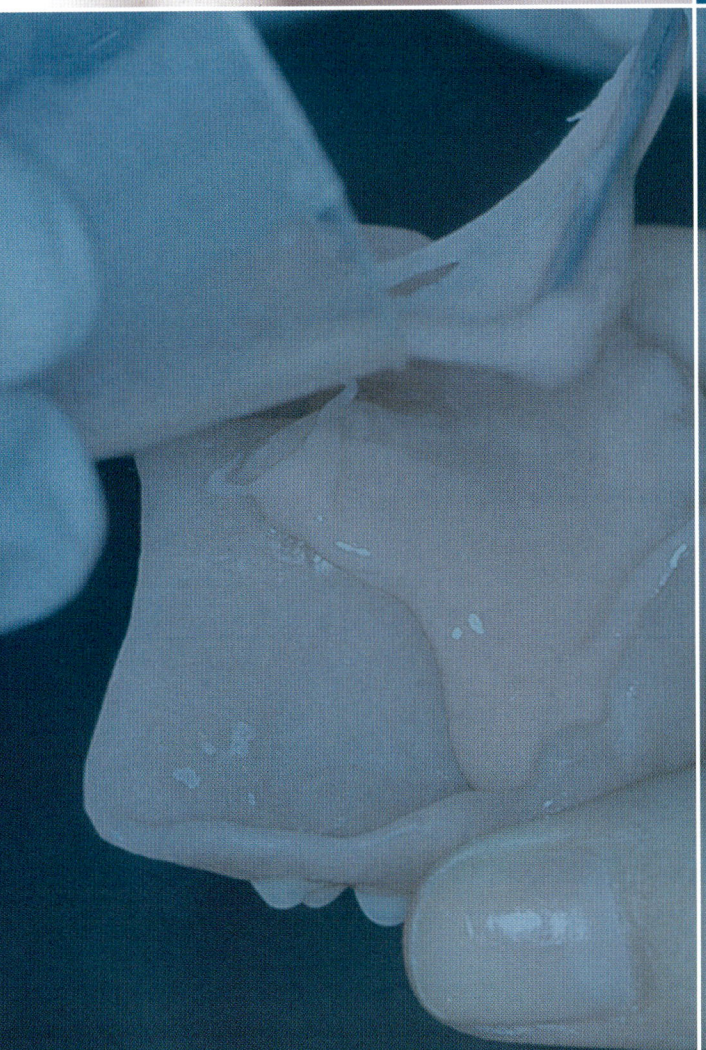

Como já foi discutido, o processo de reabsorção óssea alveolar é contínuo e ininterrupto ao longo da vida dos pacientes desdentados, mesmo que eles sejam reabilitados proteticamente e as próteses estejam bem planejadas e executadas. Em razão disso, nossos trabalhos protéticos têm uma sobrevida relativamente curta, o que, muitas vezes, causa dificuldades para explicar por que uma prótese hoje muito bem adaptada, em 1 ano e meio ou 2 anos, já não se comporta da mesma maneira em função. Acredita-se que seja devido à reabsorção óssea alveolar, a qual é inexorável. Partindo dessa premissa, uma prótese concebida e realizada dentro da técnica – mas que, no prazo de 2 anos, por exemplo, já não se encontra bem adaptada por causa da reabsorção do rebordo – pode receber uma nova camada interna (ou basal) de outro material, para buscar a justaposição da base ao rebordo alveolar desses pacientes já na nova condição do rebordo. É importante salientar que esta complementação de material não deve alterar as relações maxilomandibulares do paciente, nas quais a prótese total mucos-suportada (PTMS) foi concebida e executada.

Então, reembasar uma prótese nada mais é do que buscar uma adaptação tão boa quanto a das PTMS, em um tempo distinto de instalação e apesar de as condições do rebordo alveolar terem sido alteradas pelo processo de reabsorção óssea.

Observações clínicas

Vamos ilustrar com o caso de um paciente portador de um par de PTMS em condições satisfatórias, clinicamente aceitáveis, mas que perdeu a boa adaptação e começou a aumentar o sofrimento do remanescente do rebordo. Nessa situação, o profissional optou pelo reembasamento. Concordamos que, se a colocação de uma nova camada de material no interior tanto da prótese superior como da inferior não for feita com algum cuidado, a dimensão vertical de oclusão (DVO) desse paciente aumentará sobremaneira; com isso, o aumento do engrenamento dentário das PTMS também iria perder-se, certo? Então, como proceder?

Se houve reabsorção óssea alveolar após a instalação das PTMS, haverá um espaço entre a fibromucosa e a base das PTMS, o qual não existia no momento da instalação. A responsável por esse espaço, na verdade, é a reabsorção óssea, e não a base das PTMS, que são de resina acrílica ativada termicamente (RAAT) e sofrem alterações mínimas ao longo do tempo. É nesse espaço, e tão somente nele, que ficará contida a nova camada de material da base. Agora você pergunta: como fazer isso?

De posse das PTMS superior e inferior do paciente, mantenha a PTMS inferior em posição na boca do paciente e coloque uma camada de material moldador no interior da PTMS superior, como se fosse fazer uma moldagem funcional e com todos os cuidados descritos para esta técnica no Capítulo 4. Leve, então, a prótese superior à sua posição de assentamento, fazendo com que o material moldador escoe uniformemente. Nesse momento, o clínico direcionará a mandíbula ao encontro da maxila, com as PTMS em posição, em máxima intercuspidação, que, no caso, seria em relação central (RC), pois RC = OC (oclusão cêntrica) na DVO. Esse procedimento é denominado moldagem de boca fechada, pois garante as relações maxilomandibulares concebidas quando da confecção das PTMS. Logo, é possível melhorar a adaptação das PTMS, fazendo com que o material moldador ocupe somente o espaço existente entre a prótese e a fibromucosa, sem alterar as relações maxilomandibulares. Feita a moldagem superior, repetem-se os procedimentos, colocando o material moldador na PTMS inferior para obter a moldagem do rebordo inferior.

▶ Exame clínico e diagnóstico

Existem diversas possibilidades e materiais para executar reembasamentos, e a indicação do procedimento e do material depende de um minucioso exame do paciente. O conceito exposto anteriormente é apenas um modo de conceber o reembasamento como um trabalho mais longevo.

Ainda pensando na situação em que, em um prazo relativamente pequeno, as PTMS já não estão convenientemente adaptadas ao rebordo do paciente, quando ocorrerem os movimentos funcionais, essas próteses trabalharão, sofrendo variações de posição, tanto no sentido cervico-oclusal (o que poderá provocar lesões na região do selamento periférico – Figuras 17.1 a 17.3), como nos sentidos anteroposterior e laterolateral. Isso provocará atrição contra a fibromucosa e causará irritação e sensação de desconforto para o paciente (Figuras 17.4 a 17.6). Por isso, a verificação dessas lesões durante o exame clínico deve ser alvo de muita atenção do profissional.

É preciso, também, estar muito atento às condições da prótese para a correta indicação do procedimento de reembasamento.

Devemos atuar pensando na prótese *clinicamente ideal*, mesmo sabendo que essa condição é impraticável, já que, a cada passo da confecção dos nossos trabalhos, estamos sistematicamente introduzindo pequenas alterações – no caso previamente planejado, ora por fadiga e estresse do operador, ora por pequenas alterações dimensionais inerentes aos materiais e técnicas. Em vista do exposto, o que, na maioria das vezes, entregamos aos nossos pacientes são próteses *clinicamente aceitáveis*, que se caracterizam por recompor os dentes e as estruturas perdidas, devolvendo ao paciente parte das funções do sistema mastigatório. Em muitos casos, deparamo-nos com próteses que, por um motivo ou outro (fraturas, curvas anteroposteriores invertidas ou alteradas de modo irremediável e desgastes excessivos), estão *clinicamente inaceitáveis* (Figura 17.7).

É importante salientar que os procedimentos de reembasamento somente são indicados para as próteses que estejam enquadradas no grupo das *clinicamente aceitáveis*, e que as condições clínicas para pertencerem a esse grupo sofrem grande variação, desde uma pequena desadaptação da base à fibromucosa até o momento em que o clínico passa a julgá-la *inaceitável*. No entanto, muitas vezes, frente a uma prótese clinicamente inaceitável podemos promover reparos, tornando-a clinicamente aceitável, promovendo, então, um reembasamento visando diminuir custos.

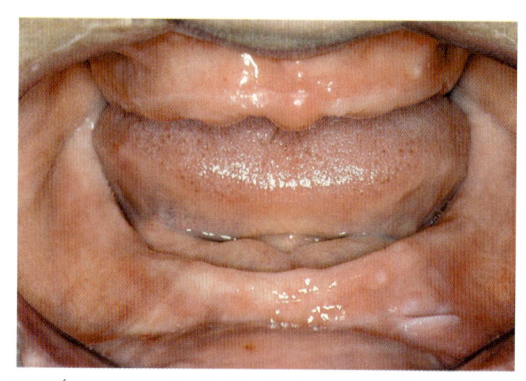

Figura 17.1 Úlcera na região do fórnix inferior esquerdo, por desadaptação da PTMS deste arco.

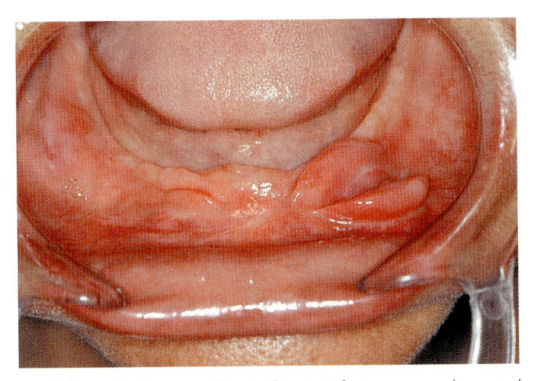

Figura 17.2 Hiperplasia na região de fórnix inferior esquerdo, por desadaptação da PTMS deste arco.

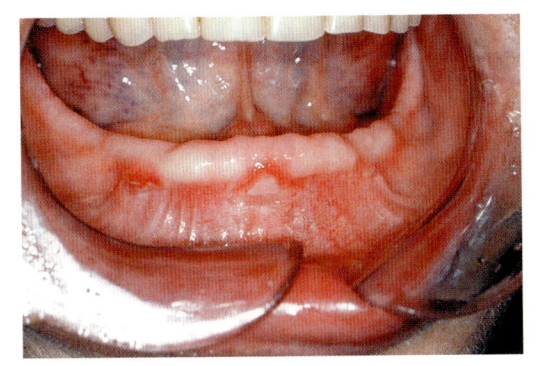

Figura 17.3 Úlcera na região de freio labial por falta de adequado recorte muscular nessa área.

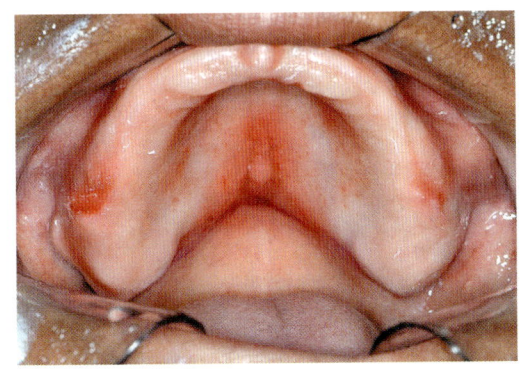

Figura 17.4 Inflamações causadas por desadaptação da PTMS superior.

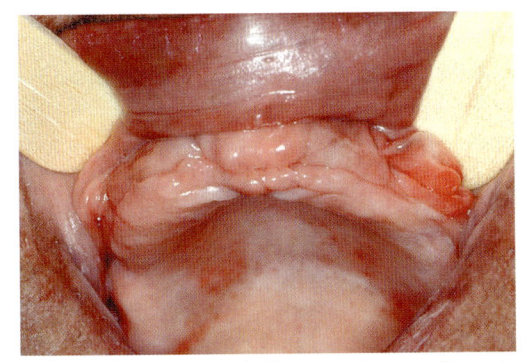

Figura 17.5 Hiperplasia na região do fórnix anterior causada por desadaptação da PTMS superior.

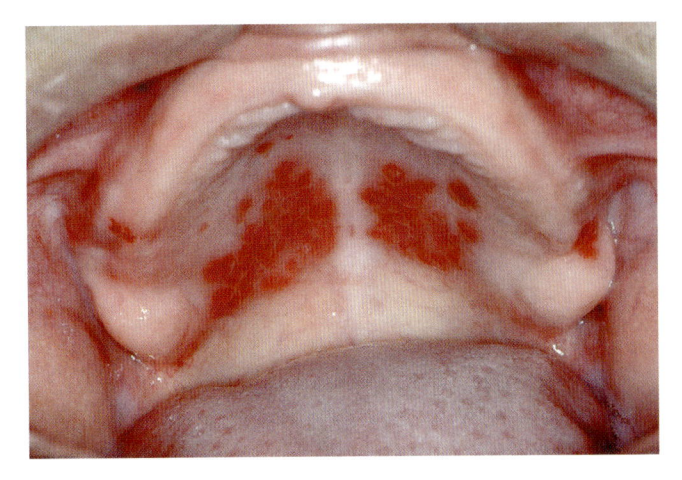

Figura 17.6 Inflamações no palato, na região do fórnix esquerdo e ligeiramente anterior à tuberosidade, causadas por desadaptação da PTMS superior.

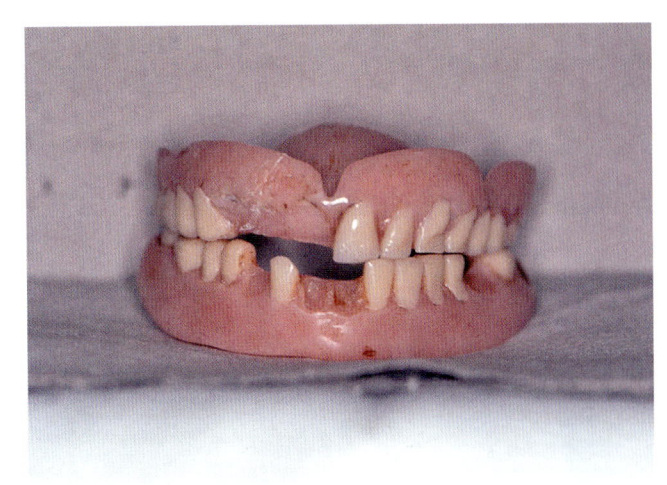

Figura 17.7 PTMS clinicamente inaceitáveis.

▶ Condicionamento de tecidos

Muitas vezes os pacientes apresentam irritações da fibromucosa (Figura 17.8A e B) de tal ordem que se faz necessário promover o reembasamento das suas próteses com um material diferente daquele da base da mesma, com finalidade de melhorar as condições dos tecidos para receber uma nova prótese. Esse tipo de reembasamento é chamado de transitório, pois o uso do material para readaptação das próteses deve ser restrito a apenas 3 a 7 dias, sob rígido controle do clínico até a remissão dos sinais e sintomas das irritações (Figuras 17.9 a 17.12), momento em que o reembasamento definitivo e a confecção de novas PTMS serão levados a termo para garantir o resultado clínico almejado.

Muitas vezes, no dia a dia do clínico, o termo "reembasamento" é considerado somente quando se trata de repor uma nova camada do mesmo material, o que causa alguma confusão quando se trata de reembasamento temporário, com materiais condicionadores de tecido. Este é tratado como reembasamento terapêutico por muitos, como se o primeiro não o fosse.

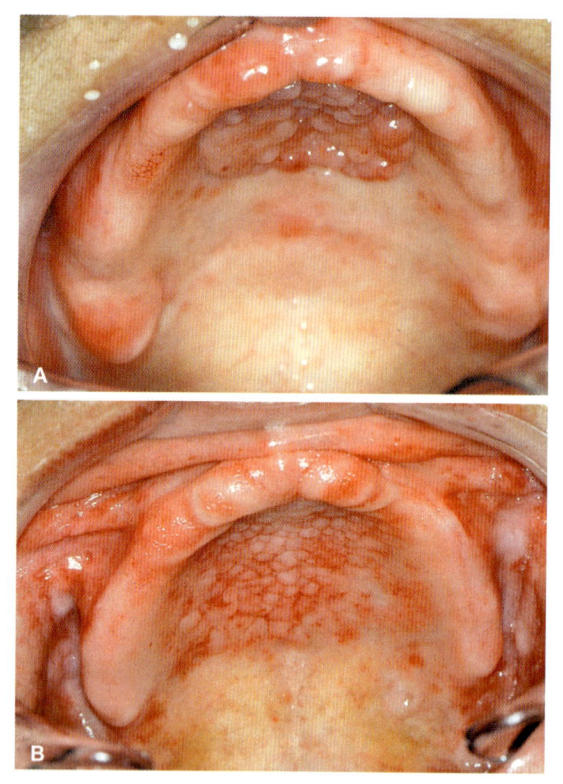

Figura 17.8A e **B** Rebordo superior com alteração inflamatória de tal magnitude que impede a confecção de novas PTMS sem tratamento prévio da inflamação.

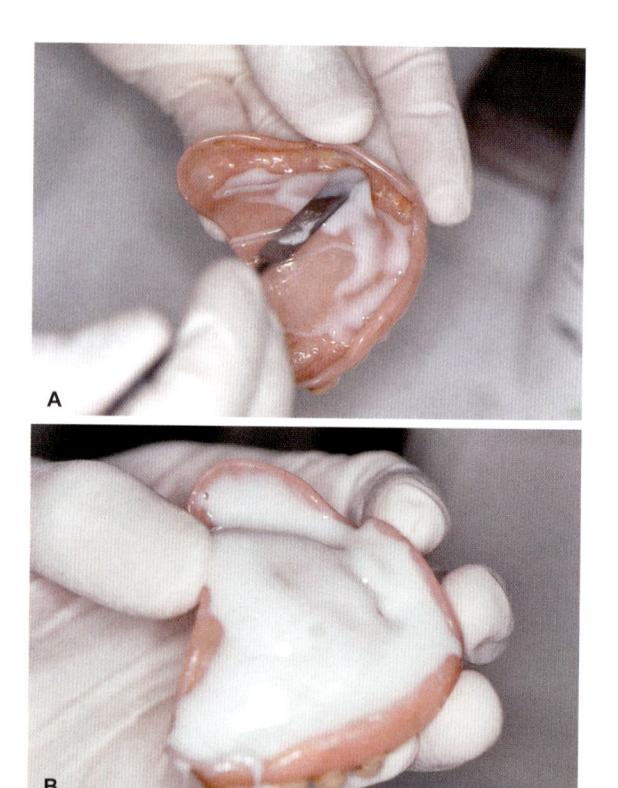

Figura 17.11A e **B** Preenchimento da base da prótese com o material manipulado.

17

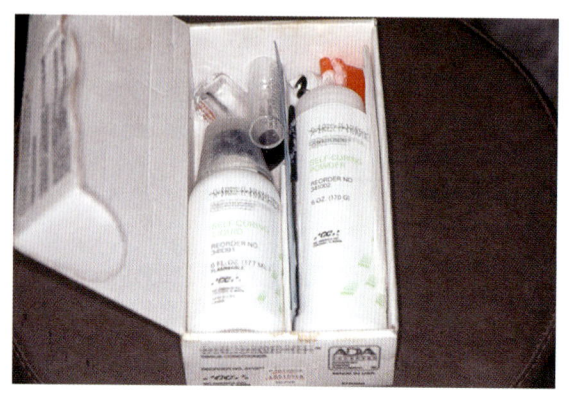

Figura 17.9 Material condicionador de tecidos, que se apresenta na forma de pó e líquido.

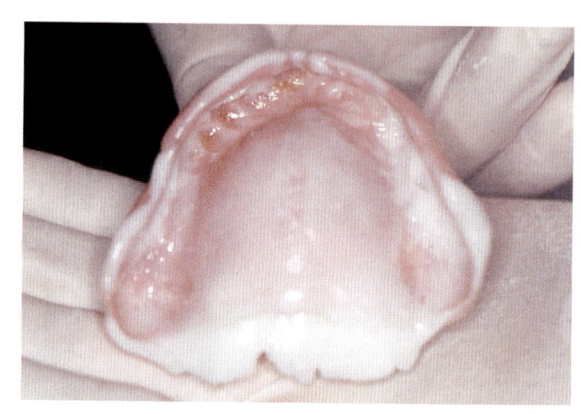

Figura 17.12 Base da prótese readaptada mediante o uso do condicionador de tecidos.

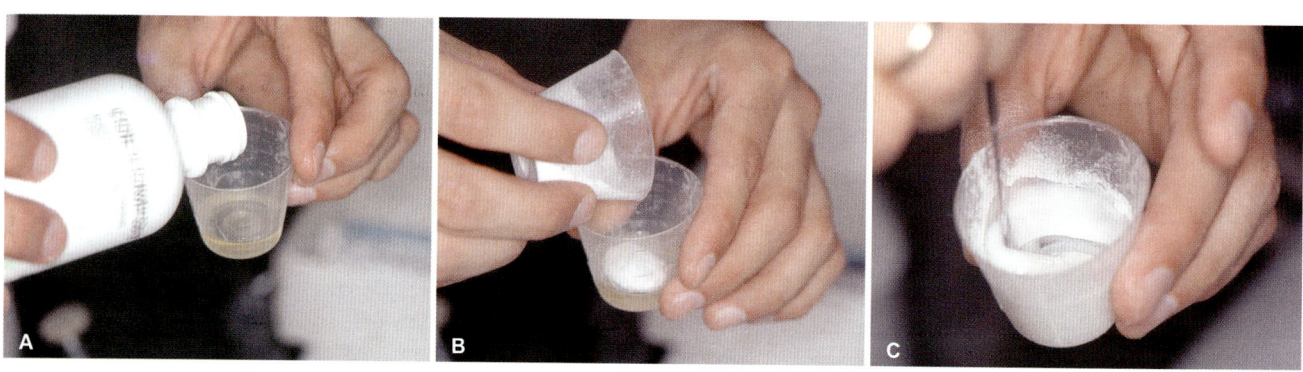

Figura 17.10A a **C** Dosagem de pó e líquido, e posterior manipulação do condicionador de tecidos.

▶ Tipos de reembasamento possíveis atualmente

▪ Reembasamentos de longa duração

São aqueles que têm por objetivo promover a readaptação das bases das próteses por períodos considerados longos – 1 ano ou mais – e podem ser realizados lançando mão de vários materiais, rígidos ou resilientes. Podem ser classificados em *de laboratório* ou *de consultório*.

Os *reembasamentos de laboratório* são feitos por técnica indireta, na qual os moldes são obtidos clinicamente e depois substituídos pelo material de reembasamento (rígido ou resiliente) no laboratório, a fim de que, em geral, apresentem melhor qualidade de acabamento e maior durabilidade. Podem ser feitos com material rígido (resina acrílica ativada termicamente), como podemos ver nas Figuras 17.13 a 17.29, ou resiliente (siliconas), como os apresentados nas Figura 17.30A e B.

Observações clínicas

Antes de moldar para a realização de reembasamentos em laboratório, é necessário observar se há ou não áreas retentivas na prótese a ser reembasada. Em caso positivo, o profissional deverá promover alívio interno nessas áreas, de modo a possibilitar a abertura da mufla pelo técnico em prótese dentária (TPD) sem que haja fratura do modelo (Figura 17.22).

Os *reembasamentos de consultório* são clinicamente obtidos, na totalidade dos procedimentos, com materiais elaborados para utilização como material de moldagem e também permanecendo na PTMS como reembasadores. Embora não tenham a mesma qualidade de acabamento e durabilidade dos reembasamentos feitos em laboratório, os de consultório têm como vantagens a diminuição do tempo, o fato de o paciente não precisar ficar sem a prótese e a redução de custo. Podem ser feitos com materiais rígidos (resinas acrílicas ativadas quimicamente modificadas, com menor exotermia e menos liberação de monômero residual), como podemos ver nas Figuras 17.31 a 17.38, ou resilientes (siliconas – Figuras 17.30A e B). Entretanto, as siliconas utilizadas em consultório não apresentam a mesma durabilidade que demonstram quando aplicadas em laboratório. Cabe ressaltar que essas siliconas são próprias para reembasamento e bastante diferentes daquelas utilizadas para moldagem.

▪ Reembasamentos de curta duração

São aqueles que visam obter a readaptação das bases das PTMS à fibromucosa, com o objetivo de melhorar as condições teciduais para que possam ser executados os reembasamentos definitivos ou mesmo novas PTMS. Isso porque, durante o procedimento de moldagem para os procedimentos definitivos, é desaconselhável que a fibromucosa encontre-se inflamada. Em geral, são executados em consultório, com materiais resilientes de baixa duração, como as resinas resilientes (Figuras 17.39 a 17.43).

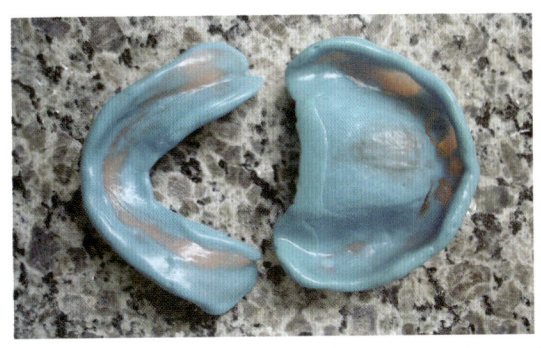

Figura 17.13 PTMS superior e inferior com as bases readaptadas com silicona fluida para moldagem.

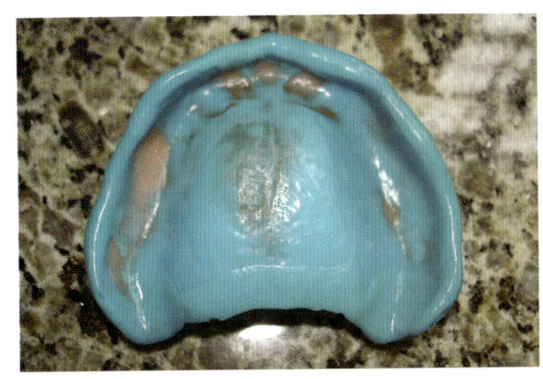

Figura 17.14 Vista basal da prótese superior com a silicona moldadora.

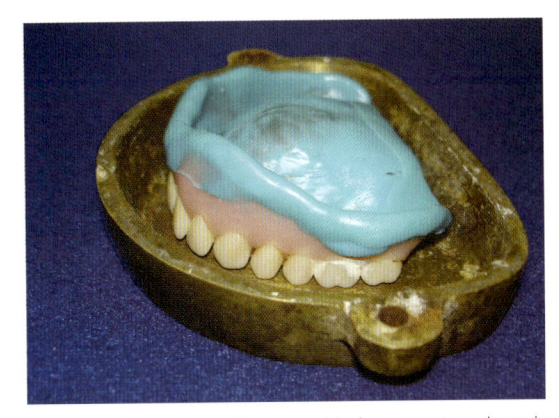

Figura 17.15 Prótese com a silicona moldadora posicionada na base da mufla.

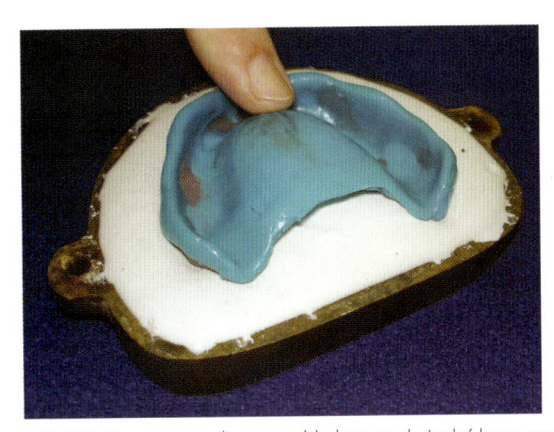

Figura 17.16 Prótese com a silicona moldadora sendo incluída no gesso da base da mufla.

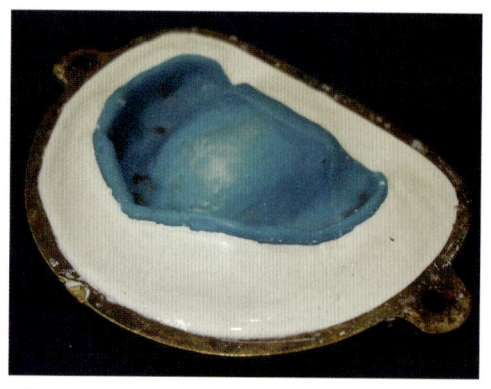

Figura 17.17 Prótese com a silicona moldadora incluída no gesso da base da mufla, mantendo a região de selamento periférico livre.

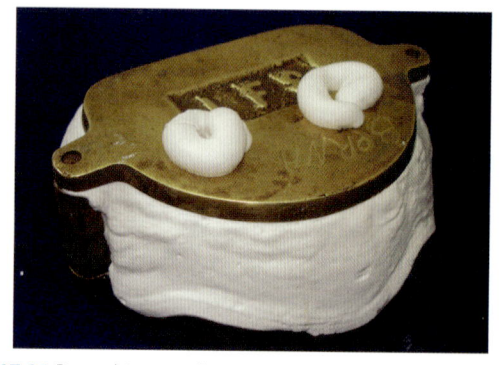

Figura 17.21 Preenchimento do restante do volume da contramufla com gesso comum (tipo 2).

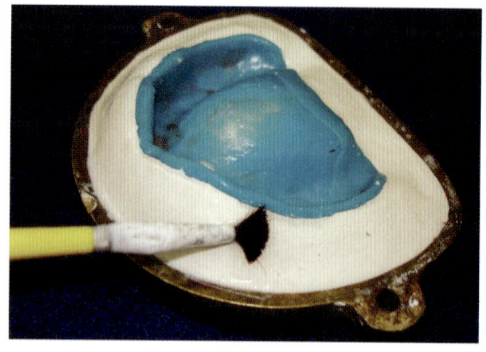

Figura 17.18 A superfície externa do gesso deve ser isolada com isolante à base de alginato.

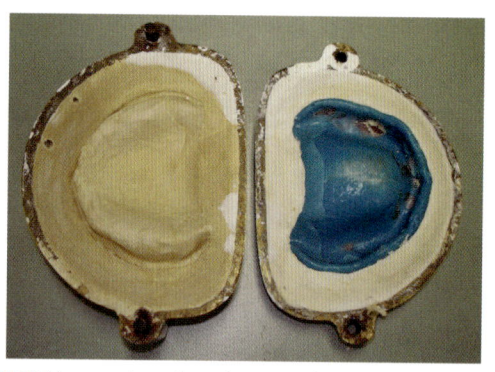

Figura 17.22 Abertura da mufla após a presa do gesso, expondo a área moldada e o modelo na contramufla.

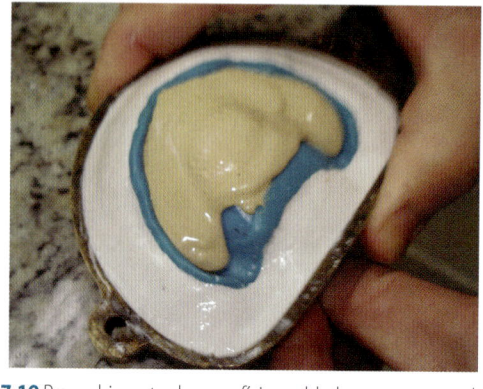

Figura 17.19 Preenchimento da superfície moldada com gesso pedra (tipo 3).

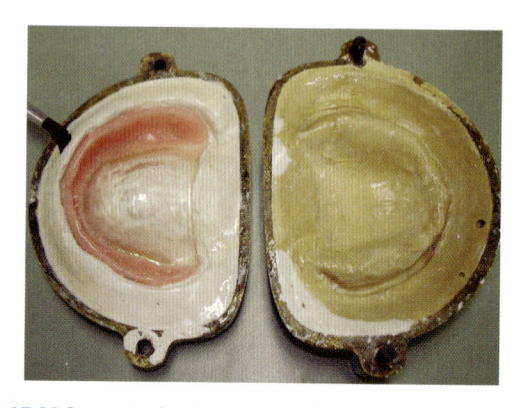

Figura 17.23 Remoção da silicona, expondo a base da prótese. O adesivo utilizado para moldagem com silicona deve ser inteiramente removido com brocas minicut.

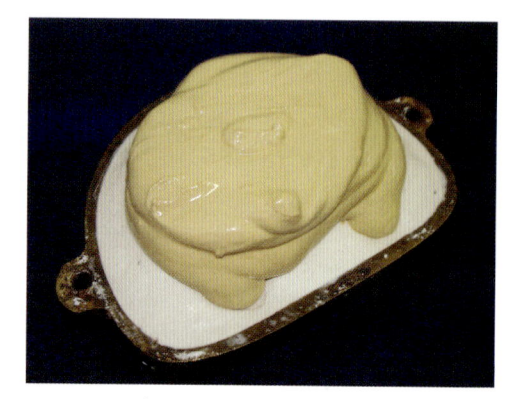

Figura 17.20 Área moldada preenchida com gesso tipo 3.

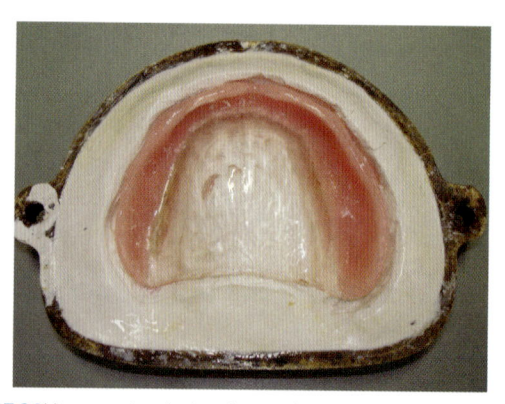

Figura 17.24 Vista aproximada da prótese incluída, já sem a silicona e o adesivo.

17

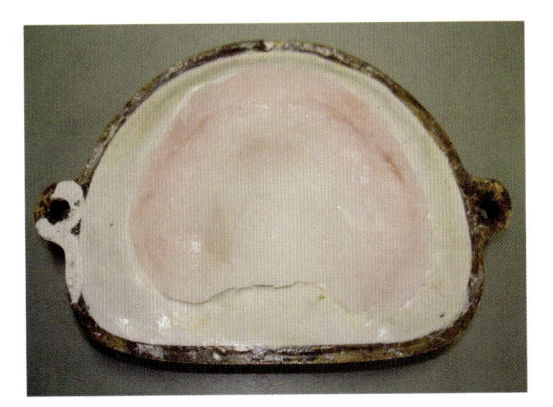

Figura 17.25 Entulhamento da RAAT incolor contra a base da PTMS.

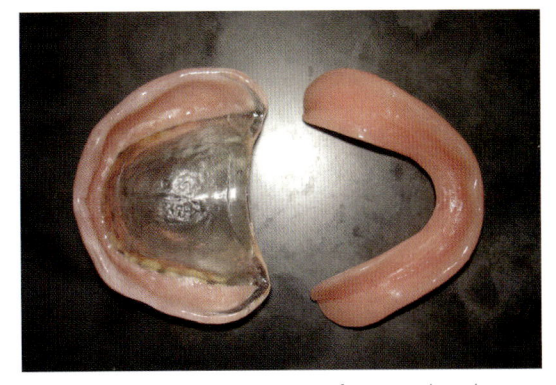

Figura 17.29 PTMS superior e inferior reembasadas.

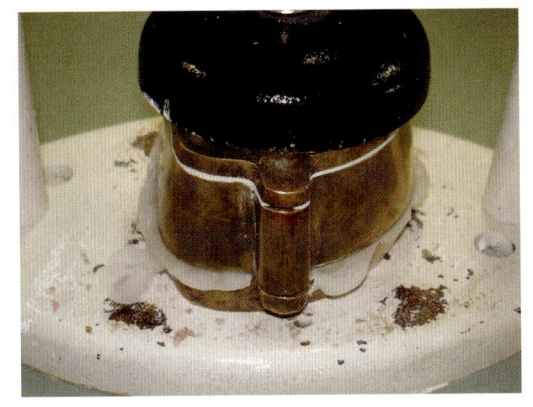

Figura 17.26 Prensagem da RAAT incolor na fase plástica.

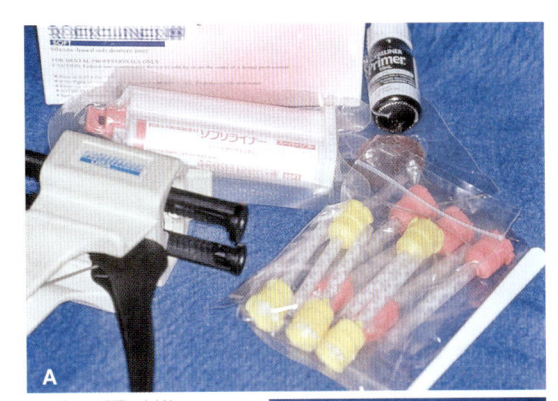

Figura 17.30A e **B** Siliconas importadas, próprias para reembasamento de longa duração.

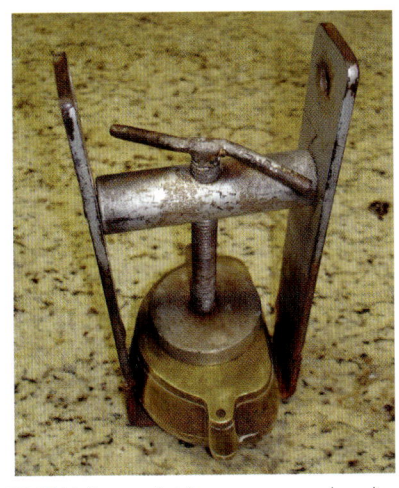

Figura 17.27 Mufla transferida para a prensa de polimerização.

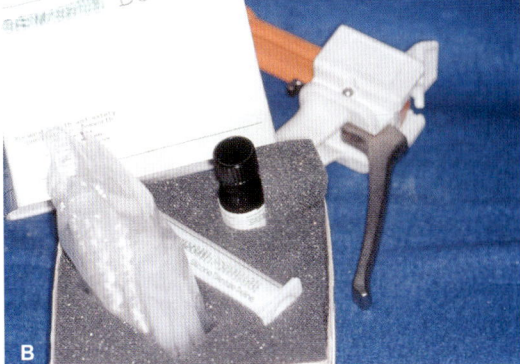

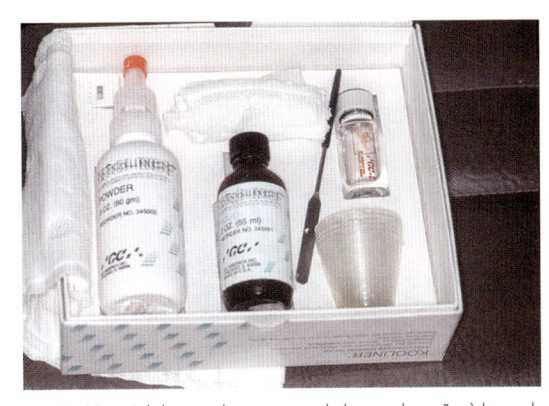

Figura 17.31 Material de reembasamento de longa duração, à base de resina acrílica ativada quimicamente modificada para ter menor exotermia e menos liberação de monômero residual.

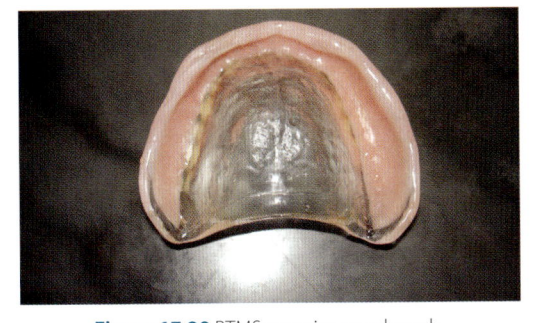

Figura 17.28 PTMS superior reembasada.

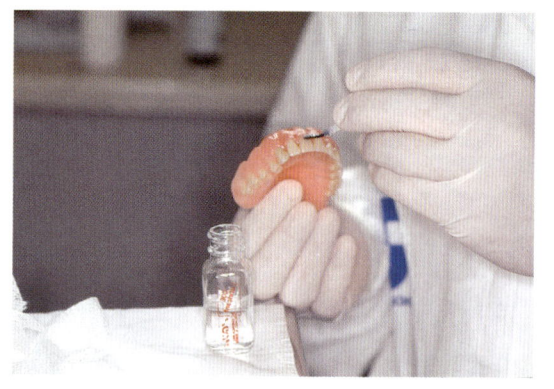

Figura 17.32 Aplicação de isolante para evitar que o material tenha aderência em áreas inoportunas.

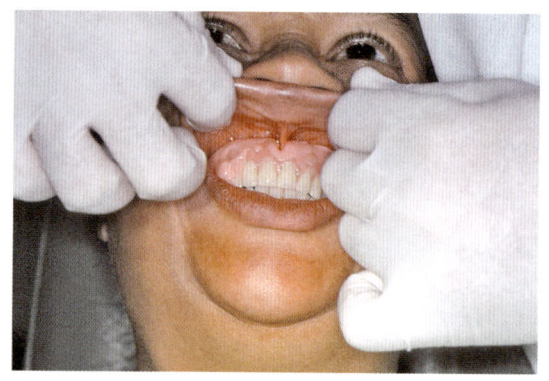

Figura 17.36 Paciente em oclusão, para manutenção da DVO, realizando movimentos musculares para escoamento do material.

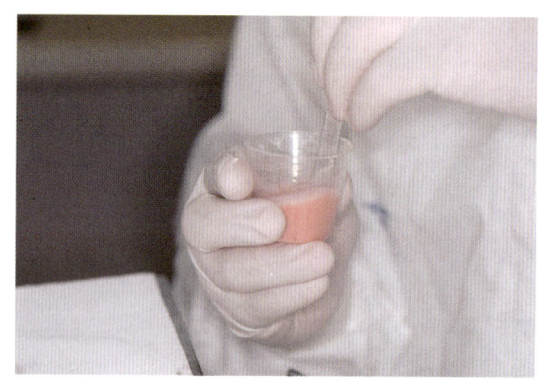

Figura 17.33 Manipulação do material.

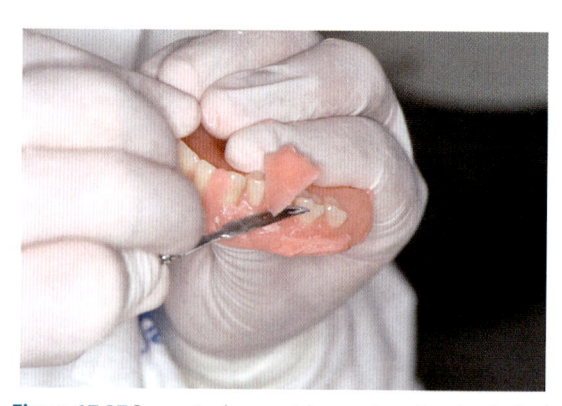

Figura 17.37 Remoção do material antes da polimerização final.

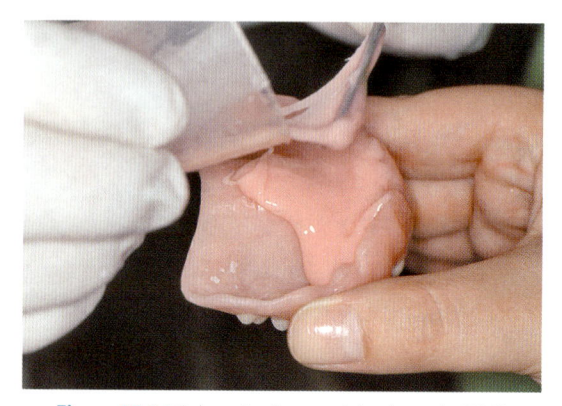

Figura 17.34 Colocação do material na base da PTMS.

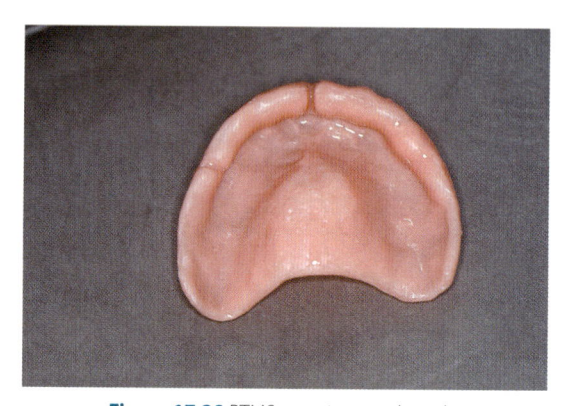

Figura 17.38 PTMS superior reembasada.

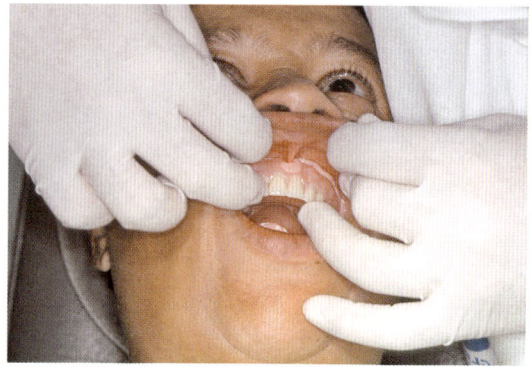

Figura 17.35 Prótese sendo posicionada na boca.

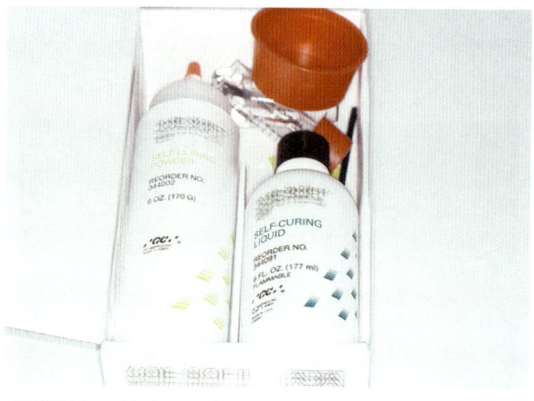

Figura 17.39 Material de reembasamento de consultório, à base de resina resiliente.

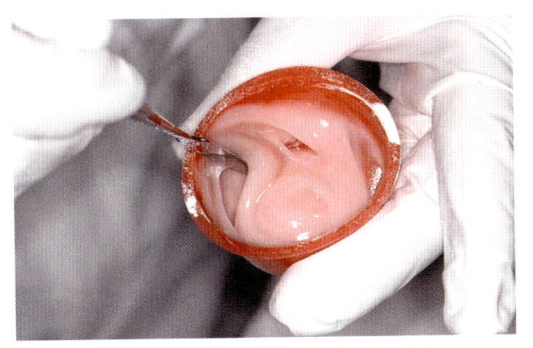

Figura 17.40 Manipulação do material.

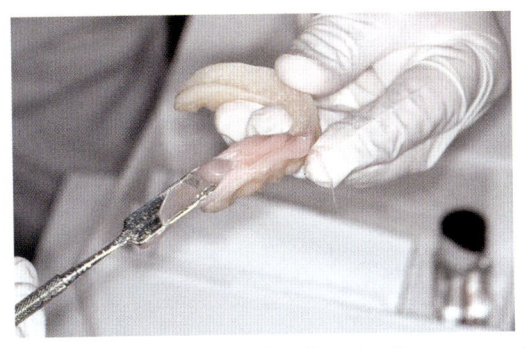

Figura 17.41 Colocação do material sobre a base da prótese a ser reembasada.

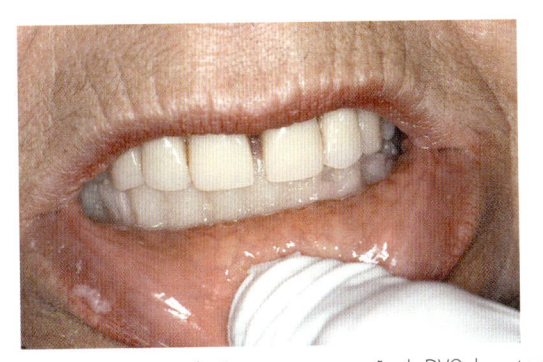

Figura 17.42 Próteses em oclusão, para manutenção da DVO durante a moldagem.

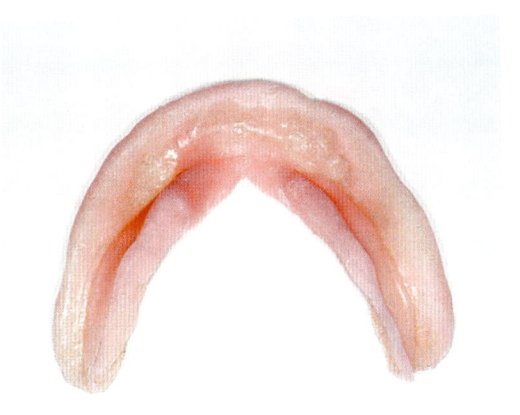

Figura 17.43 PTMS inferior reembasada.

▶ Considerações finais

Os reembasamentos são procedimentos de grande importância no tratamento de pacientes portadores de PTMS, visto que a correta indicação dos seus diversos tipos pode proporcionar maior longevidade aos nossos trabalhos, além de mais conforto aos usuários de PTMS.

▶ Bibliografia

CHRISTENSEN G.J. Relining, rebasing partial and complete dentures. *J Am. Dent Assoc.*; 1995, v.126, n.4, p. 503-6.

DECO C.P., CUNHA V.P.P., MONTENEGRO F.L.B., MARCHINI L. Reembasadores de silicone em atendimento domiciliar de idosos. *Dentistry Brasil*; 2009, v.7, p. 20-2.

ELSEMANN RB *et al.* Reembasamento das próteses totais. *RGO*; 2003, v.51, n.4, p. 371-6.

GUIDO S., FOHEY T. What is the best technique to rebase a complete denture? *J Dent Technol*; 2000, v.17, n.4, p. 32.

MARCHINI L., CUNHA V.P.P. Condicionadores de tecido: considerações sobre seu uso clínico. *Odontol Ens Pesq*; 1999, v.3, n.3, p. 9-12.

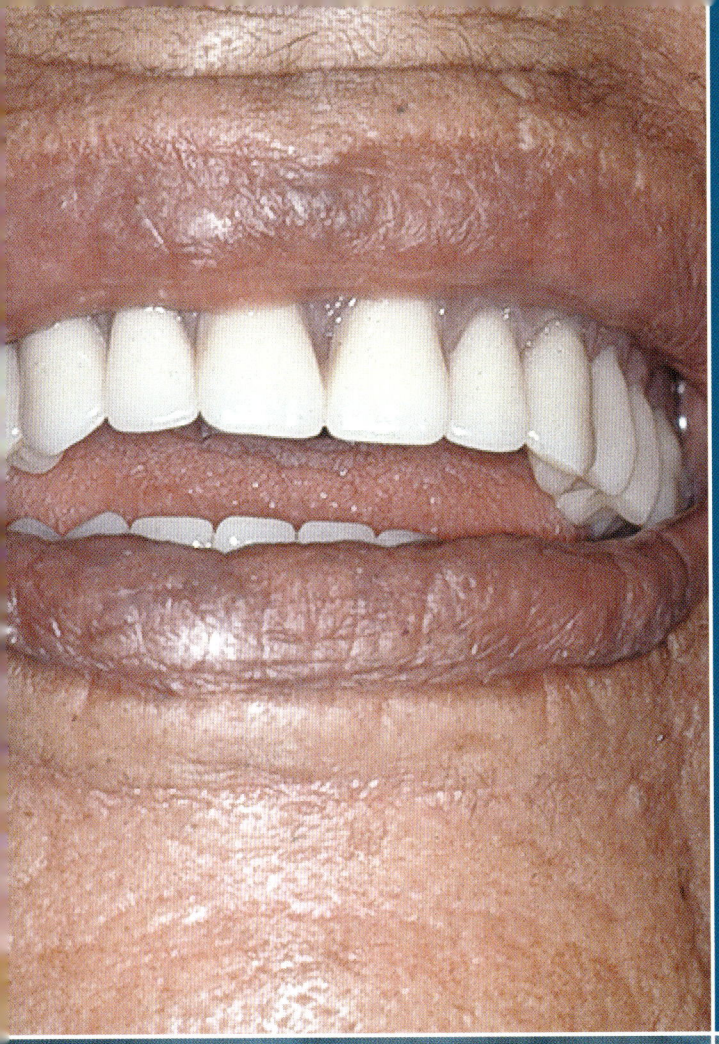
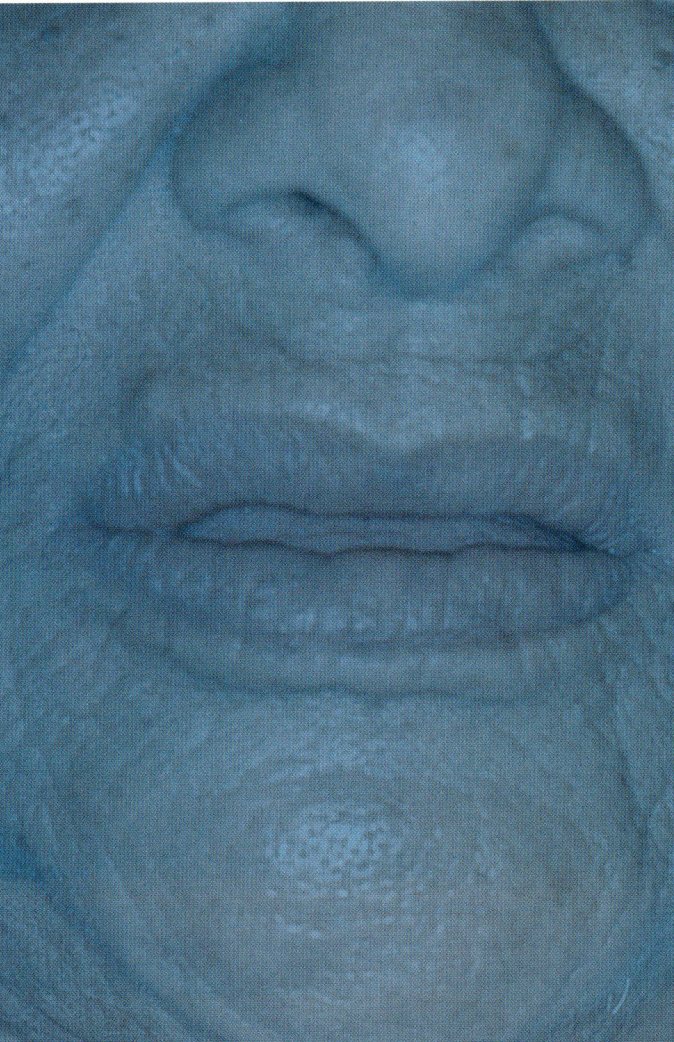

18

Aspectos Importantes na Prótese Total para a Terceira Idade

Fernando Luiz Brunetti Montenegro
Leonardo Marchini
Ruy Fonseca Brunetti (in memoriam)

"Ter dentes, a despeito da saúde, significa resgatar o passaporte para a cidadania." (Ruy Fonseca Brunetti,1985)

► Introdução

Graças a políticas de melhor saneamento básico, vacinação e antibióticos, além de medidas preventivas de saúde geral divulgadas para a população e maior cobertura da saúde pública, tem-se observado o aumento significativo da expectativa de vida das pessoas, quer vivam em países desenvolvidos ou em desenvolvimento. Atualmente, no Brasil, chega-se a mais de 73 anos (chegava-se a 47 na década de 1950), com cerca de 14% da população acima dos 65 anos de idade. De toda a pirâmide populacional, a faixa etária que mais cresce é a de 65 a acima de 100 anos (Cohen, 2011).

Na Odontologia, por conta do sucesso das medidas preventivas estabelecidas nos países escandinavos em meados do século 20 e depois difundidas por todo o mundo, as pessoas, hoje, chegam a idades mais avançadas com mais saúde geral e maior quantidade de elementos dentários. Inclusive, houve a constatação do importantíssimo papel do flúor somado às técnicas de escovação/fio dental e controle dietético, que ajudam a dominar as doenças bucais de maior incidência: a cárie e as gengivites/periodontites. Dessa maneira, neste início de século, podemos considerar convictamente que as pessoas vivem por mais tempo, com melhor saúde geral e bucal do que nos últimos 500 anos. Além disso, com certeza, mesmo no Brasil que conhecemos, chega-se à terceira idade com mais dentes remanescentes, evitando o edentulismo e suas consequências psicológicas, nutricionais, sociais, empregatícias, mastigatórias e semiológicas (quando próteses mal adaptadas permanecem por muitos anos), e até a diminuição da expectativa e da *qualidade de vida* dos idosos. No entanto, é evidente que essas boas premissas não são aplicáveis a todas as cidades, bairros e zonas rurais brasileiras.

Contudo, opondo-se às condições precárias de vida no agreste nordestino, no Vale do Jequitinhonha e nos bairros periféricos das grandes metrópoles, há Veranópolis e Feliz (RS), além de muitos bairros planos em cidades de excelente infraestrutura de saúde do Brasil, um país, que, por suas dimensões continentais, tem essas diferenças sociais tentando ser constantemente mitigadas por nossas autoridades, quando se mostram imbuídas de real preocupação com o assunto. Mesmo assim, não parece ser irreal ponderar que as pessoas vivem mais tempo (de 51,4 anos em 1960 para 71,3 em 2000) e com mais dentes/saúde bucal – em 20 anos, houve uma redução de 48% de casos de cárie em escolares de São Paulo. Nos EUA, a quantidade de dentes naturais mantidos aos 65 anos passou de 7,4, em 1960, para aproximadamente 20 em 2000; porém, mesmo naquele país, ainda existem muitos desdentados e vários idosos com problemas bucais, em parte pela crise econômica sofrida em 2008 e com repercussões até os dias atuais.

Convém salientar que 20 dentes remanescentes (em média) nos idosos é garantia de melhor saúde geral e maior sobrevida, como observável nos fundamentais estudos de Shimazaki *et al.* (2001) no Japão e de Sheiham *et al.* (2001) na Inglaterra. Essas pesquisas envolveram entrevistas, exames clínicos, análise de amostras sanguíneas e de qualidade nutricional de uma quantidade significativa de idosos, inserindo a Odontologia no contexto da Gerontologia – o universo amplo de conhecimentos sobre o envelhecimento do ser humano – de modo inquestionável.

Por tudo isso, percebe-se que ter dentes em boa quantidade e que propiciem mastigação eficiente garante maior sobrevivência com menor morbidade. É exatamente nesse ponto que entra a importância de boas próteses totais agindo, especialmente na terceira idade (Ettinger, 1997; Brunetti e Montenegro, 2002), para que auxiliem na reintegração social (o chamado resgate da cidadania), necessária para uma velhice saudável. Isso propiciará abrangência social muito maior à Odontologia e a seus inúmeros clínicos gerais, além da integração com a Medicina e com membros da equipe interdisciplinar dos idosos hospitalizados ou internados. Mudará também o estereótipo elitista que a sociedade formou da Odontologia, mostrando às autoridades a necessidade de incluir a profissão no contexto do Programa de Saúde da Família e nas Secretarias de Saúde Estaduais e Municipais, criando um campo de trabalho promissor para milhares de colegas desesperançosos com relação aos rumos atuais da Odontologia brasileira.

É por essas ideias, especialmente quando vemos a alegria de um idoso ao voltar a mastigar de modo adequado (e do bem que ele nem mensura para sua saúde geral) ou ao conseguir um emprego em um mercado de trabalho tão competitivo e implacável – necessário frente a um desemprego crescente dos mais jovens por conta da globalização e reengenharia das empresas – é que o convite para escrever este capítulo muito nos dignifica. Ele vem de profissionais abnegados, que, há mais de 30 anos, labutam incansavelmente pela recuperação estética e funcional dos nossos concidadãos brasileiros.

► Mudanças que levam ao edentulismo

Na clínica geriátrica, é muito comum haver pacientes que usam suas próteses totais (PT) por muitos anos sem terem jamais retornado a um consultório dentário para controles. Como desdobramento dessa atitude equivocada, eles acabam, inicialmente, deixando de usar a prótese inferior, especialmente porque, segundo Montenegro (1989), é a arcada que sofre maior reabsorção óssea com o passar do tempo.

No entanto, mesmo antes de abandonar a PT inferior, por força da desadaptação da base, os contatos oclusais haviam sido alterados; assim, com as sobrecargas ocorridas, tanto lesões em tecido mole como movimentos de báscula na mastigação causaram fraturas de bordos ou de toda a prótese. Além disso, normalmente achando-se um técnico, o indivíduo conserta suas próteses ou as deixa quebradas, sem que as causas de tais fatos tenham sido investigadas por um profissional habilitado, que é o cirurgião-dentista.

Desse modo, como o conserto foi inadequado ou não foi realizado, ocorre a perda de equilíbrio ou confiança mastigatória, culminando no abandono da PT inferior em primeiro lugar. Depois, a movimentação ininterrupta da língua por todo o dia (aumentada em fases mais avançadas das doenças de Alzheimer e Parkinson) e uma prótese desadaptada resultam na chamada prótese de gaveta. Isso causa problemas nutricionais significativos nesta fase da vida e no avançar dessas doenças, abrindo uma porta clara para a desnutrição, muito encontrada em idosos desdentados que moram em casa ou são institucionalizados.

As consequências mais evidentes são: perda da dimensão vertical de oclusão (DVO), sulcamento da face, possíveis problemas na articulação temporomandibular (ATM), perda gritante da eficiência mastigatória (que obriga a mudar a consistência dos alimentos e seu valor proteico) e embotamento social.

Este é um ponto muito importante para o indivíduo nessa condição, pois, preferindo ficar em casa ao se expor ao convívio social, ele se torna uma presa fácil para os processos depressivos, que podem ser multifatoriais. Contudo, com certeza, não ter dentes ou tê-los em más condições estéticas e funcionais é mais um dos gatilhos para as patologias de grande incidência entre os idosos.

Para muitos autores e, em particular, para Brunetti e Montenegro (2002), esse embotamento social é o início de um processo que leva o idoso à morte antecipada. Explicando melhor, no pensamento mecanicista que infelizmente ainda rege a nossa profissão, uma vez feitas as PT, nossa missão está terminada. Não há preocupação em seguir o caso para ver como o trabalho tem funcionado – atitude vista como curiosidade profissional – e para corrigir falhas ocorridas; não há preocupação em falar da necessidade imperiosa de reembasamentos parciais e totais. Então, quando o paciente telefona, os incômodos citados são tratados como o "o Sr. tem de se adaptar" e "é assim mesmo", reforçando a crendice popular de que "a prótese deve formar um calo", mesmo que o cirurgião-dentista não tenha dito com essas palavras.

Nosso crescimento como classe perante a sociedade deve ter certo grau de especificidade técnica, e não somente o de comprar equipamentos *up to date* que obrigam a aumentar preços e elitizar ainda mais a clientela, já muito escassa atualmente. Além disso, entregar instruções impressas e com letras grandes ao instalar os trabalhos, face à dificuldade visual esperada nos idosos e para que o paciente tenha como reler as importantes orientações do cirurgião-dentista no ato de entrega das próteses, é um ato que dignifica nossa atividade profissional e serve como guia constante aos pacientes da terceira idade.

A figura clínica desse "calo" é, geralmente, uma lesão de mucosa, que, além de muito dolorida inicialmente (podendo provocar câncer se unida a fatores desencadeadores), obriga o paciente a mudar sua dieta e, com o passar do tempo, leva-o a deixar de usar a PT inferior e a todos os problemas relatados (Figura 18.1A e B).

Nos casos em que o paciente não procura mais o cirurgião-dentista, o processo da lesão ocorre sem que ele nada saiba, e a reabsorção óssea vai crescendo dia a dia, até que não seja possível realizar novas PT, não restando área basal de suporte. Desse modo, seria possível partir para uma dentadura implantossuportada; porém, como pensar nessa hipótese com a achatada renda dos aposentados brasileiros (74,7% recebe de 1 a 3 salários mínimos por mês)? Falar de implantes na classe média/alta e alta/milionária do Brasil é viável, mas em que porcentagem estão inseridos em relação ao total da população? Pensando nesse enorme contingente de pessoas é que devemos manter sempre acesa a chama das próteses totais convencionais, bem confeccionadas e controladas periodicamente, como é a tônica deste excelente livro, pois nossa possibilidade de atendimento social é muito maior do que nas reabilitações implantossuportadas.

É um grande erro pensarmos que muitos pacientes vivem sem próteses e estão muito bem na terceira idade. Além da comprovação científica feita por Shimazaki *et al.* (2001) e Sheiham *et al.* (2001), os quais analisaram que os idosos com dentes em bom estado de conservação vivem mais tempo e em melhores condições de saúde geral, é muito importante ter dentes por questões nutricionais, em particular o preparo do bolo alimentar para o início do processo digestivo. Muitos idosos têm problemas de trânsito estomacal (já esperado), au-

mentados pela ingestão de medicamentos diversos (com seus efeitos colaterais também na boca) e complicados por um bolo alimentar que não está corretamente umectado, fracionado e macerado, o qual chega a um local já comprometido fisicamente por úlceras e sangramentos. Então, devido à força do incômodo que sofre, o indivíduo acaba preferindo alimentos mais macios, geralmente com muitos carboidratos, mas de valor alimentar crítico. Não comendo produtos saudáveis e consistentes, o paciente emagrece e, se ainda usava aquela PT desajustada, acaba por abandoná-la. Logo, o círculo vicioso se fecha, obrigando a mais remédios para curar sua condição anêmica, os quais têm vários efeitos colaterais no corpo e na cavidade bucal. Assim, mais doenças levam a mais remédios e à piora da saúde geral. Com o passar do tempo, somado à condição psicológica e social depauperada, ocorre a morte previsível.

Esses podem parecer pensamentos funestos, mas observe o envolvimento das próteses totais (ou de sua ausência) no conjunto do processo. Nosso papel nesse contexto é dotar os pacientes de condição mastigatória adequada, para melhor qualidade de vida especialmente na terceira idade, em que qualquer fator pode romper o delicado convívio que o idoso tem com todo o seu organismo, pois sua reserva funcional para suplantar problemas de saúde é bem menor do que a de outras faixas etárias (Figura 18.2A e B). Por isso, é muito leviana a análise de que problemas bucais na terceira idade estão circunscritos apenas à região da boca; afinal, segundo Papaleo Netto (2007), um problema bucal é um problema de saúde geral, pois ambos estão íntima e integralmente ligados.

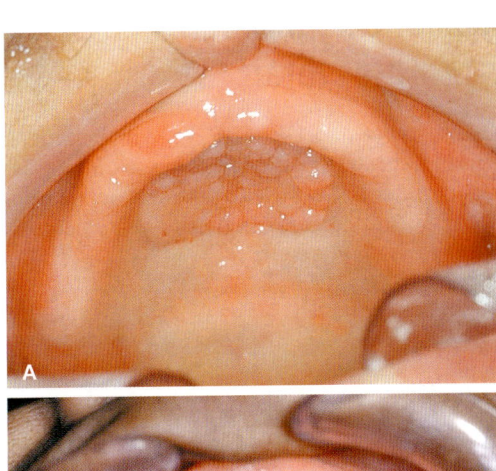
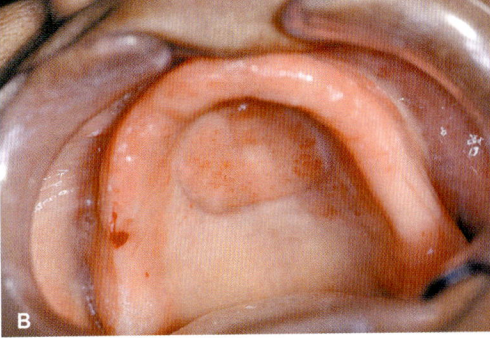

Figura 18.1 Dois exemplos de câmaras de vácuo em próteses totais de idosos. **A.** Caso mais evoluído clinicamente, para o qual foi indicada uma biopsia, com a caracterização de lesão pré-cancerosa. Um benefício adicional de retenção em um rebordo tão favorável para suporte nunca pode suplementar a saúde geral e até a vida dos pacientes. **B.** Caso mais simples, que pode ser regredido pelo clínico geral com preenchimento sequencial da câmara até seu desaparecimento completo.

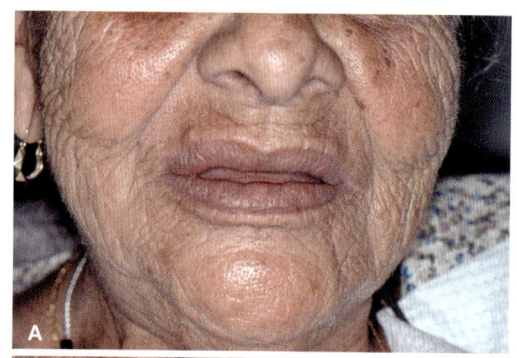
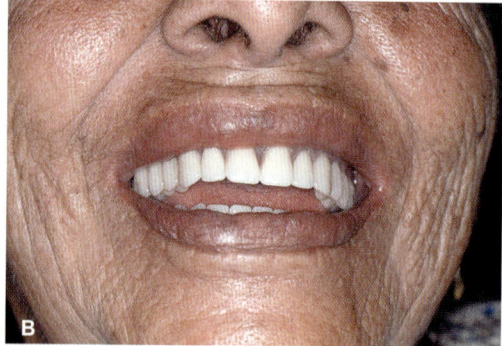

Figura 18.2 Aproveitamento dos reais benefícios da prótese total bem confeccionada na terceira idade. **A.** Esta senhora de 69 anos apresenta-se desmotivada socialmente por causa do rosto sulcado e "murcho", condição causada pela ausência de próteses. **B.** Após a motivação sobre o trabalho, vê-se o quão feliz está. Ela voltou imediatamente ao convívio com seus vizinhos e até frequenta bailes devido ao rejuvenescimento conseguido.

▶ Importância psicológica das próteses totais

Para Brunetti e Montenegro (2002) e Montenegro e Brunetti (1998), realizar próteses totais sempre foi um ato acima da própria técnica de confecção. Isso porque, para nós, dentados, fica difícil mensurar o benefício global que ter dentes e poder mastigar bons alimentos proporciona para os que se encontram na condição de desdentados. Por isso, as próteses totais têm poder muito maior de interação com as pessoas, o qual só pudemos perceber após termos atendido muitos e muitos pacientes nessa situação.

Ourique e Montenegro (1998) relatam o caso clínico de uma senhora de 67 anos, recém-reabilitada com próteses totais confeccionadas de acordo com todos os princípios técnicos conhecidos, ajustadas em inúmeros controles posteriores, mas às quais a paciente não se adaptava de modo satisfatório. Em uma das sessões de controle, percebeu-se que o filho dela não lhe falava há algum tempo (informação dada à secretária), o que a deprimia muito, já que ele havia casado recentemente após ter vivido muitos anos com ela. Então, fizemos contato com seu filho, que, confirmando o distanciamento, mostrou-se interessado em colaborar conosco, mesmo duvidando do caminho que estávamos trilhando. Sem que outros ajustes fossem feitos, uma melhora clínica crescente foi ocorrendo, até que se obteve a integração completa ao trabalho (pouco intervimos proteticamente nesta fase). A paciente estava cada dia mais sorridente, e as próteses já não mais incomodavam e assim permaneceram até os controles realizados anualmente, em 2010.

Agora, imagine alguém que, depois de ter sido abruptamente aposentado, não realiza qualquer tarefa regular durante o dia e não tem mais colegas de trabalho para conversar, clientes para visitar e chefes para prestar contas. Então, ele vai ao nosso consultório pedir um par de novas próteses totais. Seu visual, geralmente, é de uma pessoa cansada da vida e com um senso de cooperação mínimo. É nesse paciente que vamos intervir? Ora, como esperar que ele possa, nesse estado de espírito, colaborar em um tipo de prótese cuja participação/interação está acima de qualquer outro aspecto, já que não existem suportes reais como os dados pelos elementos dentários ou implantes? (Quadro 18.1) (Montenegro e Brunetti, 1998).

O que dizer da pessoa que, por não ter dentes ou não tê-los em bom estado, não consegue o trabalho de que precisa para dar alimentação à sua família, por força de aposentadoria escorchante? Pensando nisso, receber PT pode ser um verdadeiro passaporte para a cidadania, já que, trabalhando, sustentará a casa e terá restaurada a posição dentro da sociedade em que vive.

Quadro 18.1 Comparações entre a saúde física e bucal de usuários de prótese total e a de outros participantes (média de idade: 76 anos).*

	Usuário de próteses – 106 pessoas		Outros participantes – 144 pessoas	
	Sim – quantidade (%)	Não – quantidade (%)	Sim – quantidade (%)	Não – quantidade (%)
Saúde física				
Perda de habilidade física	68 (64)	38 (35)	81 (56)	63 (43)
Perda de habilidade sensorial	11 (10)	95 (89)	14 (9)	130 (90)
Existência de doenças	32 (30)	74 (69)	35 (24)	109 (75)
Medicações administradas	90 (84)	16 (15)	115 (79)	29 (20)
Saúde bucal				
Boca seca	25 (23)	81 (76)	17 (11)	127 (88)
Língua dolorida	4 (3)	102 (96)	4 (2)	140 (97)
Úlceras doloridas	22 (20)	84 (79)	8 (5)	136 (94)
Dor ao comer	74 (69)	32 (30)	67 (46)	77 (53)
Problemas de fala	15 (14)	91 (85)	11 (7)	133 (92)
Próteses desadaptadas/Dentes com mobilidade	48 (45)	58 (54)	13 (9)	131 (0)

*Conforme McNaugher *et al.* (2001).

Há também aquela senhora idosa que olha no espelho e vê seu rosto sulcado, também por perda da DVO, e pensa que poderia remoçar um pouco para ir ao "Baile da Saudade", no qual terá bons momentos de diversão. Será que a Odontologia não poderia ajudá-la a relembrar melhor esses "anos doura-dos" (Sgarioni, 1999)?

Outro fator que, segundo Turvey *et al.* (2000), deve ser considerado é a morte do cônjuge – talvez um companheiro de 50 anos ou mais –, que deprime sempre aquele que permanece vivo. Em um momento como esse, o papel da família é fundamental, pois muitos dos amigos também já se foram. Entretanto, será que nos preocupamos com esse aspecto em nosso consultório ou em nossa própria família? Não seria isto que possibilitou a espantosa melhora daquela senhora de 67 anos do primeiro caso: um suporte efetivo à área psicológi-ca, como Seger (1992) já salientava com seu pioneiro livro de Psicologia aplicada na Odontologia?

Próteses totais bem adaptadas têm o poder de resgatar a au-toestima dos pacientes, e isso pode ajudar muito no trabalho clínico. Wolf (1998) já afirmava que a confiança geralmente é reduzida em situações como: a aposentadoria, a busca por emprego, ao se olhar no espelho de maneira muito crítica, em caso de luto, ao se olhar e não ter os dentes, ao deixar de comer o que gosta porque não pode mastigar bem, ao ir à uma loja ou a um banco pedir um simples financiamento ou empréstimo e tomar ciência de que precisa dar muito mais garantias do que uma pessoa de meia-idade (Nunes, 2001), ao ter trabalhado a vida toda e ver que o que ganha como aposentado mal ga-rante suas contas essenciais, ao se dar conta de que lutou por seus filhos durante a vida inteira e, agora que precisa deles, vê que estão batalhando com vigor mas muitos não podem dar suporte financeiro por também estarem desempregados ou ganhando pouco.

Como se vê, muito mais do que "só ser um bom dentista, na terceira idade nossa faceta de psicólogo e de 'ouvidor' precisa estar sempre ativa, pois o ser humano deve ser a razão do nos-so atendimento, não só a eficiência técnica esperada", afirmam Montenegro e Tineo (2010).

Galtiesi (2001) propõe que sejamos dentistas com uma visão antropossófica da profissão, que busca o ser humano dentro daquela cavidade bucal, não apenas tratando de um conjunto de tecidos moles e duros. Encontrar o dono daquela boca, o que muitas vezes nos leva a encontrar a nós mesmos, é um modo bem mais eficiente de fazermos nossas próteses

totais serem mais bem-aceitas pelos pacientes. Porém, tudo isso demanda um tempo muito além do clínico propriamen-te dito, para atendermos ao idoso e conseguirmos satisfação pessoal e profissional inigualáveis. Esses momentos de troca de experiências são, segundo Brunetti e Montenegro (2002), os mais relevantes em qualquer tratamento odontogeriátrico, daí a dificuldade de atendimento nos preceitos de eficiência dos convênios odontológicos. Com idosos, produtividade não é tudo, mas as tabelas estabelecidas jamais contemplam bons momentos de diálogo, imprescindíveis nesses atendimentos e nos de muitos pacientes de meia-idade. Então, a comunica-ção entre o paciente idoso e o profissional é o requisito mais importante no tratamento odontogeriátrico consciente; mui-to mais do que especialistas na área, é necessário que sejamos profissionais voltado para as pessoas, já que os procedimentos clínicos são praticamente os mesmos da Odontologia para ou-tras idades (Holm-Pedersen e Loe, 1996).

É evidente que casos psicologicamente mais complexos devem ser acompanhados por um profissional competente e específico, e atualmente se comenta sobre a eficiência da psi-coterapia breve a fim de auxiliar nosso trabalho, conforme informa Levy (1998). Alterações psicológicas graves também causam dificuldades sérias no processo de adaptação às PT; por isso, uma visita ao psiquiatra/psicólogo/terapeuta previa-mente ao tratamento é mister (Quadro 18.2).

▶ Doenças sistêmicas e próteses totais

Como cerca de 10% dos idosos aos 65 anos têm diabetes (e esta só aumenta com o passar de cada ano), que causa, quando não compensada adequadamente, aumento no volume hídrico dos tecidos moles que dão suporte às PT, sugere-se o exame de glicemia atual do paciente antes dos procedimentos clínicos. Além disso, reforçar e incentivar a importância de controle do nível de glicemia pelo paciente ajuda o nosso trabalho e a adaptação às novas próteses totais.

Não se deve esquecer de que, com uma eficiência mastiga-tória menor, o indivíduo pode ingerir alimentos inadequados ao seu controle glicêmico, prejudicando o desempenho das próteses e oferecendo riscos para sua saúde geral. Por isso, manter contato com o médico do paciente é imprescindível. Além disso, moldar o paciente com as alterações teciduais da fase descompensada pode produzir uma prótese mal adapta-

Quadro 18.2 Comparação entre a condição psicológica e bucal de usuários de prótese total e a de outros participantes (média de idade: 76 anos).

	Usuário de próteses – 106 pessoas		Outros participantes – 144 pessoas	
	Sim – quantidade (%)	Não – quantidade (%)	Sim – quantidade (%)	Não – quantidade (%)
Condição psicológica				
Sente-se deprimido	63 (59)	43 (40)	57 (39)	87 (60)
Sente-se ansioso	43 (40)	63 (59)	24 (16)	120 (83)
Capacidade funcional comprometida	47 (44)	59 (55)	41 (28)	103 (71)
Maior esforço para realizar tarefas rotineiras	49 (46)	57 (53)	44 (30)	100 (69)
Poucos contatos sociais	12 (11)	94 (88)	44 (30)	100 (69)
Condição bucal				
Aparência	11 (10)	95 (89)	44 (30)	100 (69)

da quando ele estiver estável no controle da diabetes. Logo, indivíduos permanentemente instáveis devem ser vistos com reservas para a confecção de novas próteses, usando reembasadores macios até que se possa partir para a confecção de uma prótese definitiva. Pode também haver maior propensão a candidíase e xerostomia induzida por medicamentos, fato que deve ser levado em consideração pelos profissionais envolvidos (Brunetti e Montenegro, 2002).

Pacientes que sofreram acidente vascular cerebral (AVC) deverão ter uma nova fase de adaptação às suas próteses totais devido à paralisia da musculatura na hemiface atingida, obrigando-nos a um novo ensino de como mastigar com elas. Essa paralisia também pode afetar as glândulas salivares, diminuindo o fluxo de saliva e comprometendo a retenção das PT. Em razão disso, medidas paliativas devem ser tomadas, inclusive com o uso de substitutivos artificiais de saliva, pois o quadro pode reverter com o passar dos meses. Nas próteses inferiores, se a língua tiver movimentação alterada, pode comprometer inicialmente a colocação, indicando o uso somente para a alimentação. Além disso, o descontrole muscular pode provocar contatos oclusais inadequados e formação de lesões na fibromucosa, que deverão ser prontamente tratadas.

Novas instruções sobre higiene bucal e das próteses devem ser fornecidas aos familiares e cuidadores, inclusive com apresentação de dispositivos de limpeza com empunhadura maior assim que o paciente mostrar interesse em fazer a higienização por si mesmo.

Problemas cardíacos diversos podem interferir se tivermos de regularizar tecidos moles/duros antes de realizar novas próteses. Para Papaleo Netto (2007), ter acompanhamento médico próximo e usar anestésicos sem vasoconstritor e em pouca quantidade são medidas salutares. Ponderar os riscos de endocardite bacteriana para a realização desses procedimentos junto com o cardiologista também é muito importante. Não se deve esquecer de que uma pressão arterial oscilante pode ter ligação com o descontrole da diabetes, e esta, com problemas periodontais (se ainda existirem dentes remanescentes) ou inflamações/infecções nos tecidos de suporte (ou mesmo raízes residuais problemáticas) nas áreas desdentadas ou de mucosa interna da boca. Logo, muito mais do que somente uma carta do cardiologista solicitando o uso de anestésicos sem vasoconstritor, um planejamento conjunto dos atos clínicos a serem realizados deve ser a rotina no atendimento dos pacientes idosos cardiopatas.

Pacientes que passaram por terapias para câncer geralmente apresentarão xerostomia em nível maior ou menor, além de problemas de falta de altura/retenção do rebordo se a região envolvida for circunvizinha às estruturas de suporte das PT ou selas de prótese parcial removível (PPR). Maior facilidade para candidíase e/ou mucosite pode ocorrer; logo, deve-se estar em íntimo contato com a equipe médica, especialmente com o cirurgião-dentista responsável por medicina bucal, que irá informar o protocolo de cuidados que devem ser tomados. O ajuste oclusal deve ser o mais adequado possível para não criar lesões na fibromucosa, as quais podem ser de difícil cicatrização posterior. O mesmo raciocínio se aplica para a extensão dos bordos das próteses.

Muito importante também é realizar próteses com as melhores condições estéticas e funcionais, dando ao paciente que sofreu radio ou quimioterapias um complemento positivo à sua situação psicológica, sempre muito fragilizada devido a essas doenças, a fim de que ele possa reintegrar-se rapidamente ao convívio social.

O uso de saliva artificial e pós-adesivos serão complementos de grande valia depois que o paciente tiver seu peso estabilizado. Na fase intermediária (trans e pós-terapias), o reembasamento das próteses antigas com produtos resilientes dará conforto clínico para ingerir alimentos com bons nutrientes, vitais para sua integral recuperação física. Maiores detalhes dos protocolos clínicos para esses pacientes podem ser analisados no Capítulo 8.

A correlação entre osteoporose e as arcadas dentárias não está completamente elucidada, mas os controles junto aos médicos do paciente devem ser reforçados para manter essa hipótese afastada. Evitar que restos de alimentos permaneçam sob as bases, zelar para que os contatos prematuros sejam equalizados e cuidar para que as próteses fiquem bem adaptadas ajudam a diminuir a possibilidade de reabsorção óssea dos rebordos por motivos estritamente odontológicos, os quais poderiam somar-se aos sistêmicos advindos da osteoporose ou potencializá-los. A osteoporose é mais frequente nas mulheres, especialmente após a menopausa e quando a paciente não obteve uma estabilidade hormonal adequada. No caso dos indivíduos dentados, parcialmente dentados ou edentados, que têm boa quantidade de osso cortical, um grau bem elevado do controle de placa bacteriana deve ser conseguido, sem contar, como já citado anteriormente, com um bom ajuste oclusal, de remoção de focos infecciosos e selas bem conformadas por toda a área basal de suporte.

A doença de Alzheimer e o mal de Parkinson, segundo Dias e Fonseca (2011), podem apresentar diversos graus de envolvimento, mas podem causar descontrole motor com evidentes implicações na manutenção das próteses estáveis na cavidade bucal. A instabilidade causa problemas oclusais e lesões na fibromucosa. Além disso, as enfermidades podem comprometer a capacidade cognitiva para usar as próteses (Alzheimer) e a manual para limpeza das mesmas e dos rebordos (Parkinson); por isso, o treinamento do pessoal auxiliar e da família é fundamental. Ajustes pequenos e constantes podem ser realizados, embora o papel de observação do profissional seja o mais importante para indicar quais procedimentos clínicos devem ser feitos a fim de que os pacientes se acostumem com eles gradualmente. Deve-se preferir fazer consertos sequenciais nas próteses antigas, até que, ao chegarem próximo do que desejamos com as novas, só então possamos efetuar uma troca mais confiante do sucesso a ser conseguido, afirmam Holm-Pedersen e Loe (1996).

Diversos estágios clínicos de neuroses, psicoses e demências podem contraindicar a confecção e o uso de novas próteses totais em idosos. Nesses casos, optar por acertos nas atuais pode ser uma medida clínica aconselhável para diversas situações de instabilidade mental permanente, evitando o descarte quase imediato das novas pelos pacientes nessas condições clínicas. Casos mais avançados podem obrigar a remoção das próteses, mas os nutricionistas de suporte devem proceder com dietas que compensem os alimentos que deixarão de ser ingeridos nessa fase.

A artrite, isoladamente, não contraindica próteses totais nos idosos, mas os medicamentos constantes para o seu tratamento podem diminuir o fluxo salivar e facilitar lesões sob as bases. Logo, o diálogo constante com médicos é necessário. A limpeza das próteses e dos rebordos pode ser comprometida, e o pessoal auxiliar e familiar deve ser treinado para obter o bom controle de placa bacteriana.

A osteoartrose na ATM, apesar de pouco frequente, pode ocorrer na terceira idade, dificultando a abertura da boca. Portanto, optar por acerto nas próteses antigas ou moldagem usando a própria prótese atual pode ser uma escolha viável. Existem diversos dispositivos para auxiliar na limpeza das próteses e dos rebordos, tanto para os pacientes como para seus cuidadores, os quais podem ser bem entendidos no Capítulo 18 do livro de Brunetti e Montenegro (2002).

▶ Influência clínica dos efeitos bucais dos fármacos

Quando o paciente é mais jovem, normalmente não faz uso de fármacos ou ingere poucos. Eles sempre apresentam efeitos colaterais por todo o organismo; porém, o mais crítico é que, para os idosos, a maioria causa problemas na cavidade bucal (Montenegro e Pereira, 2002). Os autores citados estudaram cerca de 440 substâncias farmacológicas de uso comum na terceira idade, das quais puderam observar efeitos colaterais com implicações na cavidade bucal. Dentre eles estão: cicatrização retardada; xerostomia; estomatites, ulcerações e aftas; zumbido na região auricular; alterações do paladar/olfato; alteração na garganta, incômodo na deglutição e aumento do reflexo faríngeo; candidíase, líquen plano e outras lesões nos tecidos moles; alteração do volume da língua e queimação sublingual; e, por fim, movimentos involuntários da face e da musculatura peribucal.

Devido à sua importância clínica, cada um desses efeitos será abordado detalhadamente.

▶ **Cicatrização retardada.** É a realidade em 57,04% dos fármacos. Pode comprometer o preparo da boca para a PT com relação a remoção de elementos dentários, hiperplasias, aprofundamento/regularização de rebordos, correção cirúrgica de câmaras de vácuo e outros procedimentos que necessitem de intervenções cirúrgicas. Além disso, é preciso considerar que nos pacientes tratados de câncer as regiões operadas podem não cicatrizar, dando margem à indução da osteorradionecrose, cujas consequências são devastadoras no paciente idoso. Sobre as porcentagens que serão citadas daqui por diante, convém esclarecer que são valores relativos, já que o mesmo fármaco pode ter mais de um efeito colateral na cavidade bucal.

▶ **Xerostomia.** Talvez seja o problema bucal mais significativo para a confecção e o uso das próteses totais, já que, sem a película de saliva ou com ela muito reduzida, é extremamente difícil manter a prótese em posição. Cerca de 43,4% dos medicamentos estudados podem causar alterações no fluxo salivar. Além da perda de retenção, maior chance de lesões nos tecidos moles podem ocorrer, mesmo com próteses bem adaptadas. Nas PT que apresentam quebras de bordos, perda de polimento, desajustes de bases e contatos prematuros, essas lesões são ainda mais frequentes e podem provocar o aparecimento de estomatites por dentadura, com grande incidência entre idosos devido à maior proliferação de bactérias, visto que a ação antibacteriana da saliva diminui muito ou desaparece, aumentando as populações de bactérias próprias da boca. Estas podem ser inaladas pelo pulmão ou ser vistas em cortes de vasos sanguíneos do coração, com consequências imprevisíveis para a morbidade do idoso, como se vê no Quadro 18.3.

O uso de substitutos salivares artificiais, ainda segundo Montenegro e Pereira (2002), deve ser a última opção, devido ao seu custo e ao pouco tempo de eficiência clínica. É preciso dar prioridade, no diálogo com os médicos, à troca de medicamentos, buscando aqueles que diminuam os níveis de xerostomia, que também resseca lábios, nariz e garganta, di-

Quadro 18.3 Prevalência de estomatites por prótese entre idosos.*

Trabalho	País	Quantidade de pacientes examinados	Porcentagem de envolvidos
Swallow e Adams (1967)	Inglaterra	171	40
Maarkén e Hedegard (1970)	Suécia	168	54
Budtz-Jorgensen (1972)	Dinamarca	303	67
Mäkilä (1974)	Finlândia	106	63
Budtz-Jorgensen (1975)	Dinamarca	463	65
Axéll (1976)	Suécia	2277	36
Mikkonen et al. (1984)	Finlândia	3875	50
Pindborg et al. (1985)	Dinamarca	478	42
Vigild (1987)	Dinamarca	413	35
Cumming et al. (1990)	Brasil	65	48

*Budtz-Jorgensen E. (1999).

ficultando a formatação e umectação do bolo alimentar. Esse fato, como já citado antes, causa problemas estomacais no paciente idoso.

▶ **Estomatites, ulcerações e aftas.** São lesões que podem ser formadas por 87 substâncias farmacológicas (19,77%). Somados a xerostomia, estados anêmicos e deficiências nutricionais, esses problemas podem tornar muito difícil a adaptação imediata a novas próteses; por isso, é necessário passar pelos reembasamentos e consertos antes de confeccionar novos trabalhos. Durante o prazo gasto para esses acertos, junto com os médicos deve-se buscar um meio de melhorar a resposta orgânica e mudar os fármacos indutores desses quadros clínicos.

▶ **Zumbido na região auricular.** Pode ocorrer com 14,32% das medicações e é algo que pode confundir o clínico geral, pois problemas de ATM também podem causar essa sintomatologia, obrigando a incluir a análise dos fármacos ingeridos no diagnóstico diferencial e alertar o(s) médico(s) que os prescreveu(veram).

▶ **Alterações no paladar/olfato.** Levam o paciente a usar mais condimentos, inclusive o sal, prejudicial nos casos de hipertensão, problemas renais, de fígado e de formação de trombos. São causados não só pela xerostomia, mas também por 13,41% dos fármacos estudados. Um bom trabalho com resina acrílica, utilizando menor volume e também no processo de acrilização, auxilia na melhor adaptação do indivíduo às próteses a serem realizadas.

Um estudo dos fármacos prescritos pelos médicos pode ser de grande valia clínica, contribuindo para a qualidade de vida dos pacientes. O uso diário dos limpadores de língua também é bastante válido, pois ter menor fluxo salivar provoca maior acúmulo de restos alimentares nas entradas das papilas gustativas. Essa limpeza, inclusive, pode ajudar no controle da diabetes, já que, com papilas mais liberadas, é possível sentir melhor o sabor doce dos alimentos, usando menos açúcar na alimentação e evitando problemas com sua insulinemia.

▶ **Alteração na garganta, incômodo na deglutição e aumento do reflexo faríngeo.** Ocorrem com a menor umectação do bolo alimentar pela saliva, bem como por fármacos que causam diretamente esses efeitos colaterais (12,5%). Se não tratados, levam à mudança na dieta do paciente, com evidentes implicações sistêmicas. O aumento (em área) do reflexo faríngeo pode dificultar bastante nossas atividades de moldagem, e, muitas vezes, o comportamento característico desse problema é confundido com o de pacientes que restringem nossa atividade profissional por supostos problemas psicológicos. Assim, ter diálogo com os médicos envolvidos pode ajudar a buscar soluções ou, ao menos, atenuar as implicações clínicas.

▶ **Candidíase, líquen plano e outras lesões em tecidos moles.** Normalmente são oriundas da queda de resistência, da proliferação bacteriana e/ou da xerostomia, e cerca de 9,32% dos fármacos comumente ingeridos podem induzir suas ocorrências, daí a importância dos conhecimentos semiológicos diferenciais dos profissionais. Essas lesões também estão relacionadas com o círculo vicioso de mudança alimentar, menor poder nutricional de uma nova dieta e consequente queda da resistência orgânica do indivíduo. Já a mucosite geralmente acompanha procedimentos oncológicos; logo, é necessário consultar a equipe médica para decidir qual o protocolo indicado na ocasião, e se este está sendo seguido pelo paciente. Até o desaparecimento das lesões, não devemos intervir com procedimentos clínicos, salvo consertos em áreas que estejam irritando os tecidos moles.

▶ **Alteração do volume da língua/queimação sublingual.** Com o passar dos anos, há o aumento do volume da língua, que se torna significativo na terceira idade. Ainda 9,09% dos fármacos (40 substâncias) podem induzir a isso e à queimação sublingual, muitas vezes creditada à sobre-extensão dos bordos, ao excesso de monômero residual ou mesmo ao envolvimento psicológico do paciente. A análise dos fármacos ingeridos pode ser de grande aplicação clínica, já que o volume excessivo da língua pode dificultar as moldagens e a adaptação às próteses totais inferiores.

▶ **Movimentos involuntários da face/musculatura peribucal.** São, muitas vezes, classificados como "tiques nervosos", de cunho psiquiátrico. Cerca de 27 fármacos (6,14%) podem causar esse problema e, nos casos mais acentuados, prejudicar nosso trabalho clínico e a estabilidade das próteses em função. Desse modo, muito mais do que encampar isso como uma característica da pessoa, devemos buscar nos fármacos ingeridos possíveis causas das características apresentadas.

Para conhecimento dos nomes das substâncias que podem causar tais efeitos colaterais, sugerimos a leitura de Brunetti e Montenegro, 2002 (páginas 131 a 150 e 443 a 464).

▶ Considerações clínicas sobre prótese total na terceira idade

Apesar de já termos realizado uma série de ponderações clínicas sobre os pacientes idosos e as próteses totais, seria válido citar mais alguns pontos ainda não abordados até o momento.

▪ Diálogo com o paciente, seus familiares e cuidadores

O entrosamento com todos os envolvidos no tratamento do idoso é fundamental para o sucesso do caso. É preciso deixá-los falar, anotando tudo o que for comentado. Dados valiosos serão obtidos, especialmente com relação às crenças odontológicas do paciente e dos familiares, suas condições gerais de saúde, os nomes e telefones dos médicos da equipe multipro-

fissional e os fármacos ingeridos, além dos constantes na ficha de identificação. Esta deve ser uma conversa descontraída, mas com objetivos profissionais claros. O mesmo vale para pacientes em atendimento domiciliar ou em casa de repouso e hospitais (Holm-Pedersen e Loe, 1996).

▪ Diálogo com médicos da equipe de saúde do paciente

Como tudo mostrado até aqui, trata-se de um ponto delicado do atendimento consciente na terceira idade, especialmente com relação ao conhecimento maior do paciente e ao diálogo franco sobre fármacos e seus efeitos colaterais na cavidade bucal, normalmente desconsiderados pelos médicos e outros profissionais de saúde no ato da prescrição de medicamentos. Esse é o início de uma parceria com benefícios para todos – médicos, pacientes e cirurgiões-dentistas.

▪ Horário de atendimento, duração das consultas, planejamento e posição no trabalho

As doenças cardíacas são as líderes mundiais em óbitos e para elas recomenda-se o atendimento pela manhã, o que coaduna com a maior disposição física dos idosos. As consultas devem ter idealmente cerca de 30 a 40 min, com a liberdade de poder ir ao toalete caso esse tempo seja ultrapassado. Entretanto, elas não devem invadir os horários de refeição dos portadores de diabetes, devido ao perigo de causar hipoglicemia. Para lograr os objetivos propostos, é preciso fazer o planejamento prévio do trabalho a ser realizado, visando agilizar o atendimento clínico para não cansar os pacientes, normalmente "impacientes" nesta faixa etária, e cumprir a "meta" de 30 a 40 min de consulta, já que a posição ergonômica de trabalho ideal para nós não é satisfatória para os idosos, como afirmam Dias e Fonseca (2011).

A posição ergonômica de trabalho ideal para nós não é usual para os mais idosos e, associada aos diversos fármacos ingeridos, pode causar hipotensão postural, caracterizada por mal-estar súbito ao colocar o encosto da cadeira na posição vertical – sensação também associada à labirintite.

Além disso, sabe-se que procedimentos clínicos como moldagens com alginato e materiais de grande fluidez, verificação dos planos de orientação do rolete superior em relação ao solo, obtenção de registros maxilomandibulares adequados, observação de assimetrias faciais, paralelismo de linhas medianas, dentre outros, necessitam do espaldar das cadeiras entre 45° e 60° de inclinação, independentemente da idade do paciente. Assim, o desconforto para a coluna do cirurgião-dentista pode ser compensado se não forem marcados dois idosos em seguida, havendo um tempo para sua recuperação física.

▶ Análise crítica dos defeitos das próteses atuais

Bordos quebrados ou irregulares, sub ou sobre-estendidos, dentes desgastados, câmara de vácuo, curva de *Spee* invertida, trincas ou consertos existentes, grau de adaptação ao rebordo, dentes que travam movimentos da mandíbula, relacionamento com arco antagônico, perda de eficiência mastigatória, polimento inadequado, estética alterada, problemas articulares, diminuição na DVO, dentre outros, são alguns dos pontos que devem ser anotados e discutidos com o paciente antes de iniciarmos nossas atividades. Como muitos dos atendimentos ao idoso podem ser realizados com ele em uma cama em sua residência ou em casas de repouso, muitas vezes temos de lançar mão de opções conservadoras de tratamento, que envolvam o conserto parcial/total e sequencial dos defeitos supracitados. Isso porque ele não pode ficar sem a sua prótese por questões funcionais, estéticas e psicológicas. Nessas condições, o uso de reembasadores macios ajuda a condicionar os tecidos moles irritados enquanto, com resina autopolimerizável, buscamos consertar os bordos, as fraturas e outros defeitos menores de sua prótese atual.

Obtendo melhora dos tecidos afetados, podemos utilizar reembasadores duros, que têm maior durabilidade na boca e menor retenção de restos alimentares (devido ao melhor polimento obtido), os quais, por consequência, diminuem a possibilidade de mau hálito e irritação aos tecidos moles. Produtos como os da Tokoyama® (Japão) e os da Bosworth® (EUA) são excelentes para esse fim. Uma nova prótese assim corrigida pode servir, muitas vezes, como moldeira para obter moldes do rebordo do indivíduo, que irá possibilitar a construção de novas próteses, bem toleradas pelos pacientes nessas condições.

Conserto gradual dos defeitos atualmente apresentados nas próteses antigas

Diversos autores específicos da odontogeriatria (Drummond *et al.*, 1995; Budtz-Jorgensen, 1999; Brunetti e Montenegro, 2002) alertam para que possamos agir com cautela nas PT em idosos, porque, quanto mais idade eles têm, mais apegados ficam à prótese atual; por essa razão, mudanças bruscas para o padrão necessário devem ser lentamente assimiladas pelo paciente. Isso acontece mesmo com portadores de doenças neurodegenerativas que "sentem a ausência" da prótese, relatando um incômodo intensificado, o qual, muitas vezes, não é percebido pelo pessoal de apoio das casas de repouso ou por seus cuidadores, tendo sido causado pela prótese removida da boca.

A recomendação dos autores é ir semanal ou quinzenalmente incrementando as áreas envolvidas, até que, no caso dos bordos ou da dimensão vertical, por exemplo, apenas se obtenha a altura e extensão desejadas. Assim, o paciente irá acomodando-se gradualmente às mudanças, o que tornará nosso trabalho de construção/adaptação às novas próteses mais facilitado.

Quanto mais precisos forem os ajustes, mais poderemos usar a prótese antiga como base de trabalho, vazando o gesso diretamente sobre a resina, com o isolamento das retenções e dos dentes artificiais, o que poupará ainda mais nosso paciente. Além disso, o ajuste gradual dos defeitos ajuda no conhecimento e posterior domínio psicológico do indivíduo, a fim de que possamos cumprir suas aspirações (se forem possíveis tecnicamente) e dirimir dúvidas com relação ao tratamento.

Nesses consertos são usados reembasadores macios ou duros, à base de polivinilsiloxano ou de metilmetacrilato, de acordo com a análise do profissional. Os condicionadores de tecido podem ser utilizados nos casos de correção de irregularidades ou irritações teciduais previamente à construção de novas próteses; no entanto, esses produtos facilitam, por sua porosidade, o acúmulo de placa bacteriana. Por isso, os cuidados com a higiene oral devem ser reforçados, e o uso dos condicionadores, reduzido ao mínimo possível para conseguir os objetivos clínicos esperados (Eduardo e Machado, 2000).

Busca de técnicas mais eficientes

É necessário buscar técnicas mais eficientes para a confecção de próteses totais, como as atualmente mostradas nos cursos gratuitos de Passaporte para a Cidadania, normalmente realizados em distritais ou regionais da Associação Paulista dos Cirurgiões-Dentistas (APCD), sob a tutela técnica do Grupo de Reciclagem em Prótese Dentária. Esses cursos procuram ensinar a confecção mais rápida de próteses totais junto a técnicos de laboratório motivados e à vontade social de servir e reintegrar seu semelhante à sociedade.

Na verdade, por mais que se pense que tudo está "parado" na área de PT (este livro é um exemplo do contrário, haja vista como mudou da primeira para a segunda edição), aconselhamos a frequência em cursos. Isso porque há sempre algo novo que pode ajudar a atender o paciente idoso mais rapidamente, no consultório ou no atendimento domiciliar, sem perder a precisão necessária que esse tipo de prótese exige. Além disso, a prótese total ainda tem muito mercado em um país com 65% de desdentados totais e 70% dos idosos recebendo de um a três salários mínimos por mês.

Moldagens

Como explicado anteriormente, próteses antigas devidamente consertadas podem suplantar a fase de moldagem anatômica, poupando clinicamente o paciente idoso. Assim, faz-se a moldeira individual e parte-se para a moldagem funcional, lembrando-se da posição do espaldar da cadeira odontológica. Face à xerostomia que geralmente ocorre nesse caso (Marchini *et al.*, 2001), as pastas zincoeugenólicas devem ser substituídas por elastômeros de fluidez média ou regular para não haver excessivo escorrimento do material, incomodando o indivíduo. Movimentos funcionais devem ser feitos; porém, se o paciente não puder realizá-los adequadamente, o profissional deverá intervir, especialmente se a pessoa tiver sofrido um AVC ou tiver doenças neurodegenerativas que impeçam sua colaboração.

Técnicas de moldagem por boca fechada, como relatadas por Turano e Turano (1998) e Wostmann e Schulz (1991), podem ser utilizadas, sempre ponderando sobre o tipo de material em função da sua fluidez. Em pacientes acamados, optar pelo conserto da prótese antiga e usá-la como molde ou moldeira a fim de utilizar menos material de moldagem é um caminho mais adequado.

Prova de roletes/relações maxilomandibulares

Buscando menor tempo clínico, os roletes podem ser montados com ajuda de um paquímetro, e sua espessura deve ser semelhante à encontrada na prótese antiga consertada. Isso criará uma curva posteroanterior (*Spee*) para início das provas com o paciente, apenas com um acréscimo de 1,0 a 1,5 mm na altura para auxiliar nos ajustes na boca.

Seguindo da maneira habitual, conferem-se altura, curvatura e contornos na boca, com destaque para o realce da bossa canina e do fundo de saco na região anterior das PT superiores, a fim de conseguir o enchimento parcial de sulcos faciais, que vai ajudar, junto com a DVO adequada, a promover sensação de mais juventude no paciente. Então, após marcar as três linhas básicas para escolha dos dentes artificiais nos roletes, é preciso analisar se as dimensões conseguidas são compatíveis com os dentes que a pessoa deseja ou se coadunam com fotos antigas disponibilizadas como amostra do modelo de dente desejado em suas próteses. Além disso, os casos divergentes devem ser prontamente esclarecidos. O uso de arco facial possibilita a correta posição para montagem em articulador e deve ser mantido para que o trabalho laboratorial seja bem-sucedido.

Cor dos dentes artificiais

Geralmente, com o passar dos anos, os dentes naturais escurecem e na terceira idade isso fica bem patente (Brunetti e Montenegro, 2002). No entanto, o paciente idoso sempre deseja, com as novas próteses, resgatar a "brancura" que havia na juventude, mas isso pode não combinar com sua cor de pele. Então, um diálogo franco com ele e seus familiares, somado às fotos antigas, pode resolver impasses desse tipo na prática clínica. No mercado brasileiro atual existem diversos dentes artificiais nacionais e importados, com suas escalas de cor próprias que ajudam a suplantar os problemas que surgem na prática diária. Portanto, o paciente e seu protético devem estar sempre se atualizando em relação a esses aspectos (Capítulo 14).

Montagem dos dentes

Tecnicamente segue os passos citados no Capítulo 9, mas é preciso dar preferência a dentes com cúspides mais baixas e sulcos menos pronunciados, já que certo aplainamento na face oclusal ocorre com o tempo, e os contornos da cavidade glenoide e o côndilo mudam com o passar dos anos (Heartwell e Rahn, 1990). Se ainda houver dentes preservados no arco antagônico, suas características de mesa oclusal devem ser seguidas, individualizando os dentes pré-fabricados para a particularidade do nosso caso. A função em grupo, com contatos bilaterais simultâneos, deve ser o critério de relacionamento oclusal ideal para os dentes artificiais, dando a importante estabilidade oclusal das próteses. Isso favorecerá seu equilíbrio em função e seu uso constante com conforto e confiança ao mastigar, além de propiciar melhor saúde geral, já que será possível ingerir bons nutrientes.

Provas na boca

As provas seguem os padrões mostrados no Capítulo 10, mas a participação dos acompanhantes/familiares é de vital importância. Isso porque, se eles não tiverem participado antes, poderão influenciar negativamente depois que a prótese estiver acrilizada, e o idoso poderá não concordar em retornar a fases anteriores do trabalho, visto que tem "urgência" em ter suas novas próteses.

Cor, forma, disposição e opções de caracterização devem ser analisadas neste momento clínico. Além disso, procure levar as próteses em prova já com os bordos na espessura/extensão que terão após o enceramento pré-inclusão, para que o ato

clínico tenha mais semelhança com o das próteses acrilizadas, tornando mais eficientes as sessões clínicas posteriores, o que é conseguido aplicando a técnica de confecção de roletes.

Enceramento, identificação e acrilização

Para facilitar o ato de entrega das próteses, procure não dar volume e extensão excessivos no enceramento, especialmente se for feito em atendimento domiciliar ou hospitalar/institucional, em que as condições ideais para grandes desgastes e um bom polimento posterior não são ideais. Logo, usar as próteses antigas acertadas sequencialmente como um espelho da prótese definitiva neste passo é fundamental.

Para pacientes que convivem com muitos idosos (em casas de repouso, por exemplo), identificar as próteses com as iniciais do nome pode facilitar bem mais o trabalho dos cuidadores ou da equipe de enfermagem nos toaletes comunitários desses locais. Além disso, quando se antevê um asilo para um paciente que ainda mora em sua casa, essa medida é essencial. No entanto, isso também pode ser feito depois de a prótese estar acrilizada, com pigmentos aplicados em depressões feitas nas próteses, as quais serão cobertas por resina transparente e serão bem polidas. Geralmente, as letras são colocadas no palato ou no bordo lingual das PT inferiores.

Seguindo a ideia muito bem explorada neste livro e também por Souza (2002), nos casos de PT duplas, acrilizá-las em oclusão com o uso de mufla HH pode ser uma boa opção, pois evita as constantes alterações oclusais pós-prensagem/acrilização que se observam em prótese total. Além disso, é uma medida de grande aplicação clínica, já que diminui o tempo de ajustes clínicos em odontogeriatria. Imagine como conseguir bom ajuste oclusal em um paciente internado que teve AVC e não consegue movimentar-se para orientar corretamente o nosso trabalho. Pensando nisso, todos os recursos que podem dar maior confiabilidade laboratorial devem ser empregados.

Remontagem

A mufla HH pode ajudar muito a minimizar o tempo clínico na entrega da prótese. No entanto, se mesmo assim um bom ajuste oclusal estiver difícil de ser conseguido, segundo Zwetchkembaum e Shay (1997) e Budtz-Jorgensen (1999), deve-se partir para a remontagem, a fim de que, no laboratório, haja o correto balanceio oclusal em todas as movimentações mandibulares – requisito fundamental para que o sistema estomatognático do paciente se integre às novas próteses.

Próteses substitutas

Para pacientes com problemas de memória, psiquiátricos ou de habilidade manual para limpeza (ou que tenham cuidadores ou equipe de enfermagem de grande rotatividade), muitos autores recomendam a confecção de um par extra de próteses. Isso para que, em caso de queda, perda (nesse caso a identificação seria importante) ou quebra, seja possível restabelecer prontamente a condição mastigatória. Do contrário, o prazo para iniciar a confecção de novas próteses e o incômodo funcional/nutricional poderiam ser críticos para a saúde sistêmica do paciente.

A duplicação é feita da maneira tradicional encontrada nos livros sobre prótese total. Sempre é bom lembrar que a técnica de duplicação das bases proposta aqui torna bastante fácil a realização dos dois pares de próteses simultaneamente. Por isso, os familiares/cuidadores devem ser instruídos a manterem as próteses substitutas sempre guardadas em recipiente com água (verificadas semanalmente), para que a resina acrílica não sofra alterações dimensionais.

Como muitos de nós, leitores deste livro, dificilmente usaremos próteses totais, não conseguiremos jamais mensurar o grau de perdas (psicológica, estética, trabalhista, nutricional e de saúde sistêmica, só para citar algumas) de um paciente quando fica sem a sua prótese; por isso, procure levar a opção das substitutas como padrão de trabalho quanto mais comprometido mentalmente estiver um paciente idoso.

▶ Higienização das próteses, das arcadas, da língua e dos tecidos moles

Os autores deste livro dominam como poucos os critérios de higienização das PT, mesmo em idosos; portanto, vale a pena ler Marchini *et al.* (2000). A intenção aqui é apenas reforçar o ensino aos familiares/cuidadores/equipe de enfermagem de todos os turnos de trabalho sobre a importância da limpeza dos rebordos. O objetivo é promover a diminuição da reabsorção óssea sob as bases de PT e selas de prótese parcial removível, conforme salientou Montenegro (1989), usando escova macia, pasta/colutório com clorexidina e sugador para pacientes internados, ou gaze com clorexidina em UTI/hospital.

A higiene constante da língua com algum dos diversos tipos de limpadores existentes no mercado brasileiro (Brunetti e Montenegro, 2002) é uma medida válida para limpar as papilas gustativas recobertas por restos de células e alimentos, os quais impedem a percepção gustativa adequada. Isso obriga os pacientes a utilizarem maior quantidade de sal, condimentos e açúcar, aumentando as consequências ruins no controle da hipertensão, em problemas gástricos e na diabetes. A prática também visa impedir que colonizações bacterianas características da boca, que formam a saburra da língua, em volume anormal, adentrem o trato digestivo e a corrente sanguínea, podendo chegar ao coração e causar complicações orgânicas indesejadas, especialmente no paciente idoso debilitado. É preciso lembrar que nessa faixa etária o fluxo salivar geralmente é reduzido, o que pode ocasionar início de halitose e maior quantidade de cálculos nas próteses.

Segundo Barnes e Walls (1994), instruções escritas e personalizadas, com letras grandes, abordando tudo o que foi dito no ato da entrega, são muito válidas para pacientes idosos e seus acompanhantes e cuidadores, os quais nem sempre podem estar na sessão de entrega das próteses. Além disso, disponibilizar o telefone de contato nas instruções é fundamental para dirimir qualquer dúvida que surja com o passar dos dias.

É preciso, também, alertar para o perigo de usar substâncias limpadoras capazes de alterar o polimento dado nas próteses. Isso porque, ao tornarem-nas mais porosas, favorecem maior depósito de bactérias, fontes dos problemas gengivais que conhecemos em profundidade e que são bem críticos em pacientes idosos, haja vista o menor fluxo salivar causado pelos inúmeros fármacos ingeridos face à sua saúde geral.

▶ Controles posteriores e reembasamentos

Estabelecer um programa geral de controles periódicos que abarque todas as possibilidades clínicas, especialmente lidando com a heterogeneidade dos idosos (Montenegro e Brunetti, 1999), é uma ação praticamente impossível (sugerimos a leitura do Capítulo 18 de Brunetti e Montenegro, 2002). Qualquer projeto desse tipo deve ser instituído na base do "caso a caso", em que a checagem de tecidos moles, adaptação, oclusão e higiene da cavidade oral devem fazer parte integralmente das atividades clínicas.

Se a reabsorção óssea ocorrer mesmo que sejam tomados todos os cuidados até aqui propostos, reembasamentos parciais ou totais poderão ser necessários, usando inicialmente os reembasadores macios (ou duros) anteriormente propostos, que aplicamos nos consertos graduais das próteses. A posterior acrilização desses acertos vai depender do senso clínico do profissional para cada paciente.

▶ Considerações finais

Embora, atualmente, prevaleça a possibilidade de melhora funcional das próteses totais com o uso de implantes (tanto com "protocolos" como com *overdentures*), deve-se sempre ter em mente que grande parte da população idosa brasileira não tem condição econômica e de saúde geral de realizar o procedimento. Por isso, continua muito oportuno dominarmos corretamente a confecção de próteses totais.

Por tudo o que tentamos mostrar nesta rápida análise das próteses totais na terceira idade, pode-se perceber que muitos aspectos devem ser levados em consideração ao atendermos os pacientes dessa faixa etária. Também cremos que a leitura dos cuidados que devemos ter com os idosos relembra critérios que deveríamos ter com os mais novos quando necessitarem receber próteses totais.

Entretanto, muito mais do que apenas passos técnicos otimizados, devemos ter em mente o ser humano, muitas vezes bastante fragilizado e carente. Esse deve ser o foco de todas as atenções que nós e o nosso pessoal auxiliar, inclusive o técnico em prótese dentária, podemos dar em nosso consultório. É para essa pessoa que devemos envidar todos os nossos esforços, em prol de recuperar sua saúde geral plena o mais rapidamente possível, propiciando a reintegração social completa.

Queremos terminar este capítulo com um pensamento do querido Dr. Ruy Fonseca Brunetti: "Em busca do amanhã, vivendo o presente, respeitando o passado."

▶ Bibliografia

BARNES I.E., WALLS A. Gerodontology. London: Wright; 1994.

BRUNETTI R.F., MONTENEGRO F.L.B. Odontogeriatria: noções de interesse clínico. São Paulo: Artes Médicas; 2002.

BRUNETTI R.F., MONTENEGRO F.L.B., MANETTA C.E. Interações entre a Medicina e a Odontologia | Parte 1. *Atual. Geriat.*; 1998, v.3, n.19, p. 27-32.

BUDTZ-JORGENSEN E. Prosthodontics for the elderly. Chicago: Quintessence Pub.; 1999.

CHRISTENSEN G.J. O futuro da prótese na prática clínica. *J Amer Dental Assoc* (Brasil); 2000, v.3, n.4, p. 189-90.

COHEN J.E. Perfil populacional dos próximos anos é receita para desastre. *F. São Paulo*; 2011, 91(30168):A-12.

DIAS M.H.M.S., FONSECA S.C. O atendimento de pacientes com a doença de Alzheimer na clínica odontológica: desafios e diretrizes. *Revista SBGG Nac*; 2011, 5 (1):34-9.

DRUMMOND J.R. *et al.* Dental care of the elderly. London: Mosby-Wolfe; 1995.

EDUARDO J.V.P., MACHADO M.S.S. Aumento da durabilidade dos condicionadores de tecido. *Rev Assoc Paul Cirurg Dent*; 2000, v.54, n.4, p. 289-93.

ETTINGER R. Considerações geriátricas em prótese dentária. In: OWALL B., KAYSER C., CARLSSON G.E. Prótese dentária: princípios e condutas estratégicas. São Paulo: Artes Médicas; 1997, p. 81-95.

GALTIESI C.L. A antroposofia na clínica dentária. *Rev Assoc Paul Cirurg Dent.*; 2001, v.36, n.533, p. 18.

HEARTWELL Jr. C.M., RAHN A.O. Syllabus em prótese total. 4. ed. São Paulo: Santos; 1990.

HOLM-PEDERSEN P., LOE H. Textbook of geriatric dentistry. 2. ed. Copenhagen: Munksgaard; 1996.

IBGE – Instituto Brasileiro de Geografia e Estatística. Projeções preliminares 1980-2020; Março 1995.

LEVY A. Psicoterapia breve na geriatria. https://docs.google.com/file. p. 1-11 Acessado em Set 2013.

MARCHINI L. *et al.* Próteses totais: orientações e cuidados posteriores. *Rev EAP/APCD*; 2000, v.1, n.2, p. 14-8.

MARCHINI L. *et al.* Prótese dentária na terceira idade. *Rev Assoc Paul Cirurg Dent*; 2001, v.55, n.2, p. 83-7.

McNAUGHER G.A., BENINGTON I.C., FREEMAN R. Assessing expressed need and satisfaction in complete denture wearers. *Gerodontology*; 2001, v.18, n.1, p. 51-7.

MONTENEGRO F.L.B. Revisão de técnicas para mensuração reabsorção óssea. Dissertação de Mestrado da Faculdade de Odontologia da Universidade de são Paulo. São Paulo; 1989.

MONTENEGRO F.L.B., BRUNETTI R.F. Aspectos psicológicos de interesse no tratamento do paciente odontogeriátrico. *Atual. geriatria*; 1998, v.3, n.17, p. 6-10.

MONTENEGRO F.L.B., BRUNETTI R.F. Prótese dentária na terceira idade. Anais do I Encontro Geriatria APCD. São Paulo: Casa do Novo Autor Editora; 1999, p. 70-7.

MONTENEGRO F.L.B., PEREIRA C.M.M.S. Efeitos bucais dos fármacos em odontogeriatria. 20º Congr. Paul. Odontol. 2002.

MONTENEGRO F.L.B., TINEO M. Conhecendo sobre odontogeriatria. *Rev Dentistry Brasil*; 2010, 3(27):12-14.

NUNES E. Avalista para idosos incita Procon. Folha São Paulo, v.81, n.26451, p.C-5, 03/09/2001.

OURIQUE S. A.M., MONTENEGRO F.L.B. Considerações sobre interferências subjetivas em odontologia geriátrica. *Rev Paul Odontol*; 1998, v.20, n.4, p. 41-4.

PAPALEO NETTO M.Tratado de gerontologia. 2. ed. São Paulo: Atheneu; 2007, p. 537-47.

QUELUZ D.P., DOMETTI S.S. Expectativa do paciente em relação à prótese total. *PCL*; 2000, v.2, n.9, p. 57-63.

SEGER L. Psicologia e odontologia: uma abordagem integrada. São Paulo: Santos; 1992, p. 141-9.

SGARIONI M. Para uma mente saudável. *Revista Folha*; 1999, v.7, n.369, p. 54-5.

SHEIHAM A. *et al.* The relationship among dental status, nutrient intake and nutritional status in older people. *J Dent Res*; 2001, v.80, n.2, p. 408-13.

SHIMAZAKI Y. *et al.* Influence of dentition status on physical disability, mental impairment and mortality in institutionalized elderly people. *J Dent Res*; 2001, v.80, n.1, p. 340-5.

SOUZA C.P., TAMAKI R. Implicações do uso de prótese total na geriatria. *Robrac*; 1996, v.6, n.19, p. 29-31.

SOUZA H.R. Três sugestões para equilíbrio oclusal em próteses totais duplas. 20º Congr. Paul. Odontol. 2002.

TAMAKI T. Dentaduras completas. 4. ed. São Paulo: Sarvier; 1988.

TURANO J.C., TURANO L.M. Fundamentos de prótese total. 4. ed. São Paulo: Quintessence; 1998.

TURVEY C.L. *et al.* Conjugal loss and depression in elders aged 70 or more. *Ciências e novidades (BYK)*; 2000, v.3, n.13, p. 21.

WOLF S.M.R. O significado psicológico da perda dos dentes. *Rev Assoc Paul Cirurg Dent*; 1998, v.52, n.4, p. 307-16.

WOSTMANN B., SHULZ H.H. Prótese total | Atlas colorido. São Paulo: Santos; 1991.

ZWETCCHKEMBAUM S.R., SHAY K. Prosthodontic considerations for the older patient. *Dent Clin North Am*; 1997, v.41, n.4, p. 817-45.

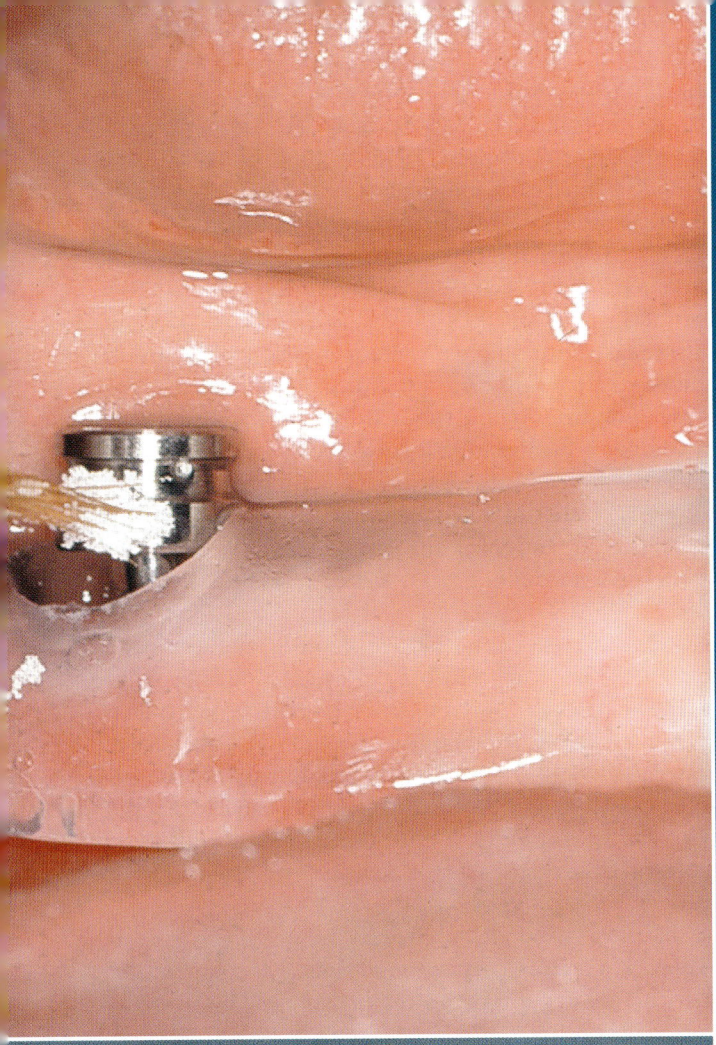

19

Overdentures sobre Implantes

Leonardo Marchini
Vicente de Paula Prisco da Cunha

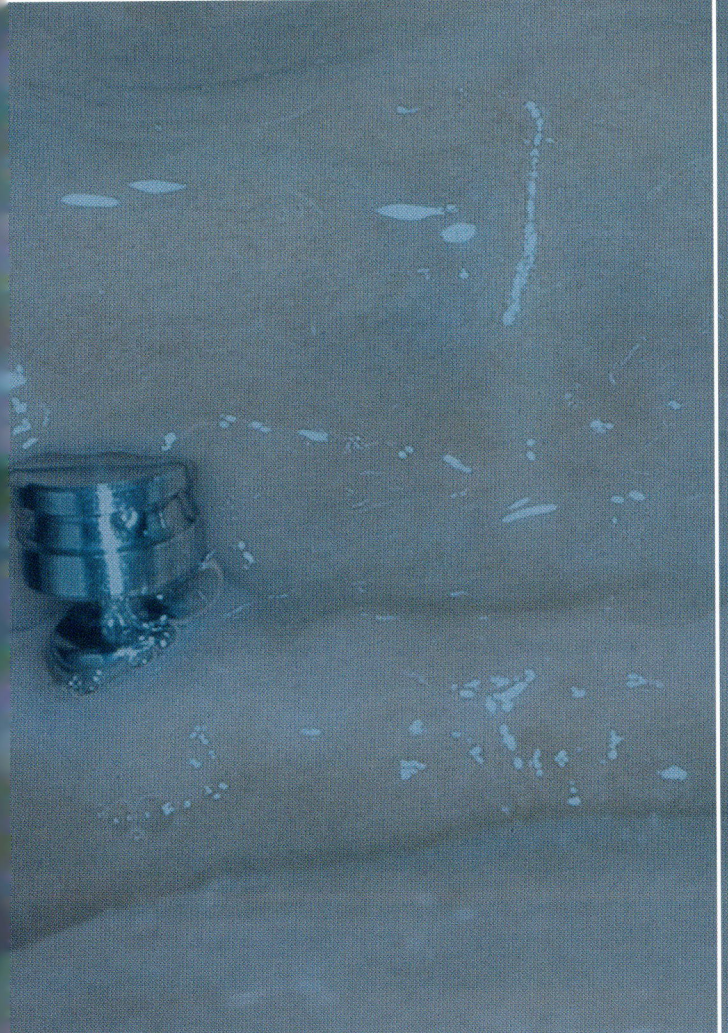

O que é overdenture sobre implantes e para que serve?

As *overdentures* sobre implantes são próteses totais mucos-suportadas (PTMS) que utilizam implantes osseointegrados como auxiliares para sua retenção. Em geral, são feitas para o arco inferior, mas podem também ser confeccionadas para o rebordo maxilar. A prótese total inferior convencional pode, por diversos motivos (área basal diminuta, reabsorção alveolar extensa, musculatura paraprotética exercendo influência por vestibular e por lingual, entre outros), apresentar retenção pouco satisfatória, comprometendo o conforto do paciente e, consequentemente, o uso da prótese. Nesses casos, a colocação de dois implantes na região anterior da mandíbula, entre os dois forames mentonianos, associada a um dispositivo de encaixe à prótese total, tem demonstrado ser de grande valia para aprimorar a retenção da prótese total inferior.

Sinonímia

A palavra *overdenture* vem do inglês e significa "dentadura que recobre", em uma tradução livre. Alguns autores utilizam "sobredentadura", traduzindo literalmente o termo em inglês.

Alguns conceitos importantes

Implante osseointegrado é um parafuso, geralmente de titânio comercialmente puro, que tem a capacidade de se unir ao osso de maneira íntima. Ele não possibilita movimentos e é indolor.

O'rings (ou encaixe tipo bola) são o dispositivo de retenção da *overdenture* ao implante, semelhante ao botão de pressão usado em casacos. Em geral, o macho fica no implante; e a fêmea, na prótese.

▶ Descrição dos procedimentos

No caso que iremos relatar neste capítulo, optamos pela confecção de uma *overdenture* inferior retida por *o'rings*, uma vez que foi obtido suficiente paralelismo entre os implantes durante a fase cirúrgica (Figura 19.1).

Observações clínicas

As *overdentures* também podem ser retidas por outros meios, como o sistema barra/clipe. Quando não é conseguido um paralelismo adequado entre os implantes, por motivos cirúrgicos e/ou anatômicos, o barra/clipe é o meio mais adequado para reter *overdentures*. Isso porque a barra une os dois implantes, posicionando-se na horizontal, sobre o rebordo, e o clipe se fixa na *overdenture* e abraça a barra quando em função (Figura 19.2A e B).

Sobre os *o'rings*, os quais são parafusados nos implantes já osseointegrados, são colocadas as cápsulas (elementos de retenção fêmeas que ficarão na prótese), ou espaçadores (Figura 19.3). Nesse momento, as cápsulas só desempenham a função de espaçador, para que o molde venha já aliviado na

região dos implantes. Procede-se, então, à moldagem anatômica com alginato, confeccionando a moldeira individual e realizando a moldagem funcional (Figura 19.4). Com o modelo funcional, é confeccionada a base definitiva, a qual vem perfurada na região dos implantes (Figura 19.5 e 19.6).

Após verificada a completa adaptação da base definitiva, as cápsulas são novamente posicionadas (Figura 19.7). Então, utiliza-se um pincel fino para colocar resina acrílica ativada quimicamente sobre as cápsulas, as quais são unidas ao corpo da base definitiva (Figura 19.8 a 19.10). É necessário tomar dois cuidados: manter a base em posição sobre o rebordo (para que a relação base/rebordo/implante permaneça adequada) e não viabilizar o escoamento da resina para o interior da base, fato que impediria sua remoção da boca, sendo necessário o desgaste com brocas, muitas vezes até da própria cápsula.

No caso em questão, a prótese superior também havia sido confeccionada, e o plano de orientação superior já estava adequadamente ajustado às características individuais da paciente (conforme descrito no Capítulo 9). Então, sobre a base definitiva já com as cápsulas, confecciona-se um padrão de cera com as mesmas características daquele descrito no Capítulo 10 (Figura 19.11), que também é individualizado na boca em concordância com o plano de orientação superior (Figura 19.12).

A diferença que pode haver é, no momento em que formos realizar o registro das curvas individuais de compensação da paciente e o registro da relação maxilomandibular, o plano de orientação inferior não se soltar sob a ação das forças musculares (Figura 19.13). Isso propicia mais segurança para a realização das etapas fundamentais ao sucesso da terapia, como já discutimos anteriormente.

Depois disso, segue-se a obtenção das curvas individuais de compensação da paciente, mediante a realização de movimentos protrusivos (Figura 19.14A e B), de lateralidade esquerda (Figura 19.14C e D) e lateralidade direita (Figura 19.14E e F), os quais se repetem até alcançarmos a dimensão vertical de oclusão (DVO) proposta para o caso (Capítulo 10). Nesta posição, os roletes devem tocar-se em praticamente toda a superfície oclusal (Figura 19.14G e H), originando nítidas curvas oclusais (Figura 19.15). As linhas de referência para montagem dos dentes são marcadas sobre os planos de orientação, e a cor dos dentes também é registrada, junto com a relação maxilomandibular (relação central [RC] na DVO), conforme descrito no Capítulo 10 (Figuras 19.16 e 19.17).

Após a montagem dos dentes, procede-se à prova estética e funcional (Figura 19.18A), na qual, pela estabilidade da prótese inferior (Figura 19.18B), é possível realizar testes fonéticos e funcionais de modo mais adequado. As próteses são acrilizadas pela técnica já descrita no Capítulo 11, ficando prontas (Figura 19.19). Na prótese inferior, a base já dispõe das cápsulas para retenção junto aos *o'rings* (Figuras 19.20 e 19.21).

A oclusão balanceada – resultado final da obtenção adequada das curvas individuais de compensação, correta montagem dos dentes e acrilização cuidadosa – pode ser verificada nas Figura 19.22A a D. A Figura 19.23 possibilita a visualização da estética final.

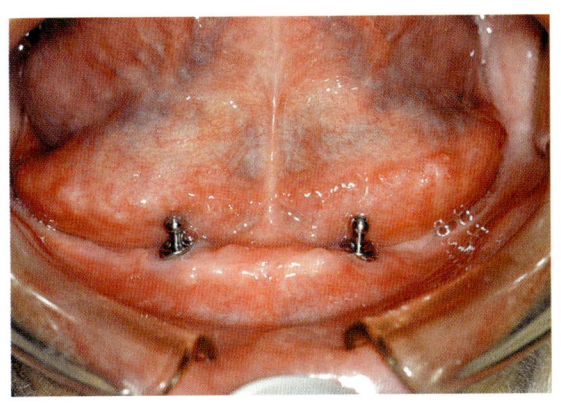

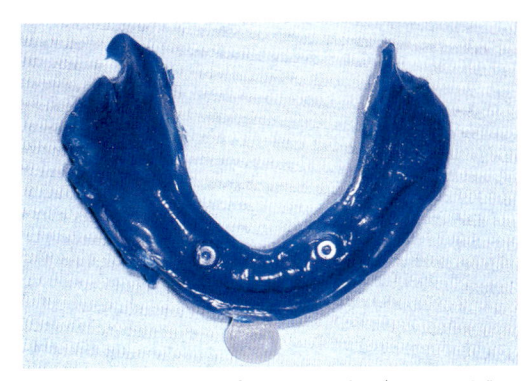

Figura 19.4 Moldagem funcional feita com as cápsulas em posição, para prover o alívio necessário para a colocação posterior delas nas bases definitivas.

Figura 19.1 Após a colocação dos encaixes tipo bola (*o'rings*) nos implantes, observe o relativo paralelismo entre eles.

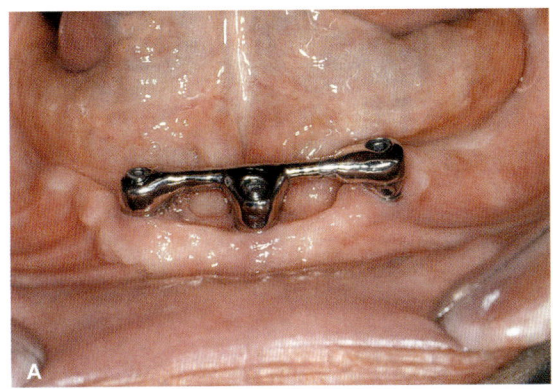

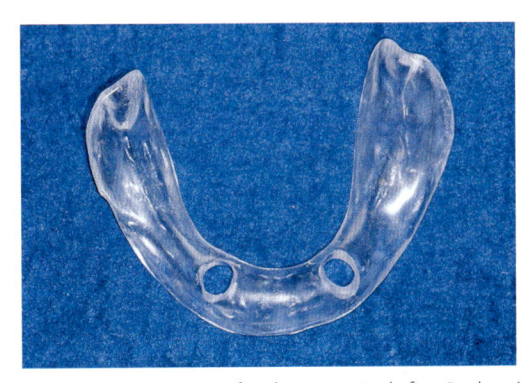

Figura 19.5 Bases definitivas perfuradas na região de fixação das cápsulas.

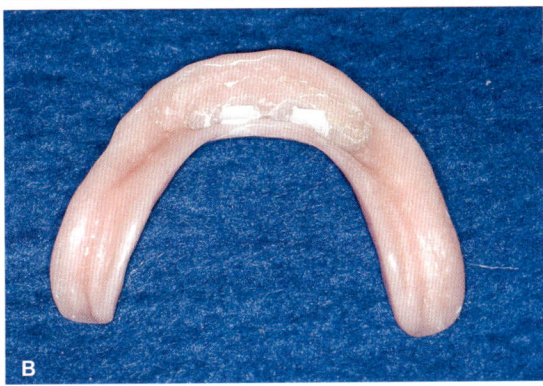

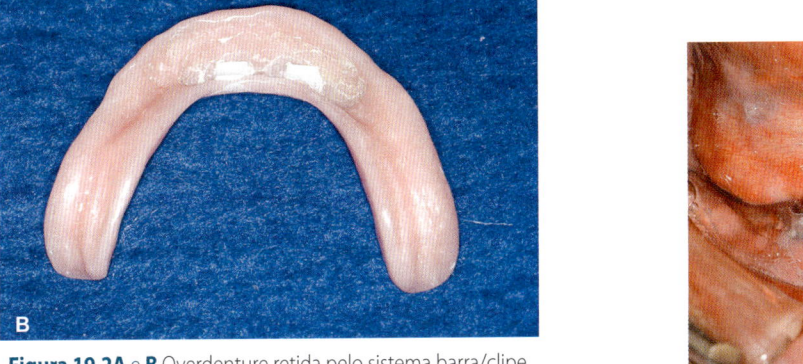

Figura 19.2A e **B** Overdenture retida pelo sistema barra/clipe.

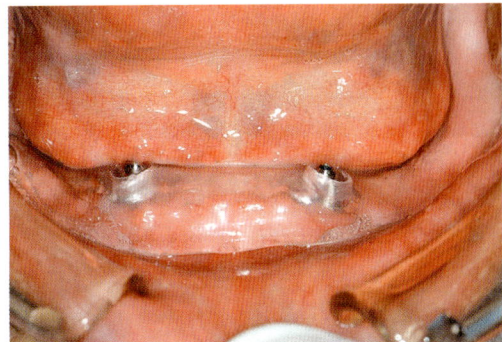

Figura 19.6 Adaptação das bases definitivas nas cápsulas metálicas.

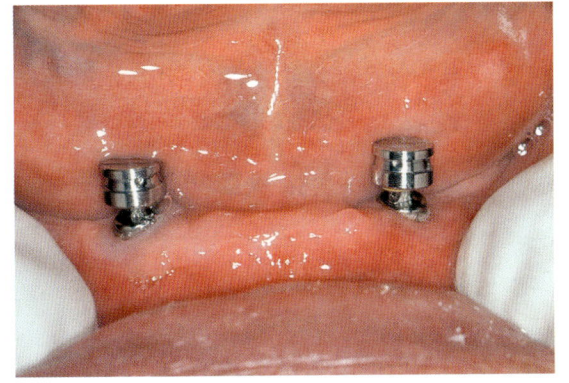

Figura 19.3 Colocação das cápsulas metálicas com retentores plásticos sobre os encaixes tipo bola. Observe a superfície oclusal das cápsulas em planos paralelos.

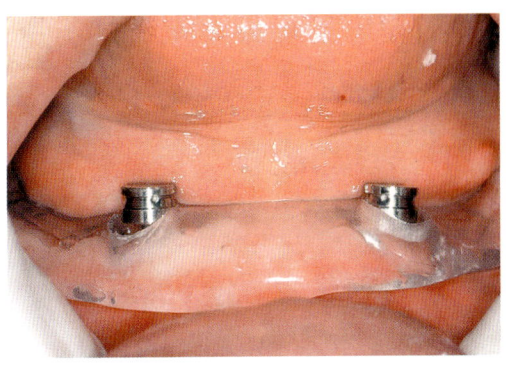

Figura 19.7 Verificação do paralelismo entre as superfícies oclusais das cápsulas.

19

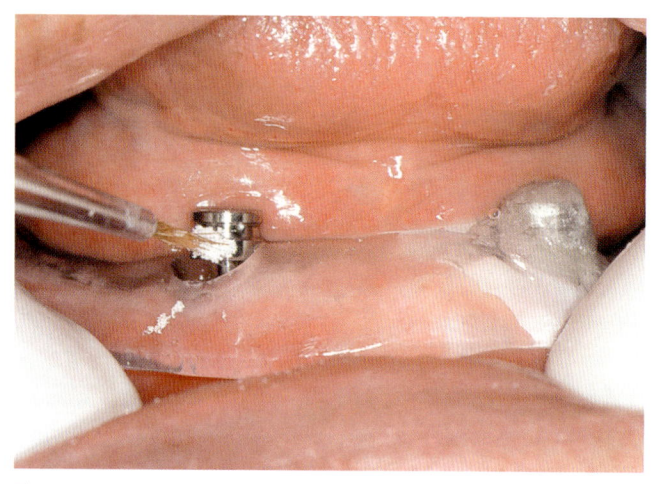

Figura 19.8 Fixação das cápsulas com resina ativada quimicamente incolor, pela técnica do pincel.

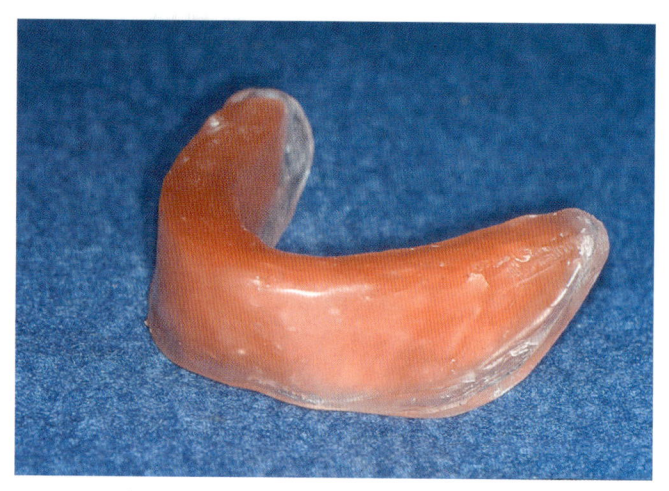

Figura 19.11 Confecção do padrão de cera inferior.

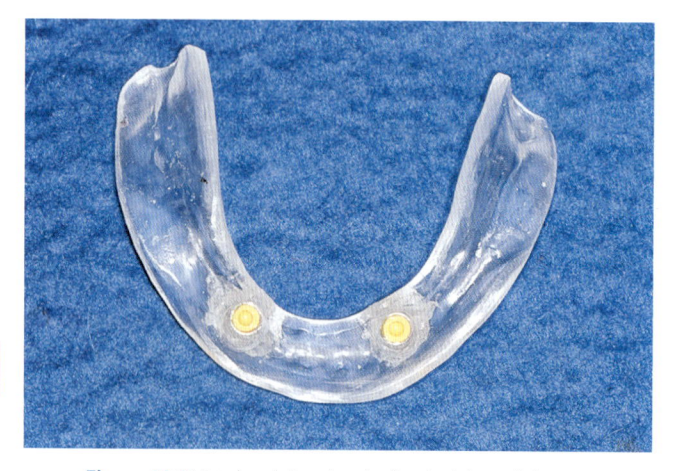

Figura 19.9 Vista basal das cápsulas fixadas à base definitiva.

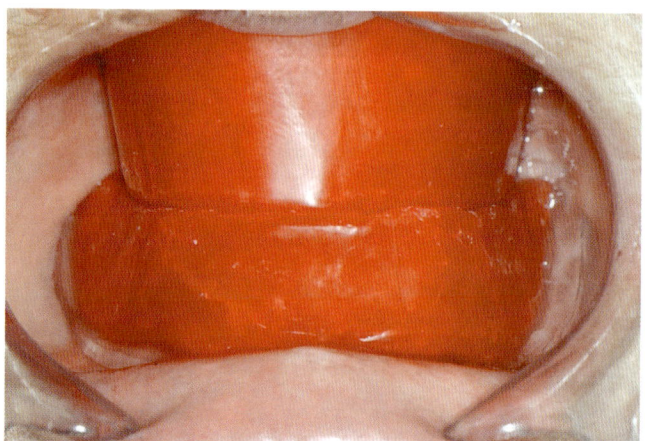

Figura 19.12 Verificação da conformidade do padrão de cera inferior em relação ao superior.

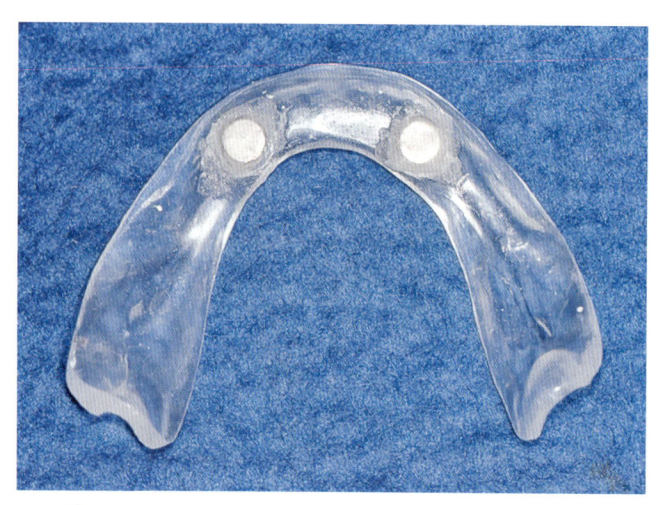

Figura 19.10 Vista oclusal das cápsulas fixadas à base definitiva.

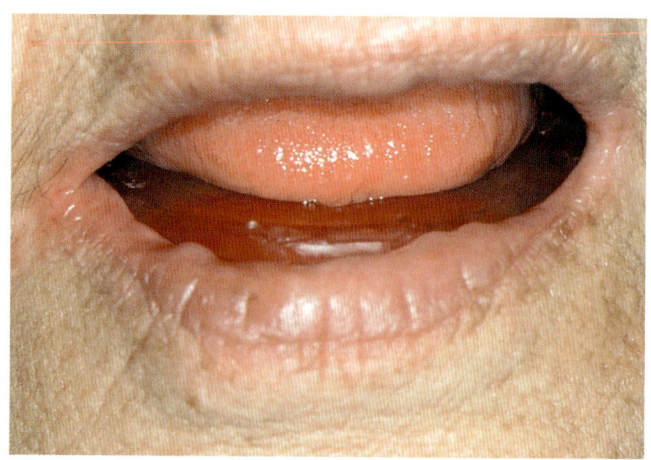

Figura 19.13 Retenção obtida pelo sistema de encaixe tipo bola, não favorecendo a movimentação excessiva da base inferior.

19

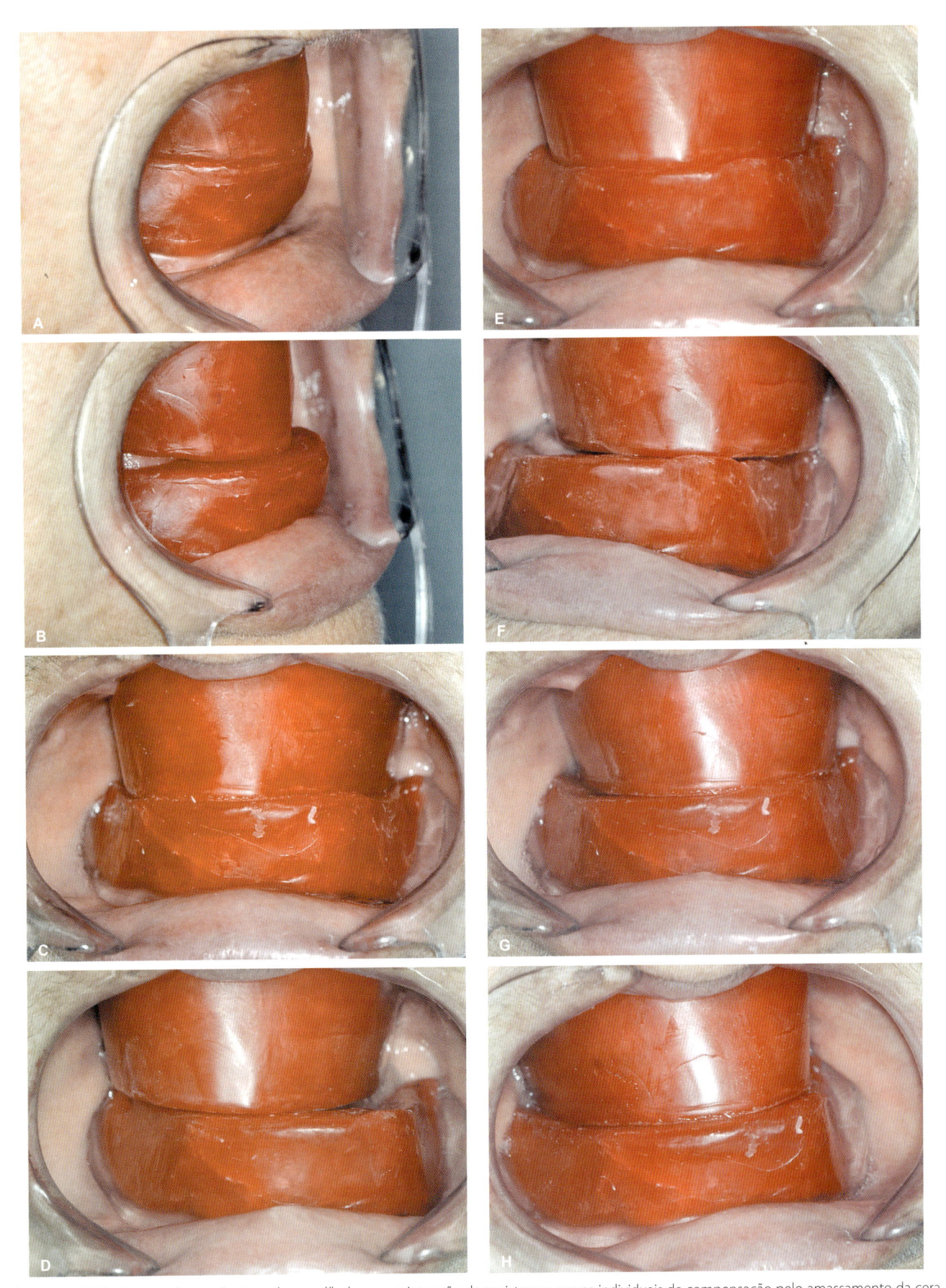

Figura 19.14 Movimentações excêntricas da mandíbula, com a intenção de registrar as curvas individuais de compensação pelo amassamento da cera. Observe como o espaço de Christensen, inicialmente evidente, vai sendo paulatinamente eliminado, ocasionando o contato simultâneo, bilateral, anterior e posterior da oclusal dos planos de orientação. **A.** Relação central em perfil. **B.** Protrusiva em perfil. Verifique a existência do espaço de Christensen. **C.** Relação central (RC) em vista frontal. **D.** Lateralidade esquerda. **E.** Retorno à posição de RC. **F.** Lateralidade direita. **G.** Retorno à posição de RC. **H.** Protrusiva. Observe a inexistência do espaço de Christensen.

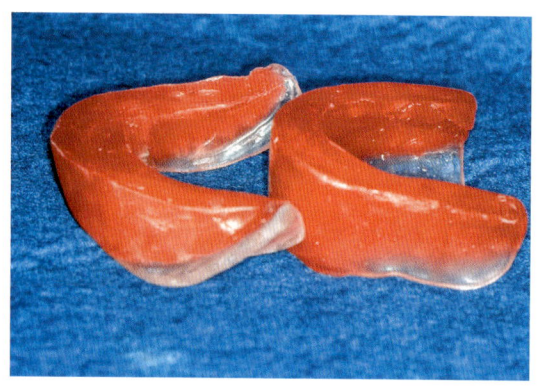

Figura 19.15 Planos superior e inferior. Observe as curvas de compensação obtidas pelo amassamento da cera.

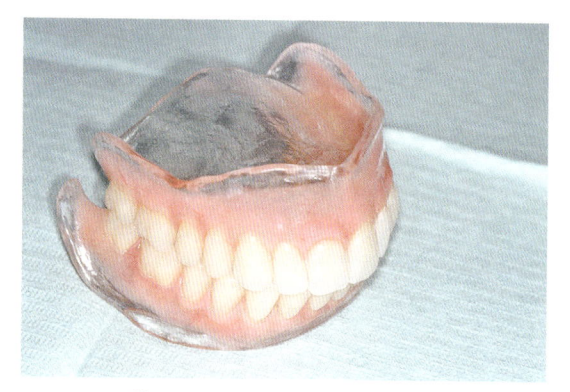

Figura 19.19 Próteses já finalizadas.

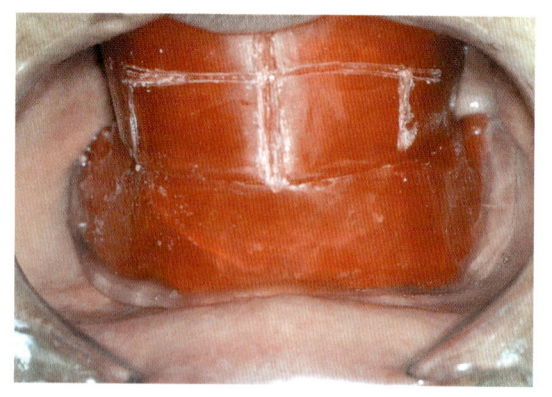

Figura 19.16 Fixação dos roletes na boca.

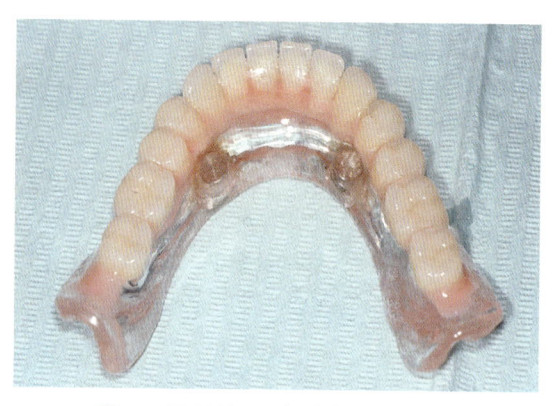

Figura 19.20 Vista oclusal da *overdenture*.

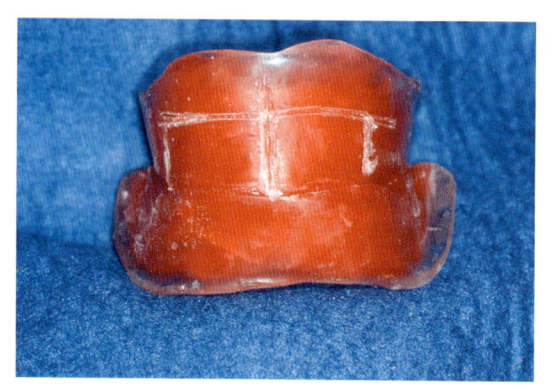

Figura 19.17 Planos fixados removidos da boca.

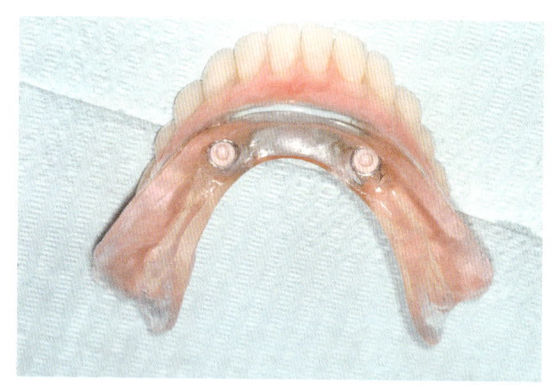

Figura 19.21 Vista basal da *overdenture*.

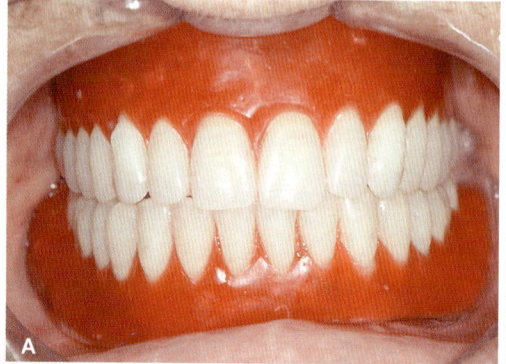
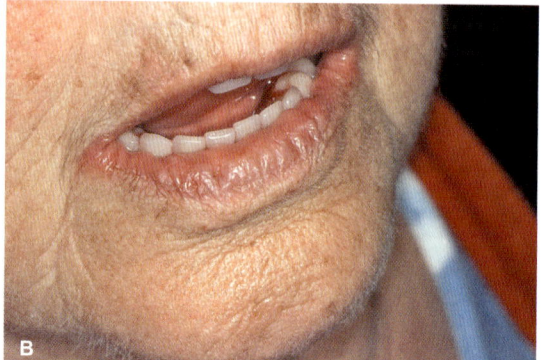

Figura 19.18A e **B** Prova estética e fonética da montagem dos dentes.

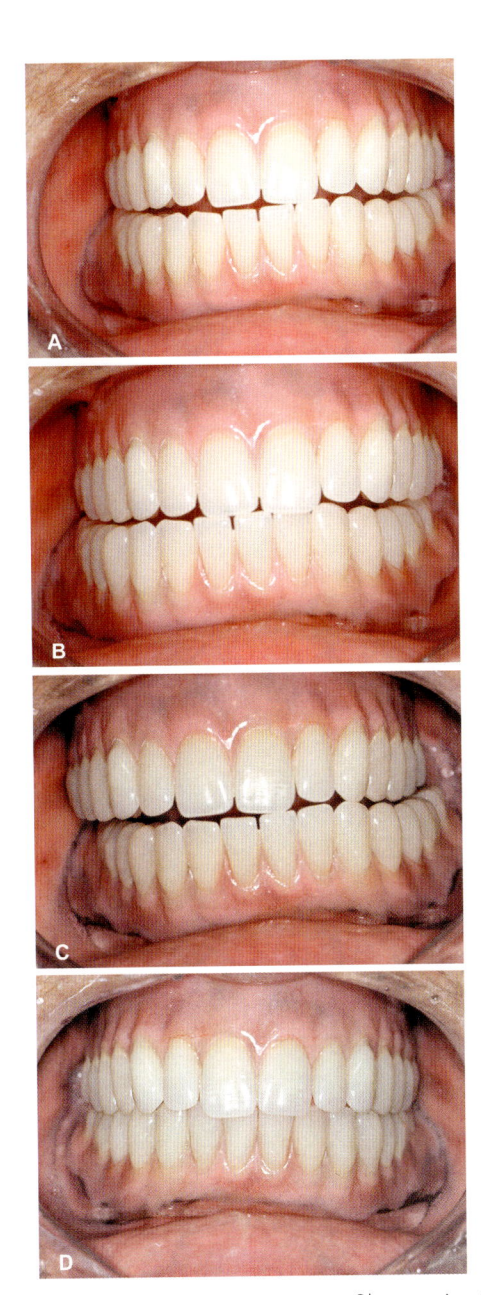

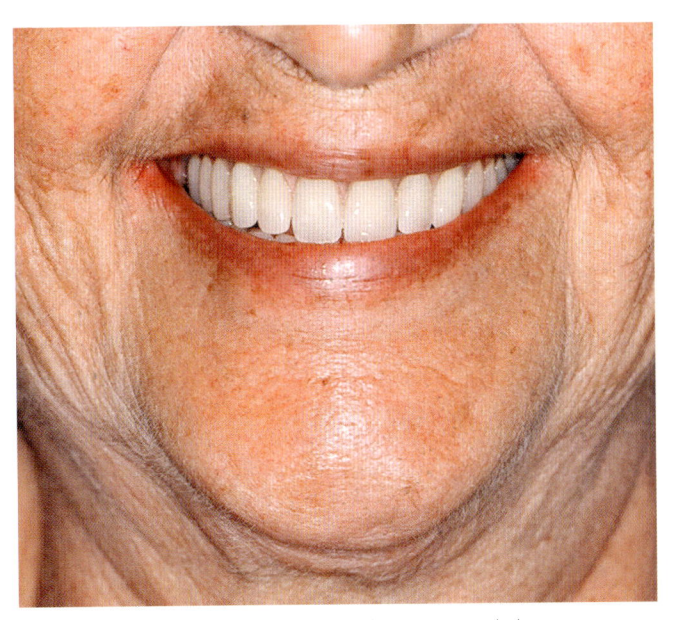

Figura 19.23 Estética final da prótese instalada.

▶ Agradecimentos

Agradecemos ao colega Luciano Ferreira Leal pelo auxílio prestado na execução do caso clínico que ilustra este capítulo, inclusive na 1ª edição.

▶ Bibliografia

BONACHELA W.C., ROSSETTI P.H.O. Overdentures. Santos; 2002.

FEINE J.S., CARLSSON G.E. Overdentures sobre implantes. São Paulo: Quintessence; 2005.

CUNHA V.P.P., MARCHINI L. Prótese total implantossuportada. São Paulo: Santos; 2010.

NASCIMENTO D. F. F., SANTOS J. F. F., MARCHINI L. Overdenture retained by teeth using a definitive denture base technique: a case report. *Eur J Prosthod Rest Dent*; 2010, v.18, p. 98-101.

NEWTON P.J, McMANUS C.F., MENHENICK S. Jaw muscles in older overdenture patients. *Gerodontol.*; 2004, v.21, p. 37-42.

RAGHOEBAR G.M. *et al.* A randomized prospective clinical trial on the effectiveness of three treatment modalities for patients with lower denture problems. A 10 year follow – Us study patient satisfaction. *Int. J. Oral Maxillofac. Surg.*; 2003, v.32, p. 498-503.

Figura 19.22 Oclusão balanceada. **A.** Protrusiva. Observe a inexistência do espaço de Christensen. **B.** Lateralidade direita. **C.** Lateralidade esquerda. **D.** Oclusão central.

19

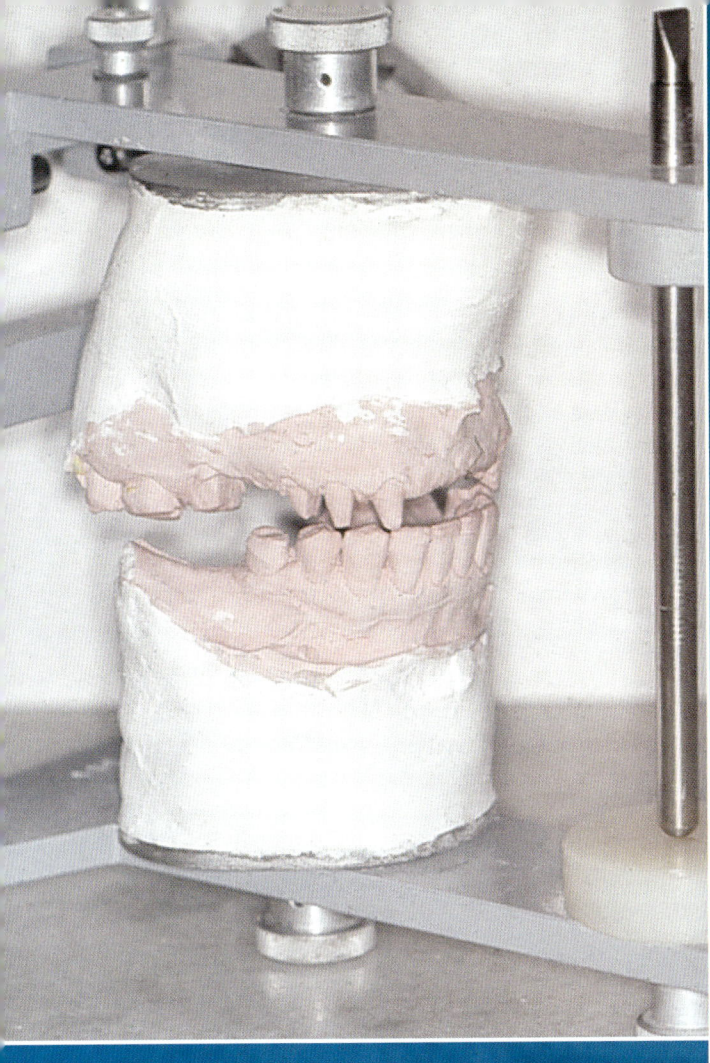

20
Articuladores

Daniela Fernandes Figueira Nascimento
Leonardo Marchini

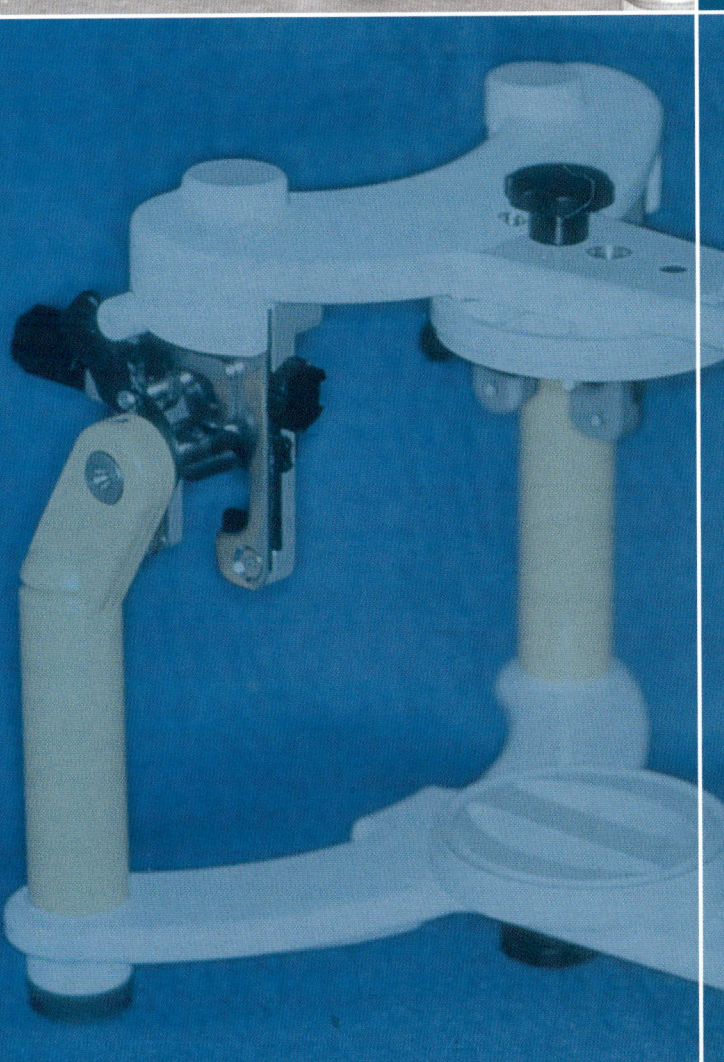

A confecção de boas próteses, sejam fixas ou removíveis, depende de vários fatores, como qualidade das moldagens, dos modelos, dos registros intermaxilares e de aparelhos chamados articuladores para montagem e análise dos modelos.

O que é o articulador e para que serve?

O articulador é um aparelho mecânico que representa os maxilares e as articulações temporomandibulares, cujo objetivo é estimular a simulação de alguns movimentos da mandíbula importantes na confecção de próteses e na análise da oclusão em modelos. Esse aparelho estabelece a relação estática e dinâmica dos modelos superior e inferior e pode ser classificado quanto à construção mecânica e à quantidade de guias ajustáveis que possui.

▶ Classificação

De acordo com a construção do aparelho, pode ser do tipo arcon ou não arcon, cuja denominação advém da contração das palavras "articulador" e "côndilo". Os articuladores do tipo arcon têm os ramos superior e inferior independentes; as esferas condilares se apresentam fixas ao ramo inferior, e as caixas articulares, que representam as cavidades glenoides do crânio, estão situadas no ramo superior (Figura 20.1). Já os articuladores do tipo não arcon têm ramos fixos entre si; a cavidade articular é fixa ao ramo inferior, e os côndilos, ao ramo superior (Figura 20.2).

Segundo a divisão pela quantidade de guias ajustáveis, os articuladores são classificados em não ajustáveis, semiajustáveis ou totalmente ajustáveis. Entre os do tipo não ajustável estão aqueles vulgarmente chamados de "charneira", que apenas realizam os movimentos de abertura e fechamento dos modelos em uma única trajetória (Figura 20.3A). São também chamados de não ajustáveis os que fazem movimentos laterais e/ou protrusivos arbitrários (Figura 20.3B).

Os articuladores semiajustáveis (ASA) permitem movimentos excursivos e ajuste de algumas guias importantes, como a medida da distância intercondilar em valores médios (pequeno, médio e grande), do ângulo de Bennett e da guia condilar (Figura 20.4A a D).

Por fim, há o totalmente ajustável, que, além dos ajustes do semiajustável, é capaz de fornecer a medida da distância intercondilar milimetrada e do ângulo de Fischer (Figura 20.5A a D).

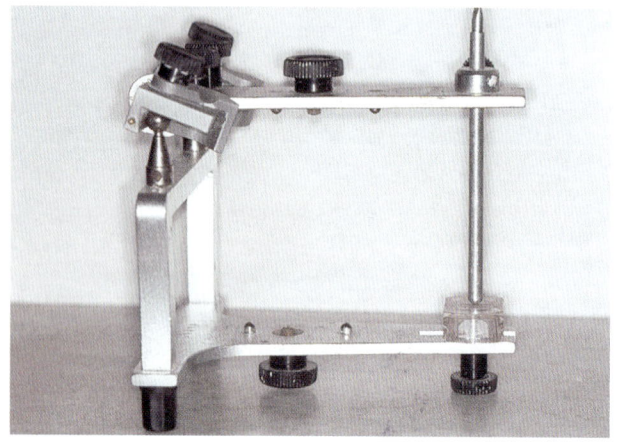

Figura 20.1 Articulador do tipo arcon: ramos superior e inferior independentes.

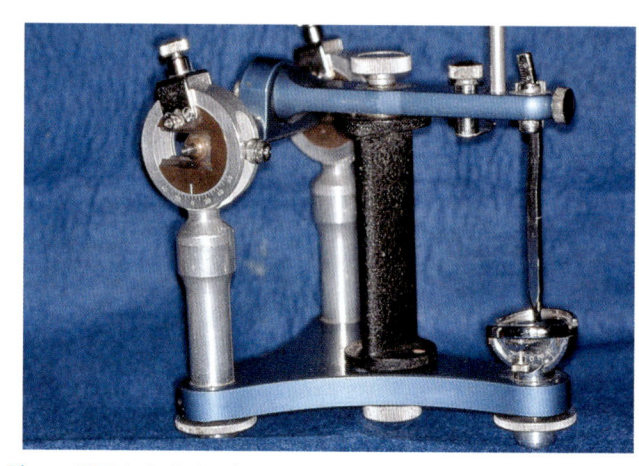

Figura 20.2 Articulador do tipo não arcon: ramos superior e inferior fixos entre si.

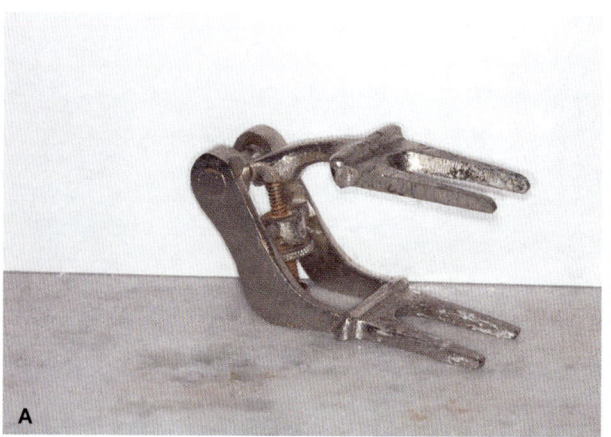

A

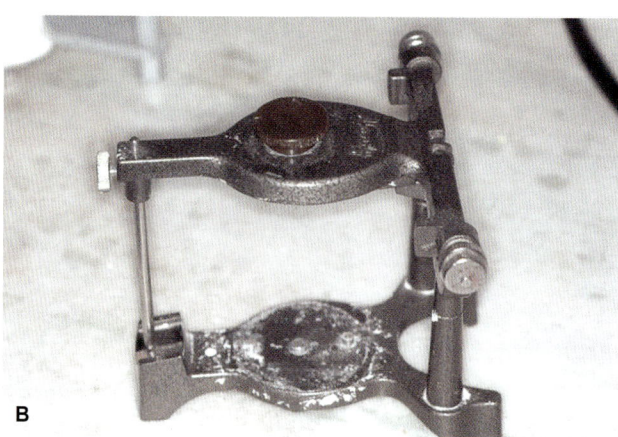

B

Figura 20.3A e **B** Modelos de articuladores não ajustáveis: "charneira" e shofu, respectivamente. O primeiro apenas executa movimentos no plano vertical: abertura e fechamento; o segundo faz movimentos laterais arbitrários.

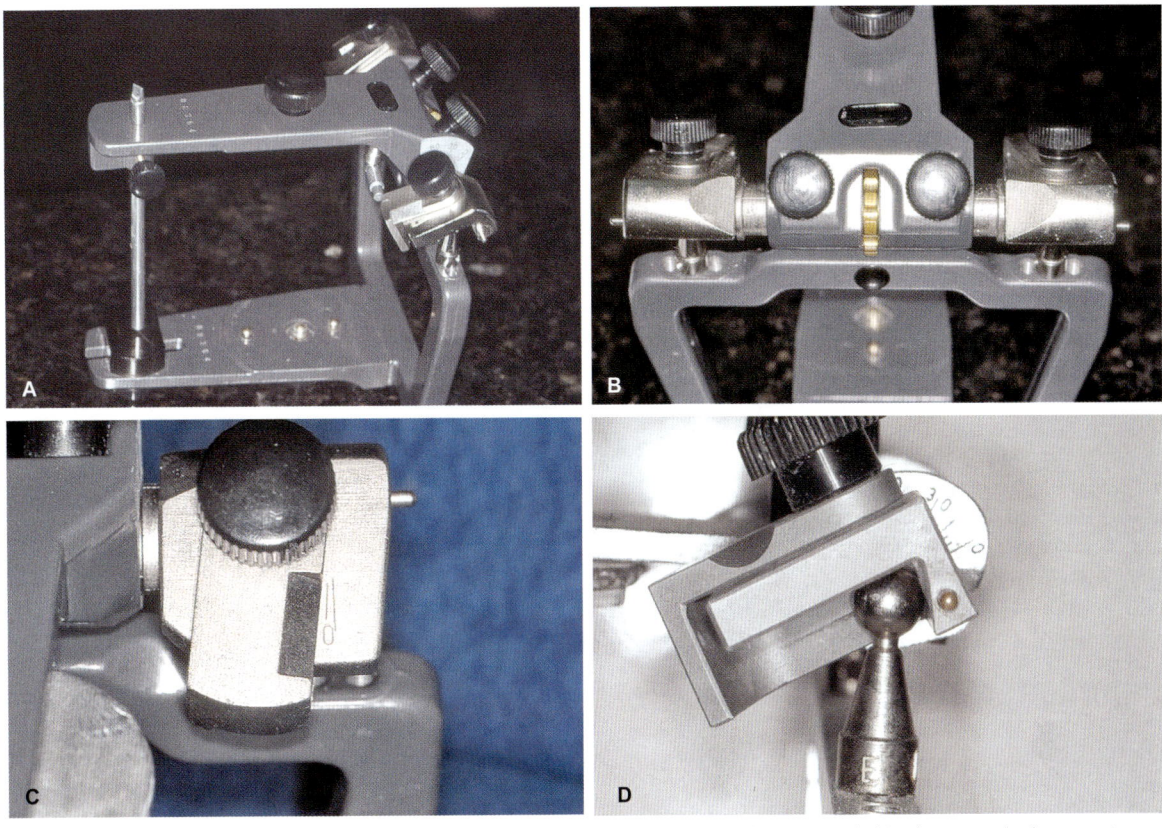

Figura 20.4A. Modelo de articulador semiajustável (ASA): permite movimentos nos planos vertical e horizontal, além de ajustes de alguns parâmetros condilares. **B.** Ajuste da distância intercondilar em valores médios (P, M, G), possibilitado pelo ASA. **C.** Ajuste do ângulo de Bennett, possibilitado pelo ASA. **D.** Ajuste da guia condilar, possibilitado pelo ASA.

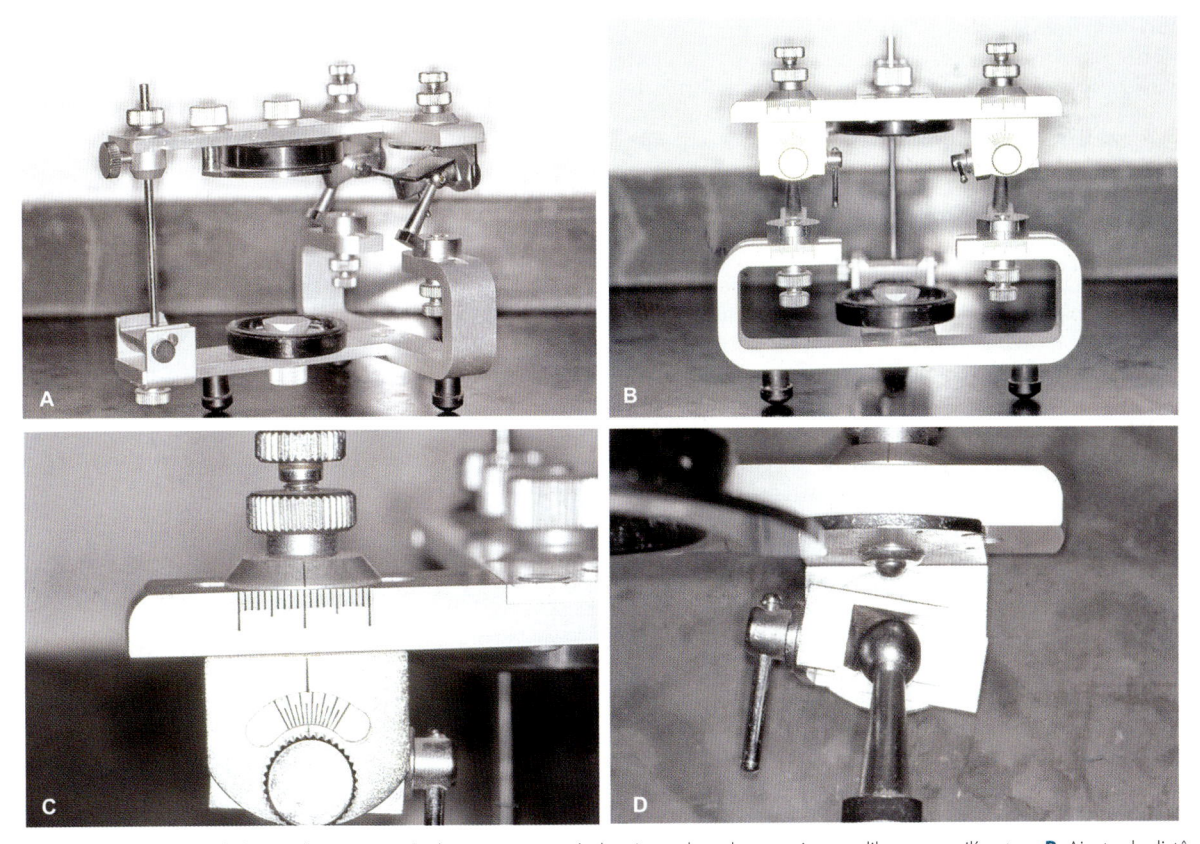

Figura 20.5A. Modelo de articulador totalmente ajustável, que torna possível o ajuste de todas as guias condilares em milímetros. **B.** Ajuste da distância intercondilar milimetrada. **C** e **D.** Ajuste do ângulo de Fischer.

▶ Por que usar o articulador semiajustável?

Dentre os aparelhos disponíveis, verifica-se que, quanto maior a quantidade de guias ajustáveis, mais próxima da realidade do paciente a individualização se torna. No entanto, o uso do articulador totalmente ajustável, em termos práticos, apresenta desvantagens, como alto custo e muito tempo despendido para a montagem dos modelos. Desse modo, o tipo semiajustável apresenta melhor relação custo/benefício, porque possibilita individualizações que o aproximam dos movimentos mandibulares específicos dos pacientes, além de ter baixo custo e ser de fácil manuseio e aplicação clínica. Foi observado também que esse tipo de articulador promove resultados superiores na obtenção de uma oclusão adequada quando comparado ao não ajustável, principalmente no caso da oclusão balanceada, importante em prótese total, já que permite maior quantidade de contatos oclusais nas posições de cêntrica e lateralidade. Por esses motivos, preconizamos o *articulador arcon semiajustável*.

▶ Componentes e acessórios

Os articuladores são compostos por um ramo superior e um inferior (Figura 20.6). O ramo superior corresponde à base do crânio e abriga, em sua parte posterior, as caixas articulares, que representam as cavidades glenoides direita e esquerda (Figura 20.7A e B). Além disso, tem um pino-guia incisal milimetrado na região anterior, o qual possibilita que os ramos fiquem paralelos entre si após a fixação dos modelos (Figura 20.8).

Já o ramo inferior representa a mandíbula e tem em sua parte mais posterior dois postes, nos quais se encaixam as esferas condilares correspondentes aos côndilos direito e esquerdo (Figura 20.9). Em sua região anterior há uma plataforma incisal em que se apoia a guia incisal (Figura 20.10). Ambos os ramos contam com placas de montagem, cuja função é fixar os modelos de gesso do paciente no articulador (Figura 20.6).

• Arco facial

Um acessório muito importante do articulador é o arco facial, pois é um aparato que favorece a individualização da distância intercondilar do paciente e o correto posicionamento da maxila (modelo de gesso do arco superior) em relação à base do crânio (ramo superior), para reproduzir adequadamente os movimentos mandibulares. Desse modo, o arco facial posiciona espacialmente o modelo superior no articulador em um plano de orientação igual ao que ocorre no paciente.

Existem os arcos faciais complexos e simples. Os complexos podem ser cinemáticos ou pantográficos; o primeiro determina o eixo terminal de rotação com precisão, e o segundo é capaz de registrar os movimentos mandibulares, determinar os ângulos de Bennett e de Fischer, a distância intercondilar milimetrada e a inclinação da cavidade glenoide. Ambos têm dois arcos: um para a maxila e outro para a mandíbula.

Os arcos faciais simples são arbitrários, pois têm valores médios preestabelecidos e podem ser extra ou intra-auriculares. O mais prático utilizado é o arbitrário, que conta com ogivas intra-auriculares cuja função é definir a posição dos côndilos do paciente, uma vez que se situa anatomicamente na frente dos meatos auditivos (Figura 20.11).

Como componentes extrínsecos do arco, há a forquilha, que sustenta o modelo superior, fornecendo o plano de inclinação da maxila em relação à base do crânio; e o nasium, que auxilia na fixação correta do arco no rosto do paciente para a tomada dos registros (Figura 20.11).

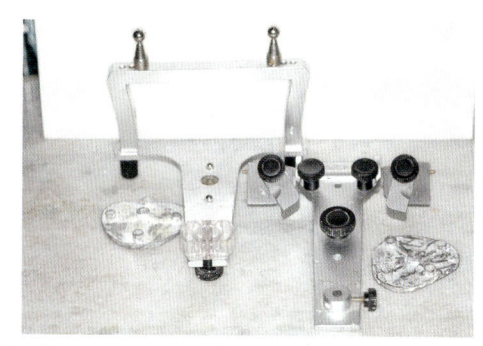

Figura 20.6 Ramos superior e inferior (da esquerda para a direita) do articulador semiajustável (ASA) do tipo arcon. Notam-se as plataformas de montagem em que se fixam os modelos superior e inferior separadas dos ramos.

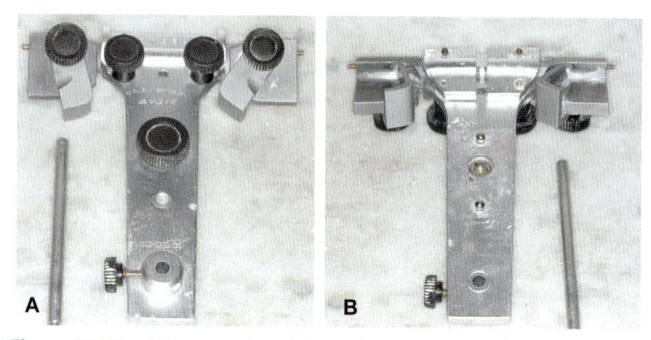

Figura 20.7A e **B** Vista superior e inferior do ramo superior do ASA, contendo as caixas articulares direita e esquerda e o pino-guia incisal.

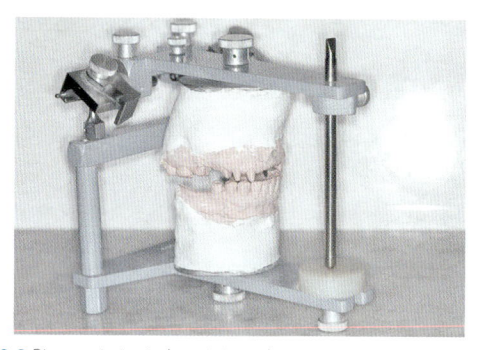

Figura 20.8 Pino-guia incisal posicionado na parte anterior do articulador após a fixação dos modelos.

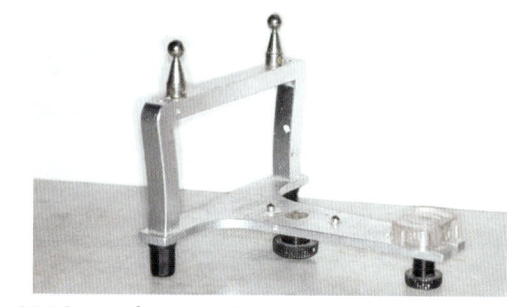

Figura 20.9 Ramo inferior do articulador, o qual sustenta os postes direito e esquerdo com as esferas condilares, que representam os côndilos mandibulares.

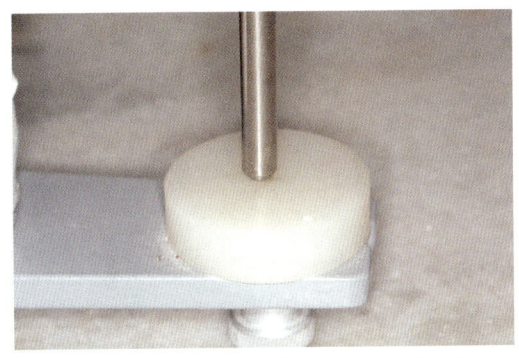

Figura 20.10 Plataforma ou mesa incisal, em que se apoia o pino-guia incisal para realizar os movimentos madibulares.

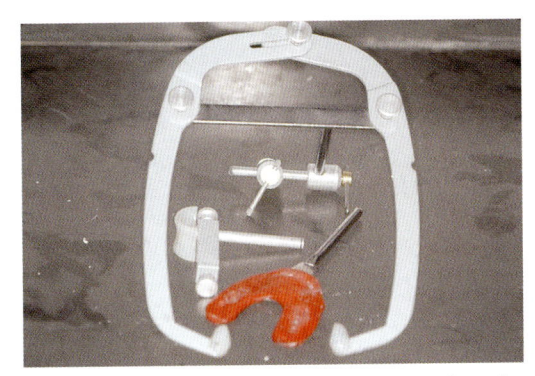

Figura 20.11 Modelo de arco facial de ogivas intra-auriculares de um ASA: arco e junta universal com seus componentes acessórios: ponto násio e forquilha, ou garfo.

Vantagens

O articulador semiajustável é um recurso que dá uma visão geral dos dentes do paciente, bem como a oclusão entre os arcos e a relação dos dentes entre si. Também oferece uma complementação importante do exame clínico, pois possibilita a visão por lingual, impossível de ser realizada no paciente, e favorece a compreensão do relacionamento entre os arcos e das inadequações ortodônticas existentes. Uma vez tendo os modelos adequadamente fixados, podem-se avaliar os movimentos mandibulares de modo correto.

Por fim, constitui um complemento dos exames clínico e radiográfico para a definição de diagnóstico, principalmente por ser de fácil manuseio e domínio do operador. Auxilia no diagnóstico de problemas dentários existentes na dentição natural e artificial e no planejamento da execução dos procedimentos odontológicos que envolvam posição dos dentes e oclusão.

Limitações do articulador

Por ser um aparelho mecânico, o articulador tem algumas limitações que devem ser consideradas em sua utilização. Ele não possibilita a reprodução dos tecidos moles, como ligamentos, músculos, cápsulas e vasos presentes *in vivo*, os quais, inevitavelmente, interagem com os tecidos duros que procuramos reproduzir, interferindo neles. Além disso, a caixa articular tem ângulos retos que não condizem com a realidade fisiológica da articulação temporomandibular, cuja forma é curvilínea. Os côndilos são esféricos, distintos dos côndilos mandibulares, que são elipsoides. Portanto, distorções no momento da montagem são inevitáveis, uma vez que os movimentos realizados no articulador são geometricamente previsíveis e certamente distintos dos realizados no indivíduo. Os articuladores não contam com dispositivos para registro do ângulo de Fischer e concedem uma medida intercondilar em valores médios apenas aproximados, simplificando a real distância existente.

Outro fator que deve ser considerado quanto ao uso do articulador é que não apenas o tipo de aparelho escolhido influencia no resultado final da montagem dos modelos, mas também o tipo de registro intermaxilar que é realizado. Por isso, atenção ao material e à técnica utilizada no momento da tomada do registro é imprescindível para a correta reprodução do relacionamento dos arcos dentários. Entretanto, mesmo os aparelhos mais sofisticados não reproduzem com fidelidade os movimentos do sistema mastigatório, embora constituam um recurso clinicamente importante para a análise de modelos e trabalhos protéticos adequados. Assim, o reconhecimento dessas limitações permite maior domínio das informações obtidas em sua utilização e, na prática clínica, aumenta a acuidade dos procedimentos reabilitadores.

▶ Perspectivas futuras

Alguns articuladores semiajustáveis do mercado minimizam algumas de suas limitações. Aparelhos como Protar (Kavo®) e Stratos 200 (Ivoclar®) (Figura 20.12) contam com novas técnicas e dispositivos de montagem dos modelos. Uma delas é a possibilidade de montá-los sem uso do arco facial, utilizando técnicas que consideram as características anatômicas do modelo (p. ex., bridas, rugas palatinas e trígonos retromolares) como base para a montagem individualizada do paciente, o que facilita até mesmo o trabalho laboratorial do técnico. Eles também permitem melhores individualizações, pois apresentam novos acessórios com diversas angulações para a inclinação da cavidade articular e para o ângulo de Bennett, além de serem curvilíneos, aproximando-se mais da realidade biológica da articulação temporomandibular (Figura 20.13A a C).

Novas pesquisas e novos projetos estão sendo realizados, bem como novas técnicas. O intuito é aprimorar os articuladores em geral para torná-los acessíveis, de fácil manuseio para o profissional e com maior acuidade de reprodução dos movimentos mandibulares. Daí a importância de acompanhar a evolução desses aparelhos.

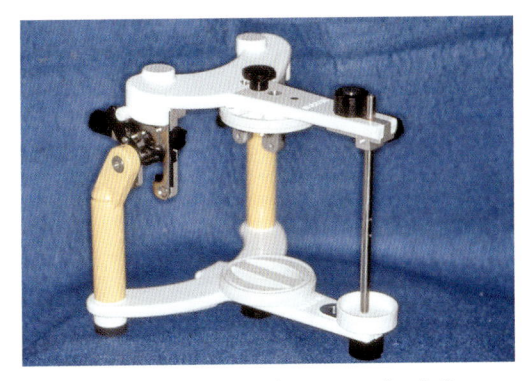

Figura 20.12 Articulador semiajustável Stratos 200 (Ivoclar®), que possibilita a montagem dos modelos sem a tomada do arco facial.

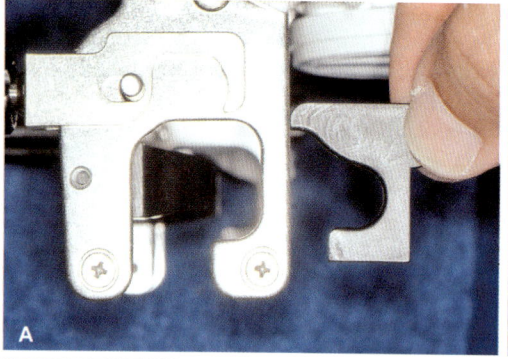
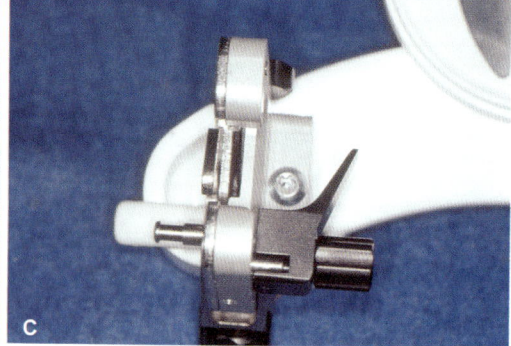
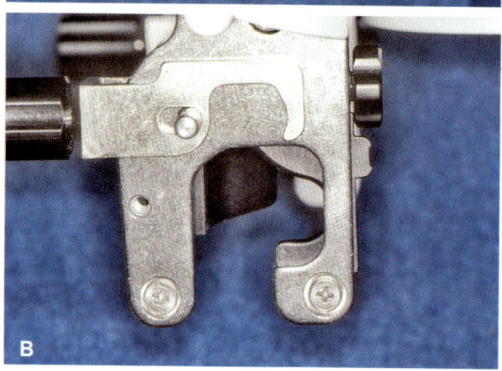

Figura 20.13A e **B.** Um dos acessórios de inclinação da guia condilar curvilínea sendo colocado no ASA Stratos 200®. **C.** Um dos acessórios de inclinação determinando o ângulo de Bennett curvilíneo em posição no ASA Stratos 200®.

▶ Bibliografia

BEDIA S.V., DANGE S.P., KHALIKAR A.N. Determination of the occlusal plane using a custom-made occlusal plane analyzer: a clinical report. *J Prost Dentistry*; 2007, v. 98, n.5, p.348-52.

BOULOS P.J., ADIB S.M., NALTCHAYAN L.J. The Bennett angle. Clinical comparison of different recording methods. *NY State Dent J*; 2008, v.74, n.2, p. 34-8.

CHANG W.S., ROMBERG E., DRISCOLL C.F., TABACCO M.J. An *in vitro* evaluation of the reliability and validity of an electronic pantograph by testing with five different articulators. *J Prosthet Dent*; 2004, v.92, n.1, p. 83-9.

GRACIS S. Clinical considerations and rationale for the use of simplified instrumentation in occlusal rehabilitation. Part 2: setting of the articulator and occlusal optimization. *Int J Periodontics Restorative Dent*; 2003, v.23, n.2, p. 139-45.

MILOSEVIC A. Occlusion: 3. Articulators and related instruments. *Dent Update*; 2003, v.30, n.9, p. 511-5.

PAUL P.E., BARBENEL J.C., WALKER F.S., KHAMBAY B.S., MOOS K.F., AYOUB A.F. Evaluation of an improved orthognathic articulator system: 1. Accuracy of cast orientation. *Int J Oral Maxillofac Surg*; 2011, v. 41, n.2, p. 150-4.

STARCKE E.N. the history of articulators: "scribing" articulators: those with functionally generated custom guide controls, part I. *J Prosthet Dent*; 2004, v.13, n.2, p. 118-28.

SUPRIYA M., SHAVETA M., RAJESWARI C.L., SRIVATSA G., SARVESH A. Occlusal plane determination using custommade Broadrick Occlusal Plane Analyser: a case control study. *Int Schol Res Net*; 2012, v.1, p. 1-4.

20

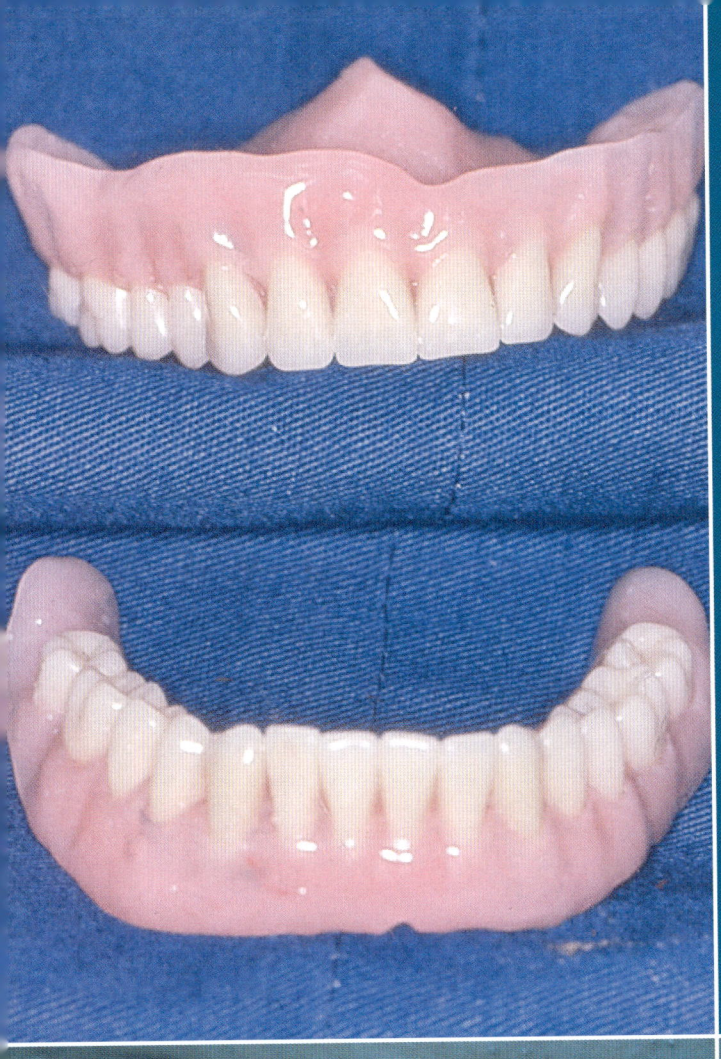

21
Prótese Total Imediata

Daniela Fernandes Figueira Nascimento
Leonardo Marchini

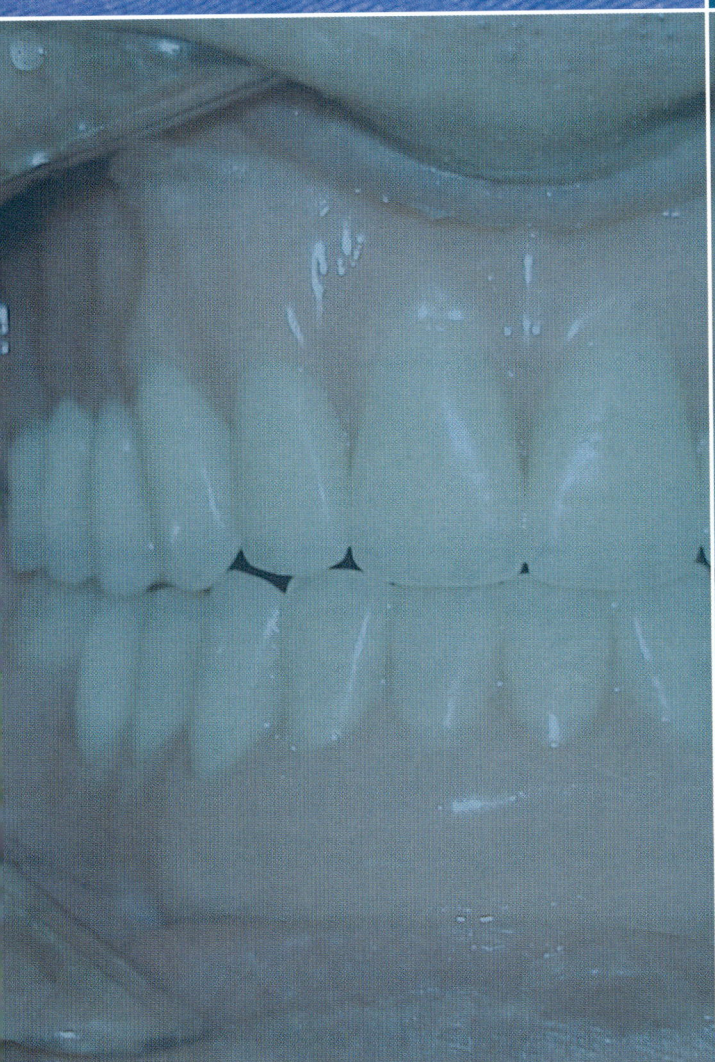

Ainda hoje, apesar da grande difusão dos conceitos de higiene e prevenção oral, muitos pacientes chegam aos consultórios com a saúde bucal deteriorada – ausência de elementos dentários, doença periodontal grave, colapso oclusal etc. Diversas vezes, a manutenção dos elementos remanescentes torna-se inviável para o restabelecimento da saúde oral; nesses casos, com a indicação de remoção de todos dentes, faz-se necessária uma prótese total.

Em épocas anteriores, o indivíduo tinha todos os seus dentes removidos e esperava vários meses até a completa reparação dos tecidos bucais, para então ser submetido aos procedimentos de confecção da prótese total tradicional. Desse modo, além do impacto psicológico de perder todos os dentes de uma só vez, o paciente sofria uma distorção da morfologia e da função dos tecidos moles, ficando constrangido de conviver socialmente nessa condição. Hoje, porém, sabe-se da importância de conservar e proteger os tecidos remanescentes durante o período de espera da cicatrização para a obtenção de uma boa reabilitação protética. Por essa razão, a prótese total imediata se apresenta como melhor alternativa pós-cirúrgica para o bem-estar do paciente.

▶ Definição

A prótese total imediata é aquela confeccionada antes da avulsão dos dentes remanescentes e colocada imediatamente após o ato cirúrgico de remoção. É indicada em todos os casos em que a remoção total dos dentes é necessária; porém, é contraindicada para pacientes cuja cirurgia implique risco à vida ou para aqueles em terapia contra câncer na cabeça e no pescoço, uma vez que o risco de osteorradionecrose é alto. Também não se deve instalar uma prótese total imediata em pessoas com abscessos ou cistos, cuja drenagem deve suceder à cirurgia. Além disso, é necessário considerar o estado geral do paciente para verificar a tolerância a extrações múltiplas, levando em conta que indivíduos comprometidos por medicamentos são menos tolerantes a esse procedimento.

▶ Possibilidades da prótese total imediata

O tratamento com prótese total imediata proporciona aos protesistas e ao paciente várias condições favoráveis a um resultado bem-sucedido. A principal motivação que leva o indivíduo a buscar ou aceitar essa escolha é o fato de esse tipo de prótese evitar mudanças desagradáveis em seu aspecto bucal, mantendo uma aparência adequada ao convívio social, haja vista que o suporte das bochechas e dos lábios fica mantido. Desse modo, a pessoa sente-se mais à vontade para prosseguir com suas atividades sociais normais, sem passar pela fase desdentada de reparação tecidual.

O procedimento, geralmente, é menos dolorido, pois a prótese total imediata protege as áreas operadas, auxilia no controle de hemorragias pós-cirúrgicas, evita a contaminação das feridas e facilita a colocação de medicamentos, os quais podem ter maior contato com a mucosa porque ficam retidos sob a prótese. Além disso, a dieta não fica restrita por muito tempo; normalmente em um período de 1 ou 2 semanas a alimentação pode deixar de ser pastosa e voltar ao normal.

Ter dentes remanescentes no momento da moldagem favorece a confecção de um modelo, cujos dentes servirão de guias para a nova prótese. Isso contribuirá para a montagem

dos dentes em uma posição mais próxima à realidade de determinado paciente, obtendo uma reprodução mais fiel da individualidade dos dentes e do posicionamento dos arcos.

A prótese total imediata possibilita também a reabsorção mais lenta e ordenada da área basal em reparação, condicionando um rebordo residual mais uniforme. Assim, ao mesmo tempo que a mucosa cicatriza, o paciente já começa a se adaptar ao uso das próteses. Entretanto, algumas desvantagens devem ser consideradas, como o fato de que alguns casos não possibilitam a prova dos dentes artificiais antes da acrilização. Dessa maneira, os ajustes necessários, como a inclinação dos dentes, só podem ser feitos após a entrega da prótese.

Ter dentes remanescentes no momento da moldagem dificulta uma impressão adequada das áreas de bordo, fazendo com que as próteses fiquem menos estáveis e menos retentivas. O registro da relação maxilomandibular também pode ser prejudicado, uma vez que o paciente pode apresentar interferências oclusais que alterem a posição de relação central (RC). O pós-operatório cirúrgico também pode causar desconforto ao paciente devido aos traumas da prótese sobre o rebordo operado, o que pode ocorrer por falta de reembasamento adequado no momento da entrega ou por edema provocado pela cirurgia.

Outros inconvenientes precisam ser devidamente esclarecidos ao paciente, como aumento da quantidade de visitas ao consultório dentário, de ajustes necessários e, principalmente, do custo do tratamento, já que uma nova prótese será necessária posteriormente.

▶ Reabsorção óssea e prótese total imediata

Sabe-se que as principais mudanças na estrutura óssea são observadas nos processos alveolares nos quatro primeiros meses após a extração múltipla. A reabsorção óssea ocorre em maior grau quando não se faz a prótese total imediata, pois acontece de modo irregular, uma vez que os alvéolos começam a sofrer concentração de forças oclusais. Com a prótese total imediata em posição, essas forças oclusais são dissipadas para o palato duro, possibilitando reabsorção mais regular. Além disso, a cicatrização da mucosa é melhor e o tecido ósseo aparenta maior cicatrização, em comparação a pacientes com cicatrização normal. Isso ocorre porque a prótese total imediata restitui o suporte dado pelos dentes naturais à língua e à mucosa jugal, evitando que esses tecidos provoquem forças nocivas aos alvéolos (Figuras 21.1 e 21.2).

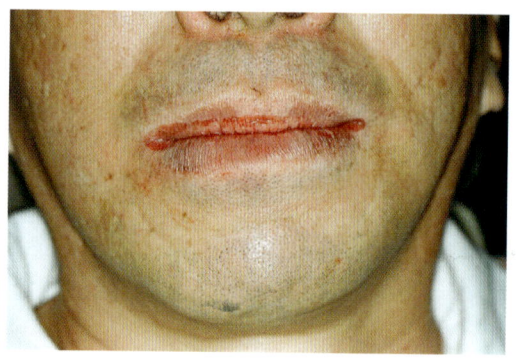

Figura 21.1 Paciente com prótese total imediata superior e inferior instaladas. Nota-se o suporte proporcionado às mucosas jugal e labial.

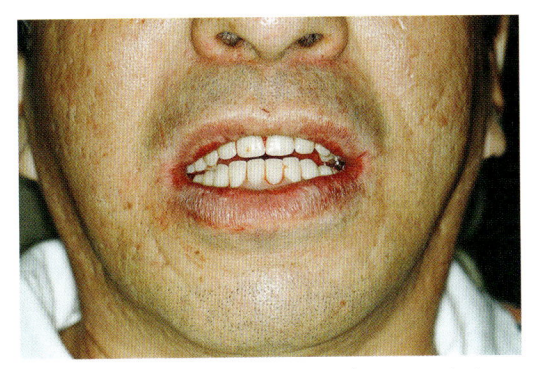

Figura 21.2 Próteses instaladas após o procedimento cirúrgico: estética e função restauradas.

▶ Passos clínicos

▪ Moldagem em prótese total imediata

Quando há necessidade de prótese total imediata (PTI), significa que o paciente tem elementos dentários comprometidos, os quais devem ser removidos (Figura 21.3A e B). A moldagem para esse caso consiste em duas etapas: a anatômica e a funcional. Na primeira, moldamos toda a área desdentada e dentada dos arcos com alginato em moldeira de estoque. Essa moldagem fornecerá moldes anatômicos com as áreas de inserções musculares adequadamente reproduzidas (Figura 21.4A e B), os quais, uma vez preenchidos com gesso pedra (tipo 3), darão origem aos modelos anatômicos (Figura 21.5A e B).

Para obtermos os modelos funcionais, precisamos confeccionar moldeiras individuais sobre os modelos anatômicos, com resina acrílica ativada quimicamente (RAAQ) incolor. Primeiramente, temos de promover alívios com cera 7, como muralhas sobre os dentes para eliminar áreas retentivas e favorecer a confecção de um receptáculo para acomodar o posterior material de moldagem nessa região (Figura 21.6A e B).

Após a acrilização da moldeira individual (Figuras 21.7A e B), procedemos à sua prova em posição na boca do paciente e realizamos os ajustes necessários. Só então é que realizamos a moldagem funcional, que pode ser feita em uma ou duas etapas, dependendo do material utilizado.

A moldagem em etapa única ocorre quando utilizamos materiais como os elastômeros. Assim, fazemos a individualização das moldeiras com cera utilidade na região de selamento periférico (Figura 21.8A e B) e aplicamos adesivo para silicone no interior da moldeira individual (Figura 21.8C). Em seguida, preenchemos toda a sua extensão com a silicona leve espatulada com catalisador e levamos em posição à boca do paciente, realizando movimentos para a impressão das inserções musculares até a presa do material. A silicona favorece a impressão adequada tanto da área desdentada quanto da dentada (Figura 21.9A e B). Após a moldagem, procede-se ao preenchimento do molde com gesso tipo 4, especial para a obtenção do modelo funcional (Figura 21.10A e B).

A moldagem em duas etapas ocorre quando são utilizados pasta zincoeugenólica e alginato. Este é um bom material para moldar dentes, por isso é utilizado na área aliviada anteriormente com cera. Já a pasta zincoeugenólica é adequada à moldagem das áreas desdentadas. Primeiro, confeccionam-se retenções na região da moldeira destinada aos dentes; em seguida, procede-se à moldagem da área de selamento periférico com cera utilidade; depois, molda-se a área desdentada com a pasta zincoeugenólica; por fim, coloca-se alginato sobre todo o molde, moldando novamente para obter os moldes funcionais, que darão origem aos modelos funcionais em gesso tipo 4 (Figura 21.10C a K).

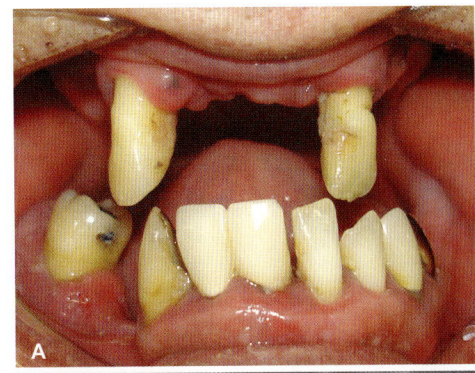

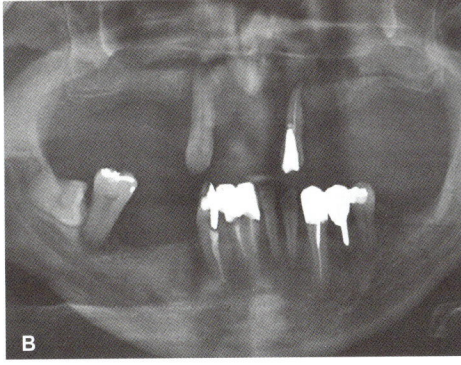

Figura 21.3A. Condição bucal inicial. **B.** Radiografia panorâmica do paciente, demonstrando condições periodontais e restauradoras incompatíveis com uma reabilitação bucal adequada.

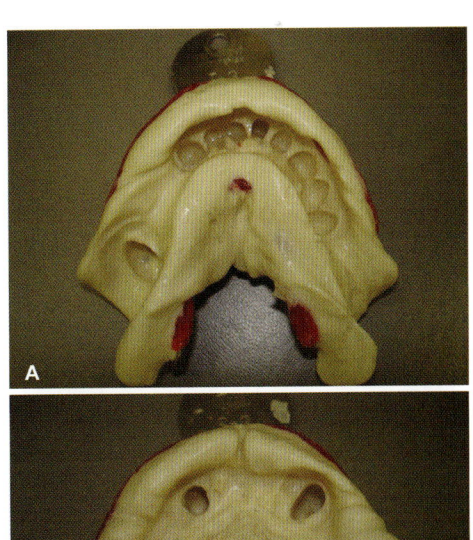

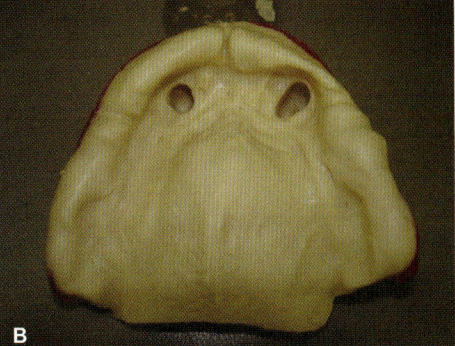

Figura 21.4A e **B.** Moldagem anatômica dos arcos inferior e superior, respectivamente. Nota-se a reprodução adequada das inserções musculares e o fórnix vestibular.

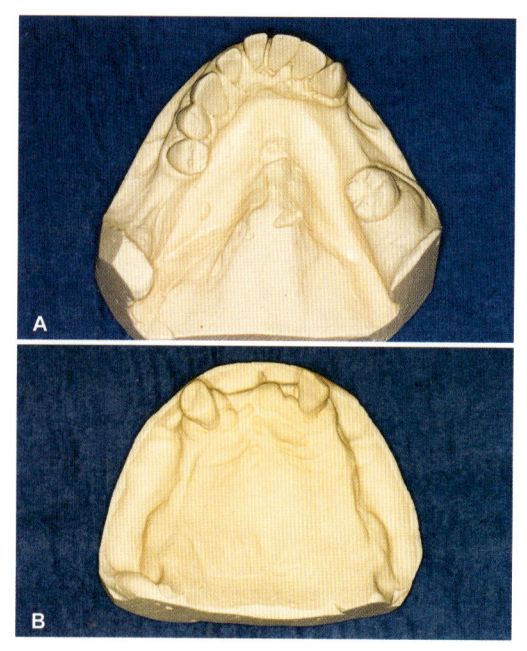

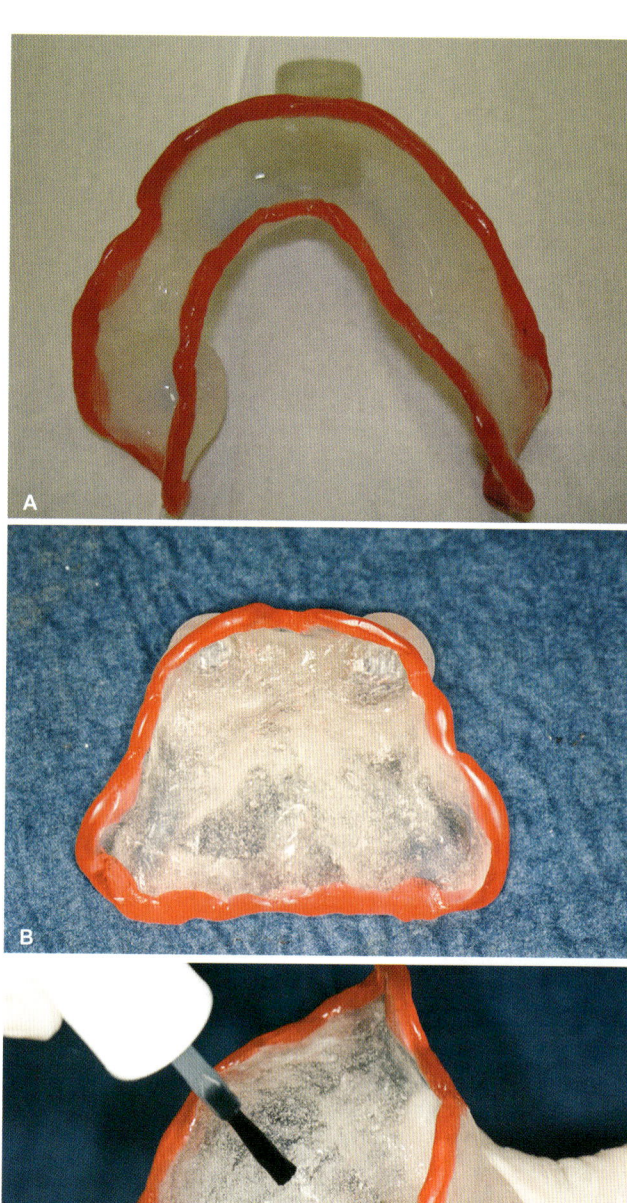

Figura 21.5A e **B.** Modelos anatômicos dos arcos inferior e superior: reprodução adequada do rebordo e das estruturas dentárias.

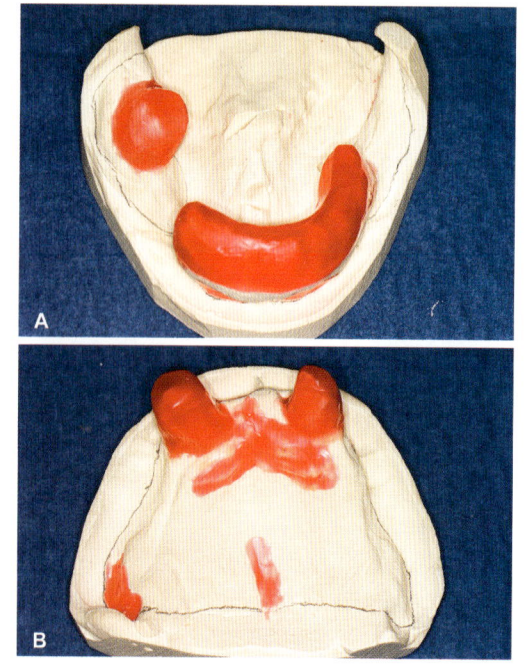

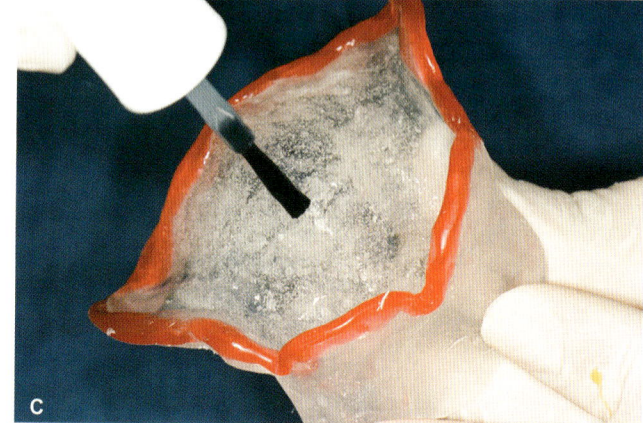

Figura 21.6A e **B.** Modelos anatômicos inferior e superior com o alívio em cera 7 na região dos dentes e nas áreas retentivas, para confecção de moldeiras individuais.

Figura 21.8A e **B.** Moldeiras individuais inferior e superior individualizadas com cera utilidade para moldagem adequada das inserções musculares. **C.** Aplicação de adesivo para silicona após a prova e ajustes da moldeira individual na boca do paciente.

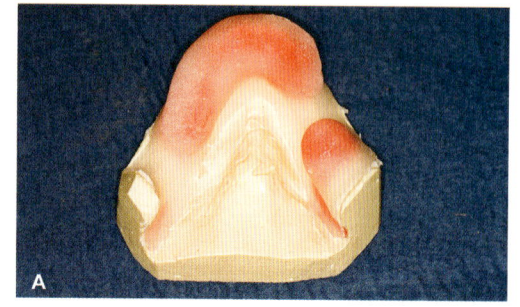

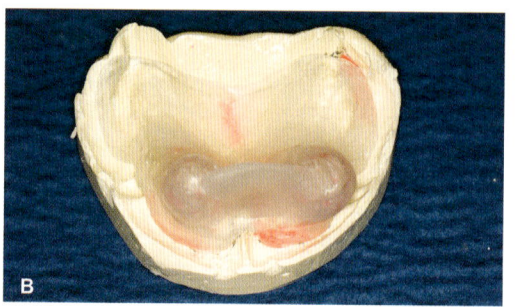

Figura 21.7A e **B.** Moldeiras individuais inferior e superior em resina acrílica ativada quimicamente (RAAQ).

21

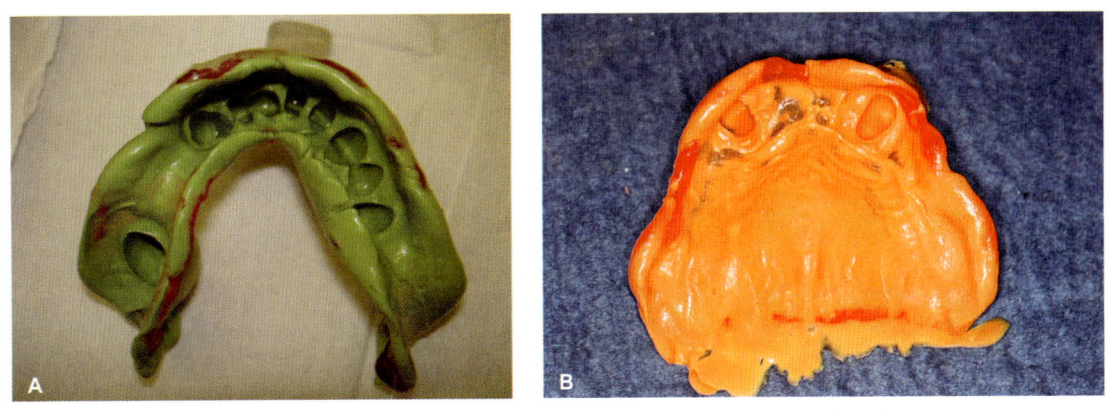

Figura 21.9A e **B.** Moldes funcionais dos arcos inferior e superior com silicona de condensação leve.

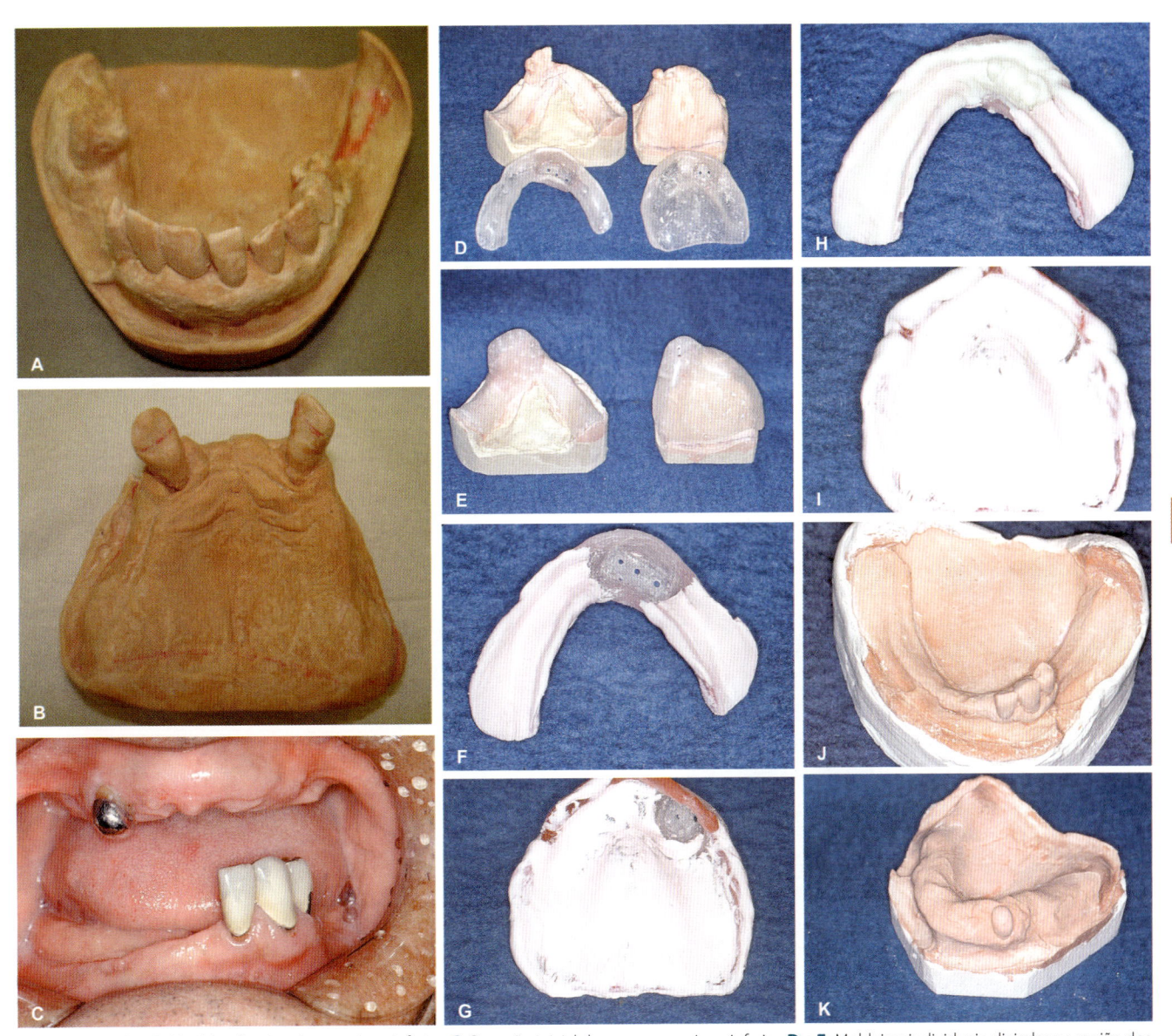

Figura 21.10A e **B.** Modelos funcionais superior e inferior. **C.** Situação inicial dos arcos superior e inferior. **D** e **E.** Moldeiras individuais aliviadas na região dos dentes e perfuradas para maior retenção do alginato no ato da moldagem dessa área. **F.** Moldagem funcional, com pasta zincoeugenólica, da área desdentada do arco inferior. **G.** Moldagem funcional, com pasta zincoeugenólica, da porção desdentada do arco superior. Nota-se a cera utilidade previamente utilizada para a moldagem de selamento periférico. **H.** Segunda etapa da moldagem funcional, com alginato no arco inferior. **I.** Segunda etapa da moldagem funcional, com alginato no arco superior. **J.** Modelo funcional inferior obtido. **K.** Modelo funcional superior obtido.

▶ Registro das relações maxilomandibulares

Obtidos os modelos funcionais, é necessário fazer o registro das relações maxilomandibulares, pois sua correta obtenção proporcionará uma função mais satisfatória das próteses. O primeiro passo é confeccionar chapas de prova em RAAQ nos modelos, de modo a contornar as áreas dentadas e sobre elas fixar roletes de cera para a tomada do registro (Figura 21.11A a C). Após esse procedimento, fixa-se o conjunto chapa de prova e rolete de cera superior na forquilha de um articulador semiajustável (ASA), para então realizar o registro do arco facial e obter a relação entre base do crânio e maxila do paciente (Figura 21.12). Depois de posicionar o modelo superior no articulador com auxílio do arco facial (Figura 21.13), é feito o registro da relação maxilomandibular com as chapas de prova e os roletes em posição na boca do indivíduo (Figura 21.14).

Como o paciente perdeu vários dentes e os elementos remanescentes encontram-se geralmente em colapso oclusal, muitas vezes não há oclusão central confiável. Nesses casos, preconiza-se o registro em uma relação de maior conforto mandibular e equilíbrio muscular: a relação central (RC) na dimensão vertical de oclusão (DVO).

Para estipular a RC do paciente em questão, manipula-se a sua mandíbula o mais posteriormente possível, de modo que o operador a sinta mais "solta". Para isso, toma-se como orientação o ponto em que a pessoa deglute e no qual leva naturalmente a mandíbula em RC. Nesse ponto, todos os ajustes nos roletes para obter a sustentação dos lábios e o corredor bucal adequado são feitos, além da marcação das linhas de orientação para a montagem dos dentes e verificação da estética. Após fixar os roletes entre si, remove-se o conjunto de bases de prova e roletes unidos para montar o modelo inferior no articulador.

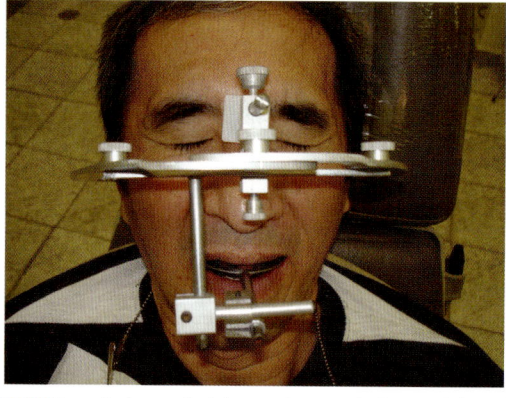

Figura 21.12 Tomada do arco facial no paciente após fixação da base de prova com rolete de cera na forquilha do arco facial.

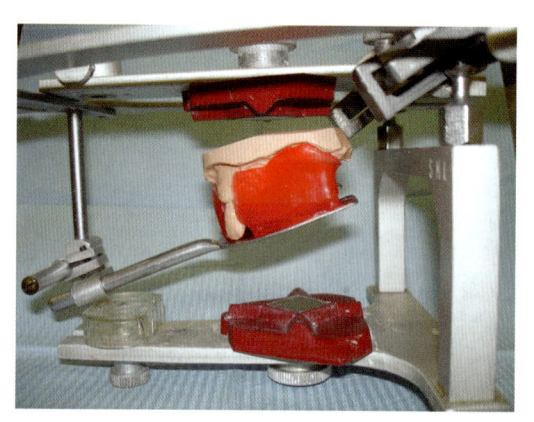

Figura 21.13 Montagem do modelo superior em articulador semiajustável.

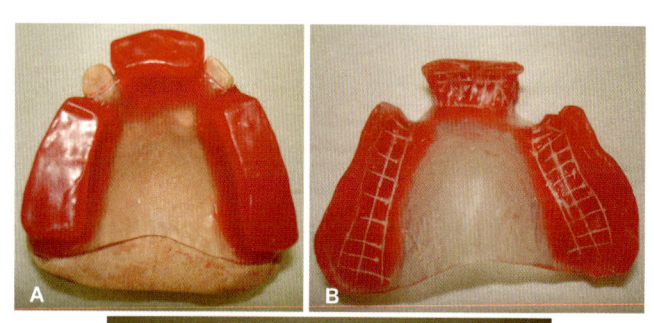

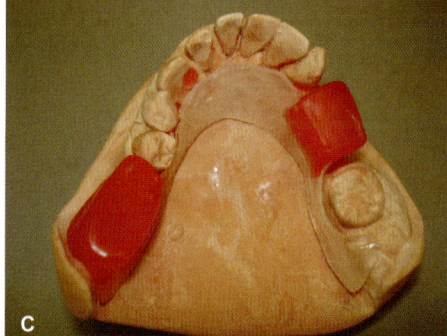

Figura 21.11A. Base de prova e rolete de cera superior confeccionado sobre o modelo funcional. **B.** Vista basal da base de prova com reforço nas áreas edêntulas, usando fibra de vidro para maior resistência da base. **C.** Base de prova e rolete de cera inferior sobre o modelo anatômico.

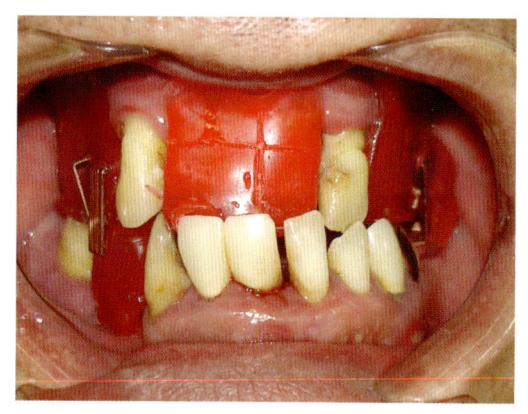

Figura 21.14 Posicionamento das bases de prova com roletes de cera para registro da relação maxilomandibular em RC e DVO.

▶ Procedimentos cirúrgicos e pós-operatórios

Após as cirurgias, podem ocorrer discrepâncias entre o modelo e o leito cirúrgico. Para minimizar essas alterações, deve-se, antes da exodontia, confeccionar o que chamamos de guia cirúrgico. Trata-se de uma reprodução da prótese a ser instalada, confeccionada em resina acrílica ativada quimicamente (RAAQ) transparente, cujo objetivo é ajudar na verificação da adaptação da base da prótese ao leito pós-cirúrgico, possibilitando ao profissional ajustá-la adequadamente.

Depois de realizados esses procedimentos clínicos, o articulador com os modelos montados segue para o laboratório, onde as próteses serão montadas e acrilizadas (Figura 21.15A a C; Figura 21.16). Terminada a prótese total imediata, procede-se à confecção do guia cirúrgico, utilizando RAAQ transparente prensada em mufla (Figura 21.17A a E).

Quanto ao procedimento cirúrgico, deve ser realizada uma intervenção o mais sem trauma possível, a fim de evitar lesões no osso alveolar residual, o que significa manter a quantidade de osso a fim de propiciar um rebordo satisfatório para a retenção e estabilidade da futura prótese. Além disso, é preciso ter atenção ao remover qualquer tecido alterado, como periapicopatias e tecidos de granulação, para uma cicatrização adequada (Figura 21.18A a D). Finalizada a cirurgia, é o momento de colocar o guia cirúrgico em posição e verificar possíveis locais de pressão inadequada sobre o rebordo operado (Figura 21.19A e B), transferindo esses ajustes para a base da prótese total imediata. Mesmo realizando os ajustes, é possível que a base ainda permaneça desadaptada. Nesse caso, pode ser feito um reembasamento com material macio, o qual pode ser um reembasador resiliente ou um condicionador de tecido. Esse material proporcionará retenção melhor da peça e mais conforto pós-cirúrgico ao paciente (Figuras 21.20 a 21.23A e B).

Instalada a prótese, é necessário orientar o paciente quanto à limpeza, ao uso e à importância dos retornos periódicos, porque, sem esses cuidados, podem ocorrer danos aos tecidos de suporte, à musculatura mastigatória e à articulação temporomandibular (ATM). Pelas 24 h seguintes o paciente deverá manter a prótese em posição na boca e seguir dieta líquida e fria, devendo retornar ao consultório para higiene e avaliação ao final desse período.

Quanto aos ajustes oclusais, deve-se seguir o mesmo critério utilizado em prótese total, buscando obter oclusão balanceada com a maior quantidade de contatos possível, a fim de promover maior estabilidade e conforto. Os ajustes deverão ser realizados após 24 e 48 h, e 4 ou 7 dias depois, para remoção da sutura (Figura 21.24).

Além disso, para que o paciente se acostume com a nova prótese (Figura 21.25), é necessário orientá-lo a iniciar a adaptação mastigatória com alimentos líquidos e pastosos por 1 semana, para, em seguida, acrescentar outros semissólidos e, gradativamente, ingerir sólidos. Essa medida fará com que o sistema nervoso do paciente se adapte à nova situação bucal e desenvolva uma nova maneira de mastigação, já que, sem os dentes naturais, não há mais o sistema proprioceptivo que existe nos ligamentos periodontais, responsável pela moderação da força e posição de mastigar. Decorrido o período de maior atividade de reabsorção do rebordo residual, nos 4 primeiros meses após a exodontia, o paciente deve proceder à confecção de novas próteses. Até isso acontecer, podem ser necessários novos reembasamentos temporários para readaptação das bases das próteses aos rebordos reabsorvidos.

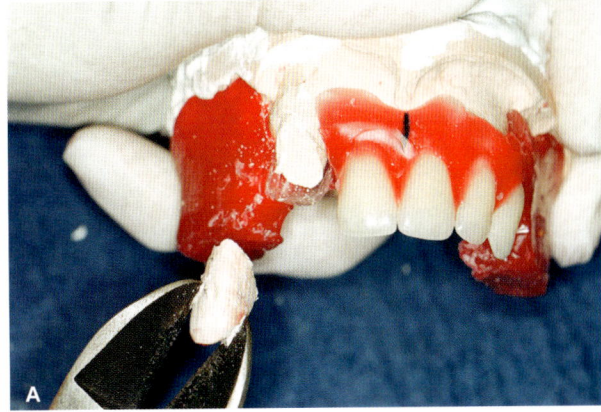
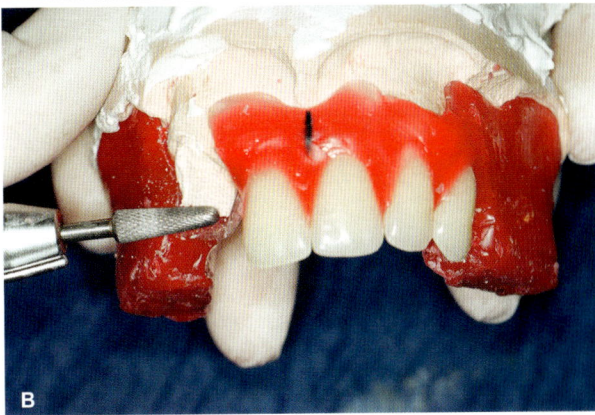
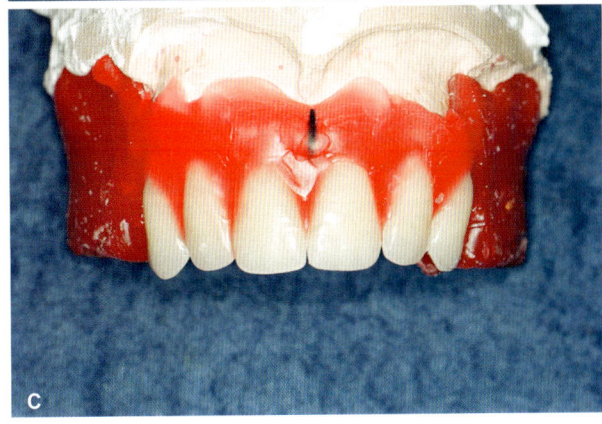

Figura 21.15A. Remoção do dente lateral superior do modelo para continuação da montagem dos dentes. **B.** Alisamento do modelo após a remoção do elemento dentário, com auxílio de broca para peça reta. **C.** Montagem dos dentes anteriores superiores.

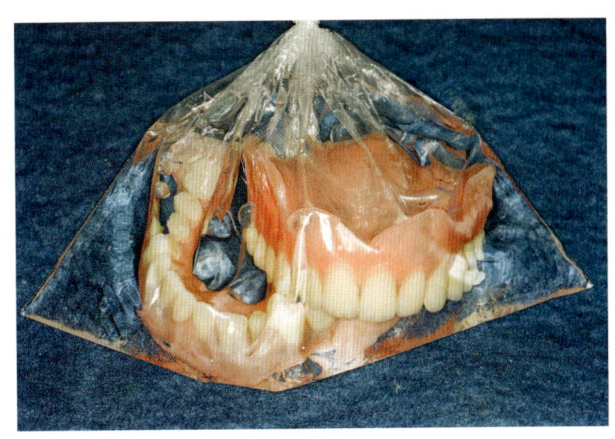

Figura 21.16 Próteses totais imediatas acrilizadas e prontas para entrega.

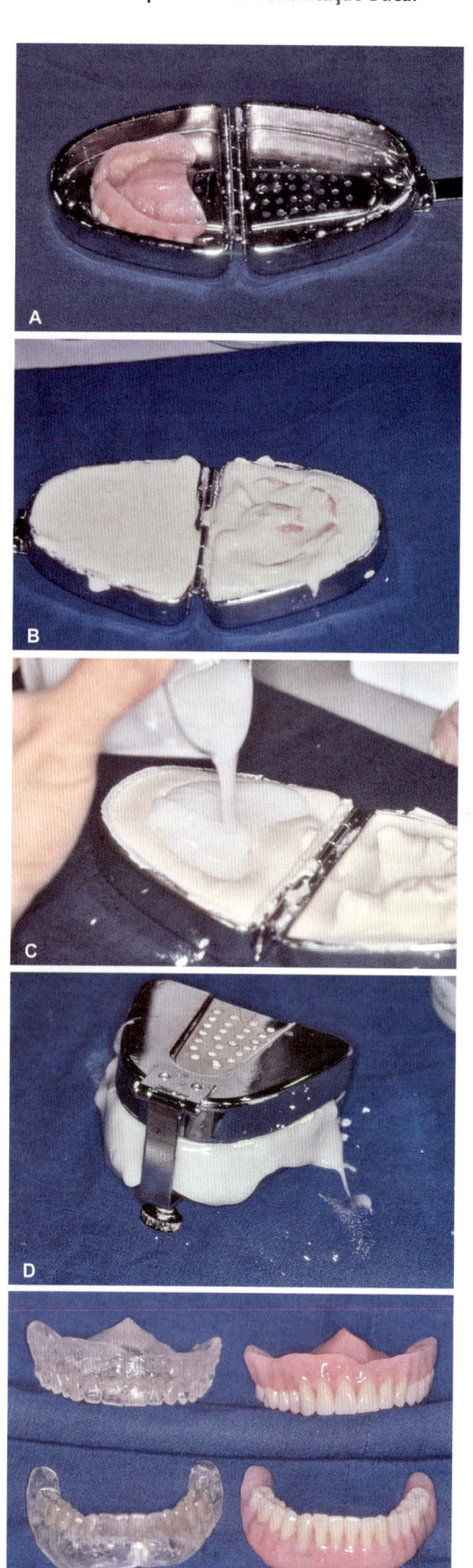

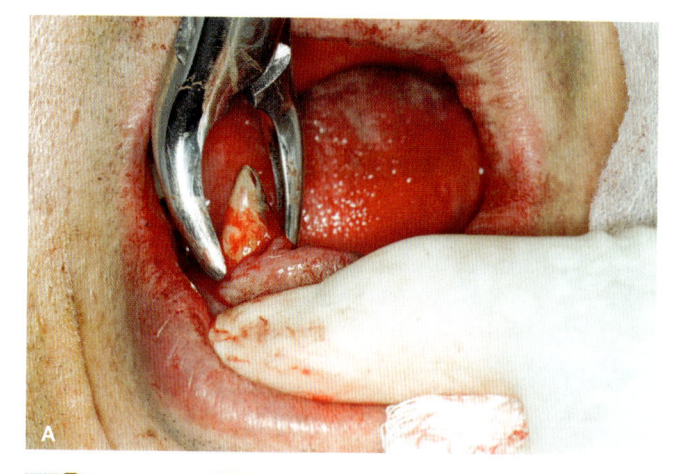

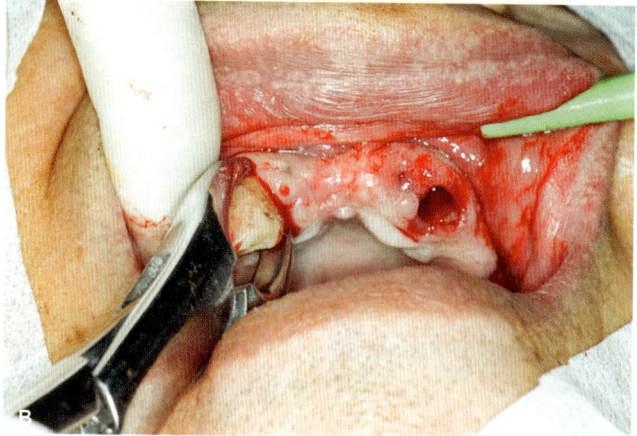

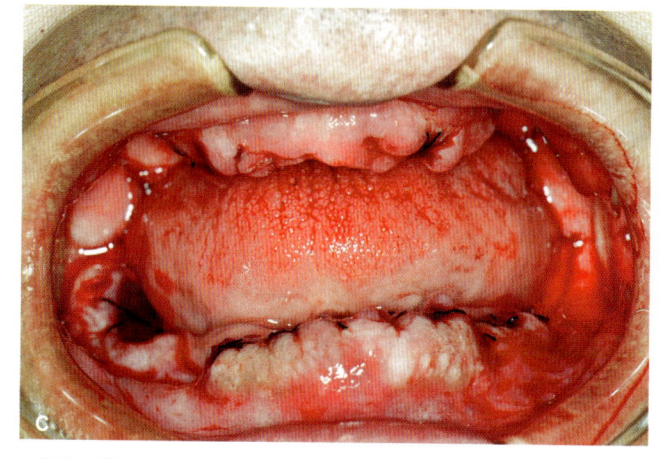

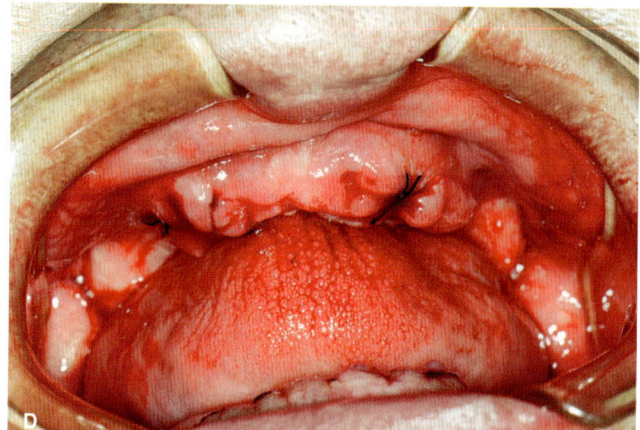

Figura 21.17A e **B.** Inclusão da prótese total imediata em mufla com alginato para confecção do guia cirúrgico. **C** e **D.** Colocação de RAAQ na mufla para prensagem e confecção do guia cirúrgico a partir da prótese total imediata. **E.** Guias cirúrgicos superior e inferior finalizados: cópia fiel das respectivas próteses totais imediatas.

Figura 21.18A e **B.** Exodontia dos elementos dentários, que deve ser realizada o mais sem trauma possível. **C** e **D.** Pós-operatório imediato.

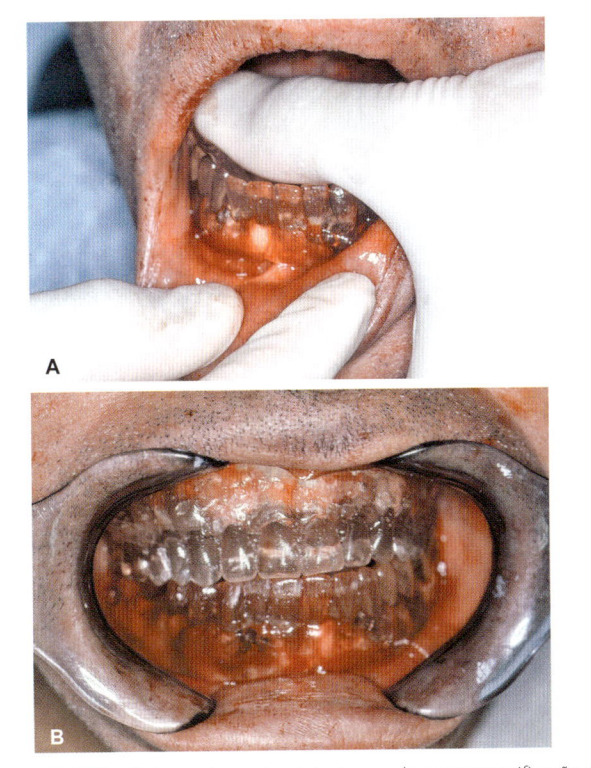

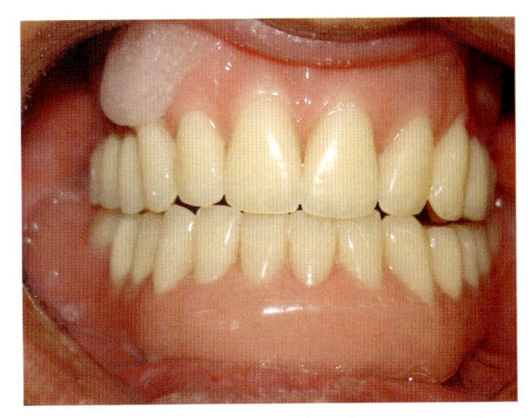

Figura 21.22 Prótese superior posicionada na boca com a resina resiliente em posição de oclusão central.

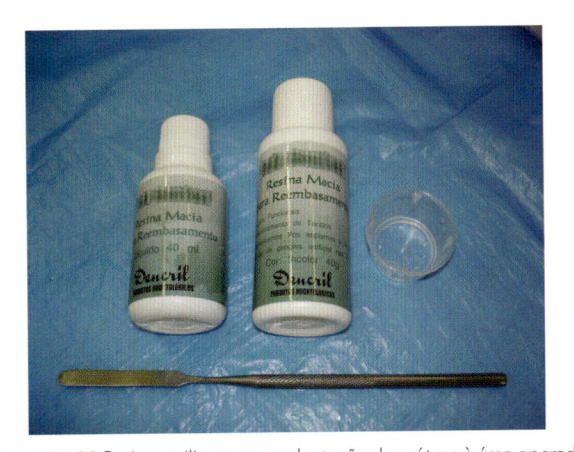

Figura 21.19A e B. Prova dos guias cirúrgicos na boca para verificação de possíveis áreas de pressão inadequada no rebordo e adaptação.

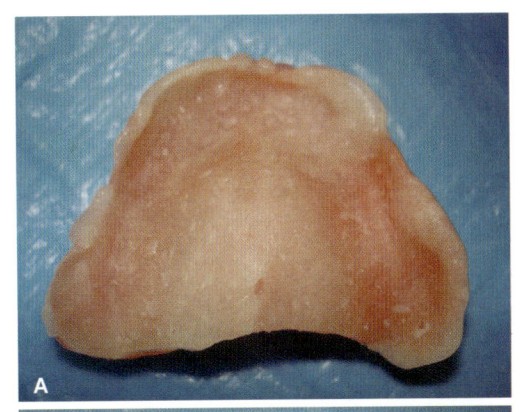

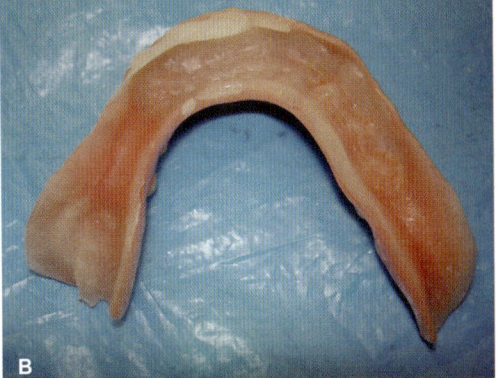

Figura 21.20 Resina resiliente para adaptação da prótese à área operada.

Figura 21.23A e B. Áreas basais das próteses totais imediatas superior e inferior após a geleificação da resina resiliente.

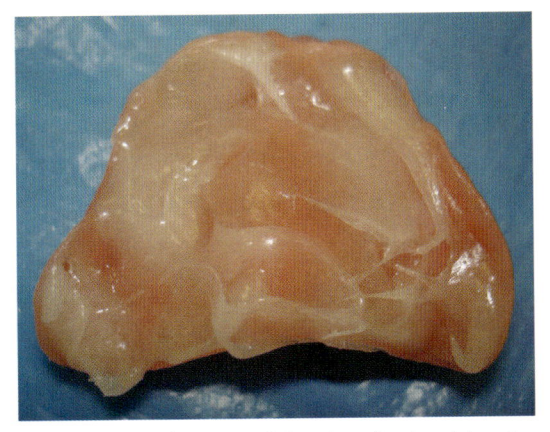

Figura 21.21 Resina resiliente acondicionada na área basal da prótese total imediata superior.

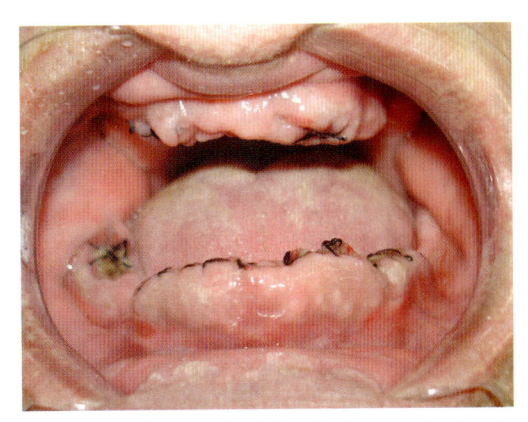

Figura 21.24 Aspecto cicatricial após 1 semana da cirurgia.

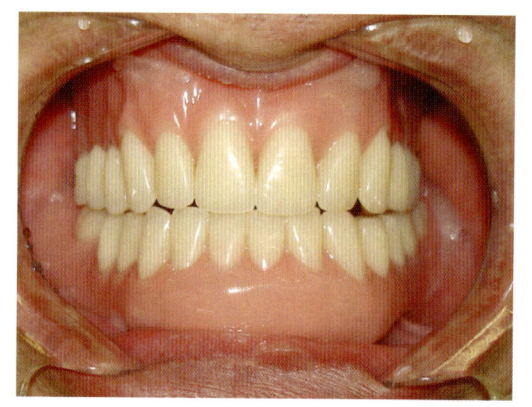

Figura 21.25 Próteses totais imediatas em posição após 1 semana.

▶ Perspectivas futuras

A prótese dentária tende ao caminho dos implantes osseointegrados. Assim, novos estudos e casos clínicos vêm sendo realizados com implantes imediatos e carga imediata, o que significa remoção dos dentes debilitados, colocação do implante e prótese imediatamente em uma única etapa. Hoje, esse tipo de procedimento ainda suscita opiniões divergentes e requer cautela de indicação, planejamento e destreza profissional. No entanto, promete grandes avanços, possibilitando ao paciente manutenção da crista óssea, maior estética e eficiência mastigatória, aumento da retenção e estabilidade, conforto e rapidez no tratamento reabilitador. Além disso, com o surgimento de novas cirurgias corretivas e diversos tipos e tamanhos de implantes, sua utilização tem sido ampliada na prática clínica, o que proporciona melhores expectativas de tratamento em casos desfavorecidos. Cabe ressaltar, contudo, a necessidade de mais pesquisa nessa área e critério na seleção dos casos com respeito às características e limitações do paciente, sejam econômicas ou físicas.

▶ Agradecimentos

Agradecemos à querida colega Valéria Vilalta por algumas das fotos e pelo auxílio na execução de um dos casos que ilustram este capítulo.

▶ Bibliografia

BISSASU M. A simple procedure for minimizing adjustment of immediate complete denture: a clinical report. *J Prosthet Dent*; 2004, v.92, n.2, p. 125-7.

BOUMA L.O., MANSUETO M.A., KOEPPEN R.G. A nontraditional technique for obtaining optimal esthetics for an immediate denture: a clinical report. *J Prosthodont.*; 2001, v.10, n.2, p. 97-101.

CLARK R.K., RADFORD D.R. Immediate replacement complete dentures: pitfalls of ignoring traditional teaching and established practice. *Eur J Prosthodont Restor Dent*; 2011, v.19, n.3, p. 131-4.

SHAH F K., GEBREEL A., ELSHOKOUKI A., HABIB A.A., PORWAL A. Comparison of immediate complete denture, tooth and implant-supported overdenture on vertical dimension and muscle activity. *J Adv Prosthodont*; 2012, n.4, p. 61-71.

UTZ K.H., MULLER F., KETTNER N., REPPERT G., KOECK B. Functional impression and jaw registration: a single session procedure for the construction of complete dentures. *J Oral Rehabil*; 2004, v.31, n.6, p. 554-61.

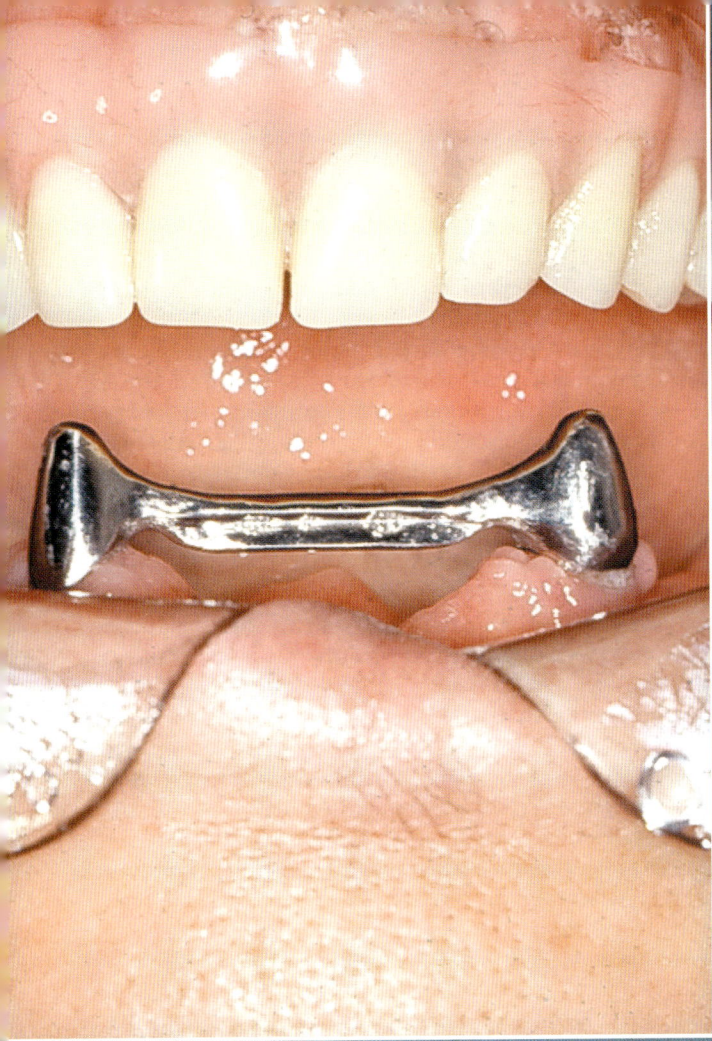

22

Overdentures sobre Dentes Naturais

Albano Porto da Cunha Junior

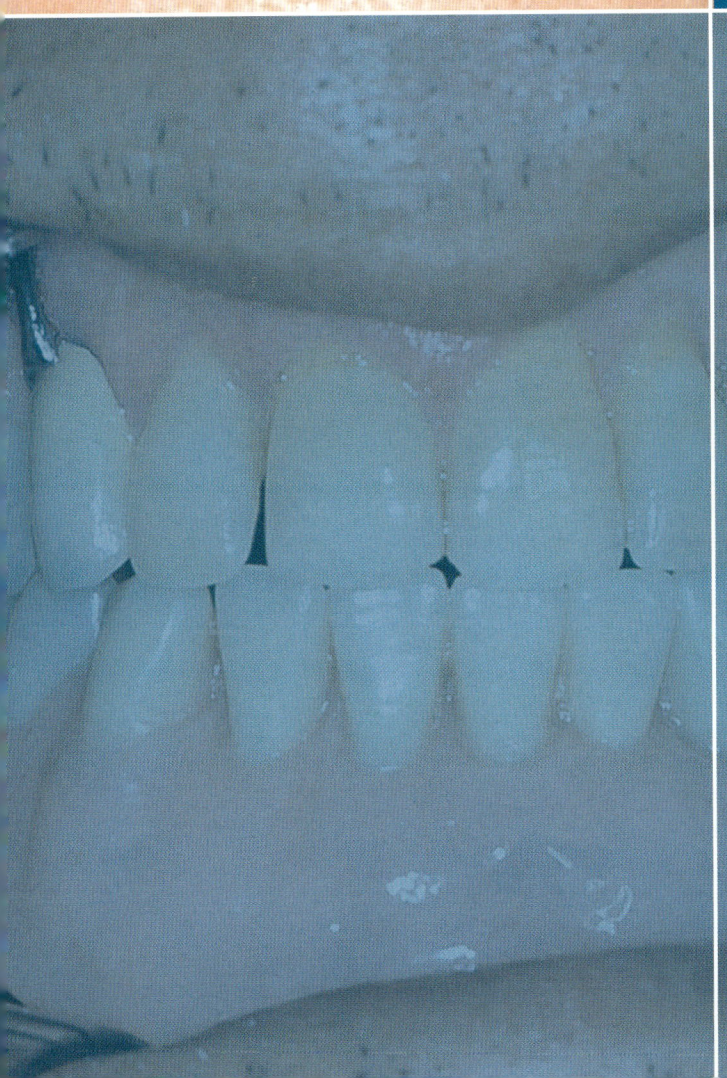

▶ Introdução

O SB Brasil 2010 (pesquisa nacional de saúde bucal) teve como objetivos: fazer o diagnóstico das condições de saúde bucal da população brasileira naquele ano, comparar com os dados da pesquisa realizada em 2003, avaliar o impacto do Programa Brasil Sorridente e planejar ações para os próximos anos. Os resultados indicaram que em jovens entre 15 e 19 anos a necessidade de prótese dentária caiu praticamente pela metade, com um índice de 27% em 2003 e 13% em 2010. Em adultos de 35 a 44 anos houve um decréscimo de 19% no índice CPO (cariados, perdidos e obturados) entre 2003 e 2010, passando de 20,1%, em 2003, para 16,3% em 2010. Em idosos de 65 a 74 anos, 15% necessitavam de prótese total nas duas arcadas em 2010 (mais de 3 milhões), contra 16% em 2003. Nesta mesma faixa etária, 24% precisavam de prótese total em uma das arcadas em 2003, contra 23% (mais de 4 milhões) em 2010 (SB Brasil, 2010).

A despeito do balanço positivo da pesquisa sobre as perspectivas futuras em saúde bucal no país, do contínuo avanço da odontologia e do aperfeiçoamento constante dos profissionais envolvidos, boa parcela da população total ou parcialmente desdentada necessitará de tratamentos reabilitadores que envolvam próteses. Nesse contexto, as próteses muco ou dentomucossuportadas – próteses totais ou parciais removíveis – desempenham papel de importância nas reabilitações, considerando que tratamentos de maior complexidade e custo, como o das próteses parciais fixas e a implantodontia, ainda são inacessíveis a boa parte da população.

No que diz respeito à reabilitação protética, dependendo da situação clínica e das aspirações do paciente, há várias possibilidades de tratamento, como próteses parciais fixas ou removíveis, sobredentaduras, próteses totais e implantes dentais (Nunes *et al.*, 2004). No entanto, independentemente da escolha, no planejamento, atenção deve ser dada à condição dos dentes remanescentes e às variações anatômicas que ocorrem nos rebordos alveolares ao longo dos anos, provocadas pelo processo de reabsorção óssea. Após as perdas dentárias, a reabsorção óssea é inevitável, contínua, progressiva e irreversível, embora possa ser minimizada dependendo do tratamento protético instituído. Mesmo assim, as próteses não podem interromper esse processo.

Em pacientes idosos com poucos dentes e os remanescentes comprometidos por cárie ou doença periodontal, a confecção de próteses parciais fixas torna-se, por vezes, impossível. Assim, as próteses muco ou dentomucossuportadas são boas opções; nesses casos, para o arco mandibular, o planejamento torna-se mais complexo, se comparado à maxila, no que diz respeito à retenção e estabilidade (Bonachela *et al.*, 2003; Posenkar *et al.*, 2010).

Nas situações em que as próteses totais ou removíveis são selecionadas, mesmo com o advento das resinas acrílicas por volta de 1936, o contínuo aprimoramento dos materiais de moldagem possibilitando sobremaneira a melhor adaptação aos rebordos alveolares e a possibilidade dos implantes, o tratamento de pacientes total ou parcialmente sem os dentes inferiores é sempre um desafio. Por isso, a confecção de sobredentaduras pode ser uma alternativa para minimizar a reabsorção óssea e os efeitos negativos da dinâmica muscular sobre a prótese inferior (Bonachela *et al.*, 2003; Fenton, 1998; Posenkar *et al.*, 2010; Scotti *et al.*, 2003).

As sobredentaduras surgiram na década de 1970, quando, com o aumento da expectativa de vida da população, profissionais consideraram manter dentes e confeccionar sobre-

dentaduras completas ou parciais em que uma ou mais raízes eram utilizadas como retenção. Essa é uma alternativa simples e econômica para prolongar a retenção da prótese e a função dos últimos dentes de uma dentição já comprometida (Bonachela *et al.*, 2003; Fenton, 1998).

Apesar de aquele período ter sido considerado "a década das sobredentaduras (*overdentures*)", a utilização de dentes ou raízes para sustentação e retenção de próteses é uma ideia que remonta a meados do século 19, e existem relatos de publicações em livros e jornais ingleses e americanos do início do século 20 (Basker *et al.*, 1991; Fenton, 1998). Algumas explicações da técnica datam de 1861, na Convenção Dental Americana de New Haven, com o seguinte questionamento: "As raízes de dentes fraturados ou debilitados devem ser sempre removidas?" (Basker *et al.*, 1991).

Como modalidade de tratamento, as sobredentaduras tornaram-se bem-aceitas com o advento da implantodontia e com uma nova abordagem no planejamento em próteses (Bonachela *et al.*, 2003; Fenton, 1998). Contudo, apesar de alguns autores considerarem que as sobredentaduras sobre dentes naturais tornaram-se obsoletas por conta dos implantes (Al-Zubeid e Payne, 2007), a manutenção de raízes, em muitas situações, oferece um tratamento com qualidade superior àqueles convencionais quando da exodontia de todos os dentes remanescentes ou nas situações em que a colocação de implantes é contraindicada (Bonachela *et al.*, 2003). Assim, em vez de procedimentos mais complexos e de maior custo, pode-se optar por outra modalidade mais simples e de valor alternativo, como as sobredentaduras (Bonachela *et al.*, 2003; Fenton, 1998; Gillings e Samant, 1990; Posenkar *et al.*, 2010; Scotti *et al.*, 2003; Tokuhisa *et al.*, 2003).

Na literatura encontramos uma série de termos sinônimos às sobredentaduras, como: *overdentures*, sobredentaduras telescópicas ou *overlay*, prótese de cobertura, prótese biológica e prótese híbrida (Basker *et al.*, 1991; Bonachela *et al.*, 2003; Posenkar *et al.*, 2010; Scotti *et al.*, 2003). Ao contrário das próteses totais convencionais, as sobredentaduras são próteses totais que utilizam dentes naturais especialmente preparados e que permanecem totalmente envoltos pela área basal da prótese com o intuito de obter suporte, estabilização e retenção. Portanto, trata-se de uma prótese total suportada pela fibromucosa e retida por dispositivos adaptados sobre dentes ou raízes tratadas de modo endodôntico ou não (Basker *et al.*, 1991; Bonachela *et al.*, 2003; Fenton, 1998; Posenkar *et al.*, 2010).

Tendo em vista o aumento da expectativa de vida da população, a exigência em oferecer alternativas de tratamento, a maior preocupação dos profissionais da odontologia em manter dentes e os benefícios dessa alternativa, as sobredentaduras deveriam ser consideradas uma opção dentro do planejamento reabilitador em qualquer momento clínico favorável (Scotti *et al.*, 2003).

▶ Por que manter dentes ou raízes e não extraí-los?

Em 1856 já se destacava a vantagem de manter dentes para preservação do tecido osseoalveolar ao seu redor e em regiões adjacentes (Basker *et al.*, 1991). Indicar a exodontia dos poucos dentes remanescentes, às vezes em condições não tão favoráveis, e instalar uma prótese total convencional pode não ser a decisão mais adequada para o tratamento, considerando que em muitos casos a manutenção desses dentes ou raízes possibilitaria ao profissional oferecer um tratamento superior àqueles realizados após a exodontia (Fenton, 1998). Ora, se sobredentaduras são mais estáveis do que próteses totais mucossuportadas convencionais, os pacientes podem mastigar melhor e obter maiores vantagens no uso desse tipo de prótese (Gillings e Samant, 1990; Posenkar *et al.*, 2010; Scotti *et al.*, 2003).

As sobredentaduras são uma alternativa de tratamento tanto sobre dentes quanto sobre dentes e implantes (Fatalla *et al.*, 2012; Posenkar *et al.*, 2010). Quando dentes são utilizados como suporte, o processo de reabsorção óssea alveolar é minimizado, e há possibilidade, se houver perdas, de instalar implantes com um nível ósseo mais favorável no futuro (Fenton, 1998; Scotti *et al.*, 2003).

Manutenção do osso alveolar

Talvez a manutenção da forma e do volume do osso alveolar seja um dos fatores mais importantes na preservação de dentes remanescentes (Basker *et al.*, 1991; Fenton, 1998; Matsumoto *et al.*, 2002; Posenkar *et al.*, 2010; Scotti *et al.*, 2003). Isso porque, após a exodontia, há uma remodelação óssea devido ao processo gradual de reabsorção dos rebordos alveolares. A intensidade dessa reabsorção varia de indivíduo para indivíduo, sendo mais intensa da mandíbula à maxila (Figura 22.1). Isso pode ser facilmente notado clinicamente onde, nas regiões desdentadas, há perda óssea significativa se comparada com as regiões em que houve a preservação de dentes ou raízes (Figuras 22.2 e 22.3). Assim, é lícita a preservação de dentes com condições periodontais razoáveis, pois eles colaboram para a manutenção do osso alveolar à sua volta e em áreas adjacentes (Basker *et al.*, 1991; Posenkar *et al.*, 2010).

Manutenção da resposta sensorial

Circundando as raízes dos dentes e unindo o cemento ao osso alveolar propriamente dito (lâmina dura), o ligamento periodontal absorve e distribui as forças mastigatórias ao processo alveolar por meio do osso alveolar. A partir dos mecanorreceptores e proprioceptores é possível a percepção de dor, toque, pressão, movimentos e posições durante o ato mastigatório, mesmo em pequenas forças aplicadas sobre os dentes (Basker *et al.*, 1991; Fenton, 1998; Matsumoto *et al.*, 2002; Posenkar *et al.*, 2010; Scotti *et al.*, 2003).

As ações do sistema mastigatório não são resultantes de uma resposta isolada, mas dependentes do equilíbrio entre os receptores sensoriais dos músculos, das articulações temporomandibulares (ATM), da membrana periodontal, dos ligamentos e dos tecidos moles. Portanto, manter dentes em condições favoráveis mesmo em quantidade reduzida contribui para a manutenção de uma resposta sensorial altamente sensível proveniente da membrana periodontal, já que esta resposta em áreas desdentadas não é tão precisa. Isso proporciona ao sistema capacidade de discriminar cargas, espessura e textura dos alimentos, fatores extremamente importantes para o controle dos movimentos e das forças durante a mastigação (Basker *et al.*, 1991; Scotti *et al.*, 2003).

O sistema mastigatório de usuários de próteses totais mucossuportadas convencionais tem a capacidade de identificar cargas com valores muito maiores do que os daquelas de pacientes com dentes remanescentes, o que, de certa maneira, diminui a sensibilidade do mecanismo protetor dos tecidos de suporte, resultando em níveis mais altos de reabsorção óssea se comparadas às sobredentaduras (Newton *et al.*, 2004; Posenkar *et al.*, 2010; Scotti *et al.*, 2003).

Eficiência mastigatória

Se a forma e o volume do osso alveolar forem preservados, teremos maior área de suporte para a prótese e, consequentemente, estabilidade e retenção mais favoráveis. A eficiência mastigatória depende da capacidade na discriminação da espessura e textura dos alimentos, sendo alcançada com adequada resposta sensorial e próteses mais estáveis (Fenton, 1998; Newton *et al.*, 2004; Nunes *et al.*, 2004; Scotti *et al.*, 2003). Além disso, a melhora na capacidade de discriminar os alimentos é consequência da estabilização das próteses totais convencionais pela musculatura, ou seja, uma adaptação funcional da língua e da musculatura perioral ao longo do uso. Sobredentaduras são mais estáveis do que próteses totais convencionais, e os pacientes podem aplicar forças mais adequadas durante a mastigação. Além disso, eles podem utilizar a língua e a musculatura, não mais necessárias para a estabilização da prótese, para a melhor manipulação dos alimentos, tornando a mastigação mais eficiente.

Cabe ressaltar que somente a substituição de próteses inadequadas por novas pode não resultar em mastigação mais eficiente ou em ganhos nutricionais. Alguns autores relatam que, em muitos casos, as melhoras não são tão evidentes quando a prótese é substituída, porque os pacientes mantêm os hábitos alimentares por questões sociais e econômicas, tradições familiares ou comodidade (Nunes *et al.*, 2004).

Aspecto psicológico

Algumas vezes, os pacientes encontram-se não só com problemas bucais, mas também com alterações em sua saúde geral e emocional. Assim, um quadro de desânimo, baixa autoestima e depressão pode ocorrer, o que levaria a sucessivos insucessos nos tratamentos.

Em nosso contato com pacientes podemos observar que a perda dos dentes durante a vida não é uma experiência das mais agradáveis. Muitos se arrependem por terem deixado de lado a saúde bucal em algum momento e até relatam: "se eu pudesse voltar atrás, cuidaria melhor dos meus dentes." Com a saúde bucal insatisfatória, parece simples aos profissionais indicar a exodontia de todos os dentes e a confecção de uma prótese total. Porém, em muitos casos, os pacientes mostram-se extremamente deprimidos e desanimados quando se veem na iminência de perder todos os dentes e usar prótese total e dizem que iriam "sentir-se mais seguros com alguns dentes". Muitas vezes eles até comentam: "com estes poucos dentes não é dentadura".

Salientamos que próteses totais bem adaptadas conseguem devolver a autoestima, e a manutenção de poucos dentes, mesmo que sob a área basal de uma prótese, desempenha papel importante na redução do trauma psicológico. Isso porque, além de tornar as próteses mais estáveis, elimina a sensação de perda total (Basker *et al.*, 1991; Fenton, 1998; Nunes *et al.*, 2004; Posenkar *et al.*, 2010; Scotti *et al.*, 2003).

22

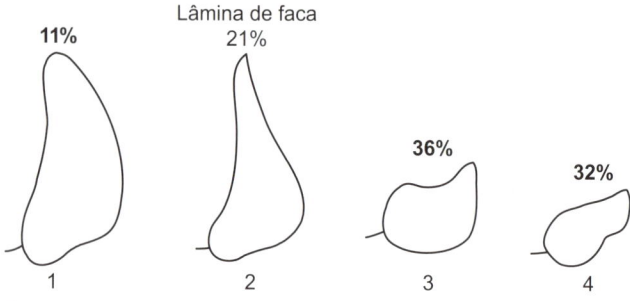

Lâmina de faca

11% 21% 36% 32%

1 2 3 4

Figura 22.1 Figura esquemática que representa a classificação da reabsorção osseoalveolar na mandíbula, apresentada por Atwood – estágios 1 a 4. (Adaptada de Bruna Karnauchovas Porto da Cunha.)

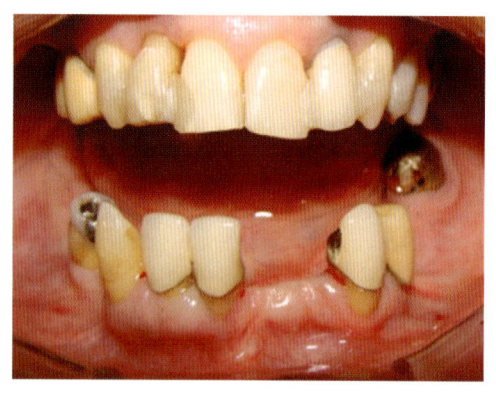

Figura 22.2 Manutenção osseoalveolar. Observe a diferença entre o volume ósseo no entorno dos dentes remanescentes e a área desdentada (arcada inferior).

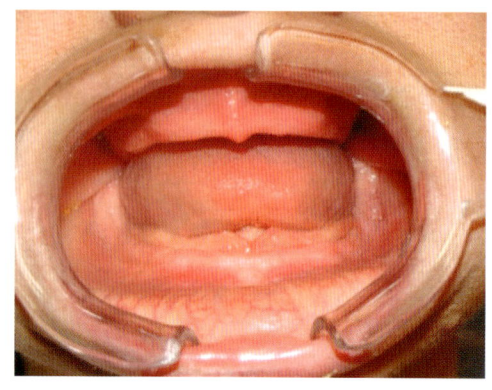

Figura 22.3 Aspecto do processo alveolar após perdas dentárias.

Perfil dos pacientes

Estar ciente das indicações, contraindicações, vantagens e desvantagens é de extrema importância para a resolução dos casos. Assim, alguns pontos devem ser analisados previamente à decisão pelo tratamento com sobredentaduras sobre dentes naturais, de modo que seus benefícios sejam alcançados na plenitude.

Situações clínicas às vezes inviabilizam a utilização de dentes remanescentes como suporte principal de próteses parciais fixas ou removíveis; porém, se a condição desses dentes possibilitar que sejam utilizados como dentes de suporte para retenção de uma sobredentadura, essa alternativa deverá ser considerada (Scotti *et al.*, 2003). Além disso, muitos pacientes recusam as próteses parciais removíveis e desejam tratamentos com próteses

fixas em implantes; contudo, implantes não podem ser colocados com a qualidade ou quantidade óssea inadequada e, muitas vezes, cirurgias para reconstruções ósseas não são possíveis. Em outros casos, as próteses fixas não são indicadas em áreas em que haja necessidade de devolver o volume e o contorno de estruturas ósseas perdidas, principalmente na maxila, considerando o comprometimento estético. Nesses casos, para o adequado restabelecimento da estética e da fonética, a sobredentadura é mais indicada (Scotti *et al.*, 2003; Tokuhisa *et al.*, 2003).

Outro ponto a observar é a situação financeira do paciente, que deverá ser considerada frente às propostas de tratamento. Fica evidente que o custo de próteses sobre implantes é superior ao de sobredentaduras sobre dentes naturais, o qual é acima do das próteses totais convencionais. Desse modo, dentre as várias alternativas, o paciente escolherá a mais viável de acordo com a sua condição financeira (Gillings e Samant, 1990; Tokuhisa *et al.*, 2003).

Dentes de suporte

Os benefícios de utilizar dentes naturais como opção de suporte e retenção em sobredentaduras são claros. Porém, para tanto, previamente à seleção dos suportes é importante verificar se as condições periodontais, a quantidade de estrutura remanescente, o número e a posição na arcada, a forma e o volume do processo alveolar são favoráveis.

Condição periodontal

Os fatores periodontais são imprescindíveis para o prognóstico dos dentes a serem utilizados como suporte. A manutenção deles, mesmo com mobilidade, sob uma sobredentadura possibilita recuperação periodontal no que diz respeito à mobilidade dental. Isso pode ser facilmente entendido analisando a proporção coroa:raiz. Quando a coroa é removida, há diminuição dessa proporção, reduzindo o braço de alavanca e os prejuízos da ação das forças laterais sobre os dentes de suporte e conferindo-lhes maior estabilização (Basker *et al.*, 1991; Fenton, 1998; Misch, 2006; Scotti *et al.*, 2003) (Figura 22.4). No entanto, inflamações gengivais, mobilidades em maior grau, profundidade de sulco e quantidade de gengiva inserida, bolsas periodontais, implantação óssea alveolar, índice e controle de placa bacteriana são condições que devem ser atentamente verificadas, e os problemas periodontais, prontamente solucionados. Dentes com prognóstico ruim ou duvidoso não devem ser utilizados (Figura 22.5A e B).

Estrutura remanescente

Dentes íntegros, restaurados ou somente com a porção radicular podem ser utilizados, desde que apresentem boa condição periodontal. Em alguns casos não haverá necessidade de recobri-los com *copings*, se existir quantidade de dentina suficiente (pacientes idosos) e a superfície do preparo estiver suficientemente lisa e livre de retenções (Basker *et al.*, 1991). A confecção de *coping* metálico será indicada para os casos em que houver perda considerável de estrutura dental, a fim de evitar o risco de cáries e fraturas do dente de suporte, ou para melhorar a estabilidade da prótese e obter retenção adicional (Basker *et al.*, 1991) (Figuras 22.6 e 22.7).

Além disso, o recobrimento protege os tecidos gengivais. O preparo deve apresentar bordos e ângulos arredondados, e o limite cervical deve ficar, preferencialmente, a 2 mm aquém da margem gengival ou, no máximo, no seu nível.

Dois tipos básicos de preparo para dentes de suporte em sobredentaduras podem ser citados. Um deles é semelhante aos preparos de prótese fixa com o término em chanfro, os quais são utilizados quando há espaço suficiente em dentes com coroas íntegras ou com restaurações não muito extensas. A manutenção de grande parte da coroa é uma vantagem; porém, quando muito volumosa, há necessidade de maior desgaste para proporcionar espaço, pois de outra maneira teremos uma base da prótese com contorno e espessura inadequados, sujeita a fraturas e com dificuldade na montagem dos dentes artificiais e adequação do plano oclusal. Nos casos em que o desgaste comprometer o complexo dentinopulpar, o tratamento endodôntico será necessário (Figura 22.8A).

No outro tipo, a coroa é seccionada após tratamento endodôntico, e um preparo para retentor intrarradicular com núcleo estojado é realizado. Esse tipo é utilizado quando há perda muito grande de estrutura dentária e necessitamos de uma retenção adicional, ou quando o espaço interoclusal é insuficiente e a coroa do dente de suporte é removida. A diminuição da proporção coroa:raiz é uma vantagem, já que, assim, os malefícios das forças laterais serão minimizados (Scotti *et al.*, 2003) (Figura 22.8B).

Posição e número na arcada

Embora a capacidade de retenção e estabilidade da prótese seja diretamente proporcional à quantidade de dentes de suporte, destacamos que, quanto mais dentes selecionados, maior o custo final se considerarmos a necessidade de tratamentos endodônticos e o recobrimento com *copings* metálicos.

De modo geral, a escolha de suportes simétricos (Figura 22.9A e B) determina a melhor distribuição de forças mastigatórias sobre o rebordo alveolar e evita a incidência de fraturas do suporte ou da base, devido à concentração de esforços sobre uma área específica. Dentes adjacentes podem ser utilizados, mas devem ser consideradas as dificuldades de higienização e os constantes traumas aos tecidos (Basker *et al.*, 1991) (Figura 22.10).

Os caninos são os dentes mais selecionados com a finalidade de suporte. Isso porque têm alta capacidade de resposta sensorial, são os últimos dentes remanescentes e possuem raiz volumosa, boa posição no arco e relativa facilidade no tratamento endodôntico quando necessário. Porém, como alternativa aos caninos, selecionamos nesta ordem os segundos pré-molares, primeiros pré-molares e molares. Os incisivos centrais superiores são uma opção melhor do que os laterais, e os inferiores devem ser utilizados com restrição, mas não descartados (Basker *et al.*, 1991).

Quanto à quantidade de dentes, é importante considerar também o sistema de retenção que será utilizado, pois, em muitos casos, um paralelismo entre os elementos é necessário para favorecer a trajetória de inserção da prótese e a cimentação do sistema de retenção, o que se torna mais difícil com dentes posicionados em regiões diferentes da arcada.

Processo alveolar

Apesar de vantajosa, a manutenção óssea alveolar pode apresentar situações clínicas indesejáveis. Por isso, previamente à seleção dos suportes, é muito importante verificar por meio do exame clínico e da análise dos modelos de estudo a existência de áreas extremamente retentivas no processo alveolar ao redor do dente pré-selecionado (Figura 22.11A e B). Nessas áreas, a fibromucosa será constantemente lesionada pela área basal durante a inserção e a remoção, ou mesmo durante a movimentação da prótese na mastigação, se alívios extensos não

forem realizados. Em contrapartida, estes alívios criarão um espaço excessivo entre a área interna da base da prótese e a fibromucosa, facilitando o acúmulo de alimentos e diminuindo a adaptação e a espessura da base (Basker *et al.*, 1991).

As condições gerais para a seleção de dentes de suporte em sobredentaduras, comentadas anteriormente, não são regras exatas. Portanto, o profissional deve adequá-las e aplicá-las a cada caso. É mais adequado escolher dentes de suporte em condições mais favoráveis àqueles que apresentam canais radiculares atrésicos e necessidade de tratamentos endodônticos ou retratamentos, além de cáries radiculares ou muito extensas, retrações gengivais, necessidade de aumento de coroa clínica, enxertos gengivais ou áreas excessivamente retentivas.

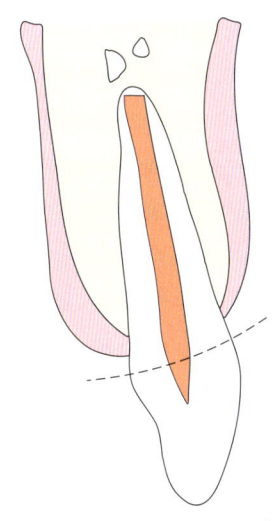

Figura 22.4 Figura esquemática que representa a diminuição do braço de alavanca quando da remoção da porção coronária do dente de suporte utilizado para retenção de sobredentaduras. (Adaptada de Bruna Karnauchovas Porto da Cunha.)

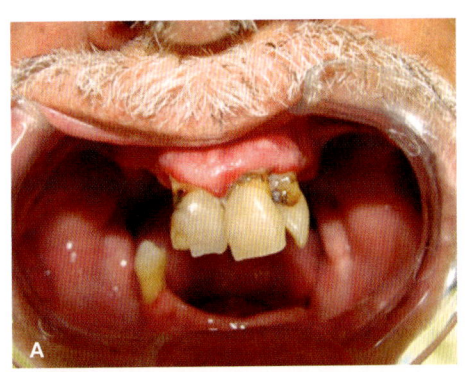

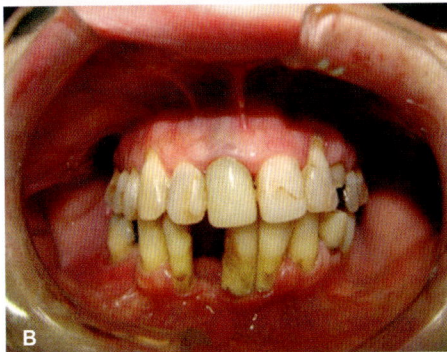

Figura 22.5A e **B** Dentes em condições inadequadas para serem utilizados como dentes de suporte para sobredentaduras.

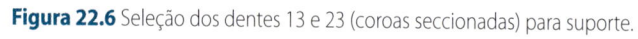

Figura 22.6 Seleção dos dentes 13 e 23 (coroas seccionadas) para suporte.

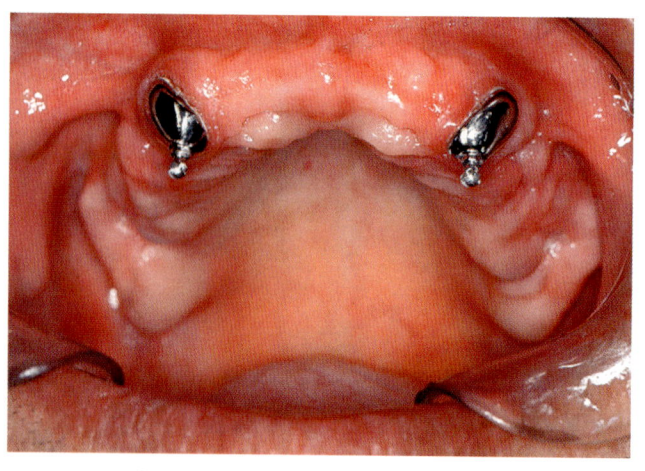

Figura 22.7 Núcleos com *o'rings* cementados.

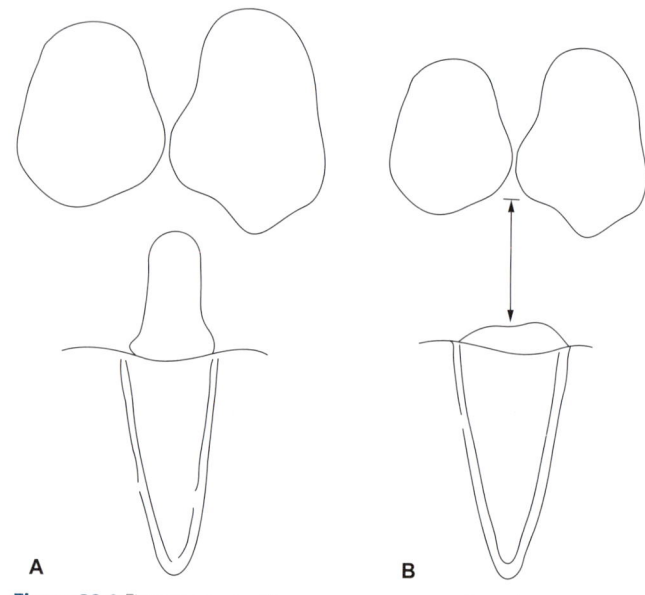

Figura 22.8 Figuras esquemáticas que representam tipos de preparo para dente de suporte para sobredentadura. **A.** A coroa é mantida, e um preparo semelhante àquele para coroa total é realizado. **B.** A coroa é seccionada, e um preparo semelhante àquele para núcleo metálico fundido é realizado. (Adaptadas de Bruna Karnauchovas Porto da Cunha.)

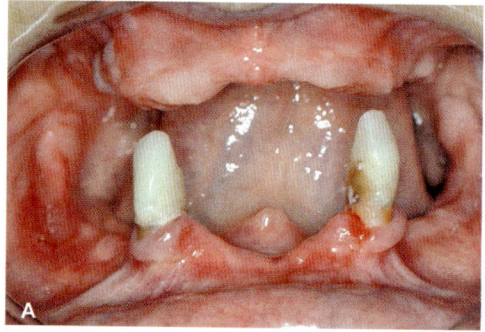

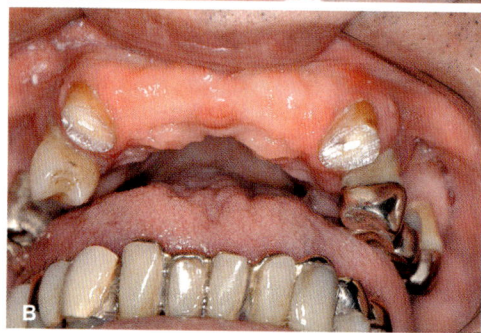

Figura 22.9A e **B** Simetria dos dentes de suporte selecionados – 43 e 33; 13 e 23.

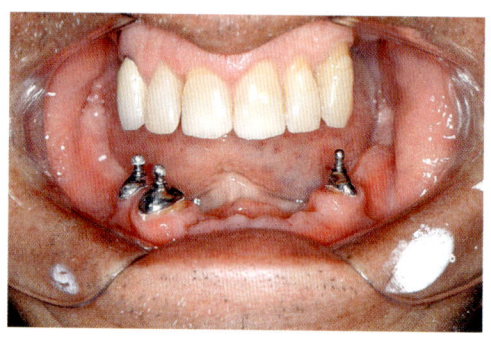

Figura 22.10 *Attachments* esféricos cimentados sobre os dentes 33 e 34. Essa proximidade pode dificultar a higienização e provocar lesões à papila gengival.

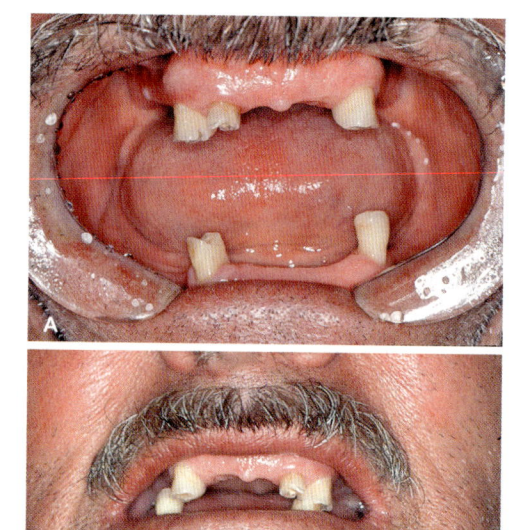

Figura 22.11A e **B** Volume ósseo no entorno dos dentes 13, 12 e 23. Esta condição exige alívios extensos.

▶ Sistemas de retenção

Recobrir os dentes de suporte selecionados para sobredentaduras com *copings*, além de aumentar a estabilidade da prótese e diminuir o risco de cáries, pode conferir retenção adicional à prótese quando um sistema de retenção específico é selecionado. A retenção é vantajosa principalmente no aspecto psicológico, pois oferece comodidade no uso da prótese. Entretanto, a dificuldade em obter espaço adequado entre o dente de suporte selecionado para a instalação do sistema de retenção e o arco antagonista pode tornar-se um obstáculo (Figura 22.12).

Existem vários sistemas de retenção para sobredentaduras disponíveis no mercado (Bonachela *et al.*, 2003), os quais, geralmente, apresentam-se no modo rígido ou resiliente. Esses sistemas são distribuídos entre cápsula/*o'ring*, barra-clipe, magnético e algumas variações (Basker *et al.*, 1991; Bonachela *et al.*, 2003; Fatalla *et al.*, 2012; Gillings e Samant, 1990; Krennmair *et al.*, 2011; Scotti *et al.*, 2003; Tokuhisa *et al.*, 2003; Vere e Deans, 2009). Para cápsula/*o'ring*, o sistema ERA (*extracoronal resilient attachment*), por exemplo, é mais popular, mas há o sistema *dalla bona* como opção. Quando barras são utilizadas, as mais comuns são a de *hader* e a *dolder*, com retentores rígidos ou resilientes. O sistema *stern root anchor* é uma opção para a ancoragem intrarradicular, e o sistema *Rothermann*, para espaços verticais muito limitados (Sterngold Attachments).

▪ Sistema cápsula/o'ring

É composto de um retentor intrarradicular com um núcleo estojado e *attachment* esférico, que é cimentado ao dente de suporte, além de uma cápsula metálica com um anel de borracha ou silicone fixado à base da prótese, oferecendo um sistema de retenção macho e fêmea (Figuras 22.13A e B; 22.14). Esse sistema promove retenção com amortecimento das forças laterais, graças ao anel de borracha ou às cápsulas de silicone na cápsula metálica (Figura 22.15A e B). Com um braço de alavanca menor em consequência da diminuição da proporção coroa:raiz, há menor báscula da prótese e diminuição do estresse sobre o dente de suporte. Assim, ocorre a adequada distribuição das forças mastigatórias sobre as raízes e o rebordo alveolar (Figura 22.16).

De acordo com o catálogo da *Sterngold*, para suportes de comprometimento periodontal, os *attachments* resilientes, o sistema ERA é uma opção. Duas versões dele estão disponíveis: o *overdenture attachment*, usado sobre um retentor intrarradicular e, às vezes, sobre uma barra (Figura 22.17A e B); e o *direct ERA overdenture attachment*, colocado diretamente no interior de raízes tratadas endodonticamente, disponível nas inclinações 0, 5, 11 e 17° (Figura 22.18). O sistema ERA é mais popular devido à aplicabilidade, à simplicidade e ao custo/benefício e pode ser usado quando há no mínimo 4,0 mm de espaço vertical da superfície da raiz para o dente antagonista.

O sistema *dalla bona* oferece as versões rígida e resiliente, mas exige maior espaço vertical que o sistema ERA. A versão rígida requer no mínimo 5,0 mm de espaço, enquanto a esférica resiliente, no mínimo 5,8 mm (Figura 22.19A e B).

▪ Sistema barra-clipe

A barra é utilizada entre dois ou mais dentes de suporte, e os retentores podem ter a função rígida ou resiliente, dependendo da barra escolhida ou do desenho do caso. Neste sistema (Figura 22.20) um *coping* com uma barra metálica é cimentado sobre os suportes após um preparo extracoronário ou intrarradicular (Figura 22.21). Sob a área basal da prótese, um *clipe* de metal ou plástico é fixado com resina acrílica (Figuras 22.22; 23A e B; 22.24), proporcionando retenção quando encaixado sobre a barra. Assim, por estimularem poucos movimentos rotacionais, há um estresse de grande magnitude sobre os suportes, principalmente se as coroas não forem reduzidas adequadamente. Portanto, devem ser evitados em dentes com condição periodontal desfavorável.

Por muitos anos o bom senso indicava a ferulização dos suportes com barras, para torná-los mais estáveis; porém, estudos realizados na Universidade da Califórnia (UCLA), entre outros, contradizem essa opinião. Eles afirmam que existem menos forças aplicadas sobre as raízes quando são utilizados retentores resilientes individualmente do que quando os dentes de suporte estão unidos por barras (Sterngold Attachments).

A barra *hader* (semiprecisão) é o mais popular sistema de barras, devido à versatilidade, à simplicidade e ao custo/benefício. Ela requer no mínimo 4,5 mm de espaço vertical entre a fibromucosa e a dentição antagonista (Figura 22.25).

A barra *dolder*, em ouro, é um sistema de precisão que oferece as versões rígida e resiliente. É a mais popular para utilização em implantes e apresenta dois tamanhos: pequeno e grande. Para o primeiro, a necessidade de espaço vertical requerido varia de 4,0 a 7,0 mm; para o outro, são necessários 4,7 a 5,7 mm (Figura 22.26).

Quando se utilizam barras em suportes divergentes, há necessidade de procedimentos para soldagem em laboratório (Figura 22.27A a C). A fim de facilitar a higienização, é preciso haver espaço adequado (Figura 22.28A), e seu desenho deve seguir, dentro do possível, o contorno da crista do rebordo, para evitar o volume excessivo da base da prótese nas regiões lingual ou vestibular. Neste sistema há maior possibilidade de formação de tecido hiperplásico (Figuras 22.28B e 22.29).

▪ Sistema magnético e sistema stern root anchor

Quando os dentes de suporte apresentarem reduzido suporte periodontal, conexões magnéticas deverão ser escolhidas. Apesar de apresentarem a menor capacidade de retenção dentre os sistemas, eles proporcionam maior liberdade nos movimentos laterolaterais, diminuindo o trauma sobre o dente de suporte. Isso ocorre devido à menor transmissão de forças e à báscula durante os movimentos rotacionais (Gillings e Samant, 1990; Sterngold Attachments; Vere e Deans, 2009).

As sobredentaduras retidas por sistemas magnéticos são uma opção de tratamento nos casos em que há impedimentos anatômicos, médicos ou financeiros para a colocação de implantes. Isso porque os procedimentos clínicos são simples, e os sistemas magnéticos oferecem vantagens como baixo custo, mínimos ajustes e variedade de opções sobre outros sistemas de retenção (Gillings e Samant, 1990; Tokuhisa *et al.*, 2003). Como o sistema magnético, o *stern root anchor* (Figura 22.30A a C) é utilizado no caso de pouca implantação óssea (quando há perda óssea superior a 50%, o prognóstico é duvidoso), pois esse tipo de retentor provê menor força lateral.

▪ Sistema Rothermann

O sistema *Rothermann* (Figura 22.31A e B) também oferece as versões rígida e resiliente e é o menor sistema de retenção para sobredentaduras no mundo. Apesar de mais delicado que o ERA ou o *dalla bona*, ele pode ser um opção quando existe espaço vertical muito limitado. A versão rígida do *Rothermann* requer, no mínimo, 2,8 mm de espaço vertical, e a versão resiliente necessita de 4,0 mm. Esse sistema não requer paralelismo entre os suportes.

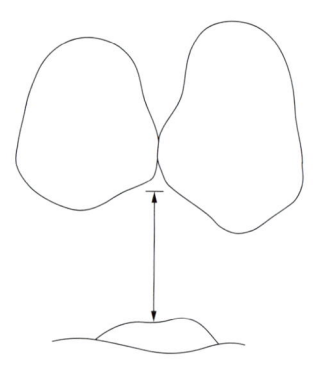

Figura 22.12 Figura esquemática que representa o espaço entre o dente de suporte que receberá um sistema de retenção e o arco antagonista. (Adaptada de Bruna Karnauchovas Porto da Cunha.)

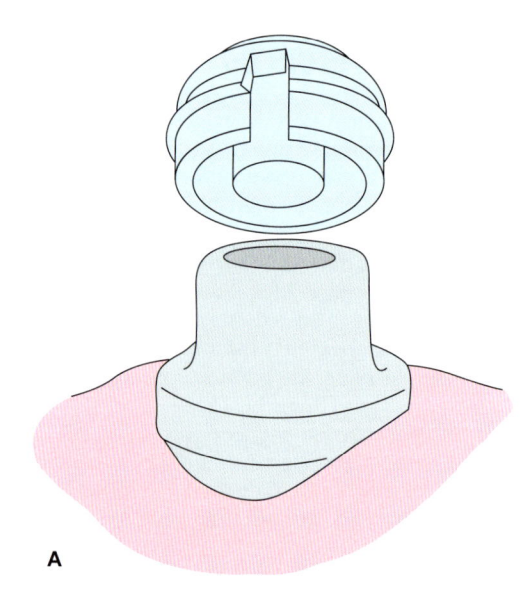

A

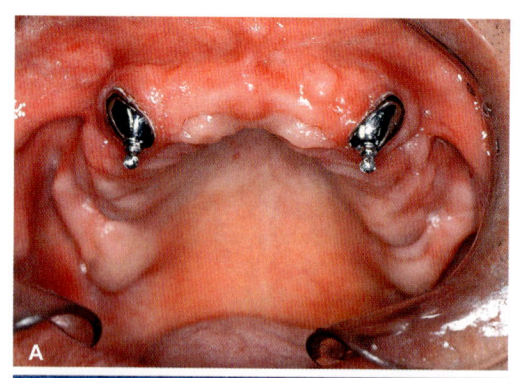

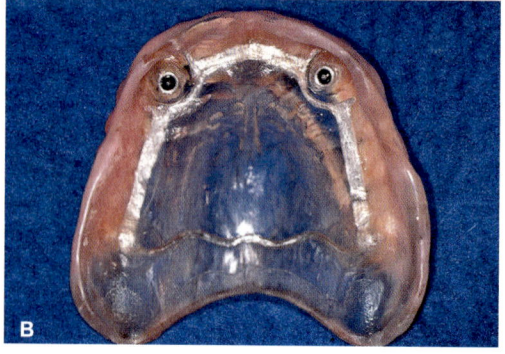

Figura 22.13A e **B** Sistema de retenção com cápsula/*o'ring*.

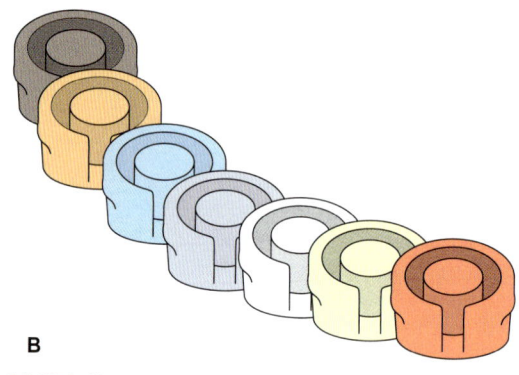

B

Figura 22.15 A. Figuras esquemáticas que representam o sistema de retenção. **B.** Cápsulas com cores diferentes, que representam retenções diferentes. (Adaptadas de Bruna Karnauchovas Porto da Cunha.)

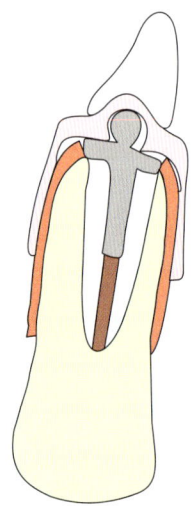

Figura 22.14 Figura esquemática que representa o sistema cápsula/*o'ring* utilizado em sobredentadura. (Adaptada de Bruna Karnauchovas Porto da Cunha.)

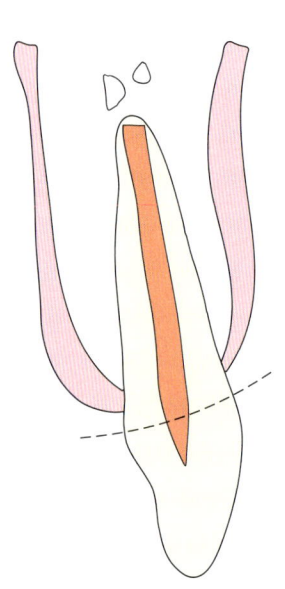

Figura 22.16 Figura esquemática que representa a diminuição da proporção coroa:raiz e a consequente diminuição do braço de alavanca, quando a coroa dental é seccionada para a colocação de um sistema de retenção. (Adaptada de Bruna Karnauchovas Porto da Cunha.)

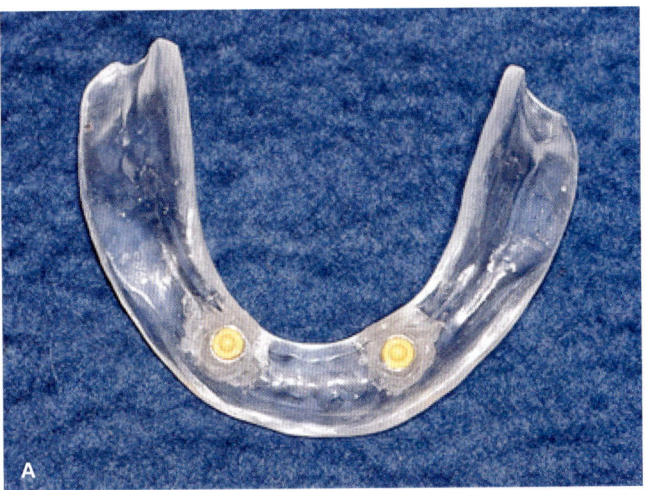

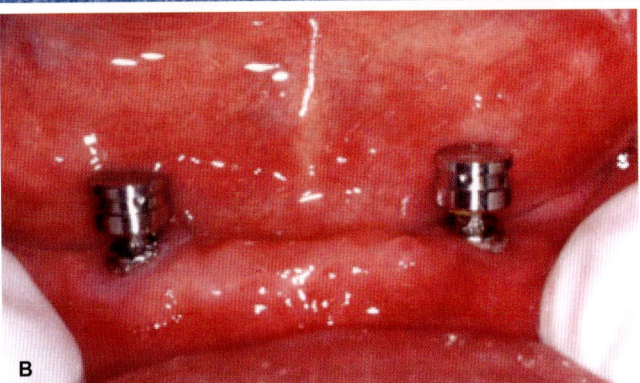

Figura 22.17 Sistema ERA (*extracoronal retention attachment*). **A.** Cápsula metálica com anel retentor fixados em base definitiva. **B.** Cápsula metálica e anel retentor posicionados nos suportes.

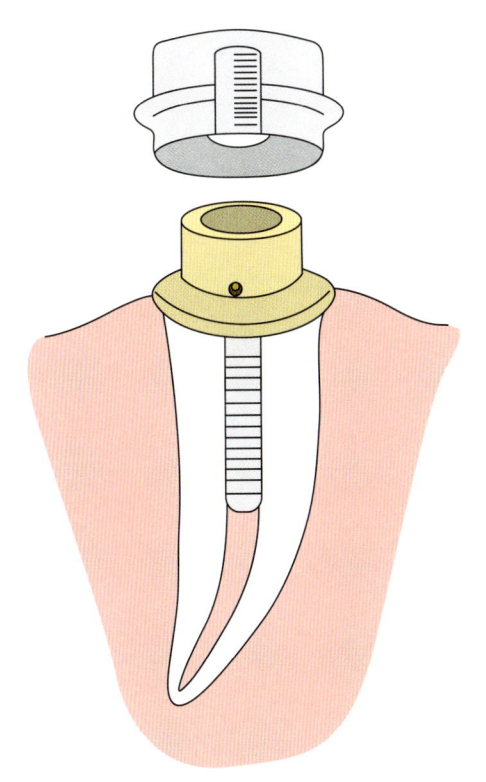

Figura 22.18 Figura esquemática que representa o sistema *direct ERA overdenture attachment*, disponível nas inclinações 0, 11, 15 e 17°. (Adaptada de Bruna Karnauchovas Porto da Cunha.)

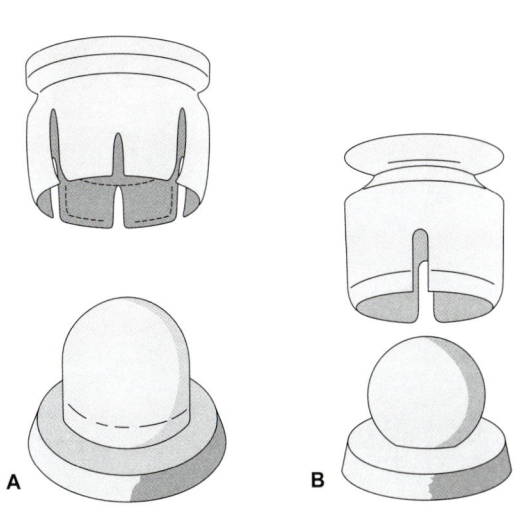

Figura 22.19 Figuras esquemáticas que representam o sistema *dalla bona*. **A.** Rígido. **B.** Resiliente. (Adaptadas de Bruna Karnauchovas Porto da Cunha.)

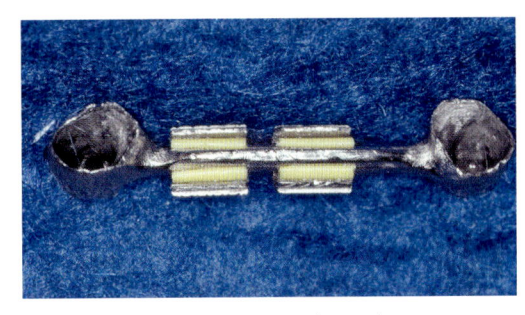

Figura 22.20 Sistema barra-clipe.

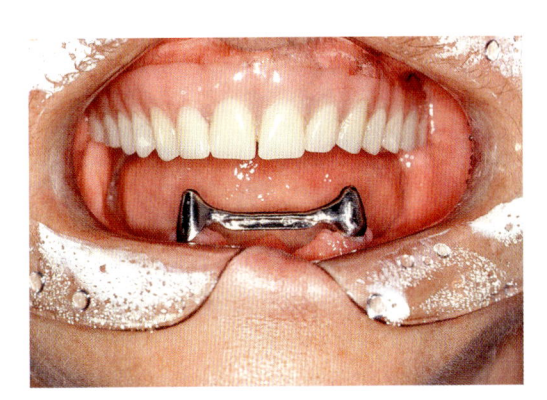

Figura 22.21 Barra do sistema barra-clipe cimentada sobre os dentes de suporte.

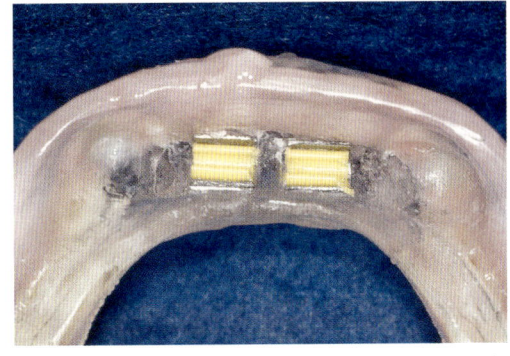

Figura 22.22 Clipe plástico do sistema barra-clipe fixado na base da prótese.

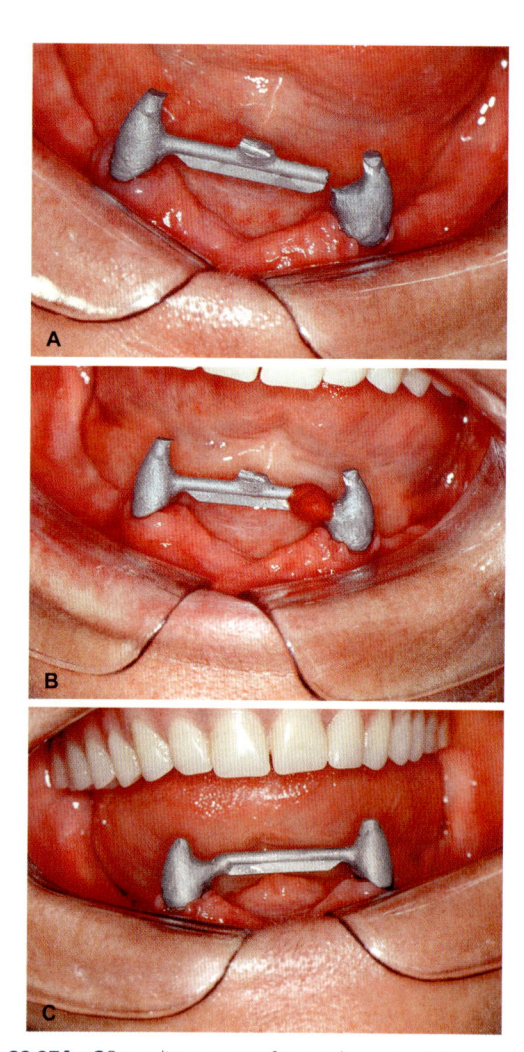

Figuras 22.23A e **B** Clipe metálico do sistema barra-clipe sobre a barra e com a prótese em posição para fixação com resina acrílica.

Figura 22.27A a **C** Procedimento para fixação das partes da barra com resina do tipo *Duralay®*, para posterior soldagem em laboratório.

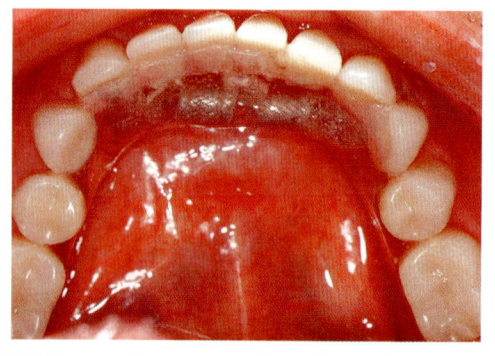

Figura 22.24 Clipe metálico do sistema barra-clipe fixado na base da prótese.

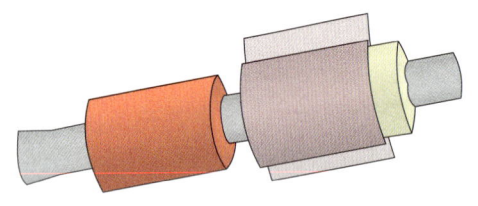

Figura 22.25 Figura esquemática que representa a barra *hader*. (Adaptada de Bruna Karnauchovas Porto da Cunha.)

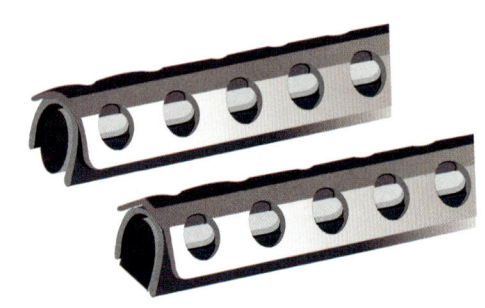

Figura 22.26 Figura esquemática que representa a barra *dolder*. (Adaptada de Bruna Karnauchovas Porto da Cunha.)

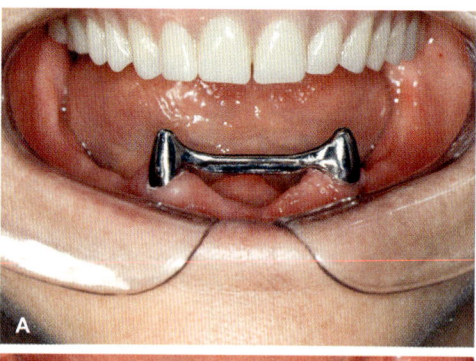

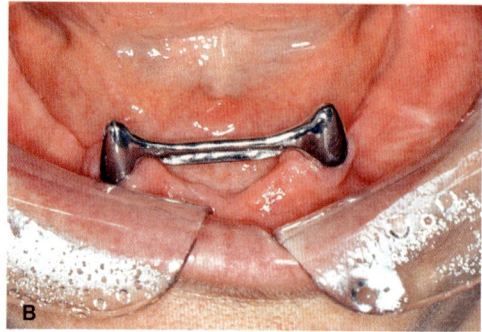

Figura 22.28A e **B** Formação de tecido hiperplásico no entorno dos dentes de suporte.

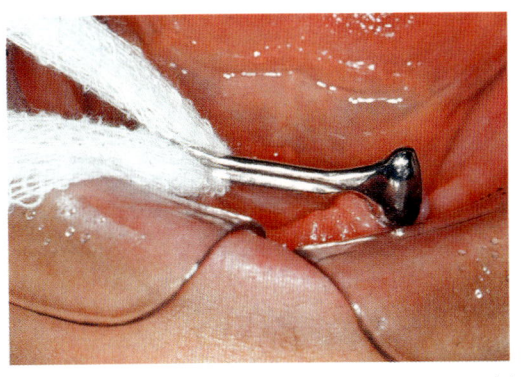

Figura 22.29 Espaço entre a barra e a fibromucosa, o que possibilita a higienização.

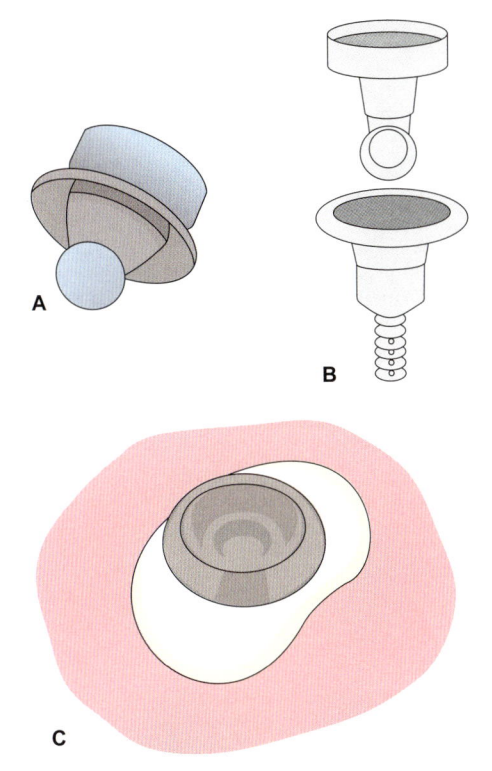

Figura 22.30 Figuras esquemáticas que representam o sistema *stern root anchor*. **A.** Retentor radicular e retentor que será fixado à base da prótese posicionados. **B.** Retentor intrarradicular (abaixo) e retentor que será fixado à base da prótese (acima). **C.** Retentor intrarradicular fixado ao dente de suporte. (Adaptadas de Bruna Karnauchovas Porto da Cunha.)

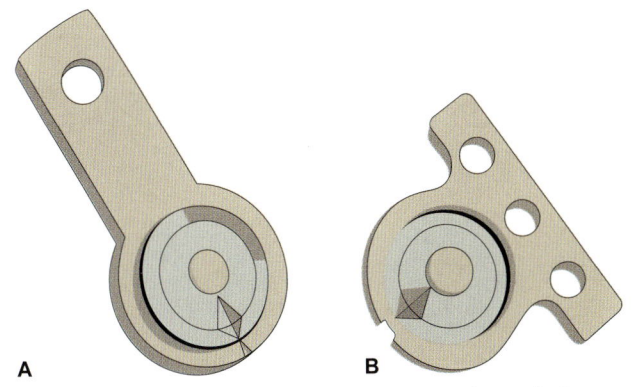

Figura 22.31 Figuras esquemáticas que representam o sistema *Rothermann*. **A.** Sistema para região posterior. **B.** Sistema para região anterior. (Adaptadas de Bruna Karnauchovas Porto da Cunha.)

► Considerações

A manutenção osseoalveolar e a manutenção da resposta sensorial talvez sejam as principais vantagens das sobredentaduras sobre dentes e conferem mais estabilidade e maior retenção em relação às próteses totais mucossuportadas. Na sua confecção, os procedimentos clínicos utilizados são de domínio do clínico geral; logo, se o profissional dominar as técnicas para confecção de próteses totais convencionais, certamente terá facilidades com os procedimentos em sobredentaduras.

Cáries, a primeira causa de insucessos; problemas periodontais e endodônticos; estética ou fonética comprometida; fraturas do dente de suporte ou da base da prótese; sobrecontorno; reparos frequentes; distância interoclusal insuficiente e lesões e inflamações frequentes da gengiva marginal são algumas situações que podem causar o fracasso dos tratamentos com sobredentaduras.

O controle de cáries e problemas periodontais nos dentes de suporte é um desafio, principalmente em idosos com dificuldade de manter higiene bucal adequada. Eles são considerados pacientes de alto risco em relação a problemas com os dentes de suporte após o término do tratamento. Portanto, além dos hábitos de higiene oral, o uso de enxaguatórios bucais com flúor e de métodos eficientes para a limpeza da prótese deve ser considerado.

De qualquer maneira, as sobredentaduras devem ser utilizadas em qualquer momento em que as condições clínicas possibilitem (Scotti *et al.*, 2003), embora, para alguns autores, essa modalidade de tratamento esteja ultrapassada (Al-Zubeid e Payne, 2007).

No que diz respeito às sobredentaduras parciais (próteses parciais removíveis telescópicas), a longevidade clínica dessas próteses retidas por *coping* e retentores resilientes foi considerada boa, não havendo diferenças significativas em relação à retenção rígida (Vere e Deans, 2009; Widbom *et al.*, 2004; Wöstamann *et al.*, 2007). No período de 5 anos, na avaliação da quantidade de retentores, cuidados posteriores, necessidades de reparo e reembasamentos da prótese, perda de cimentação do *coping* e retratamentos dos dentes de suporte, os dois primeiros tiveram grande impacto no sucesso final, e a perda da cimentação ou as infiltrações do *coping* não influenciaram o sucesso no geral (Koller *et al.*, 2011; Wenz *et al.*, 2001; Widbom *et al.*, 2004). Além disso, o aumento da estabilidade, a diminuição da mobilidade em 86% das raízes e a redução em 9% de cáries foram aspectos observados em um período que variou entre 4 e 12 anos, no qual foram analisados 99 dentes de suporte com sistemas magnéticos de retenção nos quesitos mobilidades, cáries, saúde periodontal, função da prótese e integridade das cápsulas (Bastos *et al.*, 2005; Ettinger e Qian, 2004).

As fraturas das raízes são consideradas a segunda causa de insucessos em sobredentaduras, mas o recobrimento com *coping* pode preveni-las. Muitas vezes, fraturas verticais são associadas a dentes de suporte superiores sem recobrimento, em oposição a dentes naturais inferiores. No caso apresentado na Figura 22.32A a D, a causa provável foi o uso da prótese por um período longo com o anel retentor de silicone da cápsula do dente 23 completamente deteriorado, provocando o aumento da báscula e forçando lateralmente o retentor do dente 23, o que causou a fratura.

Outro fator são as sucessivas fraturas da base da prótese que podem ocorrer em pacientes bruxômanos, mas confeccionar bases reforçadas com estruturas metálicas em Co/Cr tem sido uma medida eficiente (Figura 22.33). Reembasamentos regulares também apresentam resultados satisfatórios, mas uma base muito espessa, com comprometimento estético e desconforto, pode ser um inconveniente desse procedimento (Basker *et al.*, 1991).

Na análise de integridade marginal, retenção, oclusão, estabilidade e estética de 368 dentes de suporte (272 maxila e 96 mandíbula) em um período de 9 meses e outro de 9 anos, foram constatados 24 dentes de suporte extraídos, 49 em condições insatisfatórias e 4 bases fraturadas (Wenz *et al.*, 2001).

Problemas endodônticos após o término do tratamento são a terceira causa mais comum de insucesso. Na avaliação de usuários de sobredentaduras ocorrida entre 1973 e 1996, uma série de alterações do tipo foi encontrada. De 273 pacientes, perfazendo um total de 666 dentes de suporte (626 endodonticamente tratados), 51 apresentavam problemas em 81 dentes de suporte após a instalação da prótese. Destes, 87,1% estavam clinicamente aceitáveis, e 12,9% não. Do grupo de dentes de suporte que necessitavam de intervenções clínicas, 37% tinham cáries radiculares, que provocaram perda da integridade marginal, necessitando, portanto, de novos tratamentos. O segundo problema mais comum encontrado foi a fratura vertical da raiz (30,9%), seguida de dentes com lesões periapicais (19,8%). Muitas dessas falhas poderiam ser evitadas com higiene oral mais eficiente (Ettinger e Qian, 2004).

No que diz respeito aos sistemas de retenção, a disponibilidade no mercado é grande, apesar dos poucos dados existentes sobre a relação entre os sistemas de retenção e a configuração dos dentes de suporte. Entretanto, as relações biomecânicas desses sistemas, bem como a vida útil e a resistência à fadiga e à força de retenção devem ser avaliadas para não comprometer o planejamento protético (Bonachela *et al.*, 2003; Fatalla *et al.*, 2012; Scotti *et al.*, 2003). Na avaliação de dois sistemas de *o'ring* (Conexão e 3i) e sistema ERA (*sterngold implamed*), comparando a capacidade retentiva em relação ao tempo de uso em 6 meses, 1, 2, 3, 4 e 5 anos, verificou-se que todos os sistemas de retenção apresentaram perda de retenção. O ERA mostrou maior retenção se comparado aos outros sistemas, mas o retentor ERA cinza apresentou melhor desempenho em uso simulado (Bonachela *et al.*, 2003).

Entre os fabricantes de encaixes, não há consenso em relação ao tempo de uso dos sistemas e ao tempo de troca ou substituição. A ideia de que após 6 meses de uso esses mecanismos deveriam ser substituídos é empírica, mas não há menção da periodicidade. Pode-se considerar que outros fatores como comprimento da raiz, posição e simetria das raízes no arco, quantidade e qualidade do osso alveolar, angulação em relação ao plano oclusal, proximidade entre as raízes e avaliação da musculatura do paciente e de sua dinâmica mastigatória, tipo de arco, arco antagonista dentado e hábitos alimentares podem interferir na longevidade do retentor.

No entanto, esses fatores são variáveis para cada paciente, e é preciso avaliar a sua influência sobre a qualidade de retenção dos sistemas ao longo do tempo, considerando que a fadiga do dispositivo poderia causar um esforço acentuado no remanescente radicular, determinando a fratura do mesmo ou a perda de suporte de proteção e sustentação. Nesse aspecto, quando da escolha de um sistema de encaixe, devemos ter em mente que os resultados obtidos em testes *in vitro* nem sempre são aplicáveis às situações *in vivo* (Bonachela *et al.*, 2003).

Nas Figuras 22.34 a 22.45A e B, casos clínicos distintos são apresentados e ilustram alguns dos pontos discutidos, nos quais a sobredentadura sobre dentes com um sistema de retenção em cápsula/*o'ring* é utilizada.

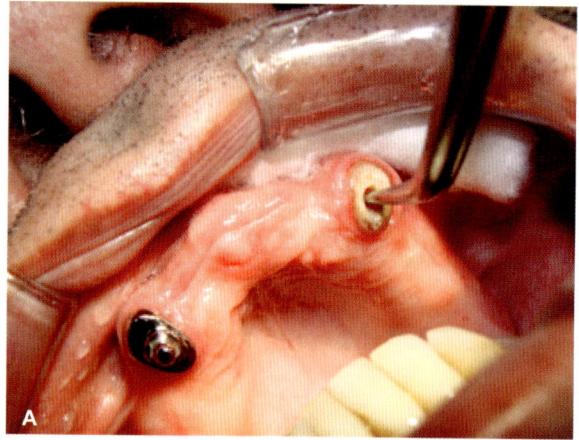
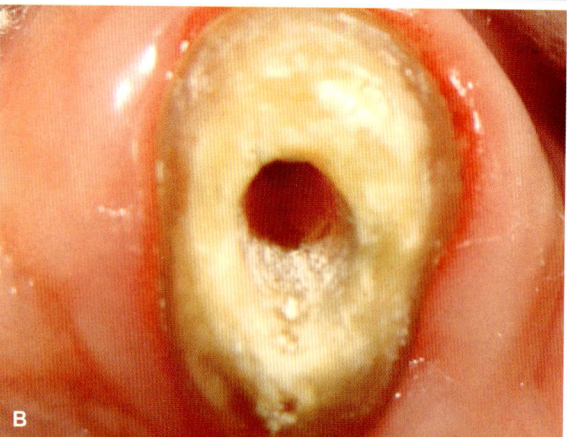
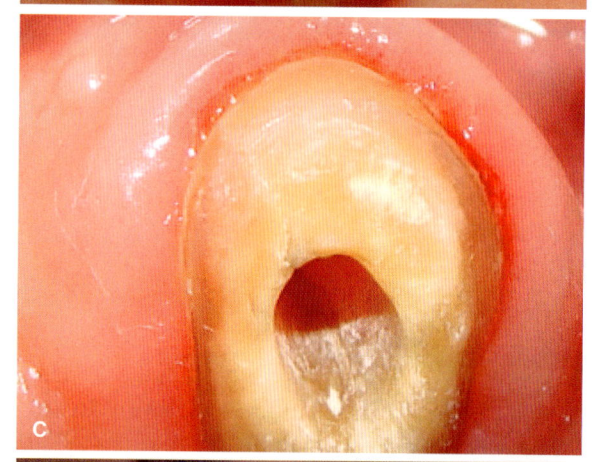
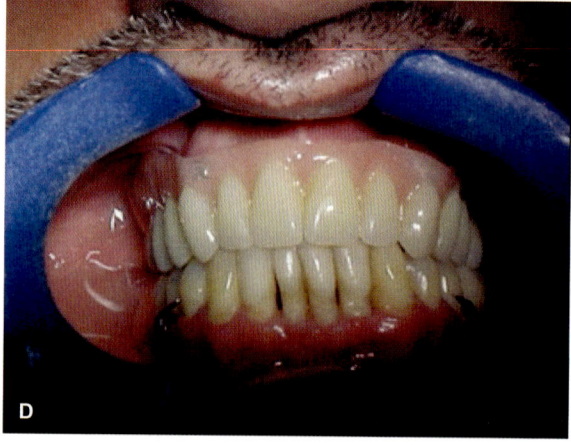

Figura 22.32 A. Dente 23 utilizado com suporte já sem o retentor intrarradicular. **B.** Dente 23 com linha de fratura. **C.** Raiz do dente 23 fraturada, utilizada como suporte (vista ampliada). **D.** Observe que o antagonista 33 é natural.

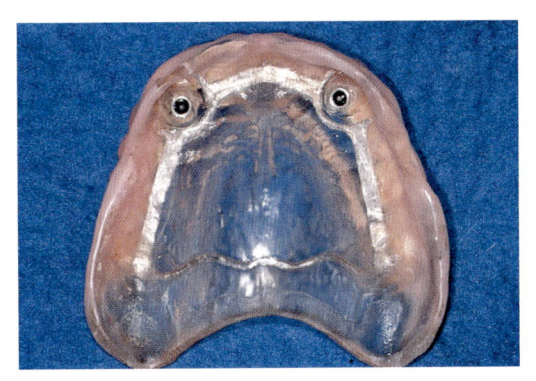

Figura 22.33 Sobredentadura com reforço metálico em Co/Cr.

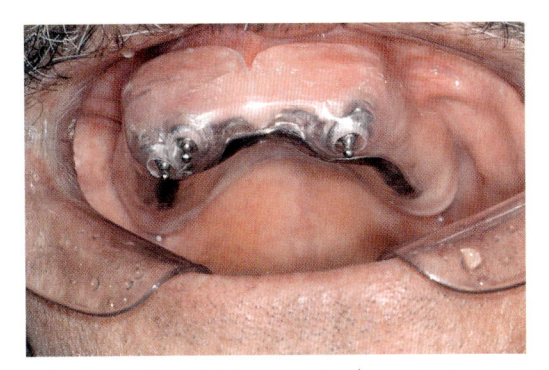

Figura 22.34 Prova da base definitiva superior. Áreas retentivas na região anterior do rebordo dificultaram o correto assentamento e resultaram em volume excessivo, alterando o suporte adequado para os lábios. A flange vestibular foi recortada para facilitar a montagem dos dentes artificiais e alcançar uma estética mais satisfatória.

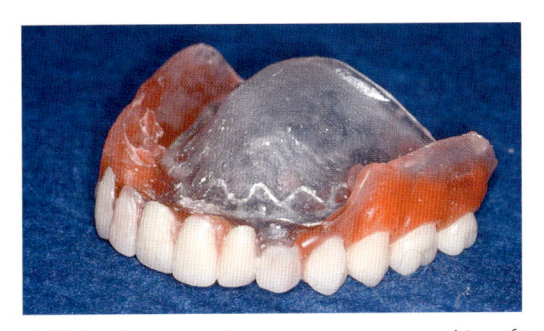

Figura 22.35 *Overdenture* superior pronta para a prova estética e funcional. Note a ausência da flange vestibular e a quantidade de desgaste necessária para o correto posicionamento do canino esquerdo.

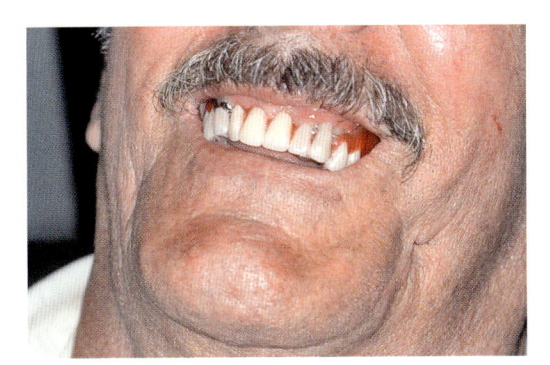

Figura 22.36 Prova estética com sorriso forçado. Ainda com algumas correções realizadas, a estética ficou insatisfatória. Observe que não foi possível ocultar o metal em algumas áreas.

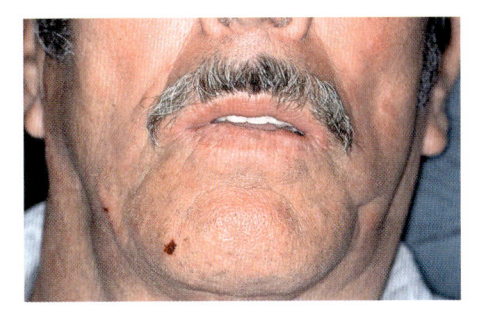

Figura 22.37 Prova estética em repouso.

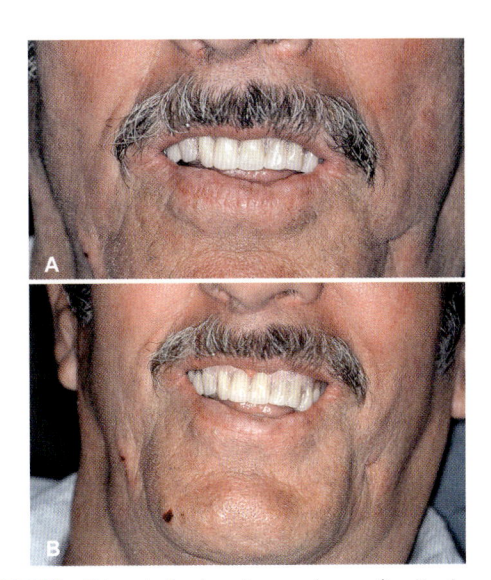

Figura 22.38A e **B** Instalação da prótese após a acrilização. Aspecto estético final.

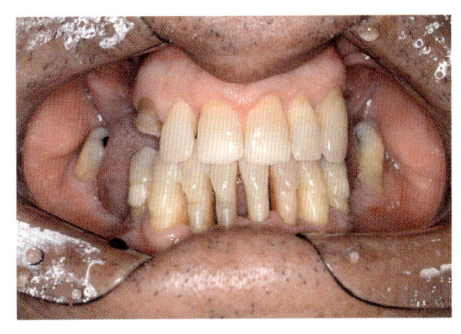

Figura 22.39 Condição inicial. Alguns dentes inferiores estão com precário estado de suporte periodontal.

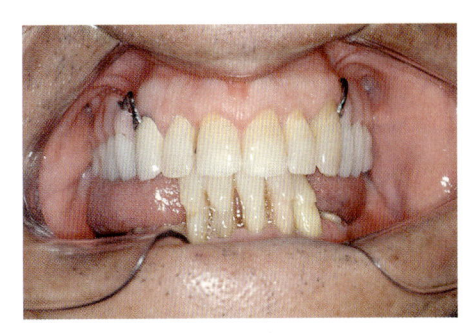

Figura 22.40 Na arcada superior foi instalada uma prótese parcial removível associada a uma coroa metalocerâmica no canino direito. Na seleção dos dentes de suporte optou-se pelos 43, 44 e 34, nos quais foi realizado tratamento endodôntico. Pela condição desfavorável, os molares foram extraídos previamente à moldagem anatômica.

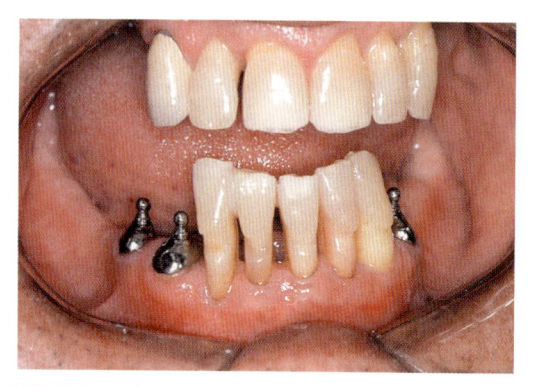

Figura 22.41 Prova dos retentores intrarradiculares com núcleo estojado e *o'ring*.

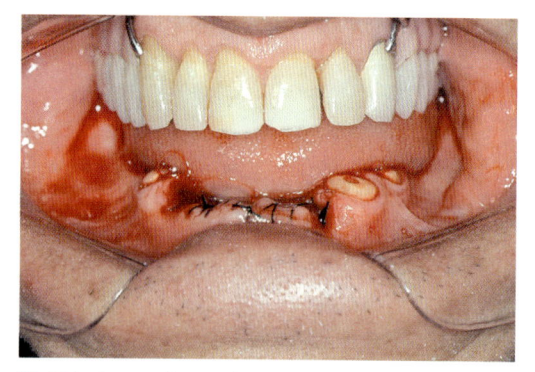

Figura 22.42 Após a confecção da prótese inferior, os remanescentes anteriores foram extraídos.

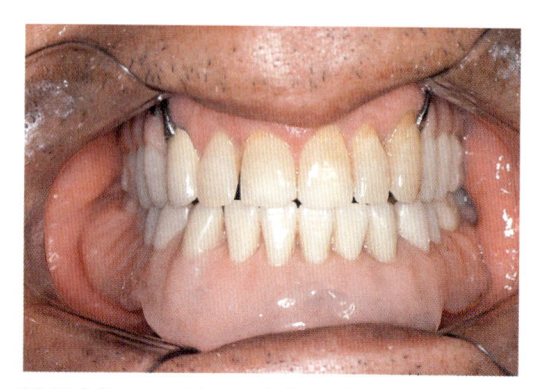

Figura 22.43 Prótese parcial removível superior e *overdenture* inferior em oclusão central. Ver na Figura 22.13 os retentores intrarradiculares com núcleo estojado e *o'ring* cimentados

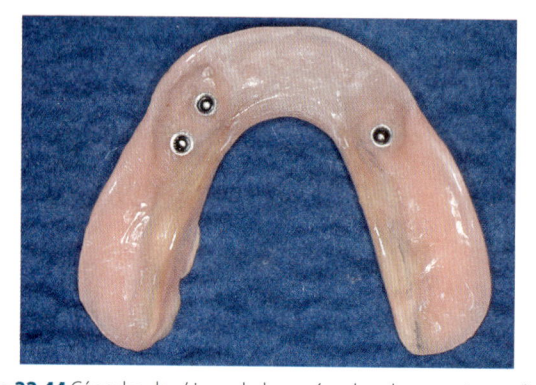

Figura 22.44 Cápsulas de *o'ring* coladas na área basal com resina acrílica ativada quimicamente (RAAQ).

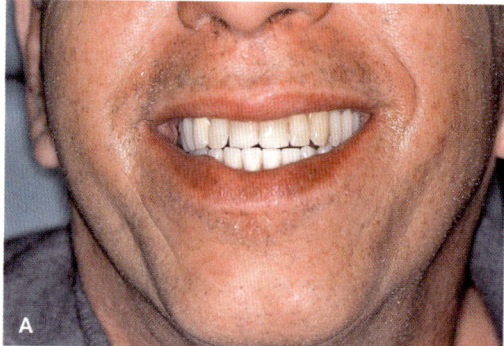

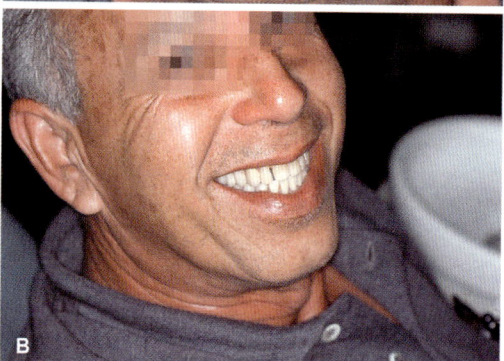

Figura 22.45A e **B** Aspecto estético final.

▶ Perspectiva

A odontologia embasada em evidências científicas amplia sobremaneira as práticas clínicas com várias opções de tratamento. O caminho da prótese dentária com a implantodontia está bem sedimentado e, cada vez mais, oferece um tratamento reabilitador seguro e confortável ao paciente. O prognóstico dos tratamentos com sobredentaduras sobre dentes é relativamente limitado, e os resultados são mais favoráveis com próteses totais mucossuportadas e implantorretidas, em que a anatomia do rebordo alveolar é mais favorável (livre de retenções) nas áreas próximas aos implantes, o que minimiza os constantes traumas aos tecidos moles. Portanto, quando existirem condições favoráveis para a colocação de implantes e o tratamento for acessível ao paciente que aceita relativamente bem a perda dos poucos dentes remanescentes, essa deverá ser a opção de tratamento.

Em contrapartida, a manutenção de dentes remanescentes em condições de serem utilizados como suporte para sobredentaduras, apesar de parecer uma atitude obsoleta na atualidade, deve ser ainda considerada como opção de tratamento, devido às suas vantagens e condições anatômicas, de saúde ou econômicas que impossibilitem tratamentos mais complexos.

▶ Bibliografia

AL-ZUBEID M.I., PAYNE A.G. Mandibular overdentures: a review of treatment philosophy and prosthodontic maintenance. *N Z Dent J.*; 2007, v.103, n.4, p. 88-97.

BASKER R.M., HARRISON A., RALPH J.P. Sobredentaduras (Overdentures) na prática dentária geral. 1. ed. São Paulo: Santos; 1991.

BASTOS EL DE S., ACCETTURI F., PLESE A. Reabilitação oral com prótese parcial removível e sistema de encaixe em raízes remanescentes – caso clínico. *PCL*; 2005, v.7, n.36, p. 119-23.

BONACHELA W.C., PEDREIRA A.P.R.V., MARINS L., PEREIRA T. Avaliação comparativa da perda de retenção de quatro sistemas de encaixes do tipo era e o'ring empregados sob overdentures em função do tempo de uso. *J Appl Oral Sci*; 2003, v.11, n.1, p. 49-54.

COCA I., LOTZMANN U., PRISENDER K. A clinical follow-up study of magnetically retained overdentures (Dyna-system). *Eur. J. Prosthodont. Restor. Dent.*; 2002, v.10, n.2, p. 73-8.

ETTINGER R.L., QIAN F. Prostprocedural problems in an overdenture population: a longitudinal study. *J. Endod.*; 2004, v.30, n.5, p. 310-4.

FATALLA A.A., SONG K., DU T., CAO Y. An *in vitro* investigation into retention strength and fatigue resistance of various designs of tooth/implant supported overdentures. *J Huazhong Univ Sci Technolog Med Sci*; 2012, v.32, n.1, p. 124-9.

FENTON A.H. The decade of overdentures: 1970-1980. *J Prosthet Dent.*; 1998, v.79, n.1, p. 31-6.

GILLINGS B.R., SAMANT A. Overdenture with magnetic attachments. *Dent Clin North Am*; 1990, v.34, n.4, p. 683-709.

KOLLER B., ATT W., STRUB J.R. Survival rates of teeth, implants and double crown-retained removable dental prostheses: a systematic literature review. *Int J Prosthodont*; 2011, v.24, n.2, p. 109-17.

KRENNMAIR G., SEEMANN R., WEINLÄNDER M., PIEHSLINGER E. Comparision of ball and telescopic crown attachments in implant-retained mandibular overdentures: a 5-year prospective study. *Int J Oral Maxillofac Implants*; 2011, v.26, n.3. p. 598-606.

MATSUMOTO P.M., NETTO H.C., PAES J.R., T.J. de A., FARIA R. Atualidades sobre overdentures: dentossuportadas e implantossuportadas. *PCL*; 2002, v.4, n.22, p. 509-13.

MISCH C. E. Razão para os implantes dentários. Prótese sobre implantes. São Paulo: Santos; 2006, p. 1-17.

NEWTON M.P., McMANUS F.C., MENHENICK S. Jaw muscles in older overdenture patients. *Gerodontology*; 2004, v.21, p. 37-42.

NUNES M., CUNHA D.M., CUNHA J.R., A.P., GOULART V.L. Overdenture: relato de caso clínico. *Revista da EAP/APCD*; 2004, v.5, n.2, p. 18-20.

POSENKAR A.A., PRADEEP K., MURUGESAN K., VASANTHAKUMAR M. Telescopic Overdenture by a combination of tooth and an implant: A clinical report. *J Indian Prosthodont. Soc.*; 2010, v.10, n.1, p. 10-31.

SB BRASIL 2010 (Programa Nacional de Saúde Bucal). http://dab.saude.gov.br/cnsb/sbbrasil/arquivos/apresentacao_abbrasil_2010.pdf.

SCOTTI R., MELILLI D., PIZZO G. Overdentures supported by natural teeth: analysis of clinical advantages. *Minerva Stomatol*; 2003, v.52, n.5, p. 201-10.

STERNGOLD ATTACHMENTS. Quality products, Support & Education. www.sterngold.com

TOKUHISA M., MATSUSHITA Y., KOYANO K. *In vitro* study of a mandibular implant overdenture retained with ball, magnet, or bar attachments: comparison of load transfer and denture stability. Int. *J. Prosthodont.*; 2003, v.16, n.2, p. 128-34.

VERE J., DEANS R.F. Tooth-supported, magnet-retained overdentures: a review. *Dent Update*; 2009, v.36, n.5, p. 305-8, 310.

WENZ H.J., HERTRAMPF K., LEHMANN K.M. Clinical longevity of removable partial dentures retained by telescopic crowns: outcome of the double crown with clearance fit. *Int J Prosthodont*; 2001, v.14, n.3, p. 207-13.

WIDBOM T., LOFQUIST L., WIDBOM C., SODERFELDT B., KRONSTROM M. Tooth-supported telescopic crown-retained dentures: an up to 9-year restrospective clinical follow-up study. Int. *J. Prosthodont.*; 2004, v.17, n.1, p. 29-34.

WÖSTAMANN B., BALKENHOL M., WEBER A., FERGER P., REHMANN P. Long-term analysis of telescopic retained removable partial dentures: survival and need for maintenance. *J Dent*; 2007, v.35, n.12, p. 939-45.

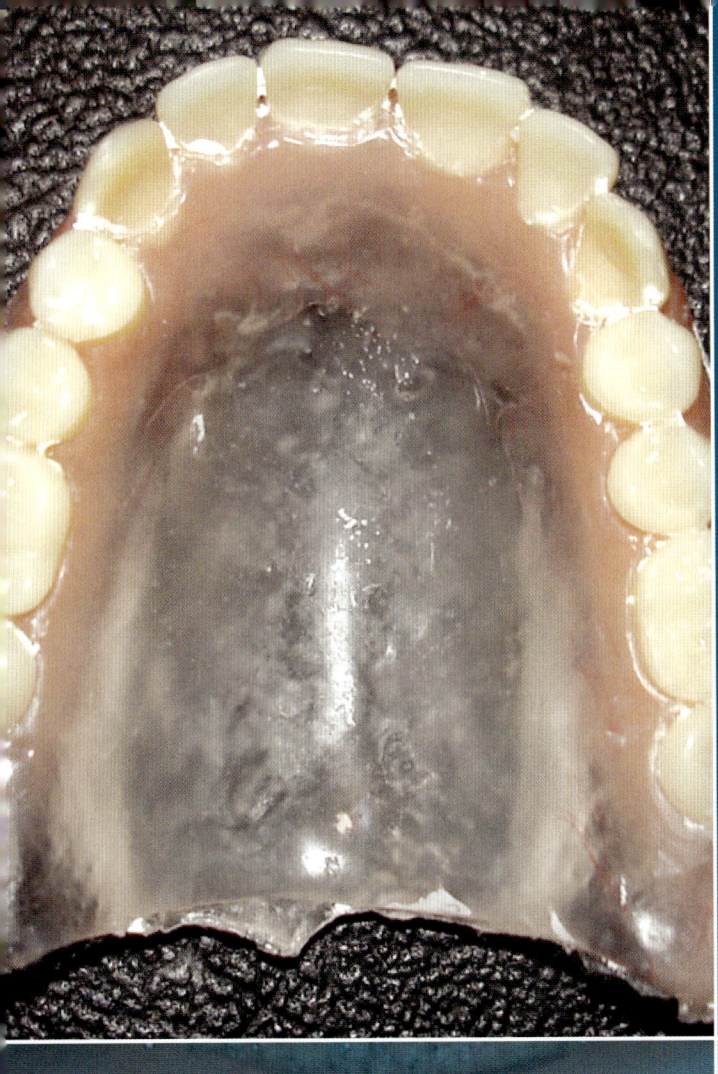

23

Próteses Monomaxilares

Alecsandro de Moura Silva
Leonardo Marchini
Vicente de Paula Prisco da Cunha

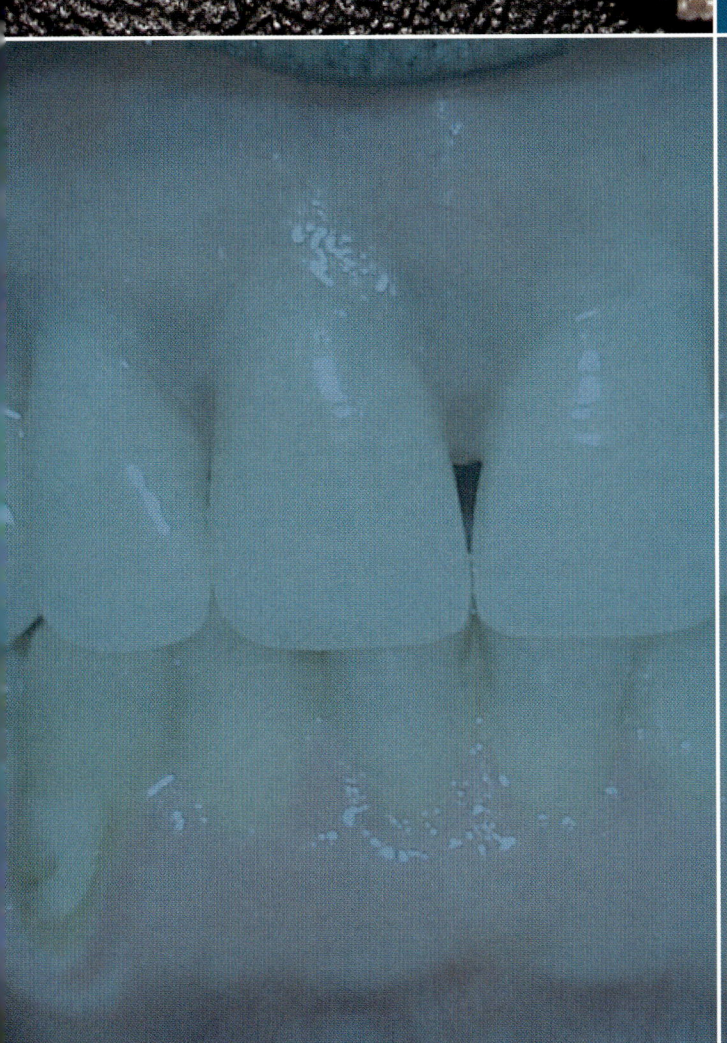

O que são próteses monomaxilares?

São próteses feitas para somente uma das arcadas e que podem ter como antagonistas dentes naturais, próteses parciais removíveis, próteses parciais fixas convencionais e sobre implantes. No caso que ilustra este capítulo, será feita apenas a prótese superior, e a arcada inferior (dentada) não será alterada.

▶ Descrição dos procedimentos

▪ Moldagens e modelos

O paciente apresentou-se para confecção de nova prótese total mucossuportada (PTMS) superior com a arcada inferior portando todos os dentes, exceto o primeiro molar direito (Figura 23.1). Assim, para a moldagem da arcada desdentada, a moldeira de estoque superior para alginato foi individualizada (Figura 23.2), conforme preconizado no Capítulo 2. Procedemos então à moldagem com alginato, resultando no molde apresentado na Figura 23.3, o qual, depois de preenchido com gesso comum, originou o modelo de estudo, que foi aliviado com cera 7 e isolado com isolante à base de alginato (Figura 23.4A e B), para confecção da moldeira individual.

A confecção da moldeira individual foi realizada com resina acrílica ativada quimicamente (RAAQ) incolor, utilizando a técnica da "manta": sobre uma placa de vidro, são colocadas duas tiras de cera 7 dobradas (com 2 mm de espessura), e a placa é isolada com vaselina líquida (Figura 23.5). Então, coloca-se uma porção de RAAQ incolor na fase plástica, que é prensada com uma segunda placa de vidro, igualmente isolada, contra a primeira (Figura 23.6A e B), obtendo uma "manta" de RAAQ com espessura uniforme de 2 mm, a qual é manualmente adaptada sobre o modelo. Depois, recortam-se os excessos, que são utilizados para a confecção do cabo (Figura 23.7). Após a polimerização completa, a moldeira recebe acabamento (Figura 23.8) para ser provada na boca (Figura 23.9). Eventuais excessos que interfiram na musculatura são recortados, e a moldeira recebe cera utilidade em uma fina camada na região de selamento periférico (Figura 23.10), com o intuito de aprimorar a moldagem da região, como salientado no Capítulo 4. A cera 7, então, é aquecida por partes, e a moldeira, levada à boca para moldar a região de selamento periférico (Figura 23.11).

No caso clínico abordado, por não haver áreas de extrema retenção e para ilustrar o livro com outra opção de material de moldagem, optamos por utilizar a pasta zincoeugenólica, que deve ser manipulada com comprimentos iguais de pasta base e catalisadora (Figura 23.12). Após misturar e obter uma pasta homogênea, o material é levado à boca na moldeira, e o paciente é instado a realizar movimentos funcionais para a correta obtenção da moldagem da musculatura em função, resultando em retenção e estabilidade do molde (Figura 23.13). Este é então removido da boca para inspeção (Figura 23.14). Com o molde aprovado, procede-se ao recorte dos excessos com *Le cron* aquecido (Figura 23.15).

Depois disso, o molde é preenchido com gesso tipo 4, a fim de obter o modelo funcional (Figura 23.16). Esse tipo de gesso é utilizado porque *não* será usada, neste caso, também a título de ilustração, a base definitiva. Desse modo, o modelo funcional deverá permanecer intacto até o final dos procedimentos de montagem e prova dos dentes artificiais, uma vez que só será destruído na acrilização, ao final do processo. Assim, o gesso tipo 4 irá enquadrar-se melhor, pois proporcionará maior resistência ao modelo funcional.

Por ser dentada, a arcada inferior é moldada com moldeiras para dentados tipo Vernes, que têm bacia mais alta, própria para arcadas que tenham, além do rebordo alveolar, a altura dos dentes. Lembramos que há oito modelos dentre superiores e inferiores.

- Superiores: S1, pequena; S2, média; S3, grande; e S4, que tem o tamanho da S2, porém é mais baixa na região posterior, sendo, portanto, apropriada apenas para moldagem de pacientes desdentados posteriores e dentados anteriores
- Inferiores: I1, I2, I3 e I4. Nesse caso, utilizamos a moldeira I2, que foi individualizada utilizando cera utilidade (Figura 23.17).

A moldagem foi realizada com alginato, originando o molde (Figura 23.18). Este, após confecção de suporte com cera utilidade e alginato na área da língua (Figura 23.19), foi preenchido com gesso pedra (tipo 3), dando origem ao modelo que será utilizado como antagonista (Figura 23.20).

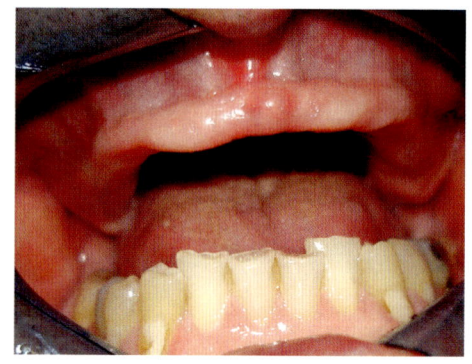

Figura 23.1 Aspecto inicial do caso clínico. Paciente desdentado na maxila, com rebordo superior adequado e dentado na mandíbula.

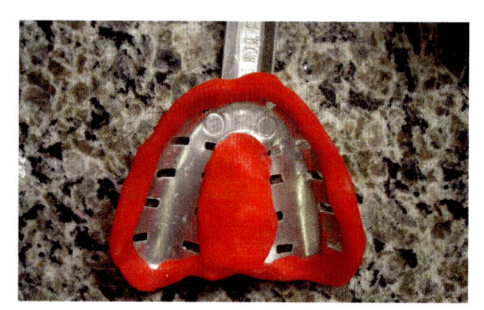

Figura 23.2 Moldeira de estoque para desdentado, já selecionada e individualizada com cera utilidade.

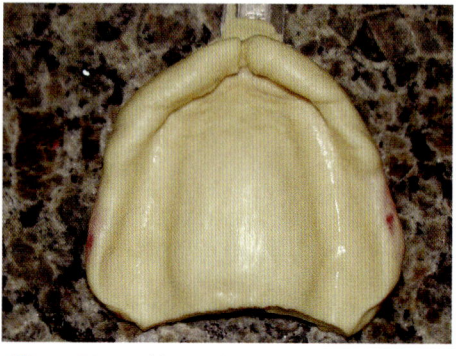

Figura 23.3 Molde anatômico obtido em alginato.

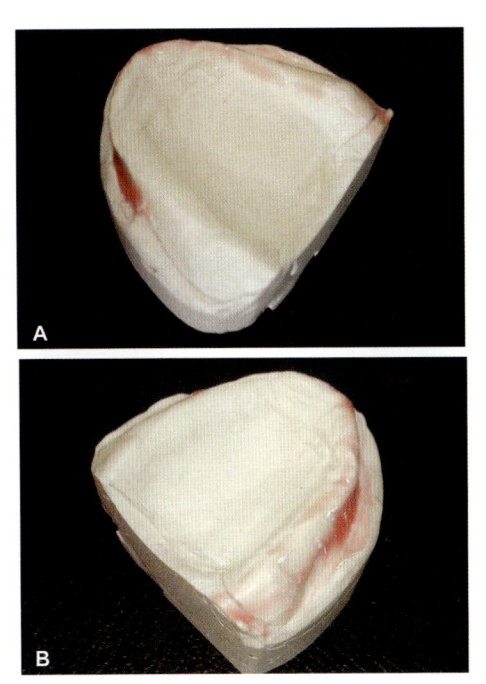

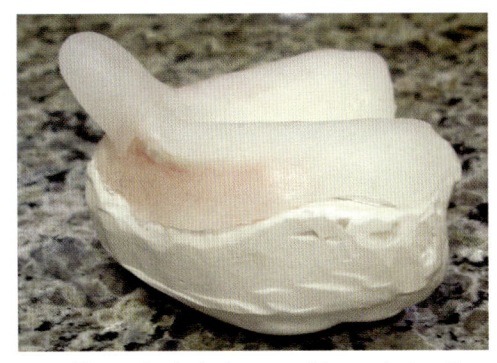

Figura 23.7 Moldeira individual sobre o modelo anatômico. Observe a inclinação de aproximadamente 45° dada ao cabo.

Figura 23.4A e **B** Modelo anatômico obtido com gesso comum, no qual foi delineada a área chapeável. Ele já foi aliviado e isolado para confecção da moldeira individual.

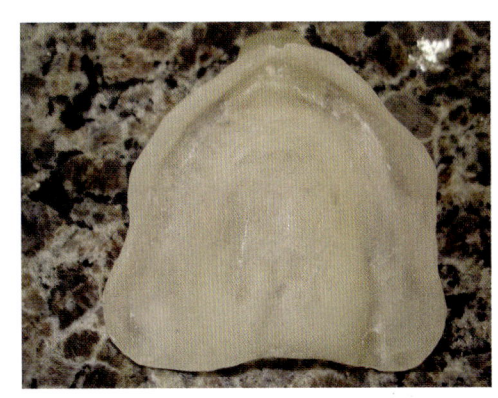

Figura 23.8 Parte basal da moldeira individual após acabamento.

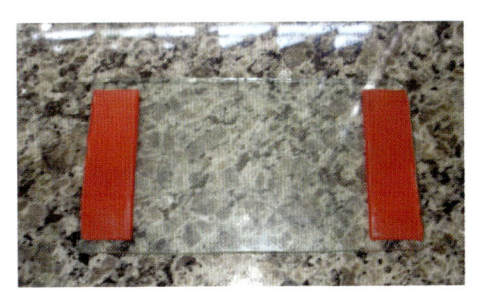

Figura 23.5 Placa de vidro com cera 7 dobrada ao meio nas extremidades, isolada com vaselina líquida, para obtenção de manta de RAAQ com espessura uniforme.

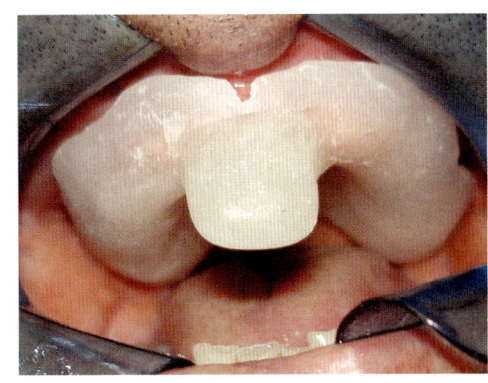

Figura 23.9 Prova da moldeira individual na boca. Toda a atenção deve ser dada ao recobrimento promovido, lembrando que a moldeira não deve cobrir áreas de movimentação muscular, respeitando a inserção de freios e bridas.

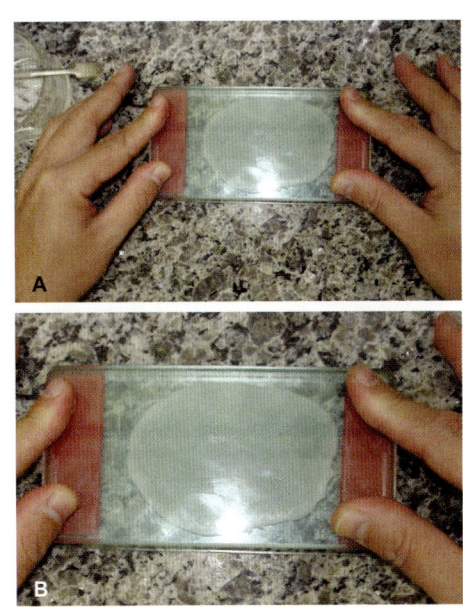

Figura 23.6A e **B** RAAQ na fase plástica, sendo prensada entre as placas de vidro.

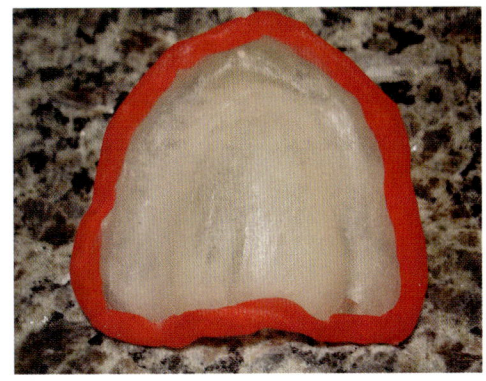

Figura 23.10 Colocação da cera utilidade na área de selamento periférico, com o intuito de promover a moldagem mais precisa da região.

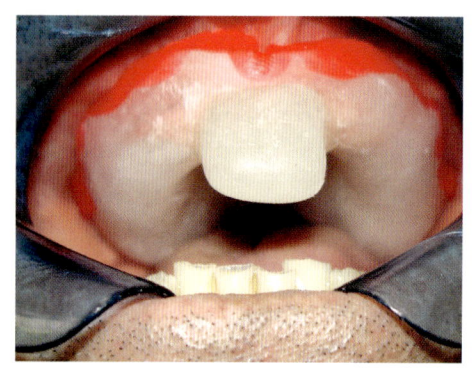

Figura 23.11 Prova da cera para selamento periférico na boca e moldagem da área com a cera, de modo a manter a condição ideal de recobrimento obtida na Figura 23.9.

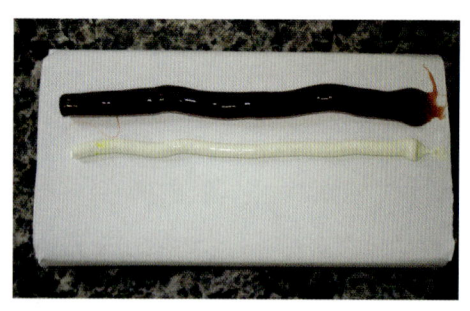

Figura 23.12 Pasta zincoeugenólica: devem ser dispensados comprimentos iguais da pasta base e catalisadora sobre a placa de vidro recoberta com papel sulfite.

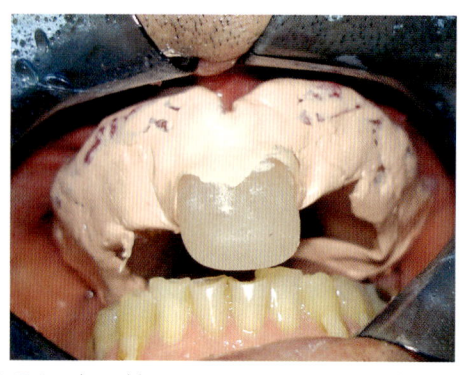

Figura 23.13 Ato da moldagem com pasta zincoeugenólica. Observe o escoamento uniforme do material pelas superfícies vestibulares da moldeira, promovido pela movimentação muscular, de modo a manter a condição ideal de recobrimento da área chapeável.

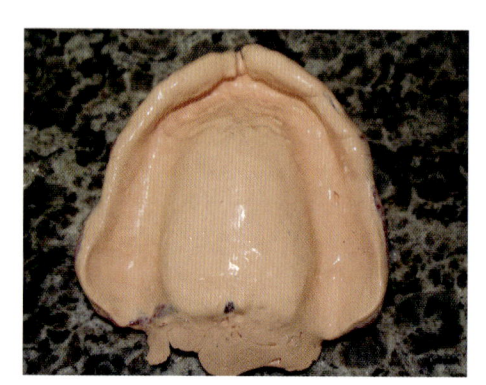

Figura 23.14 Molde funcional obtido com pasta zincoeugenólica, ainda com excessos.

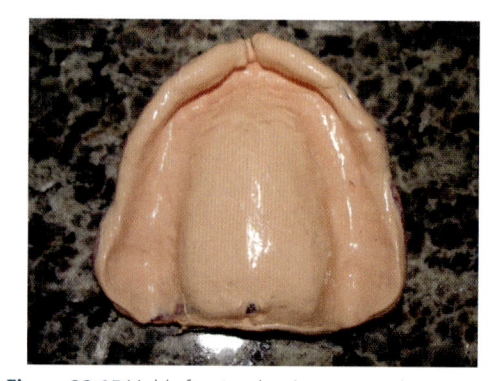

Figura 23.15 Molde funcional após o recorte dos excessos.

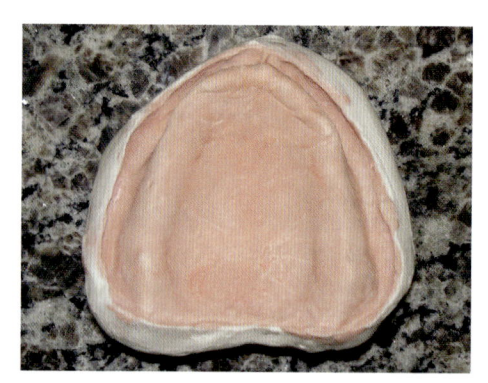

Figura 23.16 Modelo funcional obtido em gesso tipo 4. É importante utilizar esse gesso neste caso, uma vez que esta prótese será confeccionada pela técnica da base de prova. Este modelo deverá ficar intacto até o momento da acrilização final; por isso, devemos utilizar um gesso mais resistente, como o tipo 4.

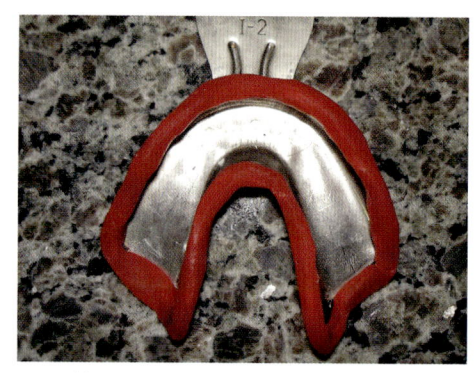

Figura 23.17 Moldeira tipo Vernes para dentados, com bacia mais alta. Nesse caso, foi selecionada a moldeira I2, que recebeu individualização em cera utilidade.

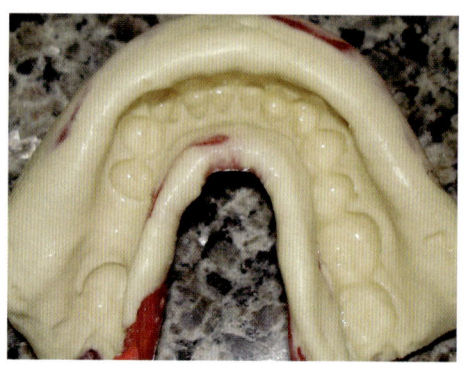

Figura 23.18 Molde do arco mandibular, em alginato.

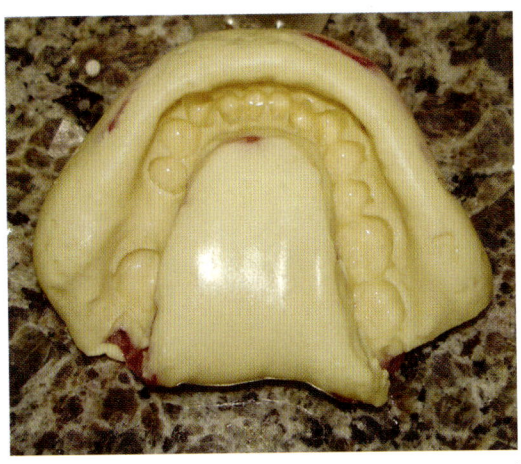

Figura 23.19 Preparo do apoio na região da língua, com cera utilidade e alginato.

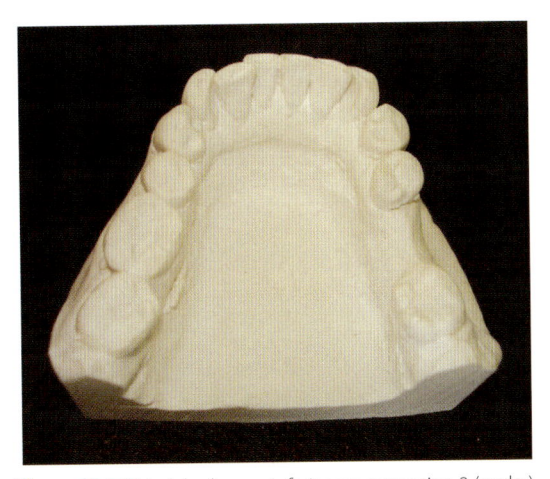

Figura 23.20 Modelo do arco inferior em gesso tipo 3 (pedra).

▶ Base de prova

Para ilustrar melhor este assunto, apresentando as duas técnicas, será utilizada a base de prova em vez da base definitiva.

Link

A base de prova é comumente utilizada no Brasil há várias décadas, e bons profissionais obtêm excelentes resultados com essa técnica, de modo que sua adequação é indiscutível. No entanto, como explicamos no Capítulo 5, acreditamos que a base definitiva apresenta algumas vantagens que podem ser exploradas para obtenção de resultados ainda melhores.

Para confecção da base de prova, o modelo funcional é aliviado com cera 7 e isolado com isolante à base de alginato (Figura 23.21A a C). Sobre ele, utilizando a mesma técnica da "manta" descrita para a confecção da moldeira individual, adapta-se a RAAQ incolor, obedecendo aos limites da área basal, que são os do próprio modelo de trabalho (Figura 23.22). Após a polimerização (Figura 23.23), a base de prova é separada do modelo funcional (Figura 23.24) para promover o acabamento (Figuras 23.25 e 23.26). A base de prova é, então, testada na boca, com o intuito de verificar sua adequação à área basal sem interferências na musculatura paraprotética (Figura 23.27).

Observações clínicas

Os ajustes que puderem ser feitos nesta prova não serão suficientes para dar retenção à prótese após a acrilização, uma vez que a base de prova será descartada nesta oportunidade e, junto com ela, os acertos feitos. Desse modo, se for necessário fazer ajustes nesta fase, eles deverão ser feitos, e a base de prova, transformada em moldeira individual, para obtenção de novos moldes e modelos funcionais, bem como de nova base de prova.

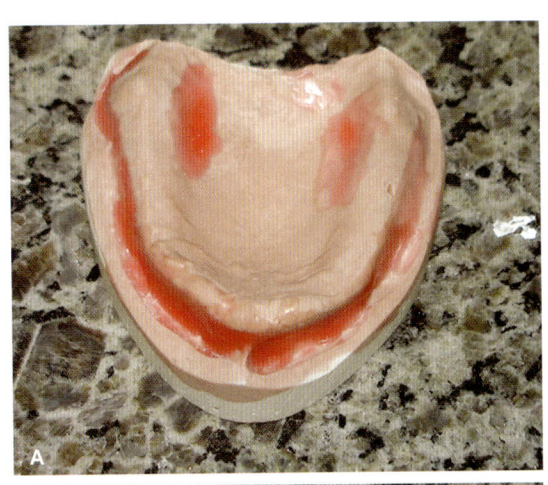

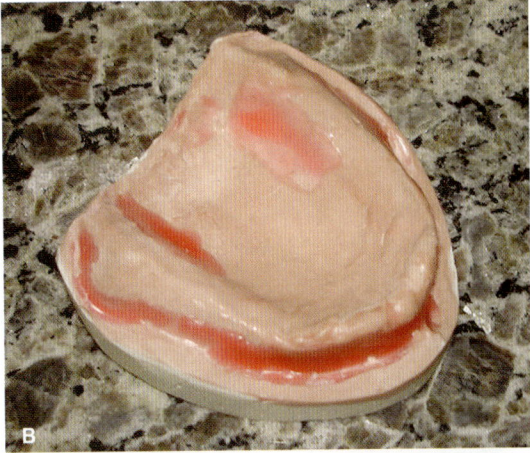

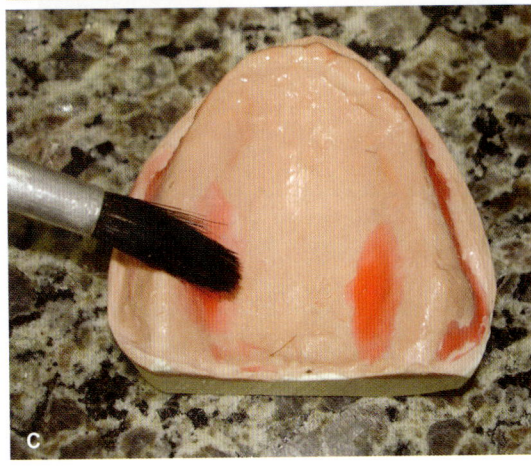

Figura 23.21A e **B.** Modelo funcional aliviado com cera 7. **C.** Isolamento do modelo aliviado com isolante à base de alginato.

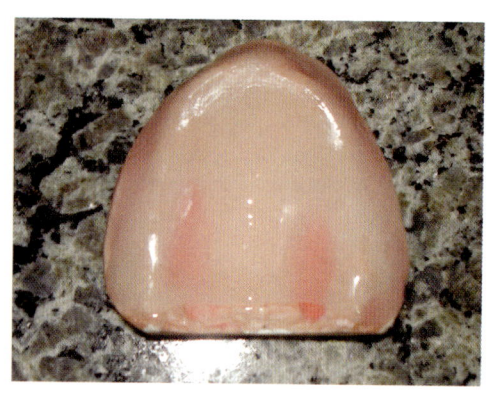

Figura 23.22 Aplicação da RAAQ incolor sobre o modelo aliviado e isolado, para confecção da base de prova.

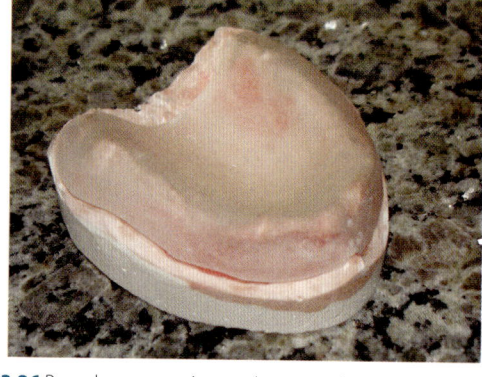

Figura 23.26 Base de prova após o acabamento final, adaptada sobre o modelo funcional.

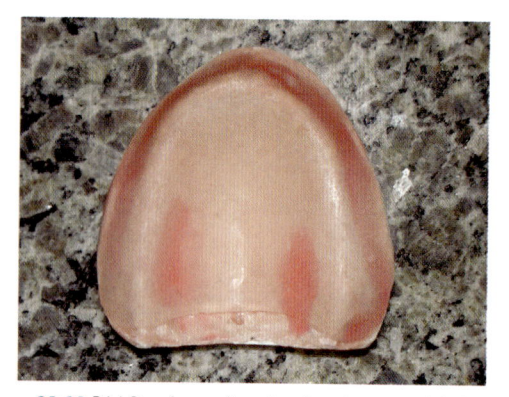

Figura 23.23 RAAQ após a polimerização sobre o modelo funcional.

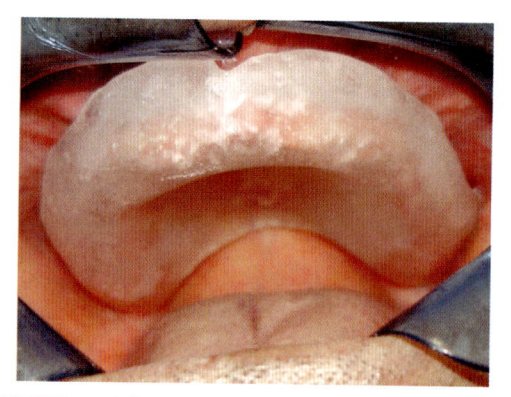

Figura 23.27 Prova da base na boca. Se houver sobre-extensões neste momento, será inútil ajustá-las, uma vez que esta base *não* será a definitiva, e ajustes feitos em sua extensão *não* repercutirão na prótese pronta. No caso de sobre-extensões, a base é que deverá ser ajustada, e um cabo deverá ser adicionado a ela. Depois, nova moldagem funcional deverá ser realizada, assim como os demais procedimentos dessa etapa em diante.

▶ Planos de orientação e montagem em articulador semiajustável

Sobre a base de prova, é confeccionado o padrão de cera, no qual está a altura do fórnix à incisal dos incisivos centrais inferiores (medida no modelo inferior), na região anterior, terminando em zero na região retromolar. A espessura é de aproximadamente 2 cm (Figura 23.28). O padrão de cera é utilizado para a tomada do arco facial e fixação do modelo superior ao ramo superior do articulador semiajustável (Figuras 23.29 e 23.30). Depois, o padrão é removido do modelo (Figuras 23.31 e 23.32) e levado novamente à boca para individualização. Feito isso, ele é harmonizado às características faciais do paciente e colocado plastificado em posição na boca (Figura 23.33). Então, pede-se ao paciente que oclua até a predeterminada dimensão vertical de oclusão (DVO), marcada em um compasso de Willis (Figuras 23.34 a 23.36), registrando as cúspides e incisais inferiores no plano de orientação superior (Figura 23.37). Em seguida, este é colocado sobre o modelo superior já preso ao respectivo ramo do articulador, que, invertido, possibilita o posicionamento do modelo inferior (Figura 23.38) sobre as edentações produzidas anteriormente no plano de orientação superior, para união do modelo inferior ao respectivo ramo do articulador (Figura 23.39A e B), com o pino guia incisal em zero.

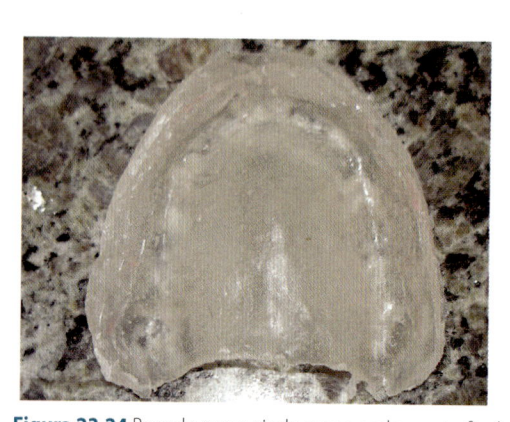

Figura 23.24 Base de prova ainda sem o acabamento final.

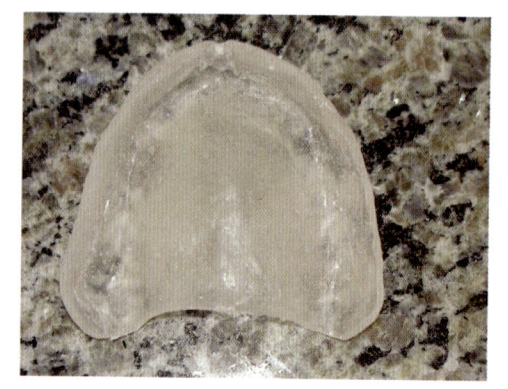

Figura 23.25 Base de prova após o acabamento final.

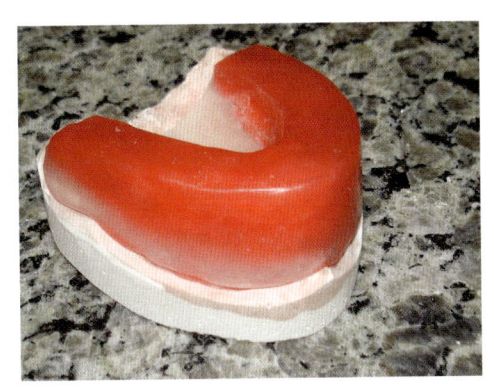

Figura 23.28 Confecção do padrão de cera, com a altura do fórnix à incisal dos incisivos centrais inferiores (medida no modelo inferior), na região anterior, terminando em zero na região retromolar. A espessura é de aproximadamente 2 cm.

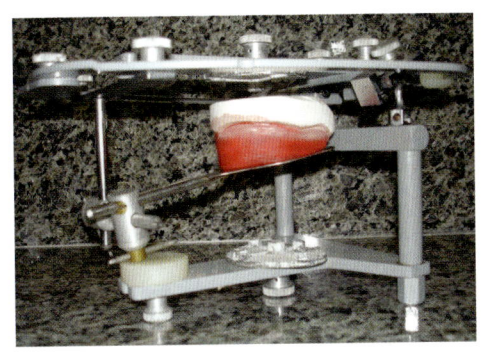

Figura 23.29 Posicionamento do modelo superior em articulador semiajustável, com auxílio do arco facial.

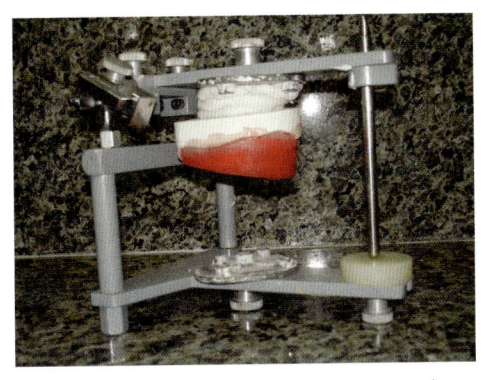

Figura 23.30 Modelo superior unido à placa de montagem do ramo superior do articulador com gesso comum (tipo 2).

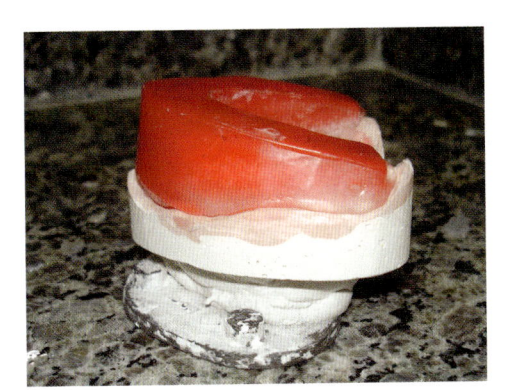

Figura 23.31 Conjunto placa de montagem, modelo e padrão de cera removidos do ramo superior do articulador e da forquilha do arco facial.

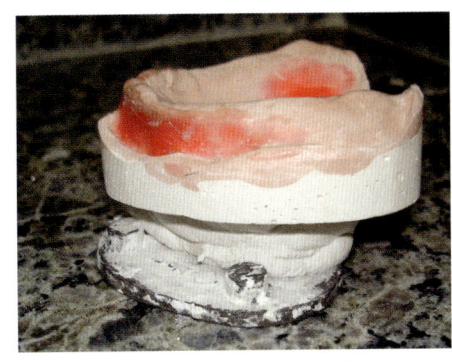

Figura 23.32 Remoção do padrão de cera do modelo, que permanece unido à placa de montagem do articulador.

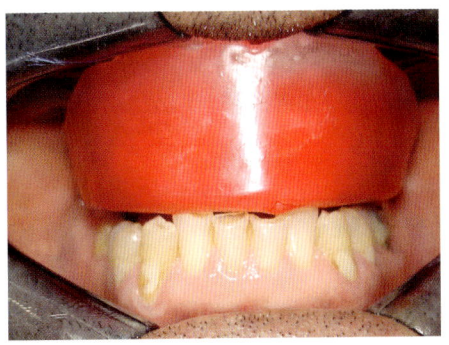

Figura 23.33 Padrão de cera já individualizado, posicionado na boca. Pedimos ao paciente que ocluísse levemente, sem marcar a cera, para verificarmos a dimensão vertical.

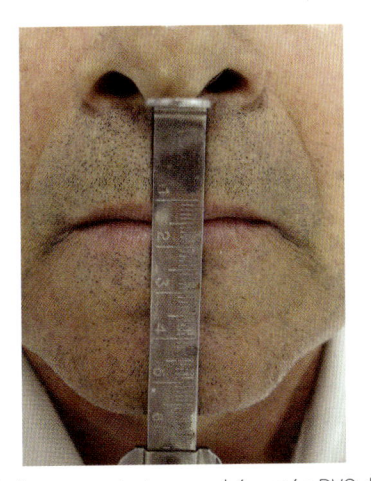

Figura 23.34 Pedimos ao paciente que ocluísse até a DVO determinada anteriormente (DVO = DVR – EFL).

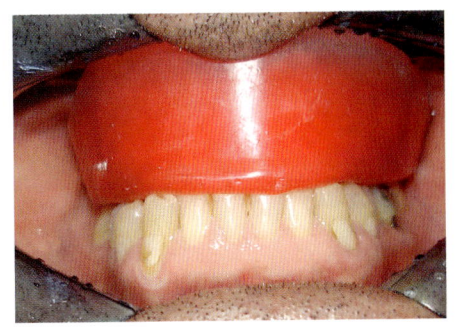

Figura 23.35 Registro dos dentes inferiores sobre o plano de orientação superior, em RC na DVO.

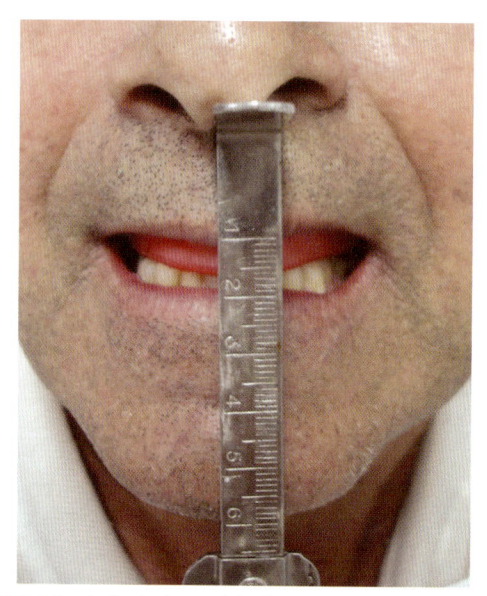

Figura 23.36 Conferência da medida de DVO após o registro dos dentes inferiores no plano de orientação superior.

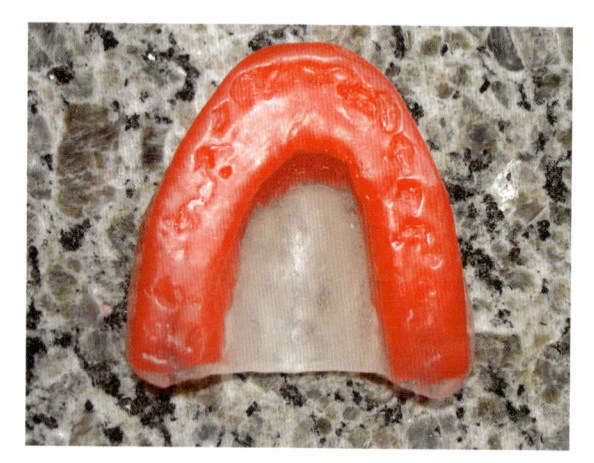

Figura 23.37 Vista oclusal do plano de orientação superior, com as marcações das incisais e oclusais dos dentes inferiores.

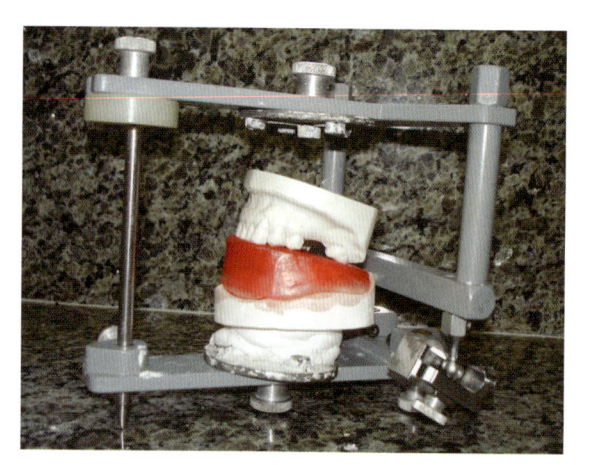

Figura 23.38 Posicionamento do plano de orientação superior sobre o modelo superior posicionado no articulador invertido, e do modelo inferior sobre as edentações do plano de orientação, para fixação do modelo inferior no articulador.

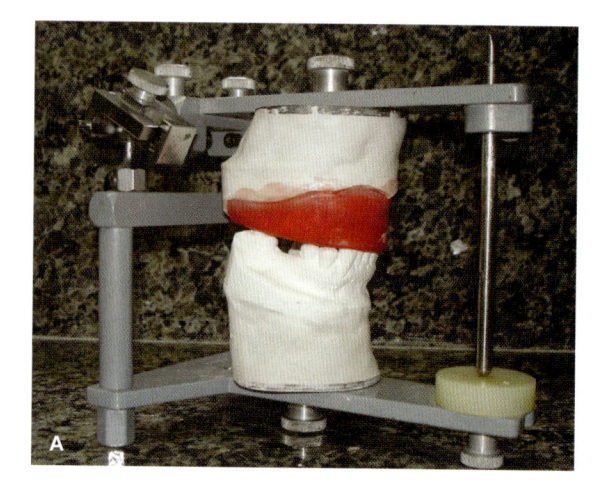

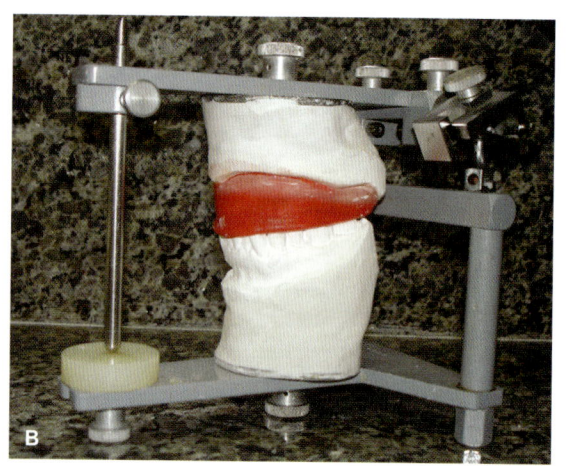

Figura 23.39A e **B** Modelo inferior fixado no articulador em RC na DVO.

▶ Individualização do articulador semiajustável

Para realizar a individualização dos ângulos de Bennett e das guias condilares do articulador, são necessários os registros de protrusão e lateralidades, uma vez que não temos curvas individuais de compensação a serem seguidas como vimos no caso das próteses totais duplas, no Capítulo 8.

Iniciamos esta etapa com o registro em boca da lateralidade direita (Figura 23.40). O registro foi posicionado sobre o modelo superior; as guias foram soltas; o modelo inferior, posicionado sobre as edentações produzidas pelo registro de lateralidade direita (Figura 23.41). Desse modo, o côndilo de balanceio esquerdo assume uma posição mais medial (Figura 23.42), que possibilita o ajuste da aleta do ângulo de Bennett (Figura 23.43), que, nesse caso, marcou pouco mais de 10° (Figura 23.44). Repete-se, então, o procedimento para lateralidade esquerda (Figuras 23.45 a 23.49).

Depois disso, as guias condilares são ajustadas pelo registro da protrusão na boca (Figura 23.50), que, transferido ao articulador (Figura 23.51A e B), promove o ajuste do determinante fixo da oclusão em ambos os côndilos (Figuras 23.52 a 23.57). Assim, temos os articuladores montados e individualizados. Para início da montagem dos dentes falta apenas o registro das linhas de referência (Figura 23.58) e a tomada da cor para escolha dos dentes.

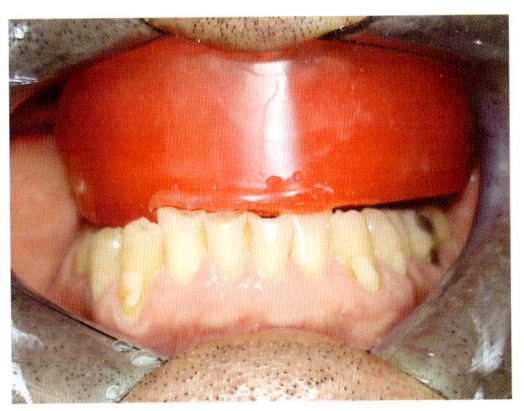

Figura 23.40 Registro da lateralidade direita na boca.

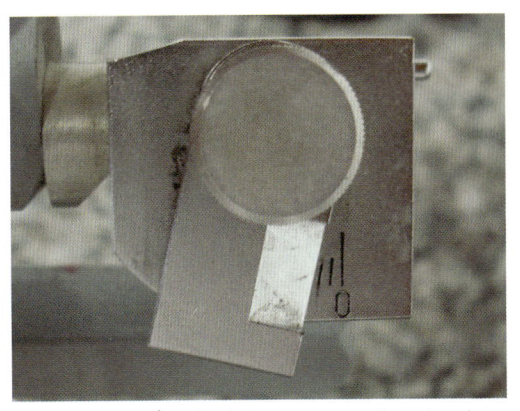

Figura 23.44 Ângulo de Bennett esquerdo registrado.

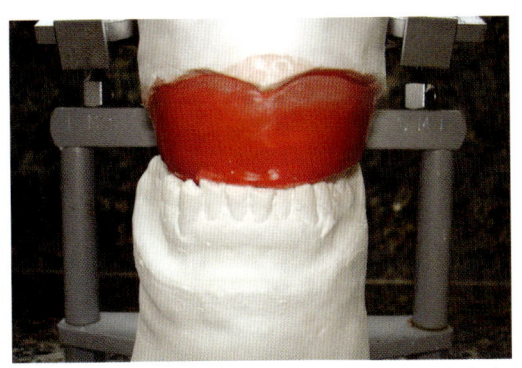

Figura 23.41 Posicionamento do modelo inferior em lateralidade direita, para ajuste do ângulo de Bennett esquerdo.

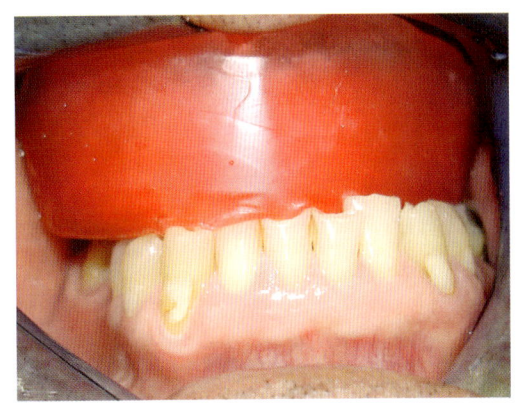

Figura 23.45 Registro da lateralidade esquerda na boca.

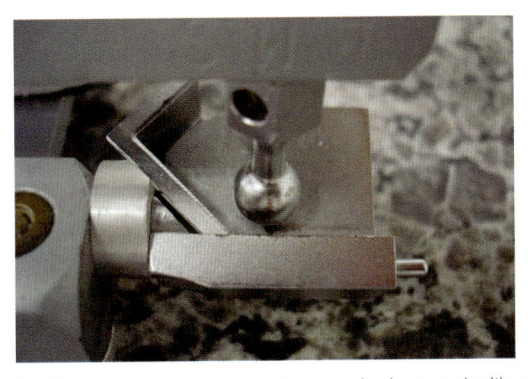

Figura 23.42 Aleta do ângulo de Bennett esquerdo aberta e côndilo posicionado para mesial e anterior.

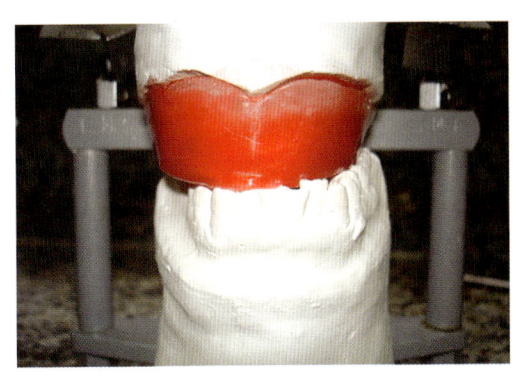

Figura 23.46 Posicionamento do modelo inferior em lateralidade esquerda, para ajuste do ângulo de Bennett direito.

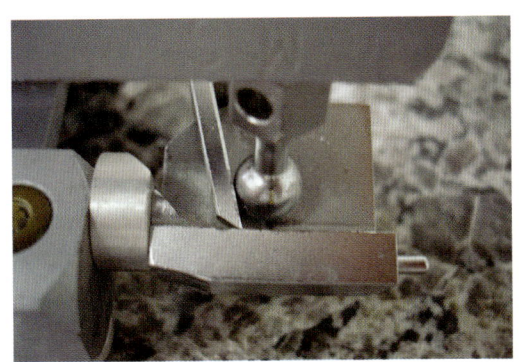

Figura 23.43 Posicionamento da aleta do ângulo de Bennett de acordo com a movimentação condilar.

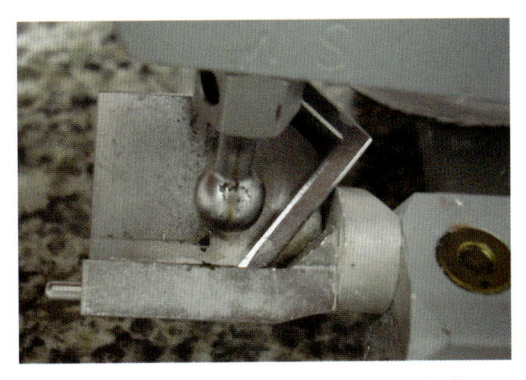

Figura 23.47 Aleta do ângulo de Bennett direito aberta e côndilo posicionado para mesial e anterior.

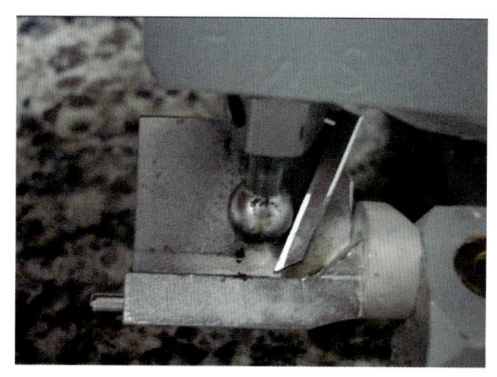

Figura 23.48 Posicionamento da aleta do ângulo de Bennett de acordo com a movimentação condilar.

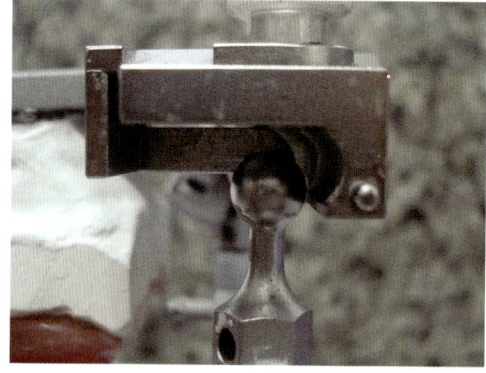

Figura 23.52 Guia condilar aberta do lado esquerdo e côndilo posicionado para anterior e para baixo.

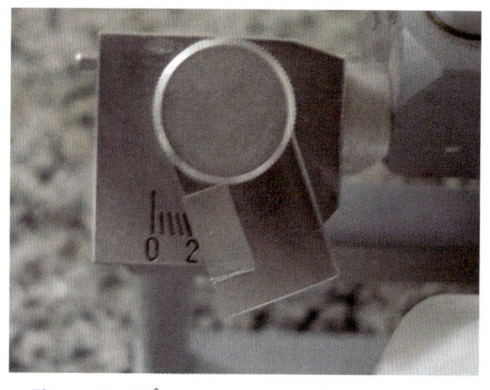

Figura 23.49 Ângulo de Bennett direito registrado.

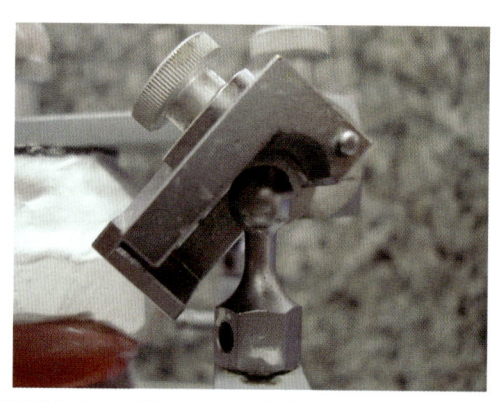

Figura 23.53 Guia condilar posicionada de acordo com a movimentação condilar.

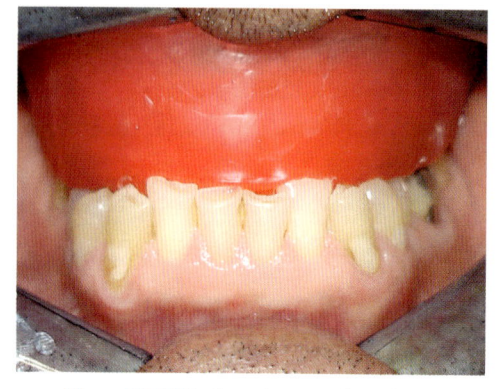

Figura 23.50 Registro da protrusão na boca.

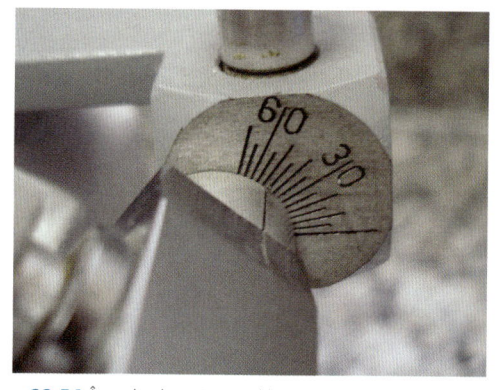

Figura 23.54 Ângulo da guia condilar registrado no lado esquerdo.

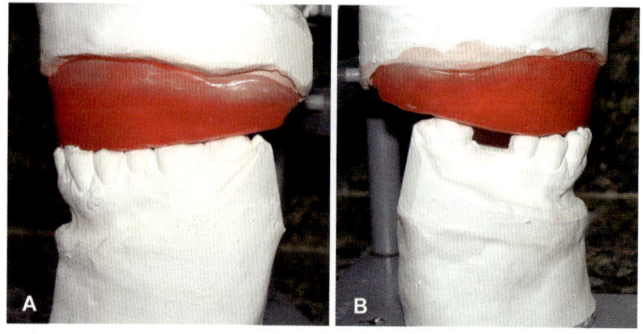

Figura 23.51A e **B** Modelo inferior posicionado em protrusão no articulador.

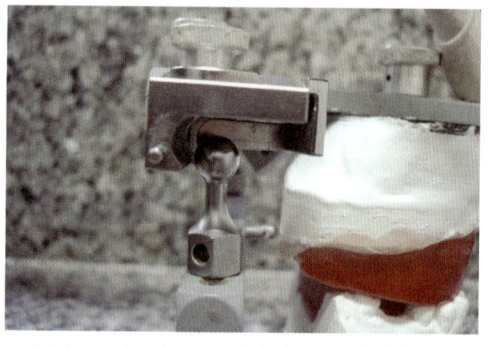

Figura 23.55 Guia condilar aberta do lado direito e côndilo posicionado para anterior e para baixo.

23

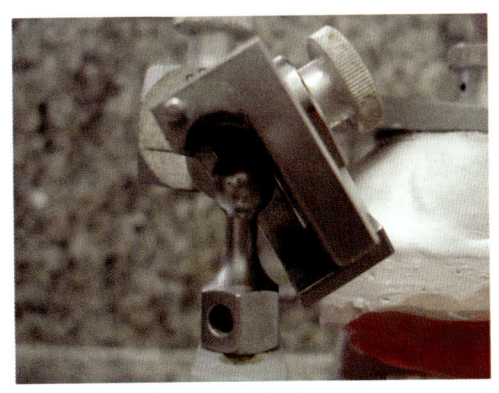

Figura 23.56 Guia condilar posicionada de acordo com a movimentação condilar.

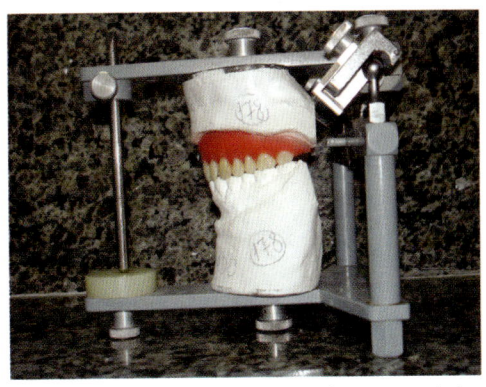

Figura 23.59 Dentes artificiais montados em articulador.

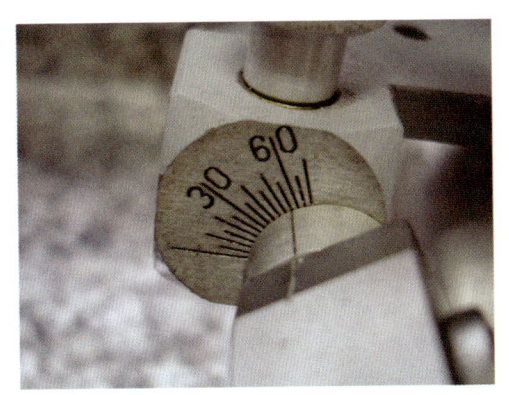

Figura 23.57 Ângulo da guia condilar registrado no lado direito.

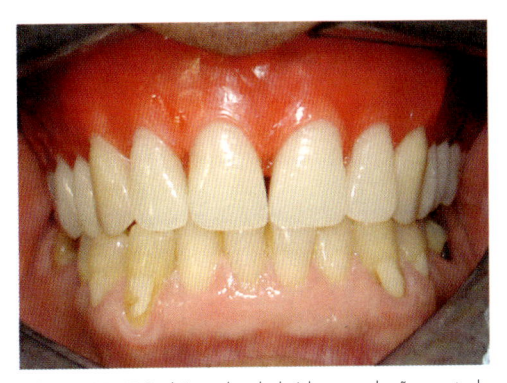

Figura 23.60 Padrão oclusal obtido em relação central.

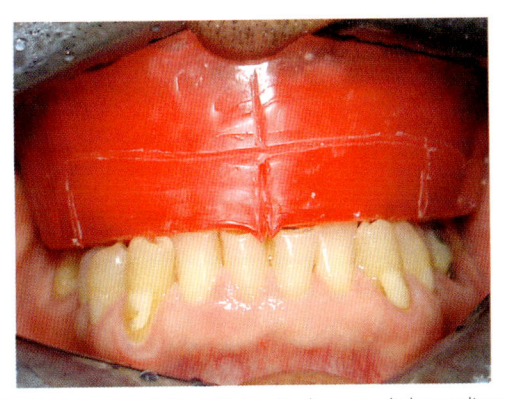

Figura 23.58 Linhas de referência (linha alta do sorriso, linha mediana e linhas dos caninos) registradas sobre o plano de orientação para escolha e montagem dos dentes artificiais.

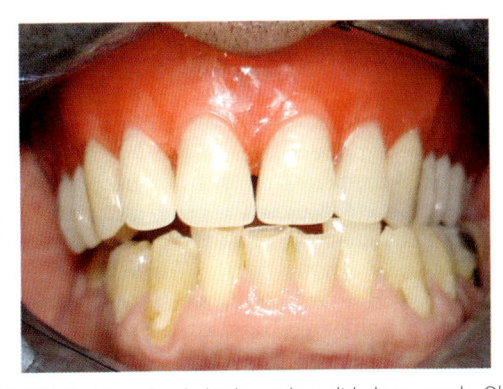

Figura 23.61 Padrão oclusal obtido em lateralidade esquerda. Observe o contato em grupo do lado de trabalho e o contato estabilizante do lado de balanceio.

▶ Montagem e prova dos dentes

A escolha e a montagem dos dentes artificiais seguem as diretrizes gerais traçadas nos Capítulos 9 e 14, respectivamente. No entanto, cabe ressaltar que nem sempre se consegue a disposição de dentes necessária à oclusão balanceada ideal, como a obtida em próteses totais duplas, uma vez que não há as curvas individuais de compensação, e o plano oclusal da PTMS é determinado pelo plano oclusal antagonista. Apesar desses inconvenientes, devido à adequação da arcada inferior, a montagem de dentes obtida para o caso apresentado (Figura 23.59) mostrou-se satisfatória, tanto no quesito função (Figuras 23.60 a 23.63) quanto no quesito estética (Figura 23.64).

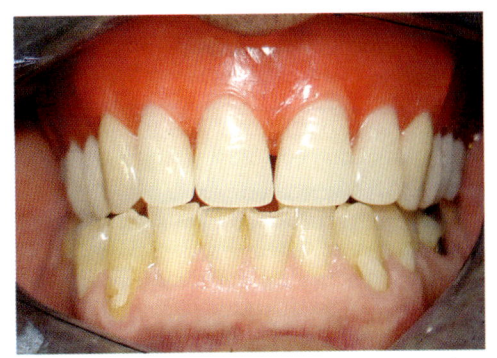

Figura 23.62 Padrão oclusal obtido em lateralidade direita. Observe o contato em grupo do lado de trabalho e o contato estabilizante do lado de balanceio.

23

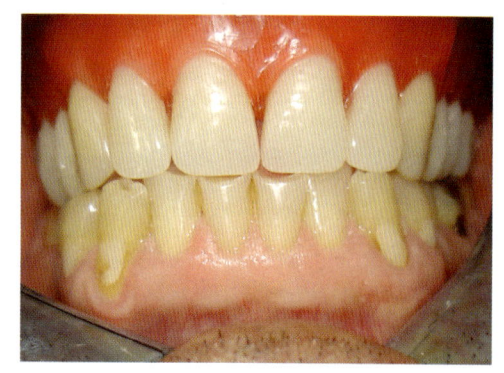

Figura 23.63 Padrão oclusal obtido em protrusiva. Observe o contato dos dentes anteriores e posteriores, sem abertura do espaço de Christensen.

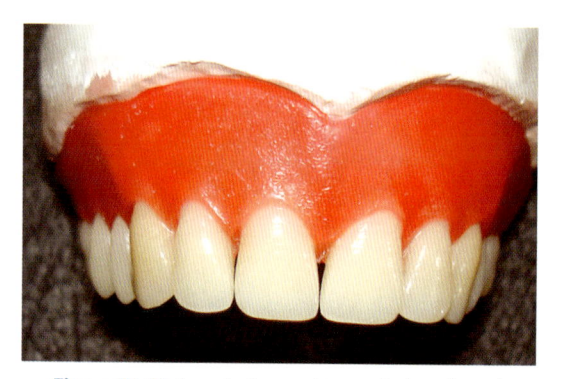

Figura 23.65 Ceroplastia em vista vestibular e frontal.

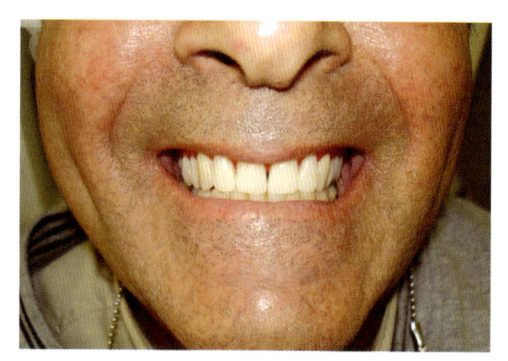

Figura 23.64 Aspecto estético obtido pela montagem dos dentes. Observe a harmonia de forma e cor, assim como o sombreamento a partir da mesial do canino superior (corredor bucal) e do preenchimento adequado de lábios.

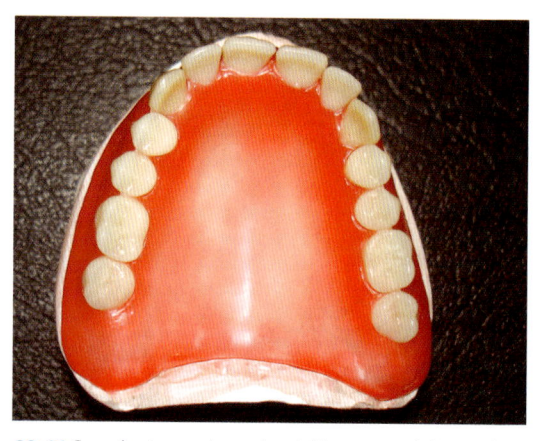

Figura 23.66 Ceroplastia em vista oclusal. Observe também o selamento da base ao modelo.

▶ Procedimentos laboratoriais

No laboratório, procedemos à ceroplastia, de modo a reconstituir a forma do rebordo dentado na superfície vestibular da prótese, conforme pode ser observado nas Figuras 23.65 a 23.67. O modelo é então incluído com gesso comum na base da mufla (Figura 23.68), e o gesso da superfície externa é isolado com isolante à base de alginato (Figura 23.69). Sobre os dentes e a base de prova, aplica-se uma camada de gesso pedra (tipo 3), com a intenção de fixar melhor os dentes e reproduzir de modo mais fiel as características obtidas na ceroplastia (Figura 23.70). A contramufla é então posicionada sobre a base da mufla, completamente preenchida com gesso comum e fechada (Figura 23.71). Após a presa do gesso, a mufla é levada à água fervente para remoção da cera e da base de prova, que neste momento é *descartada* (Figura 23.72). O gesso é isolado com isolante à base de alginato (Figura 23.73), os dentes são perfurados para prover melhor retenção à base (Figura 23.74), e o isolante que porventura tenha recoberto os dentes é removido com monômero (Figura 23.75).

Optando por uma acrilização *dégradé*, polímero de resina acrílica ativada termicamente (RAAT) rosa é colocado sobre os dentes (Figura 23.76) até recobrir a área desejada para que não haja sombra por transparência, e o monômero é vertido sobre o polímero até sua completa embebição (Figura 23.77A e B). RAAT incolor é manipulada e, em sua fase plástica, entulhada sobre a resina rosa, além de prensada contra ela pela base da mufla com o modelo funcional (Figuras 23.78 e 23.79). Após a prensagem, a mufla é levada à polimerização pelo ciclo longo, em resfriamento à temperatura ambiente e demuflagem, originando as próteses ainda sem acabamento (Figura 23.80A e B).

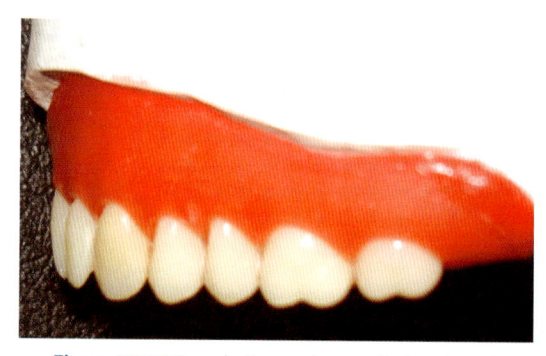

Figura 23.67 Ceroplastia em vista vestibular e lateral.

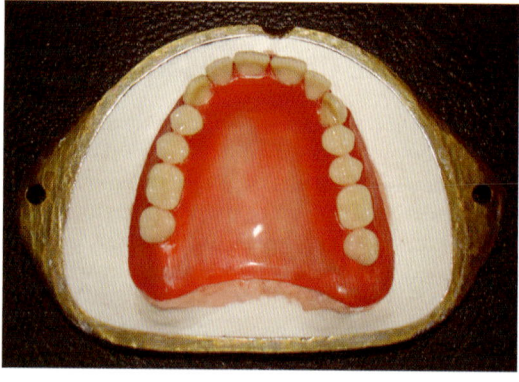

Figura 23.68 Posicionamento do modelo na base da mufla com gesso comum (tipo 2).

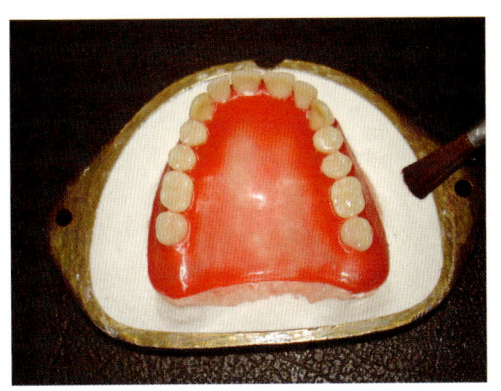

Figura 23.69 Isolamento da superfície exposta do gesso comum para colocação da contramufla.

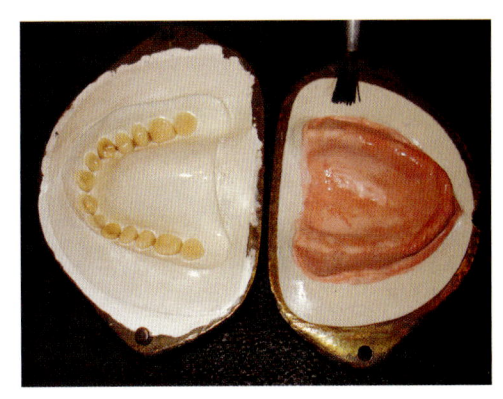

Figura 23.73 Isolamento do gesso após a remoção de toda a cera com água fervente.

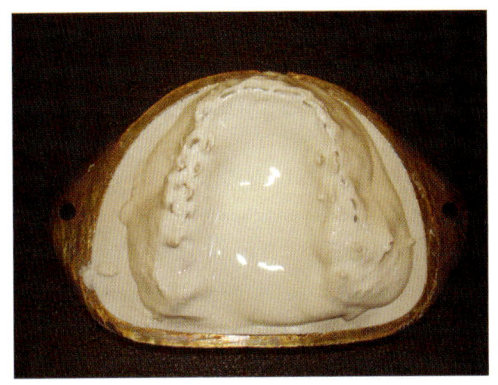

Figura 23.70 Colocação de gesso pedra (tipo3) sobre os dentes e as superfícies enceradas, para melhor fixação e registro da escultura.

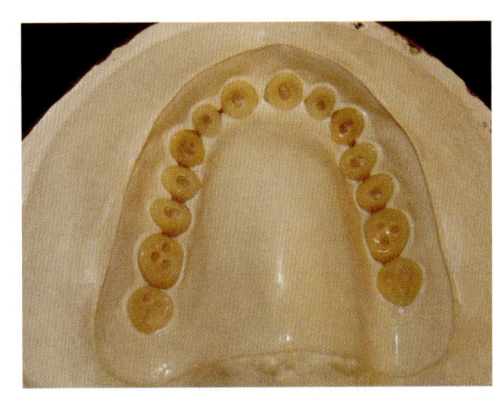

Figura 23.74 Dentes perfurados na cervical para maior retenção à futura base da PTMS.

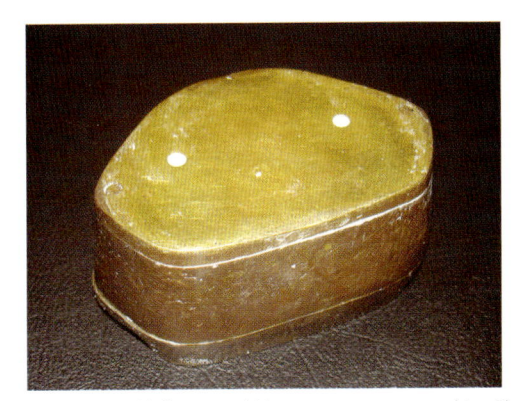

Figura 23.71 Mufla preenchida com gesso comum (tipo 2).

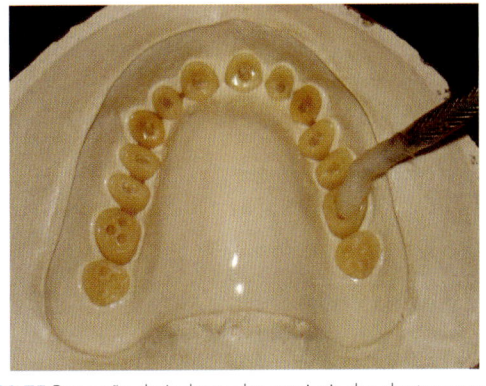

Figura 23.75 Remoção do isolante das cervicais dos dentes com bola de algodão embebida em monômero.

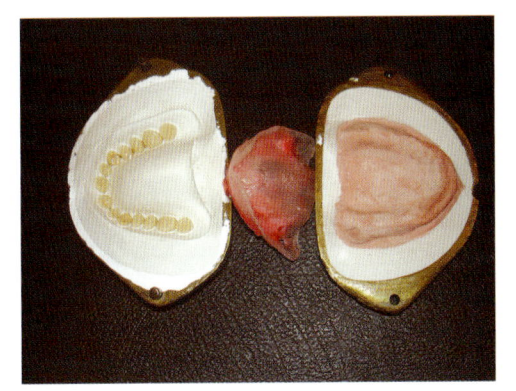

Figura 23.72 Abertura da mufla após a presa do gesso e o aquecimento em água fervente. Toda a cera e *a base de prova* serão *descartadas*.

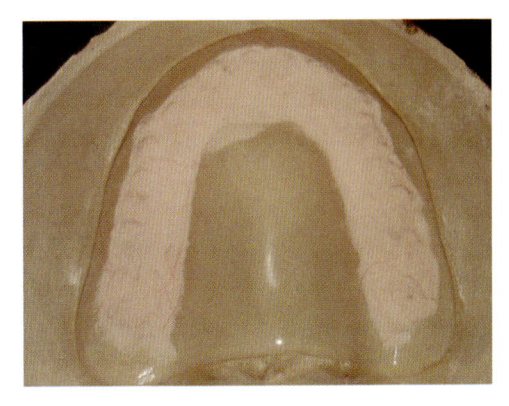

Figura 23.76 Colocação de RAAT rosa médio junto às cervicais dos dentes.

23

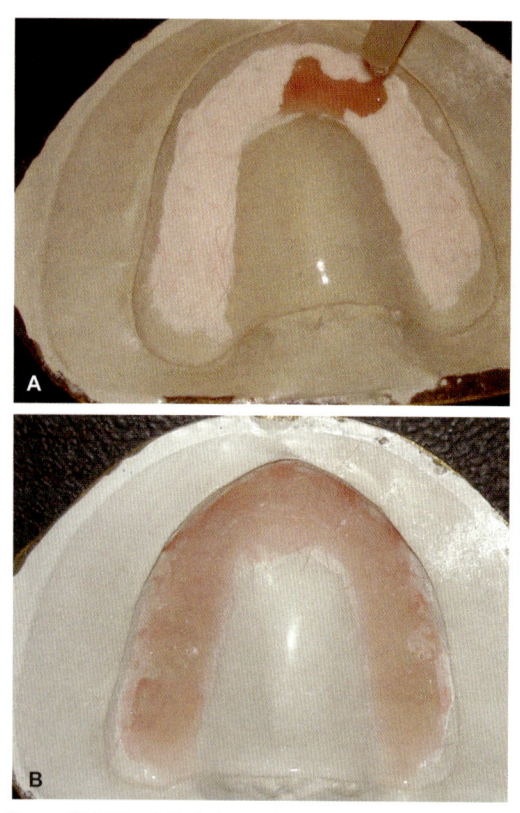

Figura 23.77A e B Embebição da RAAT rosa com monômero.

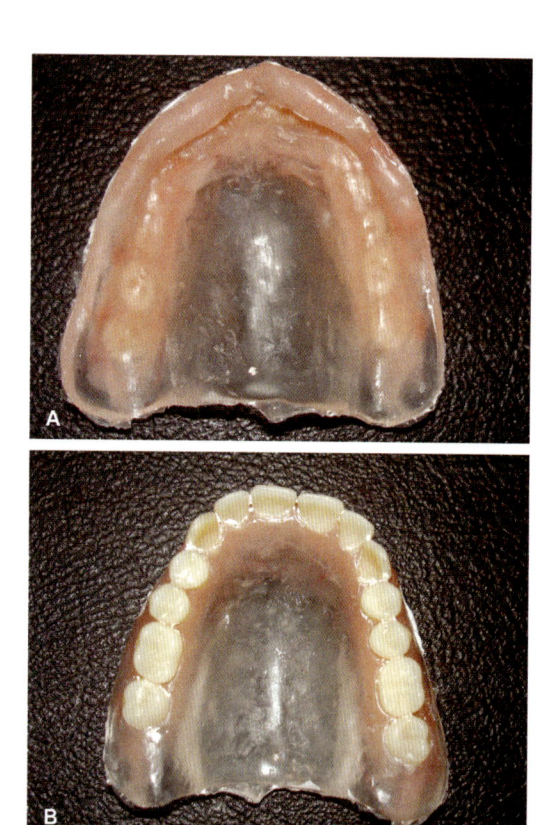

Figura 23.80A e B Prótese após acrilização e demuflagem, ainda sem acabamento.

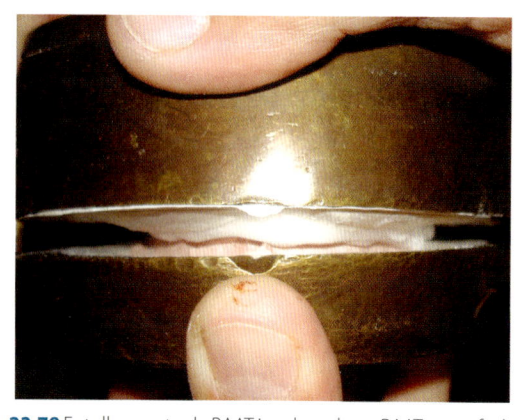

Figura 23.78 Entulhamento de RAAT incolor sobre a RAAT rosa e fechamento da mufla.

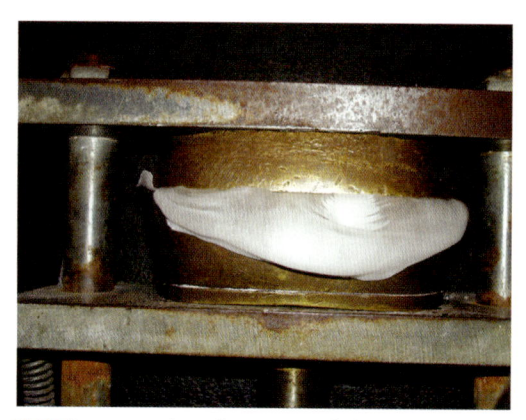

Figura 23.79 Prensagem da mufla em prensa hidráulica até a coaptação das bordas da mufla.

▶ Entrega e cuidados posteriores

Após o acabamento e o polimento, a prótese segue para prova clínica em ambiente úmido (Figura 23.81). No consultório, ela é inspecionada para verificar se existem áreas irregulares ou em ângulo agudo (Figuras 23.82 e 23.83). Não havendo qualquer alteração, as próteses são provadas na boca, observando seu assentamento e a retenção oferecida pela base final.

Observações clínicas

Geralmente, o paciente encontra-se apreensivo nesta fase, uma vez que, até então, a prótese não apresentava retenção adequada, pois vínhamos utilizando uma base de prova aliviada. Esse inconveniente (a apreensão do paciente) é um dos grandes pontos favoráveis ao uso da base definitiva, que elimina o estado de ansiedade, visto que proporciona desde o início o mesmo grau de retenção que apresentará ao final.

A oclusão também é verificada em relação central (Figura 23.84) e em movimentos excursivos (Figuras 23.85 a 23.87), nos quais pode ser observada uma oclusão balanceada, não tão adequada como podemos obter quando realizamos próteses totais duplas, mas com contatos simultâneos, anteriores, posteriores e bilaterais na movimentação excursiva. O aspecto estético final (Figura 23.88A a C) também é importante para a satisfação e a aderência do paciente ao processo de ajuste que se seguirá, no qual o paciente irá adaptar-se à prótese e o profissional irá ajustá-la ao paciente, com pequenos desgastes algumas vezes necessários. As orientações quanto ao uso e à necessidade de controles posteriores estão no Capítulo 13.

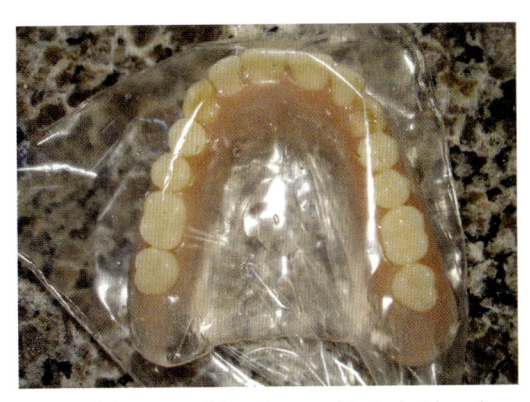

Figura 23.81 Prótese acondicionada em ambiente úmido após o acabamento e o polimento.

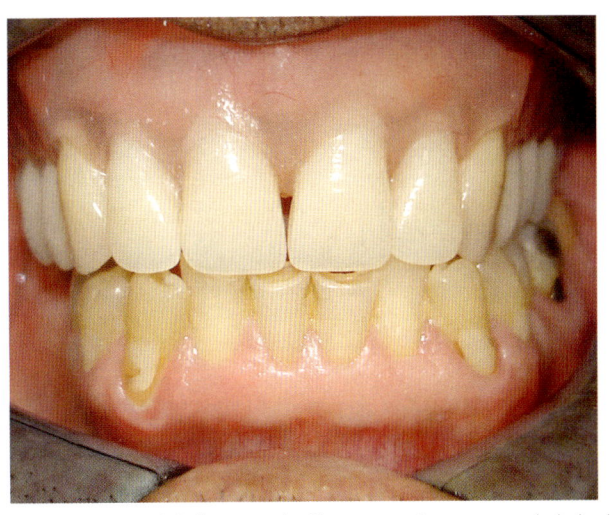

Figura 23.85 Lateralidade esquerda. Observe a guia em grupo do lado de trabalho e o contato estabilizante do lado de balanceio.

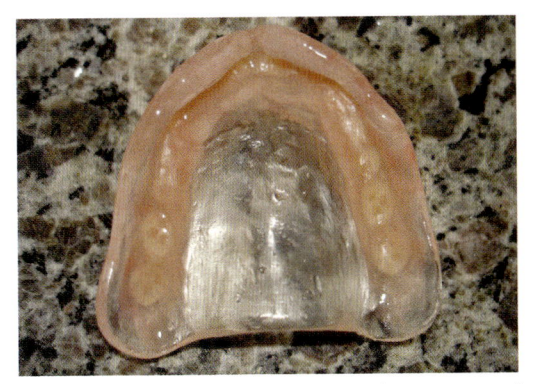

Figura 23.82 Vista basal da prótese após o acabamento e o polimento.

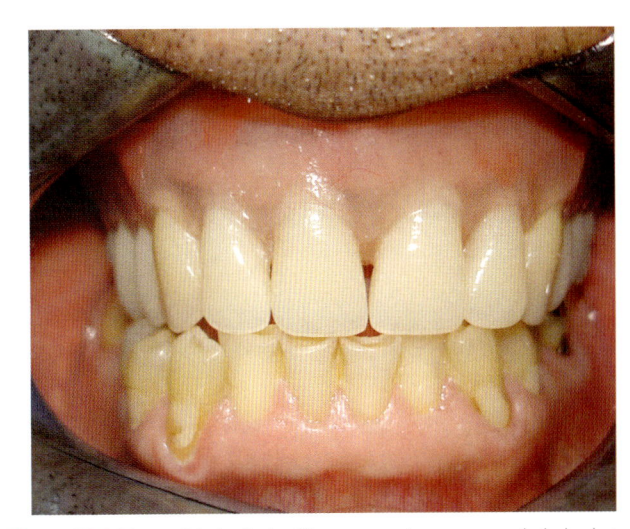

Figura 23.86 Lateralidade direita. Observe a guia em grupo do lado de trabalho e o contato estabilizante do lado de balanceio.

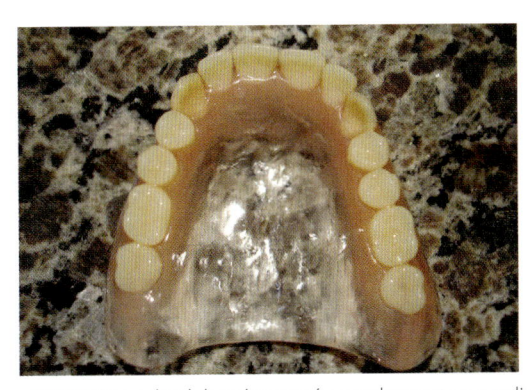

Figura 23.83 Vista oclusal da prótese após o acabamento e o polimento.

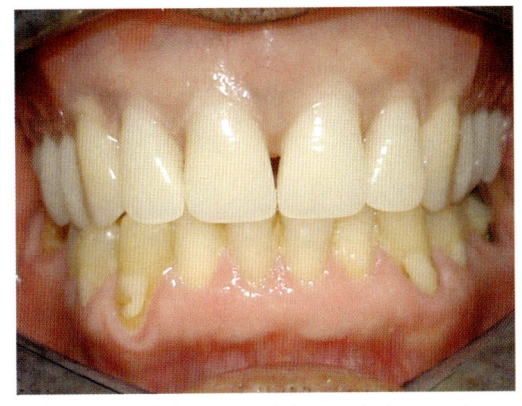

Figura 23.84 Prótese na posição de oclusão central.

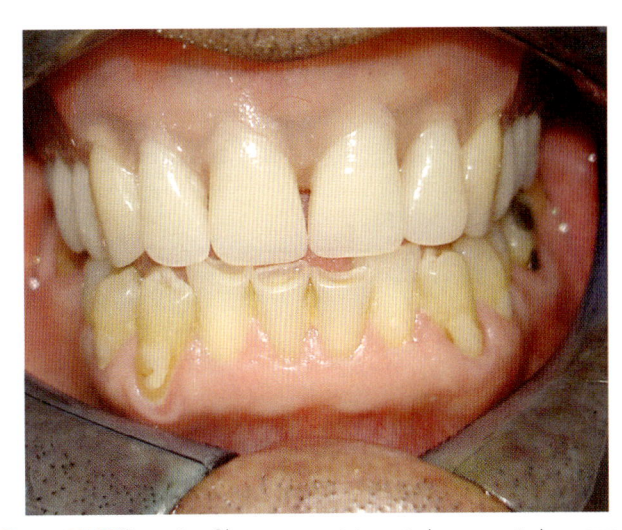

Figura 23.87 Protrusiva. Observe os contatos anteriores e posteriores sem a formação do espaço de Christensen.

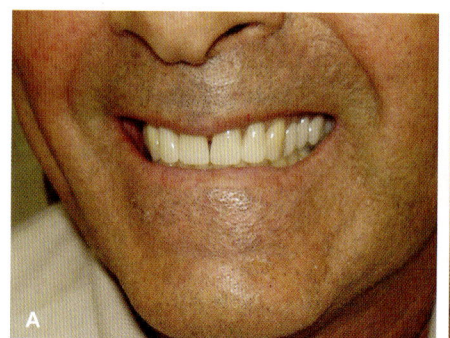 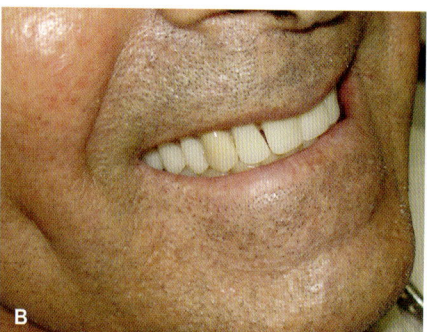 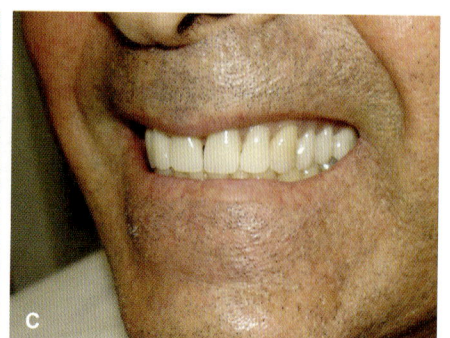

Figura 23.88A a **C** Aspecto estético final.

▶ Agradecimentos

Agradecemos de modo especial ao técnico em prótese dentária João Augusto da Silva, pelo excelente auxílio técnico prestado à elaboração desta prótese monomaxilar.

▶ Bibliografia

DRISCOLL C.F., MASRI R.M. Single maxillary complete denture. *Dent Clin North Am*; 2004, v.48, n.3, p. 567-83.

TAN H.K. A preparation guide for modifying the mandibular teeth before making a maxillary single complete denture. *J Prosthet Dent*; 1997, v.77, n.3, p. 321-2.

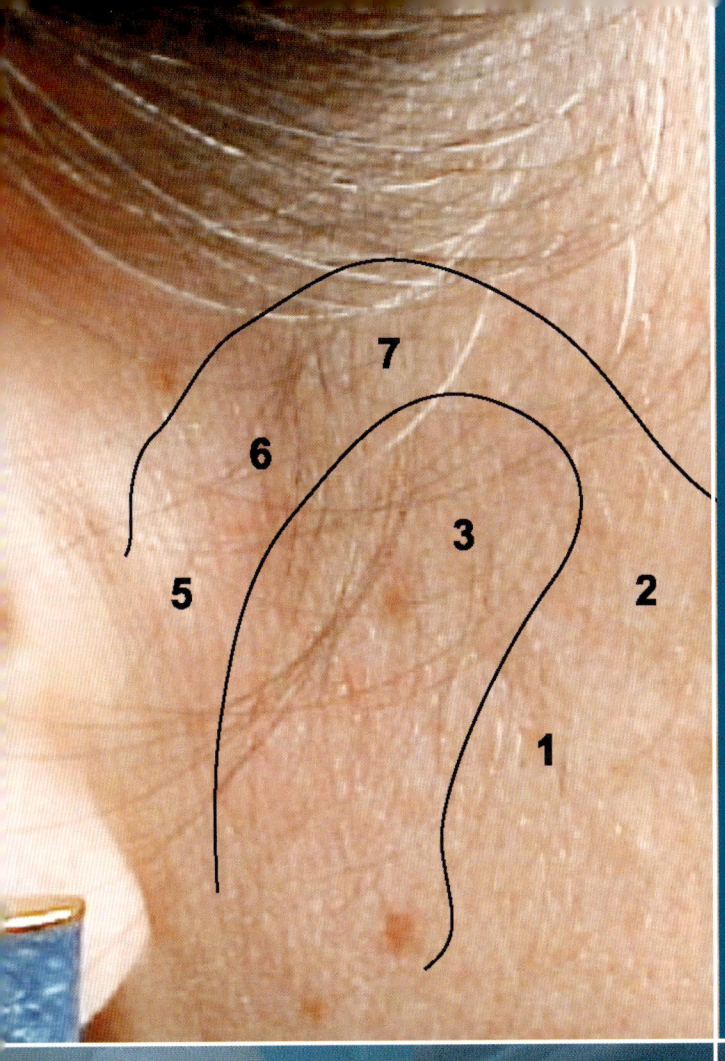

24

Disfunção Temporomandibular em Portadores de Prótese Total Mucossuportada

Carlos Fernando Damião

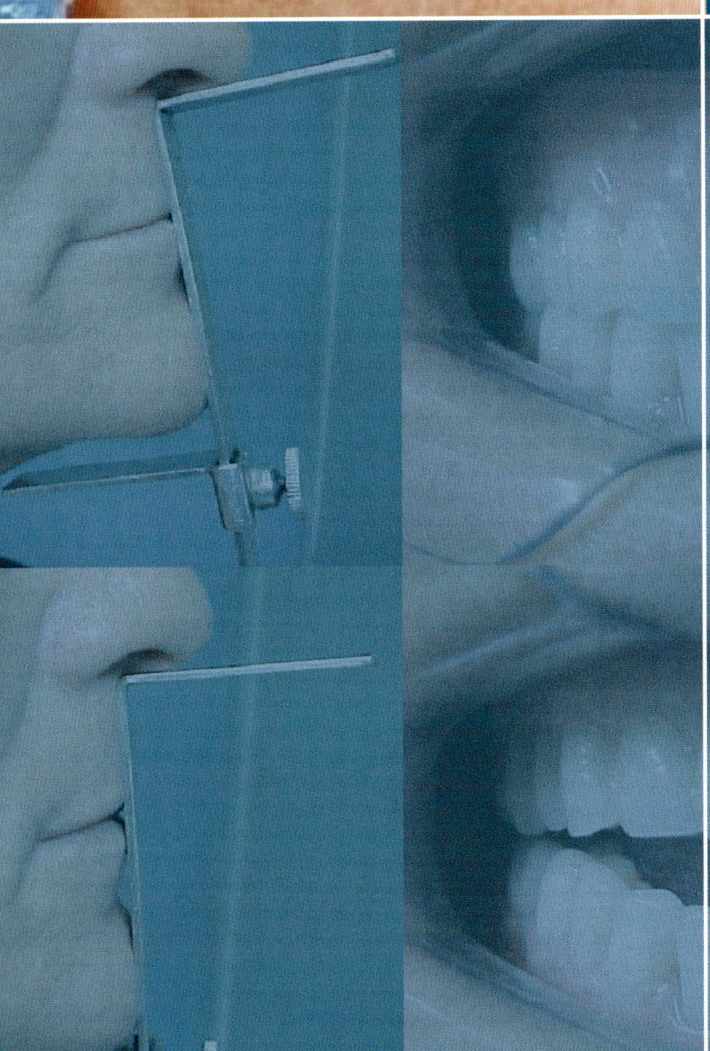

Por volta da década de 1930, um conjunto de sintomas que acometiam a região próxima ao ouvido e a articulação temporo-mandibular (ATM) foi relatado por um médico otorrinolarin-gologista, recebendo seu nome – síndrome de Costen. Desde então, os estudos se voltaram para esta síndrome, que gradu-almente foi sendo assumida por pesquisadores e profissionais da odontologia. Com isso, novas descobertas foram surgindo, e, consequentemente, novas terminologias foram sugeridas (Okeson, 1997; Moses, 1997; De Kanter, 1997; Goldstein, 1998 e 1999; Laskin, 1998; Freeman, 1999; Stasi, 1999; Woda, 1999; Zhang, 1998) para denominar os "problemas" da ATM e mus-culares, baseadas em outros relatos de sintomas e diagnósticos.

Disfunção temporomandibular (DTM) é o termo utili-zado mais recentemente e aceito pelo Conselho Federal de Odontologia (CFO), segundo a Resolução CFO – 22/2001. Então, reconhecida como especialidade da odontologia, a dor orofacial foi agregada à DTM. Sinônimo de disfunções cranio-mandibulares e temporomandibulares, a DTM foi considerada subclassificação das disfunções musculoesqueléticas, segundo o esquema geral da dor orofacial (Figura 24.1)

Neste capítulo abordaremos as disfunções temporoman-dibulares (DTM), explicando epidemiologia, classificação, diagnóstico e plano de tratamento em pacientes portadores de prótese total mucossuportada (PTMS), independentemente da idade deles. Para que possamos fazer um diagnóstico de DTM, é necessário o conhecimento das características de si-nais e sintomas de acordo com a queixa do paciente e a inter-pretação dos dados coletados no exame clínico e de imagem. Assim, as DTM serão didaticamente divididas em disfunções musculares e disfunções da ATM.

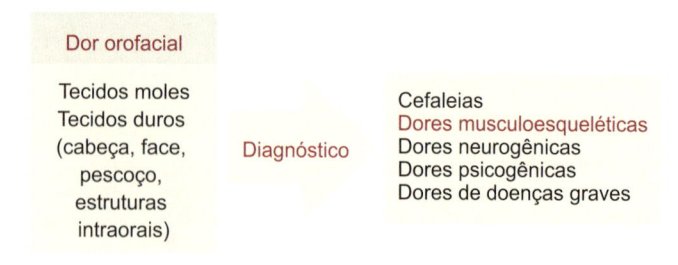

Figura 24.1 Quadro geral da dor orofacial.

▶ Classificação do diagnóstico das disfunções temporomandibulares

▪ Disfunções da musculatura mastigatória

As disfunções musculares podem ocorrer em local especí-fico (um único músculo) ou em uma região (grupo de músculos), mais comumente na musculatura mastigatória. Podem ocorrer também sistemicamente (em todos os músculos), nos quadros de fibromialgia, lúpus eritematoso e polimialgia reumática, que não serão abordadas.

As disfunções da musculatura mastigatória apresentam características únicas que facilitam sua identificação e podem ser subdivididas quanto à dor provocada por função excessiva ou anormal desses músculos.

- Dor miofacial: uma das características é dor regional agra-vada por função, frequentemente irradiada. A região da dor é hiperálgica quando há palpação. Outras características são rigidez muscular e diminuição da abertura bucal

- Miosite: está associada a sinais e sintomas de inflamação dos músculos envolvidos. Características que podem estar presentes: dor na região após trauma direto ou infecção do músculo envolvido, aumento da dor na função e limitação dos movimentos mandibulares
- Mioespasmo (cãibra ou trismo): caracterizado por contra-ção súbita e involuntária de um músculo, com instalação aguda de dor. Além disso, há o encurtamento do mesmo, resultando em limitação na amplitude dos movimentos mandibulares acompanhada de dor
- Mialgia local não classificada: tem características que não são tão claras como as citadas anteriormente e pode estar associada a dor secundária a isquemia, bruxismo, fadiga e contenção protetora.

Ainda quanto à classificação do diagnóstico das disfunções da musculatura mastigatória, didaticamente encontram-se a *contração miofibrótica* (encurtamento do músculo, geralmente sem resposta dolorosa na função normal) e a *neoplasia* (que requer imagens e biopsia para a confirmação diagnóstica).

▪ Disfunções da articulação temporomandibular

São subdivididas em disfunções de desenvolvimento ou congênitas (aplasia, hipoplasia, hiperplasia, neoplasia benigna e maligna), disfunções de deslocamento de disco (com redução e sem redução), deslocamento da articulação temporomandi-bular (aberto), disfunções inflamatórias (sinovite, capsulite e poliartrite), disfunções não inflamatórias (osteoartrite primá-ria e secundária), anquilose e fratura do processo condilar.

Dentre as disfunções da articulação temporomandibular (ATM), as *de desarranjo do disco articular* são as que mais comu-mente ocorrem em pacientes portadores de DTM. Utilizaremos uma representação esquemática da ATM sobreposta a imagens por ressonância magnética (IRM), a fim de ilustrar as moda-lidades de disfunções do disco articular. Primeiramente, vere-mos a imagem de uma ATM normal (Figura 24.2).

Na Figura 24.3 vemos a *disfunção de deslocamento de disco com redução*, em que o disco apresenta-se deslocado para ante-rior, podendo ocorrer também o deslocamento anteromedial.

Na Figura 24.4A a E está a dinâmica com a redução. Após o movimento inicial de abertura e de início da transrotação, o disco é recapturado sobre o côndilo, passando a uma abertura total. Na volta, no final do fechamento, o disco volta a se ante-riorizar (ou anteromedializar); e na recaptura (durante a aber-tura) e no deslocamento (durante o fechamento), o movimen-to da mandíbula vem acompanhado de um ruído articular.

Na Figura 24.5, na *disfunção de deslocamento de disco sem redução*, vemos o disco mal posicionado, início de um deslo-camento anterior que, tornando-se crônico, pode não mais ser recapturado, permanecendo anteriorizado ou anteromediali-zado definitivamente.

Algumas ocorrências podem acontecer nessas circuns-tâncias:

- Travamento com desvio mandibular na abertura máxima para o lado do deslocamento de disco, caso ocorra em uma só ATM
- Travamento de boca fechada (*closed lock*). Abertura em tor-no de 2 a 2,5 mm, com sensação de rigidez e impedimento mecânico da excursão do côndilo
- Disco totalmente anteriorizado e com morfologia alterada, com abertura relativamente normal. O côndilo pode estar comprimindo os tecidos retroarticulares na máxima inter-cuspidação, causando dor e inflamação.

Veremos a dinâmica mandibular sem redução e clique (Figura 24.6A a D).

O *deslocamento mandibular* (Figura 24.7), outra subdivisão das *disfunções da articulação temporomandibular*, aparece como "subluxação" do complexo côndilo/disco, que se desloca além da vertente anterior da eminência articular, podendo provocar o travamento de boca aberta (*open lock*). A hiperlassidão dos ligamentos articulares e macrotraumas, que podem ser diretamente aplicados na ATM (pancadas no mento ou lateral da mandíbula, ou diretamente na articulação, ou indiretamente, como em processos de intubação, utilizado para a analgesia geral, por exemplo).

Cargas frequentes nas superfícies articulares da ATM, principalmente se o disco estiver totalmente deslocado sem redução, afetam os tecidos fibrocartilaginosos primeiramente, podendo alcançar e até romper a cortical óssea dessas superfícies, o que poderá levar a *disfunções inflamatórias* (sinovite e/ou capsulite) e osteoartrite (disfunções não inflamatórias – Figura 24.8).

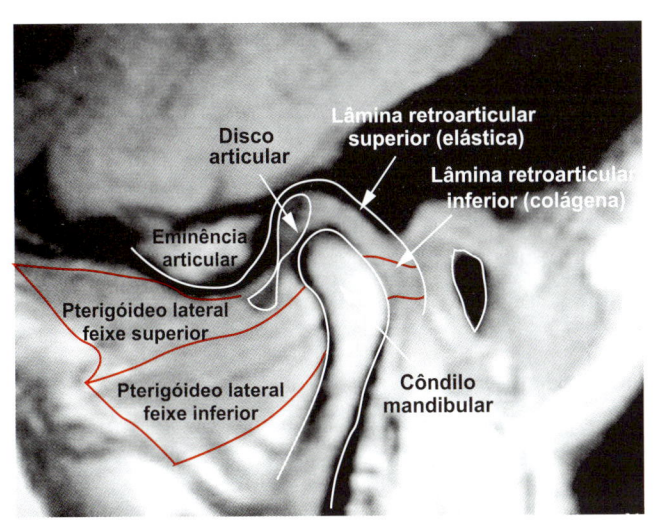

Figura 24.2 Pode-se observar nesta IRM de uma ATM (corte sagital) o posicionamento mais fisiológico do complexo côndilo/disco na cavidade articular, assim como a divisão esquemática do músculo pterigóideo lateral (feixes superior e inferior) e dos tecidos retroarticulares (lâminas superior e inferior).

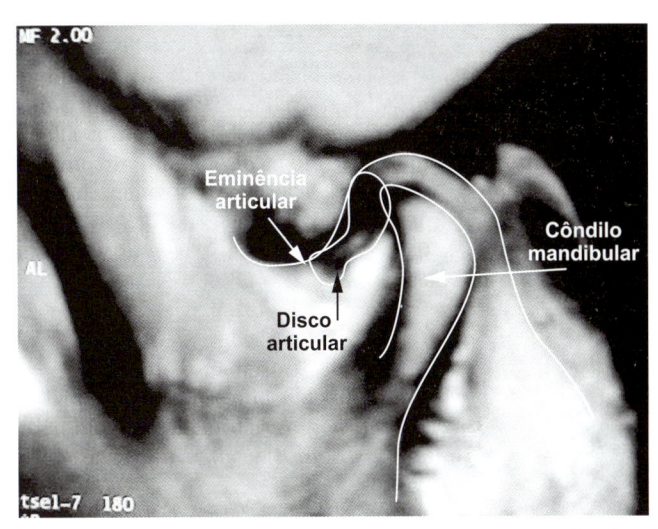

Figura 24.3 Pode-se observar nesta IRM de uma ATM (corte sagital) o disco articular parcialmente anteriorizado.

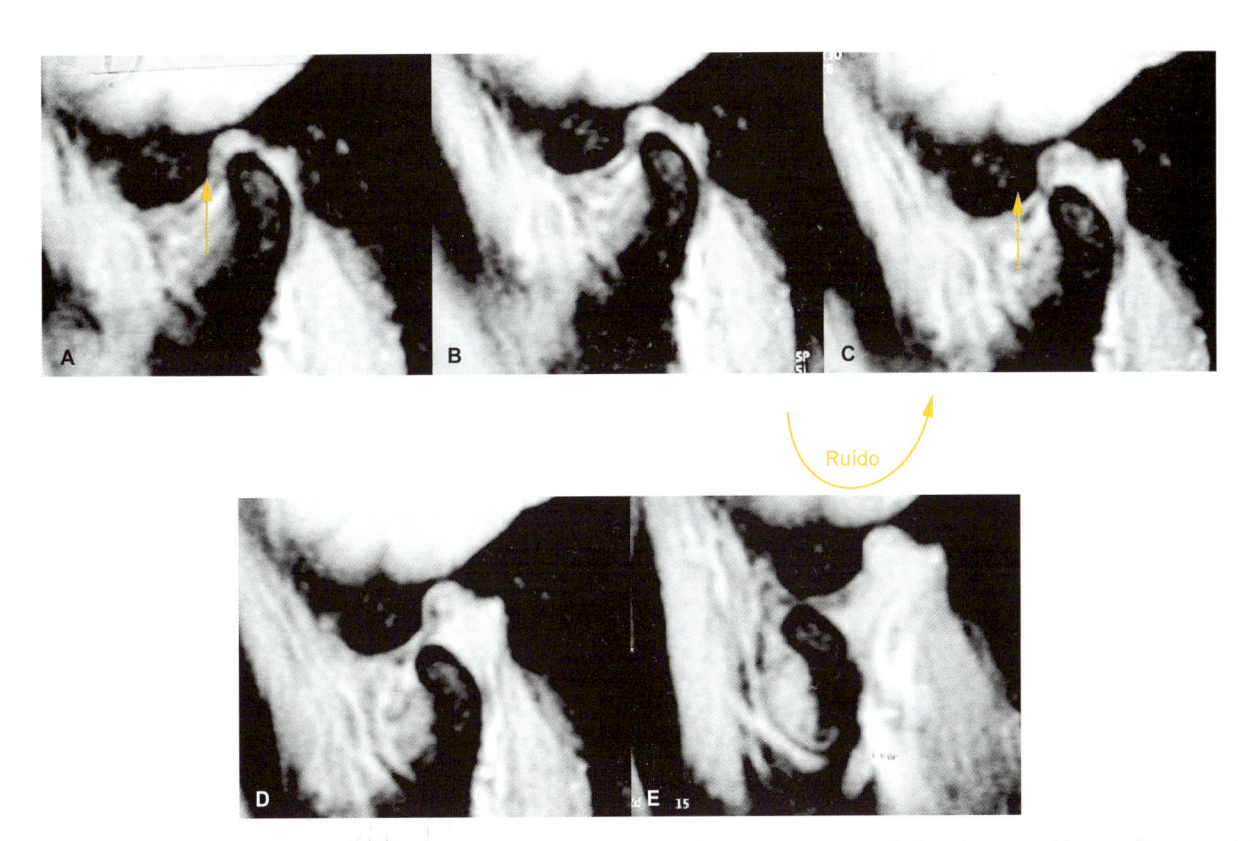

Figura 24.4 Em **A**, o disco aparece ligeiramente anteriorizado (seta amarela); de **B** para **C** acontece a recaptura do disco (seta amarela), com ruído característico de um estalo, possibilitando que, em **D** e **E**, o côndilo e o disco (reposicionado) executem a excursão máxima na abertura.

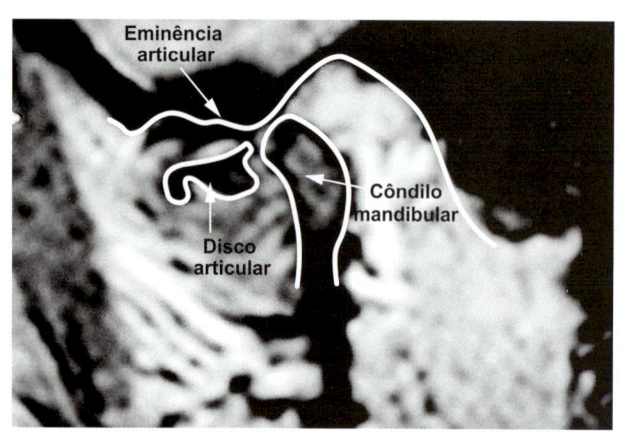

Figura 24.5 Pode-se observar nesta IRM de uma ATM (corte sagital) o disco articular totalmente anteriorizado, com alteração morfológica.

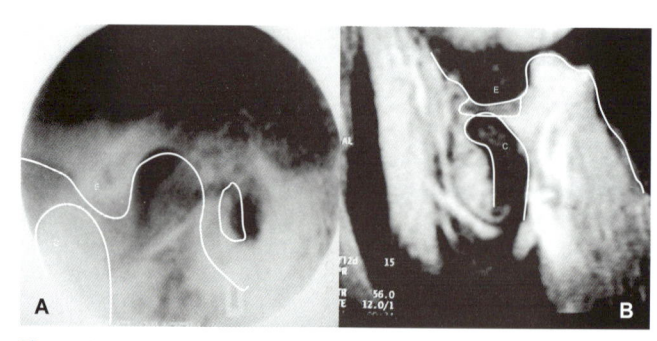

Figura 24.7 Hiperextensão do complexo côndilo/disco em relação a uma posição fisiológica, no final de sua excursão. **A.** Deslocamento mandibular; radiografia transcraniana. **B.** Deslocamento mandibular; ressonância magnética.

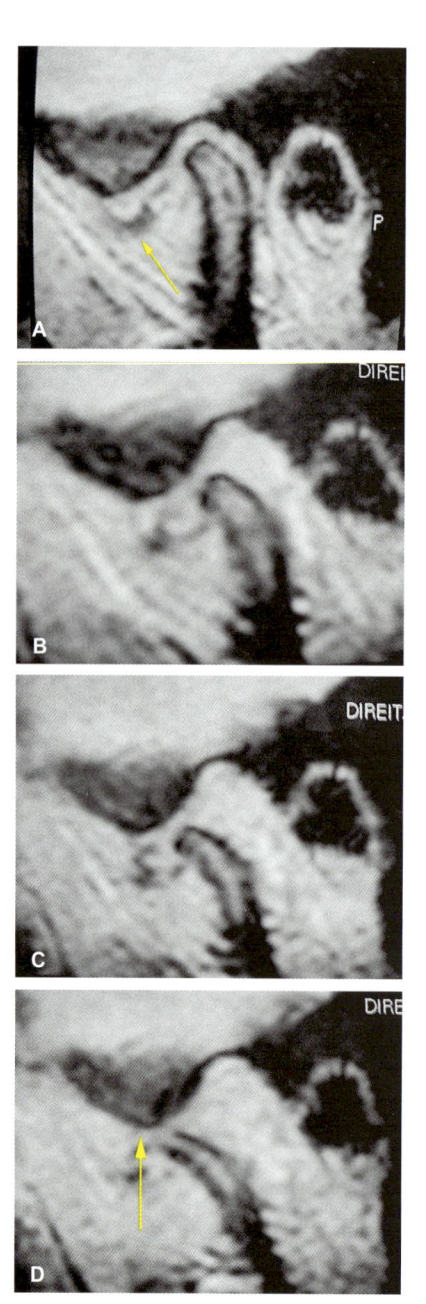

Figura 24.6 Em **A**, disco anteriorizado (seta amarela), passando à abertura em **B**, **C** e **D** sem a recaptura do disco, que assume posição mais anteriorizada e com morfologia alterada (seta amarela).

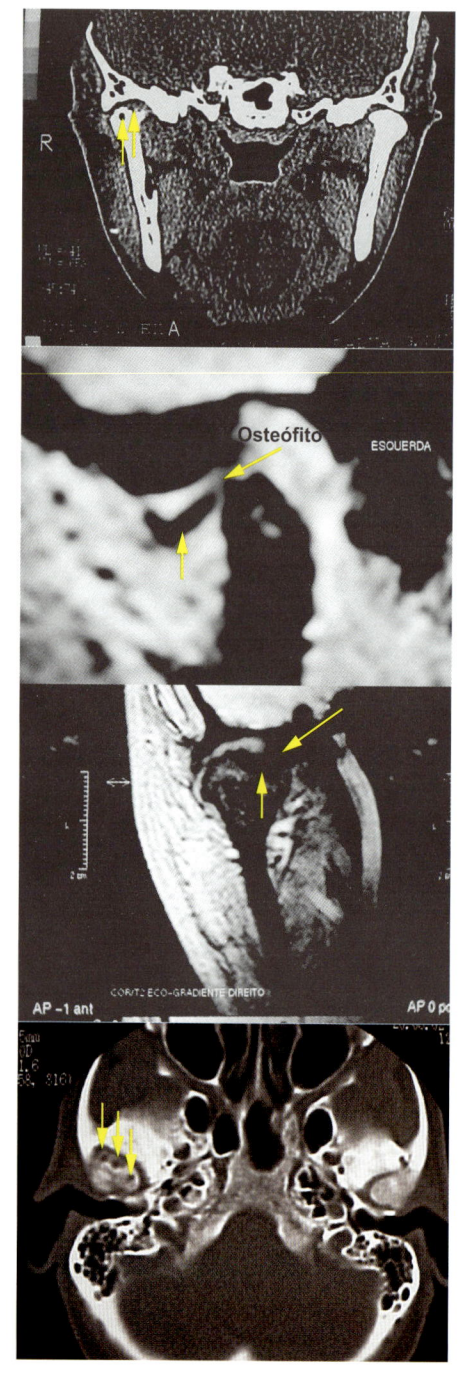

Figura 24.8 Osteófitos nas ATM.

▶ Diagnóstico da disfunção temporomandibular em portador de prótese total mucossuportada

Tendo em vista a etiologia multifatorial das DTM, temos *fatores que predispõem*, os quais aumentam o seu risco; *fatores iniciadores*, que causam a instalação; e *fatores perpetuadores*, que interferem na cura ou aumentam sua progressão. Esses fatores podem existir separadamente ou em conjunto. Somente com o conhecimento deles podemos ter um diagnóstico correto e mais chance de sucesso nos tratamentos. Para tanto, a completa abordagem ao paciente é de fundamental importância e extremamente necessária.

Um protocolo esquemático visando executar as observações anteriormente citadas será explanado. Não será pormenorizado, mas fornecerá dados para que o leitor monte sua própria ficha clínica. São apresentados, a seguir, módulos em sequência, cujo objetivo é facilitar a obtenção de um diagnóstico o mais preciso possível. O tópico "Exame clínico" será detalhado, de modo a auxiliar na compreensão da DTM em portador de PTMS.

▪ Protocolo para avaliação de paciente

Os dados para montar a ficha clínica do paciente e obter um diagnóstico o mais preciso possível são: história médica e odontológica pregressa; queixa principal; descrição do problema; tratamentos anteriores; histórico de hábitos, anestesia geral, extrações difíceis e traumas; história psicológica; exame clínico (contatos prematuros e interferências, ausência de oclusão balanceada, avaliação da dimensão vertical de oclusão, dinâmica mandibular e ruídos articulares, torque mandibular horizontal e vertical, região da dor da queixa principal, palpação muscular e palpação da ATM); exames complementares por imagens (confirmação do torque mandibular horizontal e vertical); diagnóstico diferencial; prognóstico; tratamento sintomático e de apoio; estudo para finalização do tratamento.

▶ Exame clínico

▪ Relações oclusais como possível fator etiológico associado

A *perda de dimensão vertical de oclusão (DVO)* nos indivíduos que têm próteses totais pode ocorrer por desgastes dos dentes devido ao tempo de uso. Geralmente, essa perda da DVO acontece de maneira gradual e lenta, com a possibilidade de os componentes do sistema estomatognático sofrerem adaptação fisiológica. Nesses casos, o paciente pode ou não apresentar sintomas e/ou sinais de DTM. Outra causa de desgastes dos dentes é a parafunção (bruxismo cêntrico e/ou excêntrico), que pode causar *microtrauma* para as estruturas articulares, com sinais e sintomas, ou uma falha na confecção das mesmas. Essa perda da DVO pode ser unilateral ou bilateral. Pode também colocar a ATM em sobrecarga, por estiramentos de ligamentos articulares ou compressão de discos, superfícies e tecidos retroarticulares (*torques mandibulares* – Figura 24.9A a D).

Na Figura 24.10A a D, está sendo utilizado o compasso de Willis, a fim de avaliar clinicamente a perda da DVO de uma paciente portadora de prótese total superior e inferior.

Na Figura 24.11A e B, vê-se a *discrepância entre a relação central (RC) e a máxima intercuspidação (MIC)*, como possível relação com fatores associados às DTM, quando for maior que

2 mm. Contatos prematuros decorrentes de alterações dimensionais que podem ocorrer durante a confecção das próteses totais podem levar a essa situação, assim como uma tomada da relação maxilomandibular errônea. O *torque mandibular na horizontal* provocado pelo deslize cêntrico pode sobrecarregar o complexo côndilo/disco, como mostra a Figura 24.12A a D.

Além de artralgias, as relações oclusais mencionadas podem provocar respostas sintomatológicas musculares durante a função, principalmente em pacientes com parafunções.

▪ Palpação muscular

Para a palpação da musculatura mastigatória, devemos calibrar a pressão sobre o músculo, de modo que possamos repetir bilateralmente e a cada sessão de controle do paciente, estabelecendo um parecer sobre os dados coletados nesta fase. De preferência, deve-se utilizar a classificação diagnóstica já mencionada, o que pode tornar o tratamento mais direcionado e eficaz.

▪ Palpação da articulação temporomandibular

Para a palpação da ATM e de seus componentes, devemos seguir os mesmos critérios utilizados na palpação muscular e segundo a esquematização exemplificada na Figura 24.13, que segue a técnica do Professor Doutor Mariano Rocabado, mas com algumas modificações.

Os Quadros 24.1 e 24.2 sugerem tabelas para anotação dos resultados da palpação da musculatura mastigatória e da ATM – componentes, inicialmente e a cada sessão de controle do paciente, durante o tratamento, podendo variar de zero (nenhum sintoma) a dez (maior sintoma).

Quadro 24.1 Quadro para anotação do resultado da palpação da musculatura mastigatória.

Palpação muscular | Escala analógica (0 a 10)													
Músculo	Inicial	1ª	2ª	3ª	4ª	5ª	6ª	7ª	8ª	9ª	10ª	11ª	12ª
Masseter superficial l.e.													
Masseter superficial l.d.													
Masseter profundo l.e.													
Masseter profundo l.d.													
Inserção temporal l.e.													
Inserção temporal l.d.													
Temporal anterior l.e.													
Temporal anterior l.d.													
Temporal posterior l.e.													
Temporal posterior l.d.													
Temporal médio l.e.													
Temporal médio l.d.													
Temporal posterior l.e.													
Temporal posterior l.d.													
Digástrico anterior l.e.													
Digástrico anterior l.d.													
Digástrico posterior l.e.													
Digástrico posterior l.d.													

24

Quadro 24.2 Quadro para anotação do resultado da palpação da ATM.

Palpação da ATM | Escala analógica (0 a 10)													
Componentes	Inicial	1ª	2ª	3ª	4ª	5ª	6ª	7ª	8ª	9ª	10ª	11ª	12ª
Lig. ant. inferior l.e.													
Lig. ant. superior l.e.													
Lig. post. inferior l.e.													
Lig. post. médio l.e													
Lig. post. superior l.e.													
Lig. temporomandibular l.e.													
Cápsula lateral l.e.													
Lig. ant. inferior l.d.													
Lig. ant. superior l.d.													
Lig. post. inferior l.d.													
Lig. post. médio l.d.													
Lig. post. superior l.d.													
Lig. temporomandibular l.d.													
Cápsula lateral l.d.													

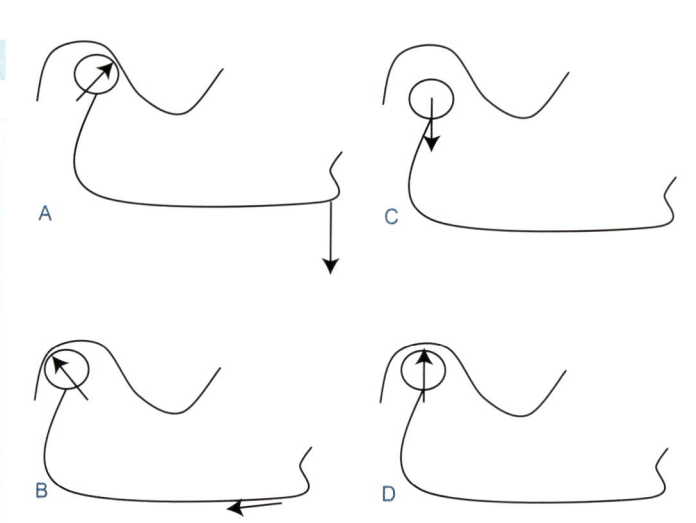

Figura 24.9 A. Possível compressão do complexo côndilo/disco contra a parede posterior da eminência articular pela anteriorização mandibular, na perda da DVO posterior. **B.** Possível compressão do tecido retroarticular pela posteriorização mandibular, na perda da DVO posterior. **C.** Possível estiramento dos ligamentos articulares pela extrusão do complexo côndilo/disco, na perda da DVO anterior. **D.** Possível intrusão do complexo côndilo/disco, na perda da DVO posterior e anterior.

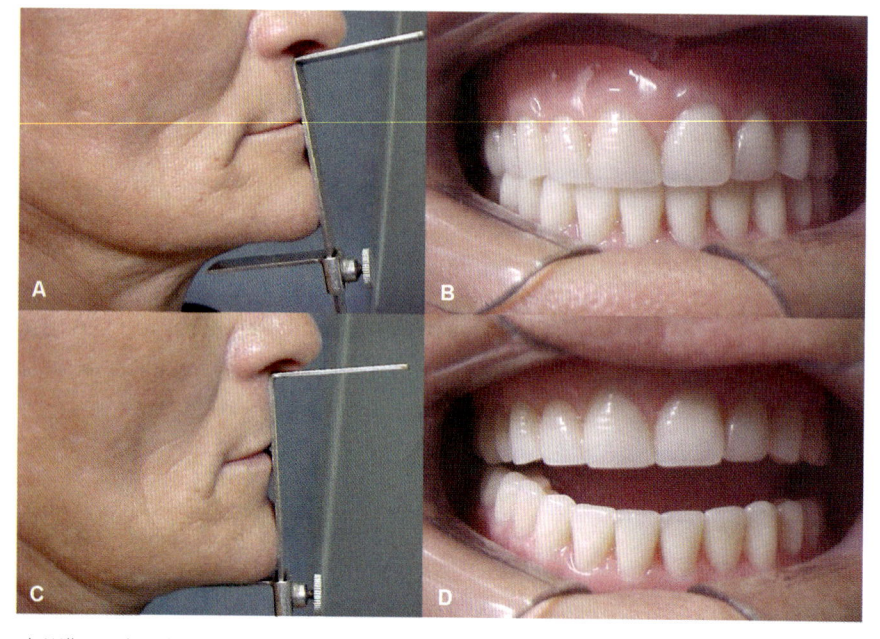

Figura 24.10 A. Compasso de Willis sendo utilizado para demonstrar a perda da DVO quando a paciente está em máxima intercuspidação (**B**). **C.** A mensuração com o compasso demonstra a correta DVO da paciente. **D.** Modo como fica a oclusão da prótese quando o compasso está na DVO correta.

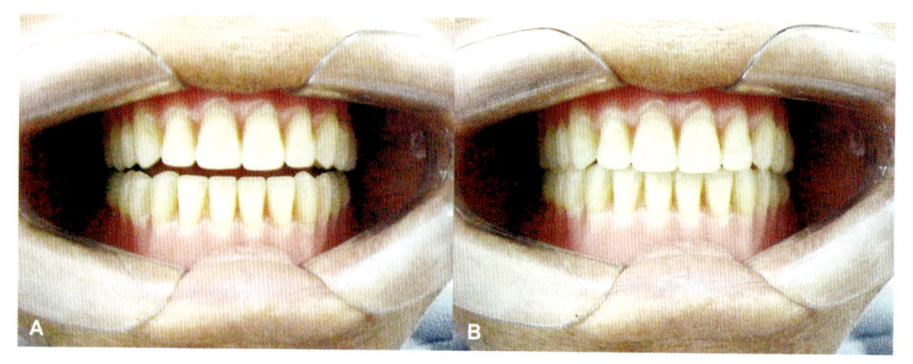

Figura 24.11 A. Nesta imagem existe uma relação maxilomandibular em RC, que não favorece a máxima intercuspidação. **B.** A máxima intercuspidação ocorre graças ao torque mandibular.

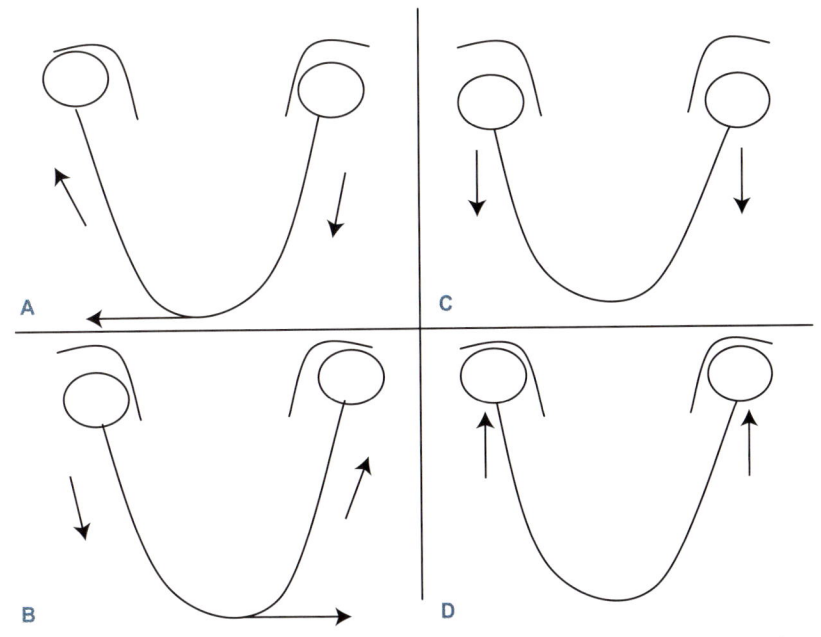

Figura 24.12 A. Desvio mandibular para a direita, devido à anteromedialização do côndilo/disco contralateral e à posterolateralização do côndilo/disco ipsilateral. **B.** Desvio mandibular para a esquerda, devido à anteromedialização do côndilo/disco contralateral e à posterolateralização do côndilo/disco ipsilateral. **C.** Anteriorização mandibular e consequente anteriorização dos côndilos/discos. **D.** Posteriorização mandibular (distalização) e consequente distalização dos côndilos/discos.

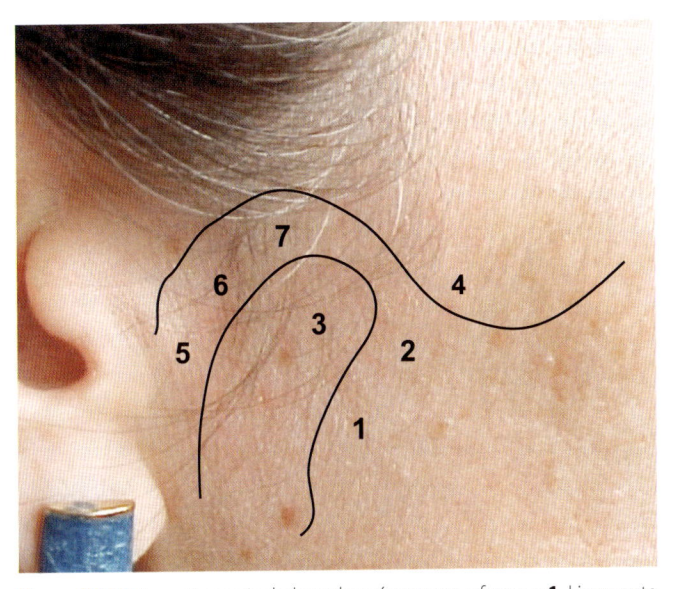

Figura 24.13 As regiões assinaladas pelos números se referem a: **1.** Ligamento anterior inferior; **2.** Ligamento anterior superior; **3.** Cápsula articular; **4.** Ligamento temporomandibular; **5.** Ligamento posterior inferior; **6.** Ligamento posterior médio; **7.** Ligamento posterior superior.

► Outros fatores etiológicos

Existem outras causas para as DTM. Dentre elas estão: condições *sistêmicas*, como disfunções degenerativas, endócrinas, infecciosas, metabólicas, neoplásicas, neurológicas, reumáticas e vasculares; e condições *locais*, como eficiência mastigatória, dor muscular, osteófitos, alterações na viscosidade do líquido sinovial, aderências e superfície articular deteriorada por osteoartrite. Já os *fatores psicogênicos* têm importância para os pacientes de DTM crônicas.

► Planos de tratamento para disfunção temporomandibular em prótese total

Os achados coletados durante a avaliação do paciente e que possibilitam um diagnóstico de DTM, quer para dentados como para portadores de prótese total, têm características variáveis, que são diferentes entre os pacientes. Por isso, os cuidados no direcionamento de um plano de tratamento correto e eficaz requerem acuidade e versatilidade do profissional.

Não existe uma regra predefinida e que se enquadre a cada modalidade de diagnóstico separadamente. Assim, daremos algumas sugestões de possíveis planos de tratamento para as relações oclusais que podem estar associadas às DTM, mencionadas anteriormente. Lembramos que o profissional pode e deve mesclar as modalidades de tratamento e também recorrer ao auxílio de outras áreas quando for necessário, como fisioterapia, fonoaudiologia e psicologia, assim como a medicina complementar.

Perda da dimensão vertical de oclusão

► **Assintomática.** O tratamento é feito com a troca da prótese, para restabelecimento da DVO e adequação da função.

► **Sintomática.** Uso de placa interoclusal para restabelecer a DVO e adequar a musculatura e a ATM, quando a sobrecarga for comprovada por imagem.

Relação central diferente da máxima intercuspidação e contatos prematuros | Interferências

► **Assintomática.** Tratamento com ajuste da oclusão por desgaste seletivo, para pequenas alterações, e remontagem das próteses totais em articuladores semiajustáveis para ajuste da oclusão por desgaste (grandes alterações).

▶ **Sintomática.** Uso de placa interoclusal para estabilizar em RC e adequar a musculatura e a ATM quando a sobrecarga for comprovada por imagem, após aplicar o plano de tratamento para assintomáticos. O tratamento para a finalização dos casos sintomáticos deverá ser indicado após a remissão dos sintomas e a estabilização da DTM.

Alguns cuidados nos procedimentos de confecção das próteses totais colaboram para a prevenção das alterações na relação oclusal, como a confecção de base definitiva, preconizada pelos autores deste livro. Ela possibilita a tomada da relação maxilomandibular (RC) na fase de fixação em roletes de cera, com as bases mais estáveis sobre o rebordo e a diminuição das consequências das alterações dimensionais de polimerização, utilizando a mufla bimaxilar HH, com relação à movimentação dos dentes.

▶ Bibliografia

ANGERAMI V.A., VALLE E.R.M., SASDELLI E.N., MIRANDA E.M.F., ANGELOTTI G., RIECHELMANN J.C.; COELHO M.O., ROCHA R.L. Psicossomática e a psicologia da dor. São Paulo: Pioneira Thomson Learnig; 2001.

BELL W.E. Dores orofaciais | Classificação, diagnóstico, tratamento. 3. ed. São Paulo: Quintessence; 1991

BUMANN A., LOTZMANN U. Disfunção temporomandibular | Diagnóstico funcional e princípios terapêuticos. Porto Alegre: Artmed Editora; 2002

LUND J.P., LAVIGNE G.J., DUBNER R., SESSLE B. Dor orofacial | Da ciência básica à conduta clínica. São Paulo: Quintessence; 2002.

MC NEILL C. Ciência e prática da oclusão. São Paulo: Quintessence; 2000.

MOTSCH A. Ajuste oclusal em dentes naturais. 2. ed. São Paulo: Santos; 1986.

OKESON J.P. Tratamento das desordens temporomandibulares e oclusão. 4. ed. São Paulo: Artes Médicas; 2000.

OKESON J. P. Dor orofacial | Guia de avaliação, diagnóstico e tratamento. São Paulo: Quintessence; 1998.

OLIVEIRA W. Disfunção temporomandibular. São Paulo: Artes Médicas; 2002.

PLANAS P. Reabilitação neuro-oclusal. São Paulo: Medsi; 1988.

SANTOS J.F.F. *et al.* Symptoms of craniomandibular disorders in elderly Brazilian wears of complete dentures. *Gerodontol.*; 2004, v.21, n.1, p. 51-2.

SIQUEIRA J.T.T., CHING L.H. Dor | Dor orofacial/ATM – Bases para o diagnóstico clínico. Curitiba: Maio; 1999.

VOGL T.J. Diagnóstico Ddiferencial por imagem da cabeça e pescoço. Rio de Janeiro: Revinter; 2003.

WITZIG, J.W.; SPAHL, T.J. Ortopedia maxilofacial clínica e aparelhos. In: Articulação temporomandibular. v. 3. São Paulo: Santos; 1999.

ZARB G.A. *et al.* Disfunções da articulação temporomandibular e dos músculos da mastigação. 2. ed. São Paulo: Santos; 2000.

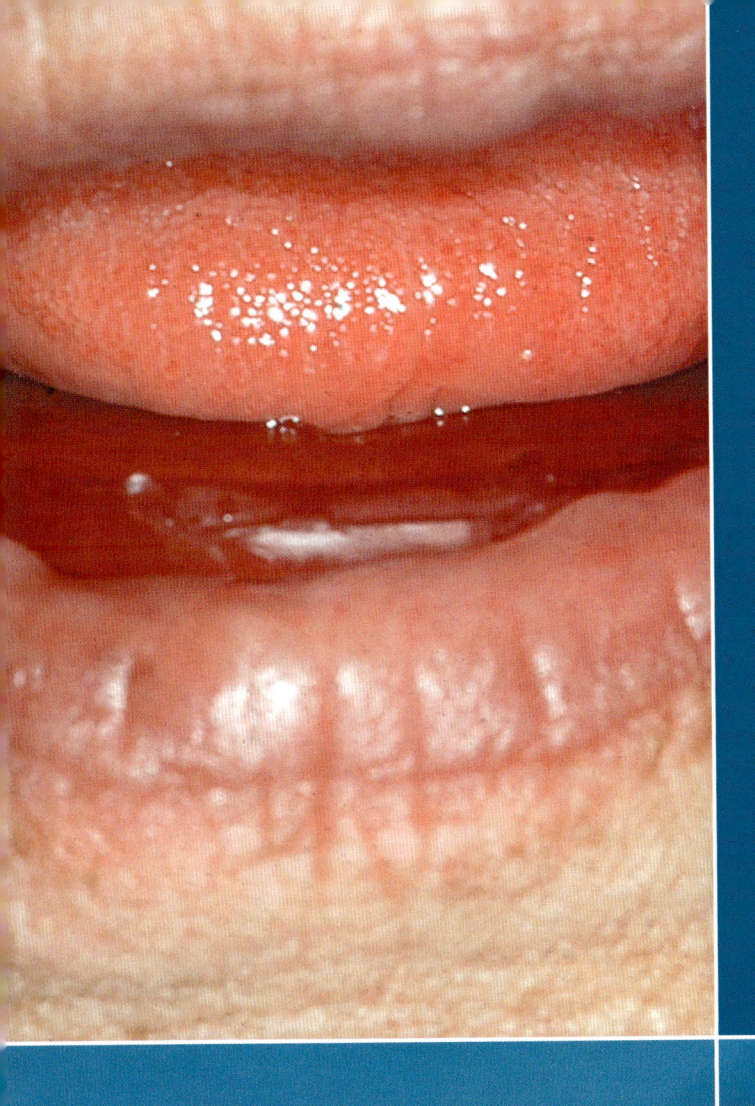

25

Edentulismo no Brasil e no Mundo

Leonardo Marchini
Miriane Carneiro Machado Salgado

A perda dentária é um reconhecido e grave problema de saúde pública que tem forte efeito sobre a qualidade de vida das pessoas. Isso porque influencia a estética, a digestão, a pronúncia e a mastigação, e ainda pode diminuir a autoestima e a integridade social (Colussi e Freitas, 2002; Moreira *et al.*, 2011). Sua principal causa é a cárie; entretanto, a ocorrência de doença periodontal e de traumatismos dentários também contribui, mas em menor grau (Carneiro *et al.*, 2012). Nos países ricos, o traumatismo dentário é mais prevalente na parte da população mais carente. Outras razões de perdas dos dentes são as extrações por motivos ortodônticos (Barbato e Peres, 2009), dor por causa de problemas endodônticos e extrações feitas a pedido do paciente (Müller *et al.*, 2007).

Além dos processos biológicos, as condições socioeconômicas podem interferir nas perdas dentárias. Já foi percebida uma influência significativa da classe social na determinação das razões clínicas dessas perdas em populações em situação de exclusão social (Cimões *et al.*, 2007), e a opção por extrair dentes íntegros ou ainda não tão danificados que necessariamente precisem ser extraídos é geralmente mais influenciada por questões econômicas do que clínicas. Em razão isso, muitas vezes as causas do edentulismo são complexas e relacionadas com a ocorrência de doenças e com questões econômicas. No entanto, contrariamente, um estudo feito com os países europeus relata que as taxas de edentulismo encontradas não apresentaram associações com a economia do país (Müller *et al.*, 2007).

As condições precárias em que muitas pessoas vivem também contribuem negativamente para a reabilitação bucal. Na verdade, elas estão chegando à condição de edentulismo precocemente e não dispõem de recursos financeiros para a confecção de uma prótese dentária (Figueiredo *et al.*, 2011). O local de moradia é outro fator que pode estar relacionado com alguns aspectos da saúde bucal da população, dentre os quais destacam-se a relação de proximidade dos serviços odontológicos e as maneiras de acesso a eles (Moreira *et al.*, 2011).

A crescente socialização da Odontologia promoveu acesso a uma parcela da população que há pouco tempo não podia desfrutar de cuidados odontológicos. Contudo, mesmo com melhorias dos indicadores de saúde, há um descompasso entre o que o SUS (Sistema Único de Saúde) preconiza na teoria e o que faz na prática (Carlos *et al.*, 2009). Assim, o Brasil, apesar da quantidade elevada de cirurgiões-dentistas, ainda é considerado um país de desdentados.

O edentulismo também pode estar relacionado com o nível educacional. Isso porque uma população instruída apresenta melhor saúde oral, maior utilização dos serviços odontológicos e adequados hábitos de higiene bucal (Esan *et al.*, 2004). Um estudo feito na Nigéria observou que o edentulismo da população ocorre devido à combinação de alguns fatores, como educação fraca, risco de pobreza e, ainda, condição socioeconômica, o que mostra haver necessidade de melhorar a educação do país, assim como a situação socioeconômica dos nigerianos. Os autores acreditam que, com a melhoria nas condições de vida da população, aumentará a procura pelos serviços odontológicos, e com isso muitos indivíduos edêntulos terão a oportunidade de usar algum tipo de prótese (Esan *et al.*, 2004).

Da mesma maneira, um estudo conduzido no Alabama (EUA) mostrou o nível educacional associado ao edentulismo de modo estatisticamente significativo (Makhija *et al.*, 2006). Na Turquia, quando o grau de instrução foi comparado com a recorrência do edentulismo, os resultados encontrados entre os desdentados foram: 64,2% não possuíam nenhuma forma-

ção ou somente formação escolar primária, e 15,9% tinham melhor formação escolar. Isso evidencia uma correlação significativa entre o nível de educação e o edentulismo (Evren *et al.*, 2011), o que também foi visto no Brasil por Fonseca *et al.* (2011), os quais mostraram que 81,1% dos indivíduos sem estudos eram desdentados.

É possível identificar o aumento das perdas dentárias no decorrer do tempo de vida, mesmo em indivíduos com pouca idade (Barbato e Peres, 2009). O edentulismo, ou seja, a perda total dos dentes, é aceito por muitas pessoas como um fenômeno natural do envelhecimento – conceito sabidamente equivocado. Sabe-se que isso é reflexo da falta de prevenção, informação e cuidados com a saúde bucal decorrentes de toda a vida (Simões e Carvalho, 2011); logo, o edentulismo pode ser considerado um indicador da saúde oral de uma população.

Em idosos, dentre as principais causas do problema, destacam-se a doença periodontal, cuja prevalência aumenta com o avançar da idade; a existência de cáries, como as radiculares; as infiltrações e as fraturas (Simões e Carvalho, 2011). Até meados do século 20, a grande maioria dos idosos era desdentada; porém, durante as últimas décadas, principalmente nos países industrializados, ocorreu uma evidente redução na prevalência do edentulismo e na incidência de perdas dentárias (Müller *et al.*, 2007). Entretanto, enquanto nos países desenvolvidos a taxa de edentulismo está diminuindo, o inverso está acontecendo nos países em desenvolvimento, devido ao alto índice de doenças periodontais e cáries (Esan *et al.*, 2004). Contudo, esse percentual ainda parece aumentar substancialmente com a idade, como foi percebido em cinco pesquisas realizadas na Suécia, em 1968, 1974, 1981, 1991 e 2000, nas quais o percentual de indivíduos edêntulos aumentava com o envelhecimento (Ahacic e Thorslund, 2008). Em adultos, é alto o índice de perda dentária (43,1%); porém, com o avançar da idade e depois dos 75 anos, o problema pode afetar 85,6% das pessoas (Carneiro *et al.*, 2012).

O envelhecimento pode causar a diminuição da capacidade funcional e física, podendo provocar alguns problemas na saúde oral dos idosos, como cáries e doenças periodontais, o que afetará diretamente a permanência dos dentes na cavidade bucal (Li *et al.*, 2011). O aumento do edentulismo com a idade parece ser uma tendência universal e cria no imaginário social a figura do idoso desdentado e a aceitação da perda dos dentes como evolução natural (Moreira *et al.*, 2011). No entanto, os idosos desdentados são os que mais apresentam dificuldades durante a alimentação, principalmente quando portam próteses inadequadas. Desse modo, a maioria opta por uma dieta macia e de fácil mastigação, a qual geralmente apresenta baixo teor nutricional (Furtado *et al.*, 2011). Além disso, alguns fatores psicológicos, como a depressão, são capazes de influenciar a saúde bucal dos idosos, elevando o risco de cárie e o edentulismo.

Para a saúde bucal, o ideal é que o indivíduo chegue à terceira idade com seus dentes intactos. Entretanto, grande parte dos idosos de hoje passou por uma experiência odontológica puramente curativa e mutiladora, em que o principal procedimento realizado foi a exodontia. Isso resultou em quantidade reduzida de dentes e muitos idosos edêntulos. Por isso, a reabilitação protética é extremamente importante, e a prótese deve apresentar boas condições de funcionamento e de higiene (Moimaz *et al.*, 2004).

Nos serviços públicos, a ausência de programas preventivos é um dos motivos pelos quais eram realizadas extrações em massa. Além disso, era disponibilizado à população idosa apenas atendimento de emergência. Sendo assim, as necessidades de tratamento se acumularam, acarretando grande demanda por tratamentos especializados, particularmente protéticos. Esse fato demonstra que as medidas de atenção, prevenção e promoção à saúde bucal inexistiram ou fracassaram integralmente (Ritter *et al.*, 2004; Baldani *et al.*, 2010).

No Brasil, a situação observada com relação ao perfil bucal do idoso é precária. Estudos da década de 1990 mostraram que aproximadamente 65% dos indivíduos mais velhos apresentavam ausência de dentes (Rosa *et al.*, 1992; Frare *et al.*, 1997). Entretanto, trabalhos mais recentes observam menores taxas de edentulismo, embora as condições de saúde bucal ainda sejam ruins quando se avalia o grande percentual de dentes extraídos no índice CPOD (Cariados, perdidos e obturados por dente) (Colussi *et al.*, 2004).

Em 2002, Colussi e Freitas realizaram uma revisão bibliográfica dos estudos epidemiológicos referentes à saúde bucal do idoso apresentados nas publicações nacionais e observaram que, no Brasil, a prevalência do edentulismo é uma das mais elevadas do mundo quando comparada com os resultados de alguns estudos feitos na faixa etária de 60 a 65 anos ou mais, no mesmo período, em outros países.

Nas pesquisas realizadas por Gaião *et al.* (2005), em Fortaleza; Marchini *et al.* (2006), em Taubaté (SP); Ferreira *et al.* (2009), em Belo Horizonte (MG); e Fonseca *et al.* (2011), em Contagem (MG), com idosos institucionalizados, foi encontrada alta incidência de edentulismo, o que também foi relatado por outros estudos em outros municípios do país (Colussi *et al.*, 2004; Reis *et al.*, 2005; Silva *et al.*, 2008; Costa *et al.*, 2010).

A avaliação de 112 pessoas com mais de 60 anos na cidade de Rio Claro (SP) mostrou que os idosos que tinham convênio odontológico apresentaram melhores condições de saúde bucal comparados com os que não tinham. Já os sem convênio apresentaram menor quantidade de dentes existentes e hígidos e, consequentemente, elevada porcentagem de edentulismo. Dentre os 112 indivíduos, 55 não tinham convênio e 57 tinham; dos conveniados, apenas 19 eram edêntulos (33,3%), enquanto 32 dos idosos sem convênios eram desdentados (58,2%). Assim, o fato de o idoso ter acesso a tratamento conveniado parece contribuir para melhores condições de saúde oral (Silva *et al.*, 2005).

No estudo realizado por Souza *et al.* (2010), no município de Recife (PE), os autores avaliaram 154 idosos, sendo 77 institucionalizados e 77 não institucionalizados. Foram observados 96,01% de perda de dentes para o primeiro grupo e 87,87% para o outro. Silva e Júnior (2000) também avaliaram idosos institucionalizados e não institucionalizados em Araraquara (SP) e encontraram maior prevalência de edentulismo entre os primeiros, de 72%; enquanto, entre os outros, foi de 60%.

No Brasil, alto grau de edentulismo revela falta de políticas destinadas à população adulta e idosa (Reis *et al.*, 2005). Em um estudo feito por Gibilini *et al.* (2010), entre os adultos, o percentual de edêntulos foi de 10,8%, enquanto, entre os idosos, foi de 59,9%. Entretanto, o problema não está relacionado apenas a essa parcela da população. Dados do levantamento nacional de 2004 demonstraram que os adolescentes tinham elevada incidência de perdas dentárias (38,9%), o que indica que o edentulismo acomete também indivíduos em faixas etárias menores. Esta prevalência é considerada alta quando comparada com a de outros países como Japão e Austrália (Barbato e Peres, 2009).

Entre os idosos de 65 a 74 anos, avaliados pelo Projeto SB Brasil em 2003, foi encontrado um índice CPOD de 27,8; em 2010, de 27,53, evidência de que este índice praticamente não se alterou. No ano de 2010, 91,9% referiam-se aos dentes perdidos (componente "P"), revelando grande ausência de dentes para a faixa etária analisada. A região Norte apresentou o maior percentual para o componente perdido (94,9%), e a região Sul, o menor (90,8%) – informações obtidas no Projeto SB Brasil 2010. Entretanto, os resultados para a faixa etária de 35 a 44 anos mostraram que o índice CPOD diminuiu de 20,1 para 16,7, um declínio de 17%. Além disso, a participação dos componentes cariados e perdidos diminuiu muito, enquanto a do componente obturado aumentou. O componente perdido diminuiu de 13,23 para 7,48, e o componente obturado cresceu de 4,22 para 7,33 (aumento de 73,7%). Isso mostra que a população adulta, no decorrer dos últimos 7 anos, está tendo menos cárie e maior acesso aos serviços odontológicos para procedimentos restauradores. Portanto, está ocorrendo no país uma importante inversão de tendência, ou seja, os procedimentos mutiladores, como exodontias, estão cedendo espaço aos tratamentos preventivos e restauradores. Quanto à necessidade de prótese total superior e inferior, os idosos da região Centro-Oeste foram os que mais precisaram (18%), e os da região Sul apresentaram a menor necessidade (6,9%). Com relação aos adultos entre 35 e 44 anos que precisavam de prótese total superior e inferior, os percentuais encontrados foram baixos em todas as regiões (Figuras 25.1 e 25.2).

A ocorrência da perda de dentes em 204 indivíduos adultos foi estudada por Carneiro *et al.* (2012) na cidade de Campina Grande (PB). Os autores constataram que 87,7% dos examinados apresentavam, no mínimo, um elemento dentário ausente. Avaliando esta perda de acordo com a faixa etária, foi observado que: entre os 18 e 25 anos, a frequência de dentes perdidos era de 25%; entre 26 e 35 anos, de 34,4%; entre 36 e 45 anos, 31,2%; entre 46 e 55 anos, 34,4%; entre 56 e 66 anos ou mais, 53,1%. De acordo com o observado, os pesquisadores concluíram que, quanto mais avançada é a idade do paciente, maior é o percentual de dentes perdidos.

Avaliando 58 idosos em uma instituição de longa permanência na cidade de São Gonçalo (RJ), Sá *et al.* (2012) observaram que a situação da saúde bucal deles era precária, especialmente devido à alta prevalência de edentulismo, com índice CPOD de 30,37. Este é considerado um alto grau de gravidade, tendo como predominante o componente perdido.

Figueiredo *et al.* (2011) avaliaram a condição de saúde bucal de 230 adultos no município de Xangri-Lá (RS) e observaram que o edentulismo ocorria em 31 adultos (13,4%), dos quais 14% (17) eram considerados adultos jovens (entre 18 e 40 anos), e 12,8% (14), adultos maduros (entre 40 e 60 anos). A média de dentes perdidos para essa população foi de nove por pessoa. Com base nesses resultados, pode-se perceber que o edentulismo está afetando esses indivíduos de modo precoce.

Diferentemente, Santos *et al.* (2012) observaram que somente 30 dos 167 idosos de uma instituição na cidade de São Paulo eram edêntulos, o que evidenciou melhores condições bucais reveladas pela baixa média de edentulismo total (17,9%). Os autores acreditam que esse baixo percentual ocorreu porque o estudo envolveu uma amostra de idosos independentes e que residem na maior cidade do país, na qual a população conta com fácil acesso à informação e aos serviços de saúde pública, inclusive odontológicos. Estudos anteriores com idosos brasileiros e metodologia semelhante mostraram taxas de edentulismo total variando entre 47 e 84% (Colussi e Freitas, 2002; Moreira *et al.*, 2005).

O Quadro 25.1 mostra o percentual de idosos edêntulos de acordo com pesquisas brasileiras realizadas em diferentes localidades do país.

Quadro 25.1 Percentual de idosos edêntulos no Brasil, em trabalhos subnacionais.

Artigo	Local do estudo	Total de idosos	Edentulismo	Uso de prótese
Silva e Júnior, 2000	Araraquara, SP	194	130 (67%)	143 (73,7%)
Ritter et al., 2004	Porto Alegre, RS	324	204 (63%)	256 (79%)
Gaião et al., 2005	Fortaleza, CE	160	93 (58,1%)	–
Reis et al., 2005	Goiânia, GO	289	200 (69,2%)	143 (49,48%)
Silva et al., 2005	Rio Claro, SP	112	51 (54,5%)	–
Marchini et al., 2006	Taubaté, SP	553	354 (64,4%)	201 (36,2%)
Mesas et al., 2006	Londrina, PR	267	115 (43,1%)	–
Silva et al., 2008	Passo Fundo, RS	107	73 (68,2%)	–
Ferreira et al., 2009	Belo Horizonte, MG	335	251 (74,9%)	–
Costa et al., 2010	Fortaleza, CE	96	58 (60,4%)	51%
Gibilini et al., 2010	35 municípios do Estado de São Paulo	781	468 (59,9%)	–
Fonseca et al., 2011	Contagem, MG	49	36 (73,5%)	–
Moreira et al., 2011	Botucatu, SP	372	235 (63,17%)	–
Santos et al., 2012	São Paulo, SP	167	30 (17,9%)	82%

A frequência de edentulismo em homens e mulheres apresenta grande variação na literatura. Em alguns estudos é relatada maior prevalência em homens (Carneiro *et al.*, 2012; Eustaquio-Raga *et al.*, 2012), enquanto, em outros, a maior incidência é em mulheres (Makhija *et al.*, 2006; Mesas *et al.*, 2006; Medina-Solís *et al.*, 2008; Barbato *et al.*, 2007, Evren *et al.*, 2011; Fonseca *et al.*, 2011; Urzua *et al.*, 2012). Uma hipótese que pode explicar a maior ocorrência em mulheres seria a utilização mais frequente dos serviços odontológicos por elas, ou seja, maior procura por atendimento e consequente (e nefasta) realização de tratamentos não conservadores ou iatrogênicos (Mesas *et al.*, 2006; Carneiro *et al.*, 2012). Outra razão geralmente aceita é que as mulheres apresentam maior incidência de cárie dentária, e os homens, de doença periodontal (Medina-Solís *et al.*, 2008). Já para a maior prevalência entre o gênero masculino, a justificativa seria a falta de atenção de muitos homens à saúde bucal (Esan *et al.*, 2004). O Quadro 25.2 apresenta a distribuição do edentulismo de acordo com o gênero.

Os idosos institucionalizados geralmente apresentam maior comprometimento da saúde oral, com poucos dentes remanescentes, alta incidência de perda dentária e altas taxas de edentulismo (Müller *et al.*, 2007; Starr *et al.*, 2008).

Assim como no Brasil, a condição de saúde bucal dos idosos institucionalizados em diversos países também é precária. Em um estudo epidemiológico feito na Finlândia, observou-se que 42% dos idosos examinados eram desdentados (Peltola *et al.*, 2004), dado que também foi visto na Espanha, onde houve uma associação significativa entre perdas dentárias e institucionalização do idoso. Lá, dos 531 avaliados, 63 eram institucionalizados (11,8%), dos quais 27 (42,9%) eram edêntulos (Eustaquio-Raga *et al.*, 2012). A avaliação de 1.073 canadenses moradores da Nova Escócia mostrou que 195 (18,2%) eram edêntulos; destes, 60 (8,1%) residiam com suas famílias, e 135 (41%) eram institucionalizados (Kotzer *et al.*, 2012).

Na Turquia, desenvolveu-se uma pesquisa em três diferentes instituições, cujos resultados mostraram que 67,2% dos idosos avaliados eram desdentados, dos quais 23,6% não usavam nenhum tipo de prótese e 28,5% usavam somente prótese total superior (Evren *et al.*, 2011).

Quadro 25.2 Edentulismo de acordo com o gênero.

Artigo	País	Masculino	Feminino
Makhija et al., 2006	EUA	31,8%	68,2%
Mesas et al., 2006	Brasil	28%	53,1%
Medina-Solís et al., 2008	México	5%	7,2%
Evren et al., 2011	Turquia	45%	55%
Fonseca et al., 2011	Brasil	64,3%	85,7%
Carneiro et al., 2012	Brasil	34,4%	31,2%
Eustaquio-Raga et al., 2012	Espanha	24,7%	17,6%
Urzua et al., 2012	Chile	1,94%	4,74%

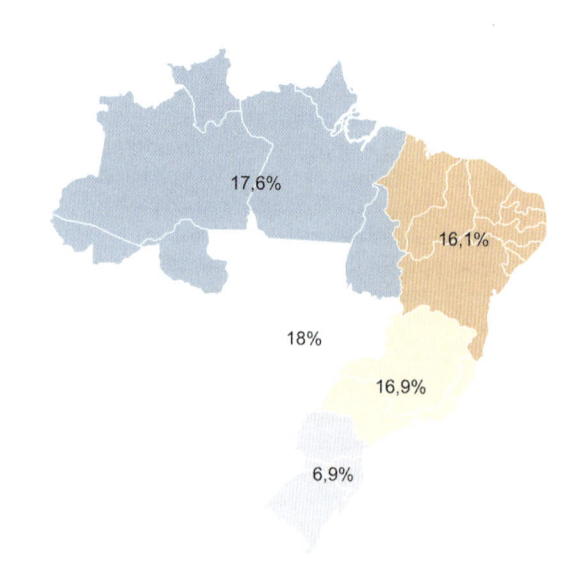

Figura 25.1 Necessidade de prótese total superior e inferior por região, para pessoas de 65 a 74 anos. (Dados do Projeto SB Brasil 2010.)

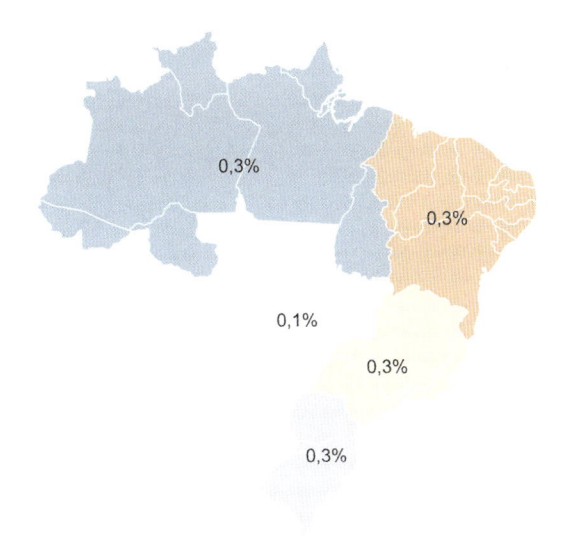

Figura 25.2 Necessidade de prótese total superior e inferior por região, para pessoas de 35 a 44 anos. (Dados do Projeto SB Brasil 2010.)

▶ Edentulismo ao redor do mundo

Não diferente dos demais países, na Espanha, por décadas, os serviços públicos de saúde atuaram apenas no diagnóstico e no alívio da dor, ou seja, medicações e exodontias. Em um estudo feito com 531 pessoas entre 65 e 74 anos de idade, constatou-se que 20,7% eram desdentadas (Eustaquio-Raga *et al.*, 2012).

Entre 1992 e 2002, a dentição da população acima de 50 anos da Suécia sofreu grandes alterações. A prevalência de indivíduos que relataram ter todos os dentes naturais aumentou de 22,3% para 36,3%, e o edentulismo diminuiu de 1,9 para 0,3% (Unell *et al.*, 2006).

No México, estima-se que 6,3% da população adulta avaliada na Pesquisa Nacional sobre o Edentulismo sejam edêntulos, ou seja, 3.437.816 mexicanos. De acordo com os dados da pesquisa, foi possível observar que o edentulismo é mais comum em pessoas acima de 45 anos, e o maior percentual é encontrado em idosos com 65 anos ou mais (30,6%). As taxas de edentulismo na população mexicana podem variar de acordo com a região do país. Na região Sul, elas foram menores (5,5%) quando comparadas com as regiões Norte e Central (6,9%). Portanto, os autores concluíram que, no México, a prevalência do edentulismo pode apresentar variação de acordo com idade, gênero e localização geográfica (Medina-Solís *et al.*, 2008).

O estudo sobre os idosos saudáveis da cidade de Edimburgo, capital da Escócia, com 201 participantes de 70 anos ou mais, constatou que 104 (51,7%) eram edêntulos. A média de idade foi 83 anos. A porcentagem dos idosos dentados (48,3%) indica que esta amostra está longe de ser típica da população escocesa, pois esta foi selecionada e representa as pessoas mais saudáveis dentro dessa faixa etária (Starr *et al.*, 2008).

A evidente cultura de exodontia existente na Nova Zelândia em meados do século 20 foi atribuída ao amadurecimento tardio da Odontologia, já que antes os profissionais cediam às pressões dos pacientes. Por isso, por muitas décadas as taxas de edentulismo entre adultos no país foram as mais altas do mundo (Sussex, 2008). As pesquisas nacionais sobre a saúde oral, realizadas nos anos de 1976 e 1988, mostraram altas taxas do problema entre indivíduos de 65 a 74 anos, respectivamen-

te 72,3 e 58,6%. No entanto, pode-se verificar um declínio nos valores encontrados. Já na última pesquisa, feita em 2009, foi percebida uma diminuição maior ainda entre essa faixa etária: 29,6% eram desdentados. Entretanto, para os indivíduos com mais de 75 anos, verificou-se que 40% não possuíam mais nenhum dente; e para os adultos entre 18 e 64 anos, somente 9,4% eram edêntulos. Assim, pode-se observar pelas taxas de edentulismo que a saúde oral dos indivíduos da Nova Zelândia apresentou evidente melhora, mas os percentuais encontrados para os idosos demonstram que ainda existe uma porção considerável de indivíduos desdentados, e a associação da cárie à perda dos dentes é alta (Pesquisa de Saúde Oral da Nova Zelândia 2009).

Em quatro estudos realizados na Dinamarca a cada 10 anos, começando em 1975 e terminando em 2005, na população adulta com 35 anos de idade ou mais, a prevalência do edentulismo diminuiu de 36,4 para 5%. No primeiro estudo, 36,4% eram desdentados; em 1985, eram 26,3%; já no ano de 1995, 20,6%; e na última pesquisa, em 2005, foi observado que apenas 5% eram edêntulos. Essa diminuição aconteceu em todas as faixas etárias, mas ficou mais evidenciada entre 1995 e 2005, especialmente para os idosos com 65 anos ou acima dessa idade. Para os dinamarqueses com 65 anos ou mais, a prevalência do edentulismo caiu de 46,1%, em 1995, para 16,8%, em 2005. A Dinamarca conseguiu reduzir o percentual de indivíduos edêntulos por meio da promoção de serviços odontológicos ainda na infância, incentivando visitas anuais ao dentista (Li *et al.*, 2011).

No Líbano, avaliou-se a saúde oral de 206 idosos, dos quais 129 (63%) eram dentados, e 77 (37%), edêntulos. Dos indivíduos desdentados, 78% eram usuários de próteses. Porém, como se trata uma amostra pequena, os resultados podem não ser usados para descrever a saúde oral da população idosa do país (El Osta *et al.*, 2012).

No Chile, as políticas de saúde oral são voltadas principalmente para a população jovem, até os 20 anos de idade. Assim, a saúde oral dos adultos e idosos é negligenciada (Urzua *et al.*, 2012). Um estudo envolvendo 1.553 chilenos entre 35 e 74 anos mostrou que os mais novos perdiam menos dentes do que os mais velhos. Dos 1.088 adultos entre 35 e 44 anos, apenas 3 (0,28%) eram completamente edêntulos, e dos 465 idosos entre 65 e 74 anos, 53 (11,4%) eram desdentados. A amostra desse estudo é representativa da população entre 35 e 44 anos e 65 e 74 anos do Chile, e os autores acreditam que o nível de edentulismo no país é desfavorável quando comparado com EUA, Canadá, Lituânia e China (Urzua *et al.*, 2012).

▶ Conclusão

O edentulismo reflete uma complexa teia de determinantes, como características culturais, ofertas de serviços e de formação de recursos humanos, e condições de vida e de saúde da população. Com o avanço da idade, é perceptível a maior perda dos elementos dentários e, consequentemente, o aumento do percentual de indivíduos edêntulos.

Controlar e monitorar a ocorrência do edentulismo nas populações também é importante, pois se trata de um indicador de funcionamento e adequação do sistema de saúde oral de um país. Além disso, o Brasil apresenta a real necessidade de reabilitar os indivíduos edêntulos, e, para tanto, é preciso implementar serviços de próteses aliados a políticas de inclusão social, visto que os brasileiros têm na boca um retrato claro das desigualdades existentes na sociedade.

▶ Bibliografia

AHACIC K., THORSLUND M. Changes in dental status and dental care utilization in the Swedish population over three decades: age, period, or cohort effects? *Community Dent Oral Epidemiol.*; 2008, 36:118-27.

BALDANI M.H., BRITO W.H., LAWDER J.A.C., MENDES Y.B.E., SILVA F.F.M., ANTUNES J.L.F. Determinantes individuais da utilização de serviços odontológicos por adultos e idosos de baixa renda. *Rev Bras Epidemiol.*; 2010, 13(1):150-62.

BARBATO P.R., NAGANO H.C.M., ZANCHET F.N., BOING A.F., PERES M.A. Perdas dentárias e fatores sociais, demográficos e de serviços associados em adultos brasileiros: uma análise dos dados do Estudo Epidemiológico Nacional (Projeto SB Brasil 2002-2003). *Cad Saúde Pública*; 2007, 23(8):1803-14.

BARBATO P.R., PERES M.A. Perdas dentárias em adolescentes brasileiros e fatores associados: estudo de base populacional. *Rev Saúde Pública*; 2009, 43(1):13-25.

CARLOS E.F., SILVA C.C., SILVA A.T.M.C., BRAGA J.E.F. Programa de Saúde da Família: Inclusão dos usuários na escolha dos serviços oferecidos. *Rev Bras Ciênc Saúde*; 2009, 13(2):63-8.

CARNEIRO V.F.A., RODRIGUES D.C.V., RIBEIRO A.I.A.M., ROCHA R.A.C.P., FARIAS A.B.L., CAVALCANTI A.L. Ocorrência de perda dentária entre os usuários da estratégia de Saúde da Família no município de Campina Grande (PB). *R. Bras Ci Saúde*; 2012, 16(2):137-42.

CIMÕES R., CALDAS JÚNIOR A.F., SOUZA E.H.A., GUSMÃO E.S. Influência da classe social nas razões clínicas das perdas dentárias. *Ciênc Saúde Coletiva*; 2007, 12(6):1691-96.

COLUSSI C.F., FREITAS S.F.T. Aspectos epidemiológicos da saúde bucal do idoso no Brasil. *Cad Saúde Pública*; 2002, 18(5):1313-20.

COLUSSI C.F., FREITAS S.F.T., CALVO M.C.M. Perfil epidemiológico da cárie e do uso e necessidade de prótese na população idosa de Biguaçu, Santa Catarina. *Rev Bras Epidemiol.*; 2004, 7(1):88-97.

COSTA E.H.M., SAINTRAIN M.V.L., VIEIRA A.P.G.F. Autopercepção da condição de saúde bucal em idosos institucionalizados e não institucionalizados. *Ciênc Saúde Coletiva*; 2010, 15(6):2925-30.

EL OSTA N., TUBERT-JEANNIN S., HENNEQUIN M., NAAMAN N.B.A., EL OSTA L., GEAHCHAN N. Comparison of the OHIP-14 and GOHAI as measures of oral health among elderly in Lebanon. *Health and Quality of Life Outcomes*; 2012, 10:131.

ESAN T.A., OLUSILE A.O., AKEREDOLU P.A., ESAN A.O. Socio-demographic factors and edentulism: the Nigerian experience. *BMC Oral Health*; 2004, 4:3 doi: 10.1186/1472-6831-4-3.

EUSTAQUIO-RAGA M.V., MONTIEL-COMPANY J.M., ALMERICH SILLA J.M. Factors associated with edentulousness in an elderly population in Valencia (Spain). *Gac Sanit.*; 2012, doi:10.1016/j.gaceta.2012.02.009.

EVREN B.A., ULUDAMAR A., ISERI U., OZKAN Y.K. The association between socioeconomic status, oral hygiene practice, denture stomatitis and oral status in elderly people living different residential homes. *Archives of Gerodontology and Geriatrics*; 2011, 53:252-257.

FERREIRA R.C., MAGALHÃES C.S., ROCHA E.S., SCHWAMBACH C.W., MOREIRA A.N. Saúde bucal de idosos residentes em instituições de longa permanência de Belo Horizonte, Minas Gerais, Brasil. *Cad Saúde Pública*; 2009, 25(11):2375-85.

FIGUEIREDO MC, VIANA MM, ASSUNÇÃO VAF, SILVA KVCL. Descrição da saúde bucal e de indicadores socioeconômicos de uma população adulta. *Ci Biol Saúde*; 2011, 17(2):83-9.

FONSECA P.H.A., ALMEIDA A.M., SILVA A.M. Condições de saúde bucal em população idosa institucionalizada. *Rev Gaúcha Odontol.*; 2011, 59(2):193-200.

FRARE S.M., LIMAS A., ALBARELLO F.J., PEDOT G., RÉGIO R.A.S. Terceira idade: quais os problemas bucais existentes? *Rev Assoc Paul Cirur Dent.*; 1997, 5(16):573-76.

FURTADO D.G., Forte F.D.S., Leite D.F.B.M. Uso e necessidade de próteses em idosos: reflexos na qualidade de vida. *Rev Bras Ciênc Saúde*; 2011, 15(2):183-90.

GAIÃO L.R., ALMEIDA M.E.L., HEUKELBACH J. Perfil epidemiológico da cárie dentária, doença periodontal, uso e necessidade de prótese em idosos residentes em uma instituição na cidade de Fortaleza, Ceará. *Rev Bras Epidemiol.*; 2005, 8(3):316-23.

GIBILINI C., ESMERIZ C.E.C., VOLPATO L.F., MENEGHIM Z.M.A.P., SILVA D.D., SOUSA M.L.R. Acesso a serviços odontológicos e autopercepção da saúde bucal em adolescentes, adultos e idosos. *Arq Odontol.*; 2010, 46(4):213-23.

KOTZER R.D., LAWRENCE H.P., CLOVIS J.B., MATTHEWS D.C. Oral health-related quality of life in an aging Canadian population. *Health and Quality of Life Outcomes*; 2012, 10:50.

LI K.Y., WONG M.C.M., LAM K.F., SCHWARZ E. Age, period, and cohort analysis of regular dental care behavior and reedentulism: A marginal approach. *BMC Oral Health*; 2011, 11:9.

MAKHIJA S.K., GILBERT G.H., BOYKIN M.J., LITAKER M.S., ALLMAN R.M., BAKER O.S., LOCHER J.L., RITCHIE C.S. The relationship between sociodemographic factors and oral health-related quality of life in dentate and edentulous community-dwelling older adults. *J Am Geriatr Soc.*; 2006, 54(11):1701-12.

MARCHINI L., VIEIRA P.C., BOSSAN T.P., MONTENEGRO F.L.B., CUNHA V.P.P. Self-reported oral hygiene habits among institutionalized elderly and their relationship to the condition of oral tissues in Taubaté, Brazil. *Gerodontology*; 2006, 23(1):33-7.

MEDINA-SOLÍS C.E., PÉREZ-NÚÑEZ R., MAUPOMÉ G., AVILA-BURGOS L., PONTIGO-LOYOLA A.P., PATIÑO-MARÍN N. *et al.* National survey on edentulism and its geographic distribution, among mexicans 18 years of age and older (with emphasis in WHO age groups). *J Oral Rehabil.*; 2008, 35(4):237-44.

MESAS A.E., ANDRADE S.M., CABRERA M.A.S. Condições de saúde bucal de idosos de comunidade urbana de Londrina, Paraná. *Rev Bras Epidemiol.*; 2006, 9(4):471-80.

Ministério da Saúde. Departamento de Atenção Básica. Projeto SB Brasil 2010: Pesquisa Nacional de Saúde Bucal | Resultados principais. Brasília: Ministério da Saúde; 2011.

MOIMAZ S.A.S., SANTOS C.L.V., PIZZATO E., GARBIN C.A.S., SALIBA N.A. Perfil de utilização de próteses totais em idosos e avaliação da eficácia de sua higienização. *Cienc Odontol Bras.*; 2004, 7(3):72-8.

MOREIRA R.S., NICO L.S., TOMITA N.E. O risco espacial e fatores associados ao edentulismo em idosos em município do Sudeste do Brasil. *Cad Saúde Pública*; 2011, 27(10):2041-53.

MOREIRA R.S., NICO L.S., TOMITA N.E., RUIZ T. A saúde bucal do idoso brasileiro: revisão sistemática sobre o quadro epidemiológico e acesso aos serviços de saúde bucal. *Cad Saúde Pública*; 2005, 21(6):1665-75.

MÜLLER F., NAHARRO M., CARLSSON G. What are the prevalence and incidence of tooth loss in the adult and elderly population in Europe? *Clin Oral Impl Res.*; 2007, 18(Suppl 3):2-14.

PELTOLA P., VEHKALAHTI M.M., WUOLIJOKI-SAARISTO K. Oral health and treatment needs of the long-term hospitalized elderly. *Gerodontology*; 2004, 21(2): 93-9.

Pesquisa de Saúde Oral da Nova Zelândia 2009. Ministry of Health, our oral health: Key findings of the 2009 New Zealand Oral Health Survey, Ministry of Health, Wellington, New Zealand, 2010.

REIS S.C.G.B., HIGINO M.A.S.P., MELO H.M.D., FREIRE M.C.M. Condição de saúde bucal de idosos institucionalizados em Goiânia (GO), 2003. *Rev Bras Epidemiol.*; 2005, 8(1):67-73.

RITTER F., FONTANIVE P., WARMLING C.M. Condições de vida e acesso aos serviços de saúde bucal de idosos da periferia de Porto Alegre. *Bol Saúde*; 2004, 18(1):79-85.

ROSA A.G.F., FERNANDEZ R.A.C., PINTO V.G., RAMOS L.R. Condição de saúde bucal em pessoas de 60 anos ou mais no município de São Paulo. *Rev. Saúde Pública*; 1992, 26(3):155-60.

SÁ I.P.C., ALMEIDA JÚNIOR L.R., CORVINO M.P.F., SÁ S.P.C. Condições de saúde bucal de idosos da instituição de longa permanência Lar Samaritano, no município de São Gonçalo (RJ). *Ciênc. Saúde Coletiva*; 2012, 17(5):1259-65.

SANTOS M.B.F., MONTENEGRO F.L.B., ARCAS S.P., HIRATSUKA M., CONSANI R.L.X., MARCHINI L. Oral health status, hygiene habits and treatment needs among elderly brazilians: a cross-sectional study. *World J Dentis*; 2012, 3(1):00-00.

SILVA D.D., SOUSA M.L.R., WADA R.S. Autopercepção e condições de saúde bucal em uma população de idosos. *Cad. Saúde Pública*; 2005, 21(4):1251-59.

SILVA S.O., TRENTIN M.S., LINDEN M.S.S., CARLI J.P., SILVEIRA NETO N., LUFT L.R. Saúde bucal do idoso institucionalizado em dois asilos de Passo Fundo (RS). *Rev. Gaúcha Odontol.*; 2008, 56(3):303-08.

SILVA S.R.C., JÚNIOR A.V. Avaliação das condições de saúde bucal dos idosos em um município brasileiro. *Pan Am J Public Health*; 2000, 8(4):268-71.

SIMÕES A.C.A., CARVALHO D.M. A realidade da saúde bucal do idoso no Sudeste brasileiro. *Ciênc & Saúde Coletiva*; 2011, 16(6):2975-82.

SOUZA E.H.A., BARBOSA M.B.C.B., OLIVEIRA P.A.P., ESPÍNDOLA J., GONÇALVES K.J. Impacto da saúde bucal no cotidiano de idosos institucionalizados e não institucionalizados da cidade de Recife (PE). *Ciênc. Saúde Coletiva*; 2010, 15(6):2955-64.

STARR J., HALL R.J., MACINTYRE S., DEARY I.J., WHALLEY L.J. Predictors and correlates of edentulism in the healthy old people in Edinburgh (HOPE) study. *Gerodontology*; 2008, 25:199-204.

SUSSEX P.V. Edentulism from a New Zealander perspective | a review of the literature. *New Zealander Dental Journal*; 2008, 104(3):84-96.

UNELL L., JOHANSSON A., CARLSSON G.E., HALLING A., SÖDERFELDT B. Changes in reported orofacial symptoms over a ten-year period as reflected in two cohorts of fifty-year-old subjects. *Acta Odontologica Scandinavica*; 2006, 64(4):202-208.

URZUA I., MENDOZA C., ARTEAGA O., RODRÍGUEZ G., CABELLO R., FALEIROS S. *et al.* Dental caries prevalence and tooth loss in chilean adult population: First National Dental Examination Survey. *International Journal of Dentistry*; 2012, doi:10.1155/2012/810170.

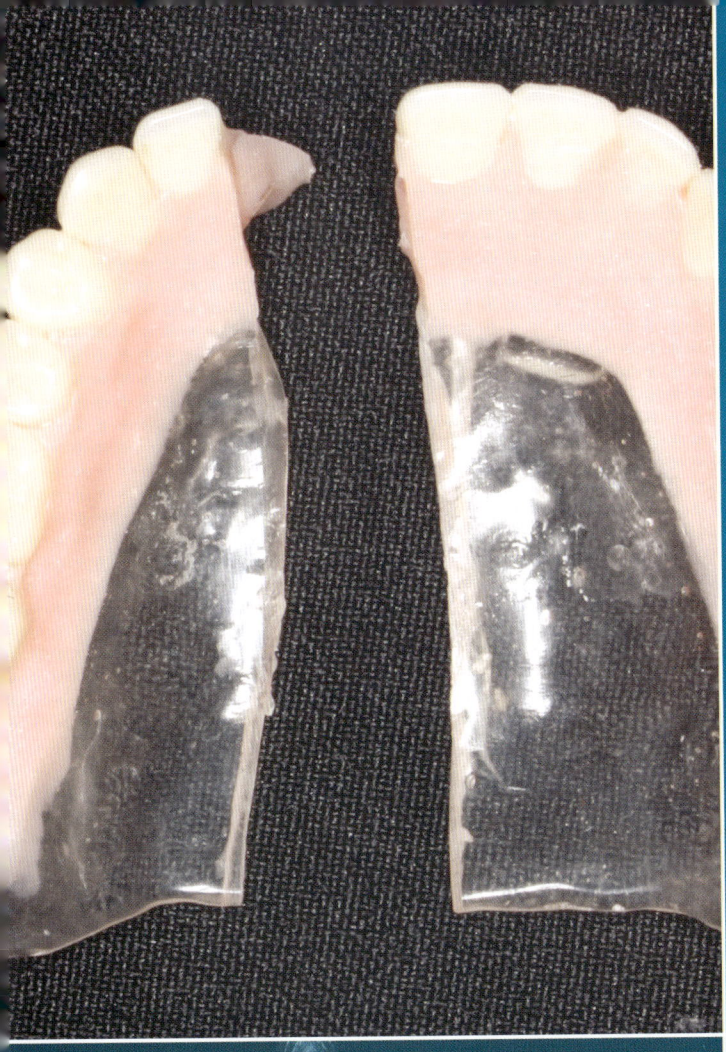

26

Consertos em Prótese Total

Bruno Massucato Zen
Mateus Bertolini Fernandes dos Santos

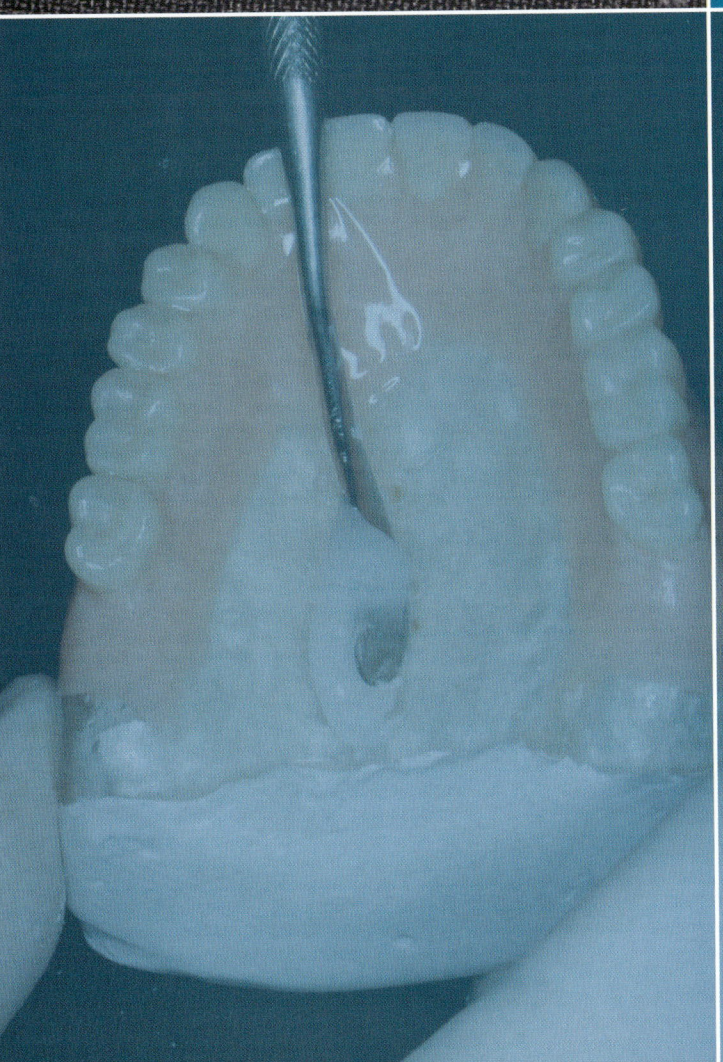

▶ Histórico

A tentativa de repor os dentes que tenham sido perdidos, seja por cárie, doença periodontal ou trauma, sempre foi preocupação do ser humano. Pensando nisso, na busca pela reabilitação dos pacientes totalmente desdentados, diversos materiais já foram utilizados. Na primeira parte deste capítulo, serão abordados de modo sucinto os diversos materiais que já foram empregados nas próteses, além de algumas das suas características. Contudo, maior ênfase será dada à resina acrílica, produto eleito para confecção tanto de dentes quanto das bases de próteses totais convencionais e sobre implantes.

O marfim de hipopótamo foi bastante utilizado para fazer próteses totais entre os séculos 17 e 19 (Saizar, 1972), e as bases eram esculpidas diretamente na boca dos pacientes. Entretanto, além da pobre adaptação aos tecidos, o material apresentava alta permeabilidade, o que acarretava impregnação de odores e alteração de cor, além de, por ser um material mineral, poder cariar.

No ano de 1774, Alexis Duchateau, um farmacêutico francês, insatisfeito com sua prótese em marfim, teve a ideia de fabricá-la em porcelana. Embora as primeiras tentativas tenham fracassado devido à falta de conhecimento anatômico, ele se aliou a Nicolas de Chémant, que era dentista; então, eles obtiveram resultados positivos (Turano e Turano, 2002; Ring, 1985). A utilização de porcelana para a confecção de bases de próteses totais e de dentes artificiais se expandiu por volta de 1820. Entretanto, a fragilidade e a grande contração após a vitrificação eram características negativas do material, além do incômodo relacionado com o barulho que próteses totais duplas apresentavam quando havia o toque entre os dentes de porcelana antagonistas.

A nitrocelulose, obtida pela mistura de celulose e resina canforada, foi utilizada nos anos de 1850, mas sua utilização não é muito relatada na literatura devido à baixa estabilidade dimensional e à facilidade de manchamento que apresentava (Saizar, 1972; Turano e Turano, 2002). Em 1840, Charles Goodyear Jr. desenvolveu o processo de vulcanização. Assim, rapidamente o uso da borracha vulcanizada se espalhou por diversas áreas, inclusive a Odontologia, e o material, também chamado de vulcanite, tornou-se o escolhido para a confecção de próteses totais por cerca de 100 anos, de 1840 a 1940 (Saizar, 1972; Ring, 1985), devido à biocompatibilidade, facilidade da técnica e precisão. Contudo, apesar dos pontos positivos, o custo e a coloração que o produto apresentava eram considerados fatores limitantes.

A resina acrílica derivada do poli (metacrilato de metila) surgiu em 1940 e, desde então, é considerada o material de preferência para confecção de próteses totais e parciais. Suas propriedades e sua composição serão abordadas a seguir.

▶ Resinas acrílicas e suas propriedades

A resina acrílica ativada termicamente (RAAT) comumente é vendida em dois frascos, um contendo o polímero (pó) e outro com o monômero (líquido). O polímero é composto por poli (metacrilato de metila) pré-polimerizado em forma de pequenas pérolas, além de agentes iniciadores, pigmentos, plastificadores, fibras sintéticas e partículas inorgânicas para aumentar a resistência do material. Já o monômero é composto por metacrilato de metila não polimerizado, um agente inibidor da reação de polimerização, bem como agentes de ligação cruzada e plastificadores. A resina acrílica tem sido

considerada o padrão-ouro para a confecção de próteses totais em Odontologia, pois apresenta boas características biológicas e estéticas. Entretanto, ela não suporta impactos e, quando submetida à fadiga, pode fraturar-se com facilidade. Alguns fatores positivos desse material são facilidade de polimento, possibilidade de reparo e baixo custo (Anusavice, 2005).

Embora existam diferentes composições, propriedades e modos de apresentação comercial, esta parte do capítulo tem caráter informativo, para situar o leitor sobre o material que é utilizado na confecção ou no conserto das próteses totais.

▶ Fraturas das próteses e deslocamentos de dentes

Na edição anterior deste livro, os professores Vicente Prisco e Leonardo Marchini já alertavam sobre a necessidade de instruir o paciente sobre os cuidados que deve ter com suas próteses. Isso porque, embora pareça óbvio para o profissional, muitas pessoas não têm noção da fragilidade e pouca resistência das próteses e, por essa razão, devem ser orientadas sobre os riscos que podem advir do manuseio inadequado.

Segundo um estudo de Takamiya et al. (2012), a interrupção do uso de uma prótese tem como principais causas: trauma na mucosa (56,9%), falta de retenção (37,9%) e fratura da prótese (22,4%). O descolamento de dentes artificiais também tem grande importância, pois pode acarretar prejuízo estético e funcional. Dentre as falhas de próteses, a fratura da base e o descolamento de dentes artificiais são as falhas mais comuns (Cunningham, 1993) e, por isso, são abordados neste capítulo.

Por que ocorrem as fraturas? Existência de diastemas; oclusão não ajustada; hábitos parafuncionais, como o bruxismo; desadaptação da base em relação aos tecidos; e acidentes com as próteses fora da boca podem acarretar fratura. Além disso, o próprio material apresenta algumas limitações devido a flexibilidade moderada e baixa resistência ao impacto. Quando as próteses são submetidas a estresse mecânico, trincas podem formar-se no interior da resina, as quais podem propagar-se com o tempo, acarretando a fratura da peça. Outro fator importante é o fato de que o contato prolongado com o álcool etílico pode enfraquecer o material (Anusavice, 2005).

Com relação ao descolamento de dentes artificiais, diversos fatores são apontados como possíveis causas, dentre eles os contatos oclusais exagerados; a parafunção, tendo a onicofagia (hábito de roer unhas) como fator importante; diferentes composições do dente artificial e técnica laboratorial insatisfatória (Barbosa et al., 2009; Marra et al., 2009). A falha na remoção de resíduos de cera após a abertura da mufla, a ausência de retenções nos dentes artificiais e a aplicação de isolante nos dentes são alguns dos fatores técnicos que podem acarretar a soltura de um ou mais dentes artificiais de próteses.

▶ Conserto | Quando, como e por que fazê-lo?

O conserto de uma prótese só deve ser realizado se ela apresentar condições ainda satisfatórias para o seu uso, ou por motivos emergenciais, principalmente estéticos. Neste último caso, a confecção de uma nova prótese deverá ser iniciada o mais rapidamente possível, para que a saúde oral do paciente não seja prejudicada e possa ser restabelecida.

Quando a prótese está em condições aceitáveis, o conserto se torna uma boa opção, pois apresenta menor custo e leva menos tempo do que a realização de novo tratamento para confecção de próteses novas. Vale lembrar que o objetivo principal do conserto é restabelecer a forma original da peça e restaurar sua resistência como um todo, evitando a recorrência de fraturas na mesma região.

· RAAQ × RAAT

Antes de procedermos à técnica de conserto propriamente dita, é necessário escolhermos qual material é o mais indicado para a realização desse procedimento. Por isso, abordaremos as vantagens, desvantagens e principais diferenças entre a resina acrílica ativada quimicamente (RAAQ) e a resina acrílica ativada termicamente (RAAT).

A principal diferença que geralmente nos leva a optar pela RAAQ na realização de consertos é a facilidade da técnica, que possibilita a realização do reparo imediatamente e no consultório odontológico, o que não é possível quando se opta pela utilização de RAAT, que necessita de procedimentos de inclusão em mufla, ciclo de polimerização e demuflagem. No entanto, cabe ressaltar que a RAAT apresenta menor quantidade de monômero residual, que é um agente irritante, além de mais estabilidade de cor e propriedades mecânicas mais favoráveis comparadas à resina autopolimerizável.

Estudos apontam que próteses reparadas com RAAQ apresentam entre 40 e 90% da resistência flexural original das próteses (Rached *et al.*, 2004; Leong e Grant, 1971), o que pode acarretar a recorrência de fraturas na mesma região. Para evitar isso, alguns passos operatórios devem ser incorporados à técnica de conserto, na tentativa de obter melhor resistência mecânica e adesão entre os materiais. A polimerização da RAAQ em ambiente com pressão elevada e calor reduz as porosidades e aumenta a força do reparo (Vojdani *et al.*, 2008). Da mesma maneira, a confecção de retenções e rugosidades na resina original da prótese propicia melhora na resistência do reparo de novas fraturas (Bural *et al.*, 2010), pois, além de aumentar a resistência pelo embricamento mecânico, aumenta a área de superfície, que é diretamente proporcional à adesão.

Estudos ainda sugerem a aplicação de monômero na superfície da resina que receberá o reparo, pois isso tem a capacidade de alterar a morfologia e as propriedades químicas da superfície, promovendo a formação de microrretenções, que resulta em reparos com maior resistência flexural (Vojdani *et al.*, 2008; Bural *et al.*, 2010).

· Técnicas de conserto

Fratura da base

Como dito anteriormente, fraturas da base da prótese (Figura 26.1) são relativamente comuns, e aqui será explicado o passo a passo da realização do conserto. O primeiro passo é o reposicionamento adequado das partes fraturadas (Figura 26.2), que é extremamente importante para o sucesso no reparo, uma vez que o posicionamento inadequado pode acarretar o insucesso e a impossibilidade de uso da prótese finalizada. Cabe ressaltar que, em alguns casos, a prótese pode fraturar-se em diversas partes, tornando o reposicionamento mais trabalhoso. Assim, para facilitar o manuseio das partes fraturadas, logo após reposicioná-las, indica-se a aplicação de uma camada de adesivo à base de cianoacrilato (Superbonder®) (Figura 26.3). Desse modo, com as partes unidas, podemos

lançar mão de palitos de madeira e godiva de baixa fusão, a fim de reforçar a união e evitar que haja alterações dimensionais decorrentes da presa do gesso que será aplicado.

A oclusal dos dentes artificiais deve ser isolada com vaselina, e a godiva de baixa fusão, plastificada com a utilização de uma lamparina e colocada sobre a oclusal dos dentes junto com duas hastes de madeira (Figura 26.4). Após o esfriamento da godiva, a região interna da prótese deve ser isolada com vaselina sólida (Figura 26.5) e preenchida com gesso comum tipo 2 (Figura 26.6). Então, depois da cristalização do gesso, a região que apresenta a linha de fratura deve ser desgastada com broca esférica em toda a sua extensão (Figuras 26.7 e 26.8).

Concluído o desgaste nas faces vestibular e palatina (Figuras 26.9 e 26.10), deve ser realizado o biselamento dos ângulos com a broca em forma de chama (Figura 26.11). O bisel tem a função de melhorar a estética na região vestibular, pois mascara a união entre os diferentes materiais e aumenta a área de superfície que entrará em contato com a resina da base da prótese, que tem influência direta na adesão. Além do bisel, retenções devem ser realizadas com uma broca de ponta romba (Figura 26.12). A aplicação de monômero sobre a região que será reparada tem sido indicada para melhorar a resistência flexural da prótese após o conserto. O monômero deve ser aplicado por 180 segundos com a utilização de pinça e algodão (Figura 26.13).

A cor da resina que será utilizada para a confecção do reparo deve ser previamente selecionada, de modo a mimetizar a cor da prótese, evitando prejuízos estéticos. Neste caso, foi selecionada a resina de cor rósea para a região vestibular e incolor para a região do palato. Depois disso, a resina deve ser manipulada segundo as recomendações do fabricante e colocada sobre a região que foi desgastada com uma espátula 7 (Figuras 26.14 e 26.15). Os excessos devem ser removidos, aguardando a polimerização da resina (Figura 26.16). O acabamento da prótese é realizado com brocas tipo maxicut e pedra montada branca nas regiões em que a resina foi inserida (Figuras 26.17 e 26.18). Deve-se ainda utilizar tiras de lixa (Figura 26.19), e o polimento precisa ser realizado de maneira convencional, com pedra-pomes e Branco de Espanha em torno do polimento. A Figura 26.20 mostra a prótese finalizada após a realização do reparo.

Descolamento de dentes artificiais

A outra técnica que será descrita refere-se ao conserto de próteses que apresentam descolamento de dentes artificiais. O caso que será relatado apresenta o descolamento do incisivo central esquerdo (Figura 26.21).

O primeiro passo é selecionar o dente artificial que será reposto, usando um catálogo de dentes artificiais (Figura 26.22) e uma escala de cor. Feito isso, devemos realizar o desgaste da base da prótese, de modo a criar espaço para o dente artificial que será reposicionado (Figura 26.23). Com um gotejador, cera pegajosa é colocada na base da prótese (Figura 26.24), a fim de possibilitar o posicionamento do dente artificial (Figura 26.25). Após o correto posicionamento do incisivo central superior (Figura 26.26), uma muralha de silicone laboratorial deve ser confeccionada, dando origem a uma matriz para posterior reposicionamento do dente artificial (Figura 26.27).

Após a polimerização da matriz, ela e o dente devem ser retirados, e a cera pegajosa, removida do dente e da base da prótese. Com uma broca esférica, o dente artificial deve ser perfurado na região interna, com o intuito de obter maior área de contato entre a resina e o dente artificial. Em seguida, com o dente artificial e a base da prótese devidamente limpos, aplica-se monômero por 180 segundos na região a ser preenchida por resina na prótese (Figura 26.28) e no dente artificial (Figura 26.29), o qual é posicionado na muralha de silicone (Figura 26.30). Então, o conjunto muralha de silicone e dente artificial é reposicionado sobre a prótese. A Figura 26.31 mostra o espaço existente entre o dente artificial e a base da prótese, que será preenchido com resina.

A RAAQ de cor rosa é manipulada segundo as recomendações do fabricante e colocada na região utilizando uma espátula 7 (Figura 26.32). A muralha com o dente artificial é posicionada com ligeira pressão, de modo a extravasar a resina na fase plástica (Figura 26.33). Então, os excessos são removidos, e a resina é adaptada na região palatina (Figura 26.34). Utilizando espátula 7 ou *hollemback*, os excessos de resina devem ser removidos da região vestibular, e a escultura da região gengival deve ser feita (Figura 26.35).

Da mesma maneira que no conserto de fratura de base, o acabamento da região vestibular e palatina é realizado com pedra montada branca e tiras de lixa (Figuras 26.36 a 26.38). O polimento é feito de maneira convencional, com pedra-pomes e Branco de Espanha em torno do polimento. A Figura 26.39 apresenta a prótese finalizada com o dente reposicionado.

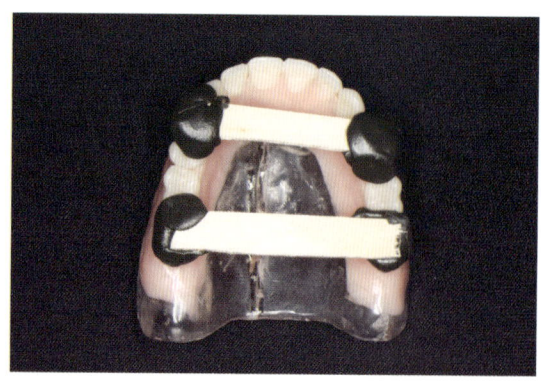

Figura 26.4 Reforço da união com hastes de madeira e godiva de baixa fusão.

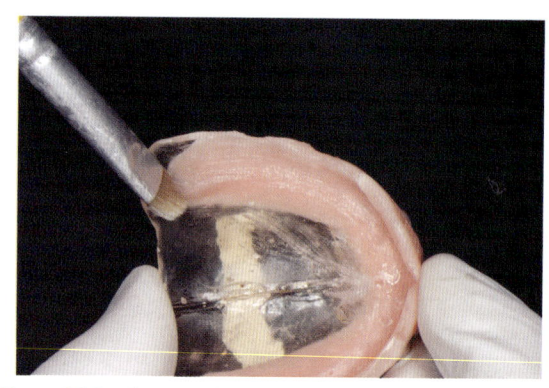

Figura 26.5 Isolamento da região interna da prótese com vaselina.

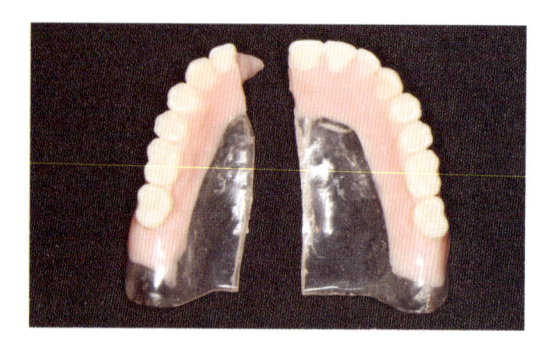

Figura 26.1 Prótese total fraturada na região da linha média.

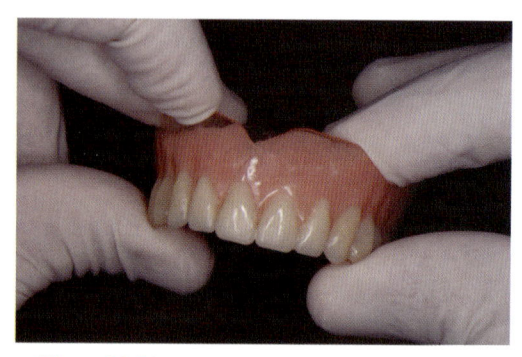

Figura 26.2 Reposicionamento das partes fraturadas.

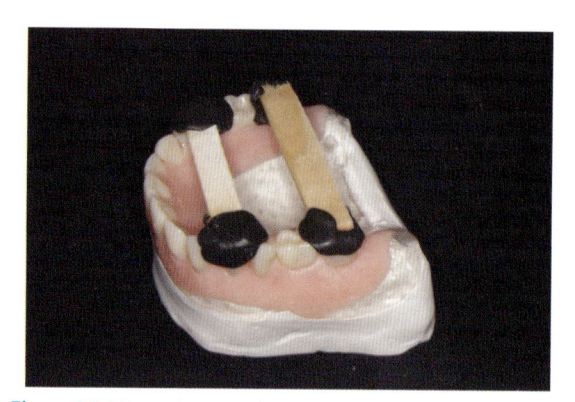

Figura 26.6 Preenchimento da prótese com gesso comum tipo 2.

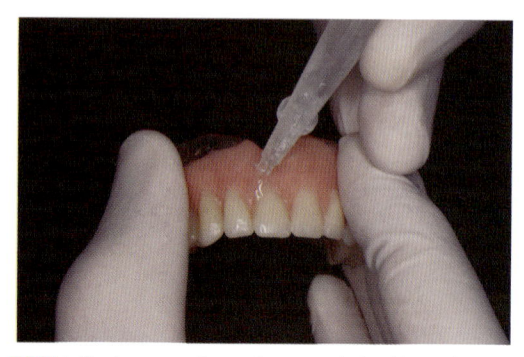

Figura 26.3 União das partes fraturadas com adesivo à base de cianoacrilato.

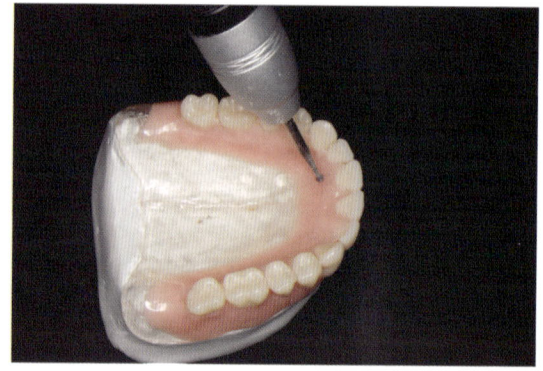

Figura 26.7 Desgaste da região fraturada na região palatina da prótese.

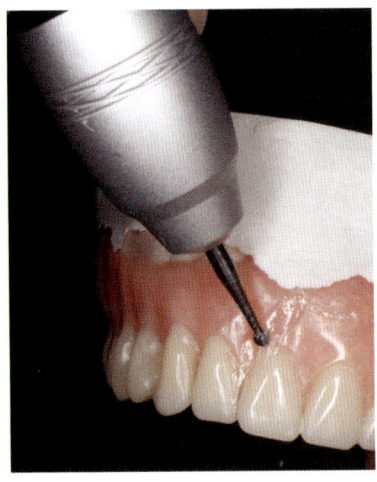

Figura 26.8 Desgaste da região fraturada na região vestibular da prótese.

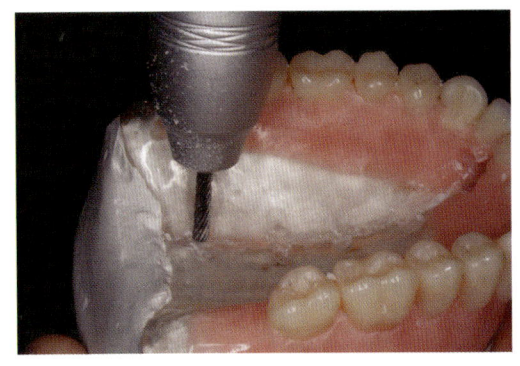

Figura 26.12 Confecção de retenções na região da fratura.

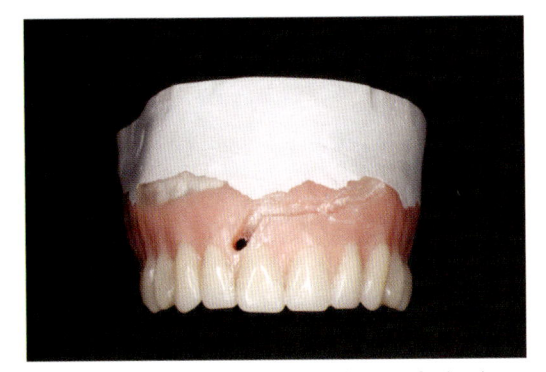

Figura 26.9 Região anterior com desgaste finalizado.

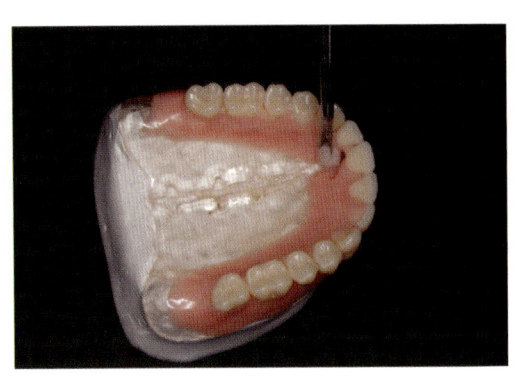

Figura 26.13 Aplicação de monômero por 180 segundos nas regiões fraturadas.

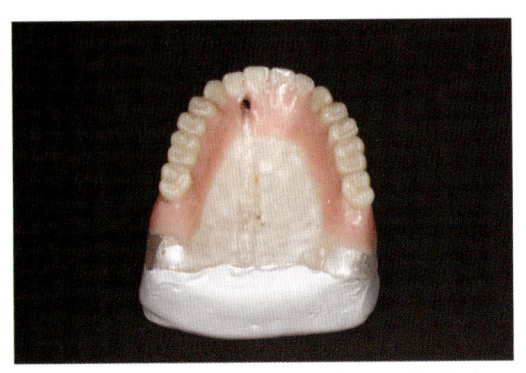

Figura 26.10 Região palatina com desgaste finalizado.

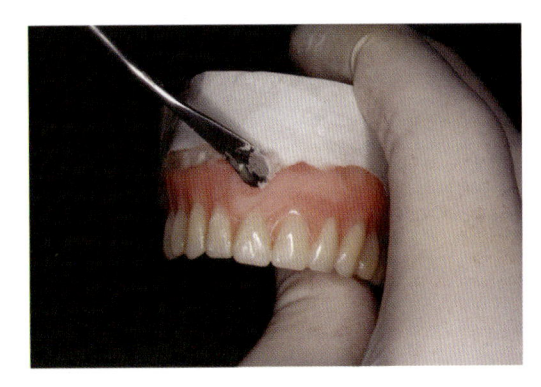

Figura 26.14 Colocação de RAAQ rosa sobre a região fraturada da vestibular.

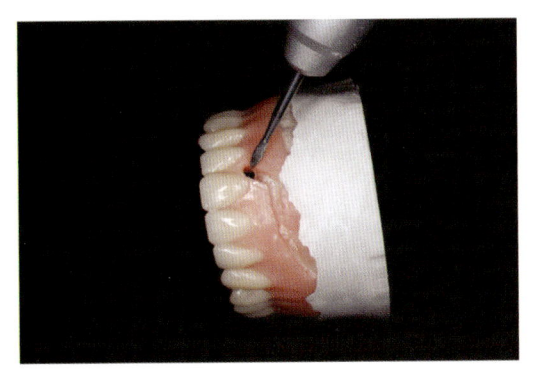

Figura 26.11 Biselamento das áreas desgastadas.

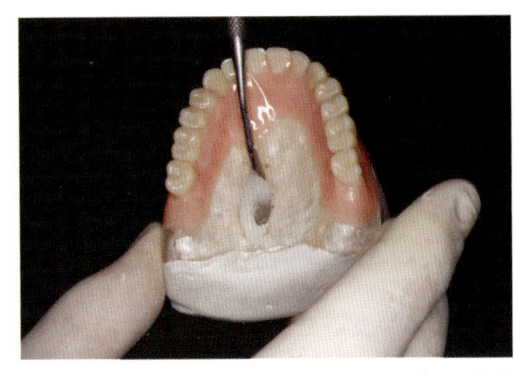

Figura 26.15 Colocação de RAAQ incolor sobre a região fraturada do palato.

26

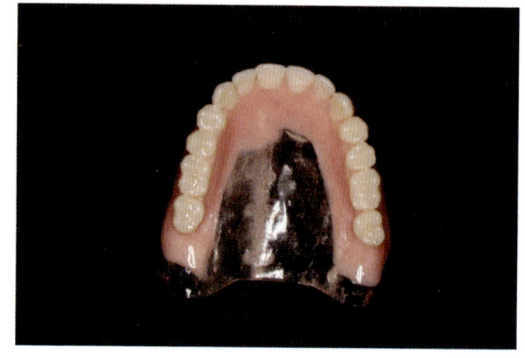

Figura 26.16 Remoção de excessos e polimerização da RAAQ.

Figura 26.20 Conserto da fratura finalizado, após o polimento.

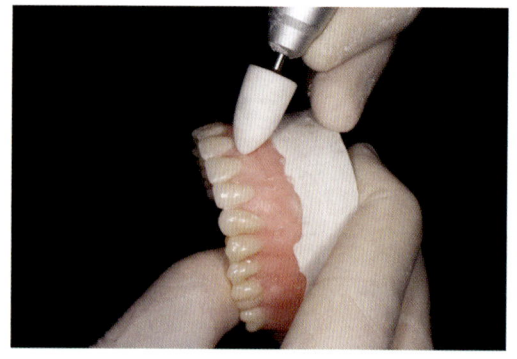

Figura 26.17 Acabamento da resina com pedra montada branca na região vestibular.

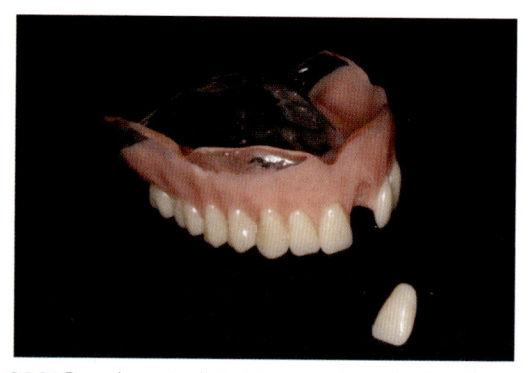

Figura 26.21 Descolamento do incisivo central superior da prótese total superior.

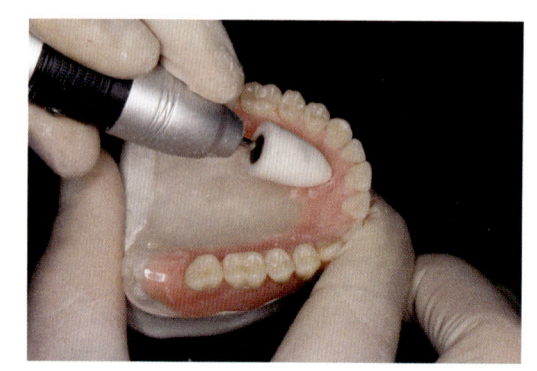

Figura 26.18 Acabamento da resina com pedra montada branca na região do palato.

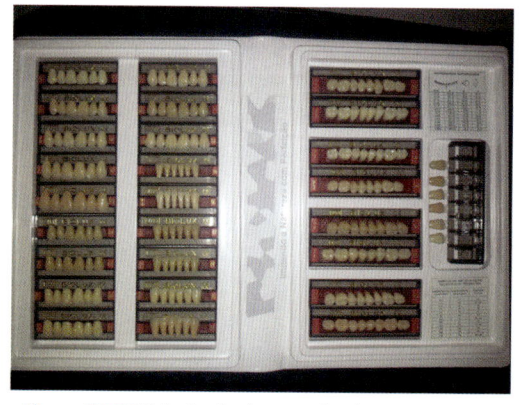

Figura 26.22 Seleção do dente artificial para o conserto.

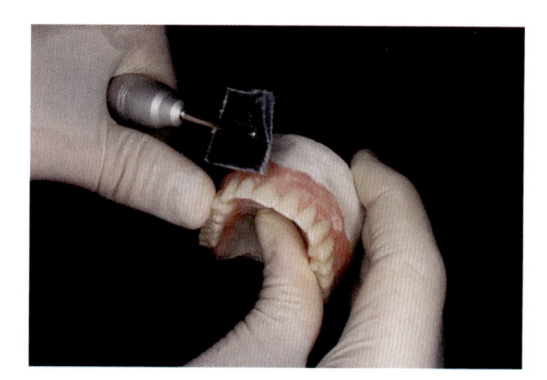

Figura 26.19 Acabamento da prótese com tiras de lixa.

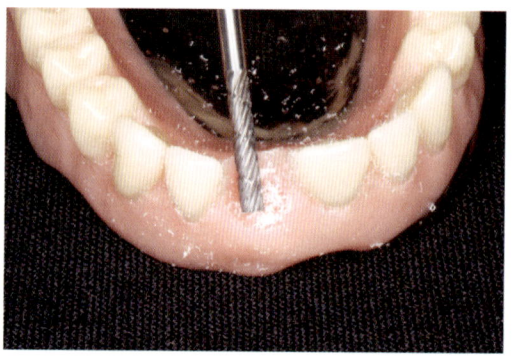

Figura 26.23 Desgaste e biselamento da resina acrílica.

26

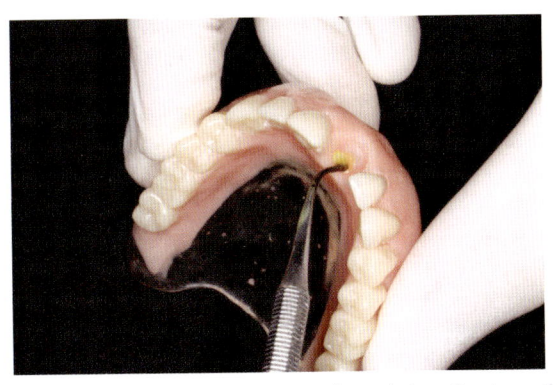

Figura 26.24 Colocação de cera pegajosa na face palatina, a fim de possibilitar o posicionamento do dente artificial.

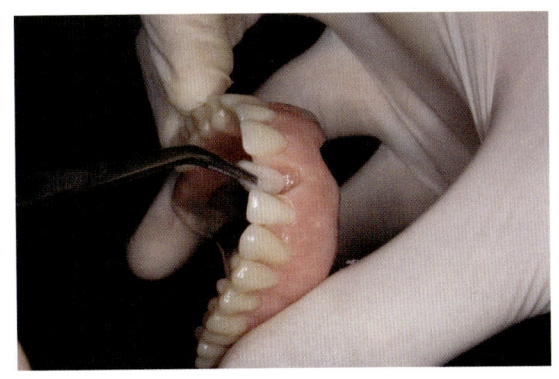

Figura 26.28 Aplicação de monômero por 180 segundos na prótese, na região a ser preenchida por resina.

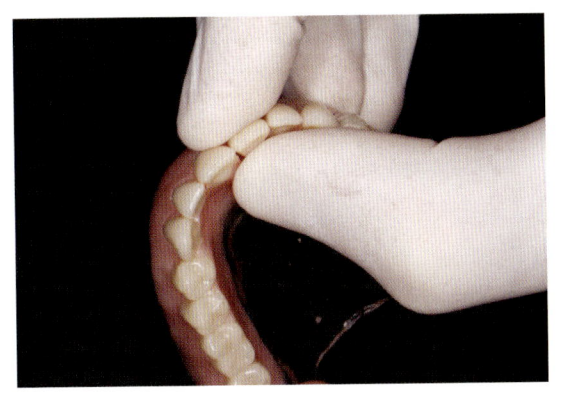

Figura 26.25 Reposicionamento do dente artificial.

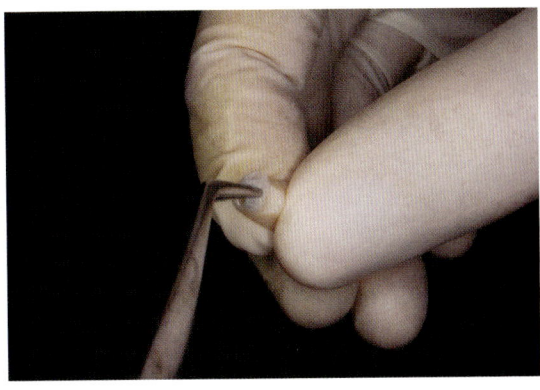

Figura 26.29 Aplicação de monômero por 180 segundos no dente artificial.

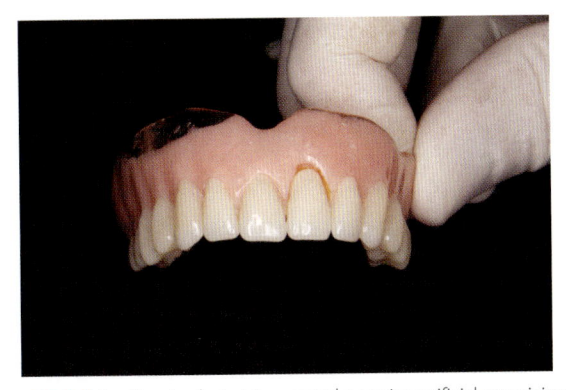

Figura 26.26 Visualização do incisivo central superior artificial reposicionado.

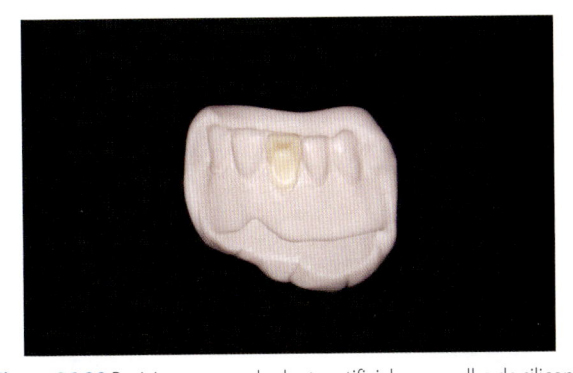

Figura 26.30 Posicionamento do dente artificial na muralha de silicone.

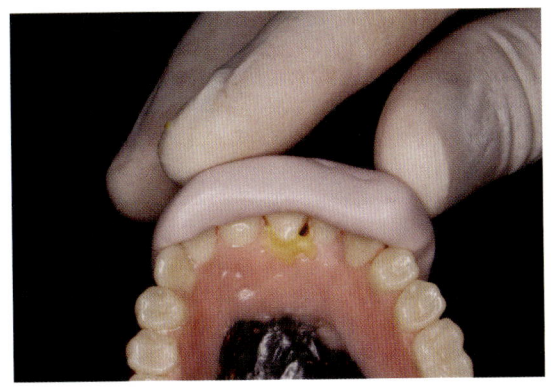

Figura 26.27 Confecção da muralha de silicone laboratorial.

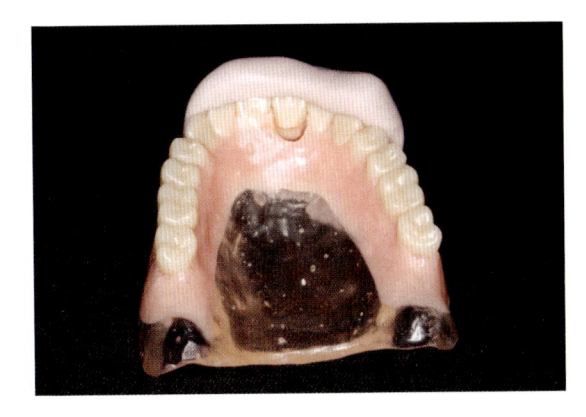

Figura 26.31 Reposicionamento da muralha de silicone com o dente artificial em posição. Note o espaço que será preenchido por resina.

26

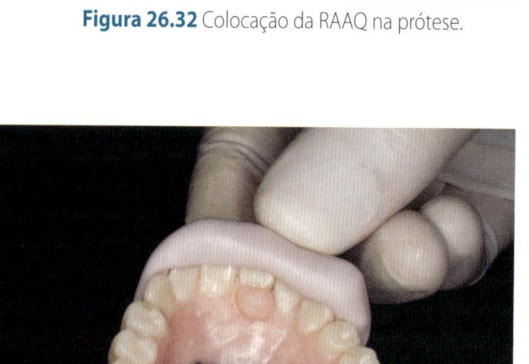

Figura 26.32 Colocação da RAAQ na prótese.

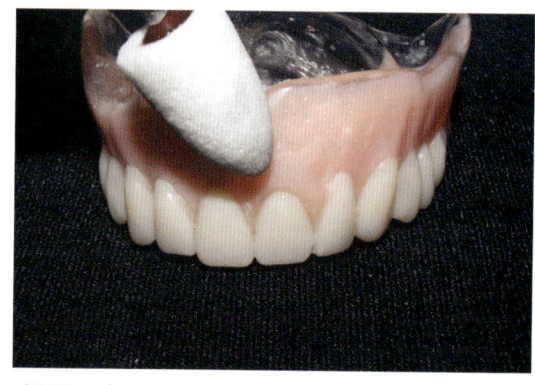

Figura 26.36 Acabamento da região vestibular da prótese com pedra montada branca.

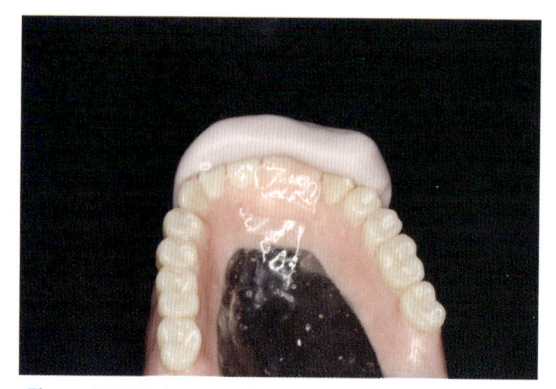

Figura 26.33 Colocação do dente artificial com a muralha de silicone.

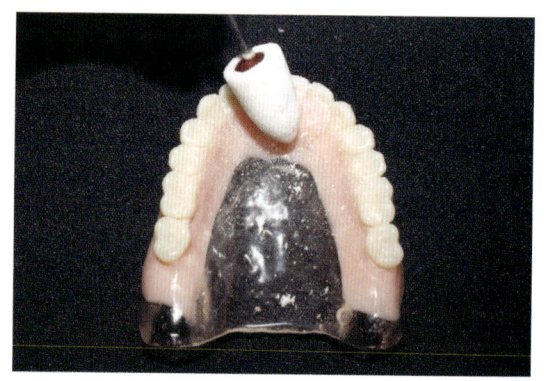

Figura 26.37 Acabamento da região palatina da prótese com pedra montada branca.

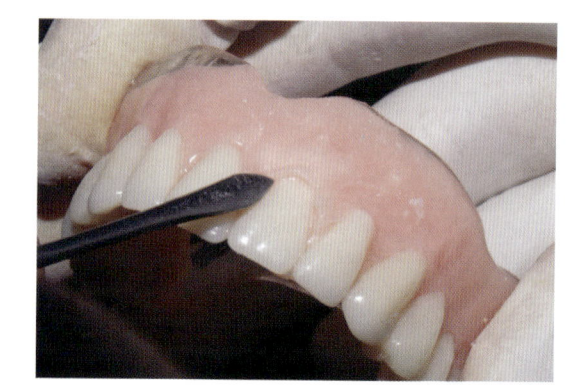

Figura 26.34 Adaptação da RAAQ na região palatina da prótese.

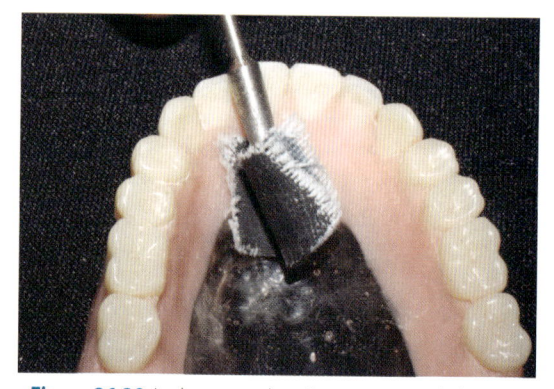

Figura 26.38 Acabamento da prótese com tiras de lixa.

26

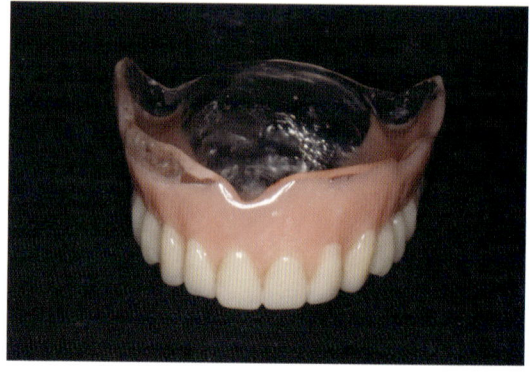

Figura 26.35 Remoção do excesso de RAAQ e escultura da região gengival.

Figura 26.39 Prótese total com o dente reposicionado.

▶ Como evitar fraturas

Com o objetivo de evitar fraturas, principalmente nos casos em que o paciente apresentar algum tipo de parafunção ou grande força mastigatória – o que geralmente ocorre em indivíduos reabilitados com próteses sobre implantes –, tem sido indicada a utilização de reforços em metal ou em fibra de vidro na base da prótese. Essa alternativa aumenta a resistência, o que, de maneira geral, tende a evitar a ocorrência de fraturas. Estudos recentes (Tsue *et al.*, 2007; Takahashi *et al.*, 2011) têm apontado a utilização desses tipos de reforços totais ou parciais como opções importantes para o aumento da resistência flexural de próteses totais. Entretanto, vale ressaltar que, segundo Gregory Polyzois (1995), "a qualidade do conserto depende do material e da técnica utilizada, sendo que fraturas repetidas podem ser indicativas de utilização de material ou técnica inadequados".

▶ Bibliografia

ANUSAVICE K.J. Phillips Materiais Dentários. Rio de Janeiro: Elsevier; 2005.

BARBOSA D.B., MONTEIRO D.R., BARAO V.A., PERO A.C., COMPAGNONI M.A. Effect of monomer treatment and polymerisation methods on the bond strength of resin teeth to denture base material. *Gerodontology*; 2009, 26:225-31.

BURAL C., BAYRAKTAR G., AYDIN I., YUSUFOGLU I., UYUMAZ N., HANZADE M. Flexural properties of repaired heat-polymerising acrylic resin after wetting with monomer and acetone. *Gerodontology*; 2010, 27:217-23.

CUNNINGHAM J.L. Bond strength of denture teeth to acrylic bases. *J Dent*; 1993, 21:274-80.

LEONG A., GRANT A.A. Transverse strenght of auto polymerized methyl methacrilate. *Australian Dental Journal*; 1971, 16:182-5.

MARRA J., DE SOUZA R.F., BARBOSA D.B., PERO A.C., COMPAGNONI M.A. Evaluation of the bond strength of denture base resins to acrylic resin teeth: effect of thermocycling. *J Prosthodont*; 2009, 18:438-43.

POLYZOIS G.L., HANDLEY R.W., STTAFORD G.D. Repair Strenghts of denture base resins using various methods. *Eur. J. Prosthodont restor dent.*; 1995, 3(4):183-6.

RACHED R.N., POWERS J.M., DEL BEL CURY A.A. Efficacy of conventional and experimental techniques for denture repair. *J Oral Rehabil*; 2004, 31:1130-8.

RING M.E. Dentistry: an illustrated history. New Iorque: Abrams; 1985.

SAIZAR P. Prostodontia total. Buenos Aires: Mundisaicyf; 1972.

TAKAHASHI Y., YOSHIDA K., SHIMIZU H. Effect of location of glass fiber-reinforced composite reinforcement on the flexural properties of a maxillary complete denture *in vitro*. *Acta Odontol Scand*; 2011, 69:215-21.

TAKAMIYA A.S., MONTEIRO D.R., MARRA J., COMPAGNONI M.A., BARBOSA D.B. Complete denture wearing and fractures among edentulous patients treated in university clinics. *Gerodontology*; 2012, 29:e728-34.

TSUE F., TAKAHASHI Y., SHIMIZU H. Reinforcing effect of glass-fiber-reinforced composite on flexural strength at the proportional limit of denture base resin. *Acta Odontol Scand*; 2007, 65:141-8.

TURANO J.C., TURANO L.M. Fundamentos de prótese total. São Paulo: Santos; 2002.

VOJDANI M., REZAEI S., ZAREEIAN L. Effect of chemical surface treatments and repair material on transverse strength of repaired acrylic denture resin. *Indian J Dent Res*; 2008, 19:2-5.

4

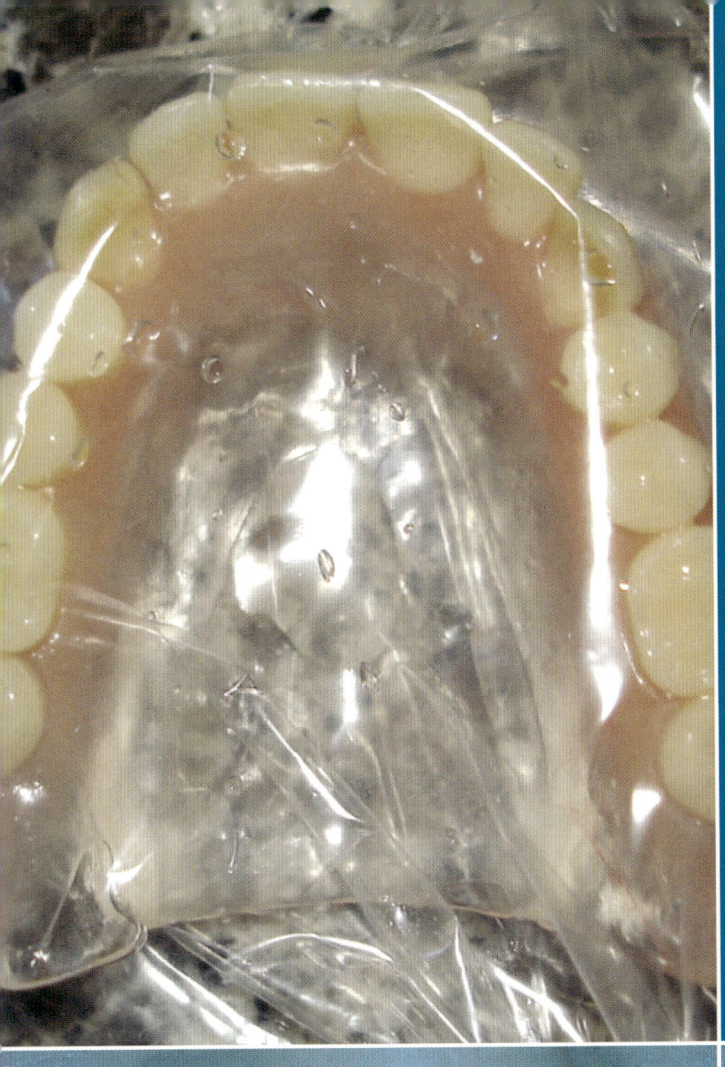

27

Considerações sobre Expectativa e Satisfação em Prótese Total Mucossuportada

Leonardo Marchini
Mateus Bertolini Fernandes dos Santos

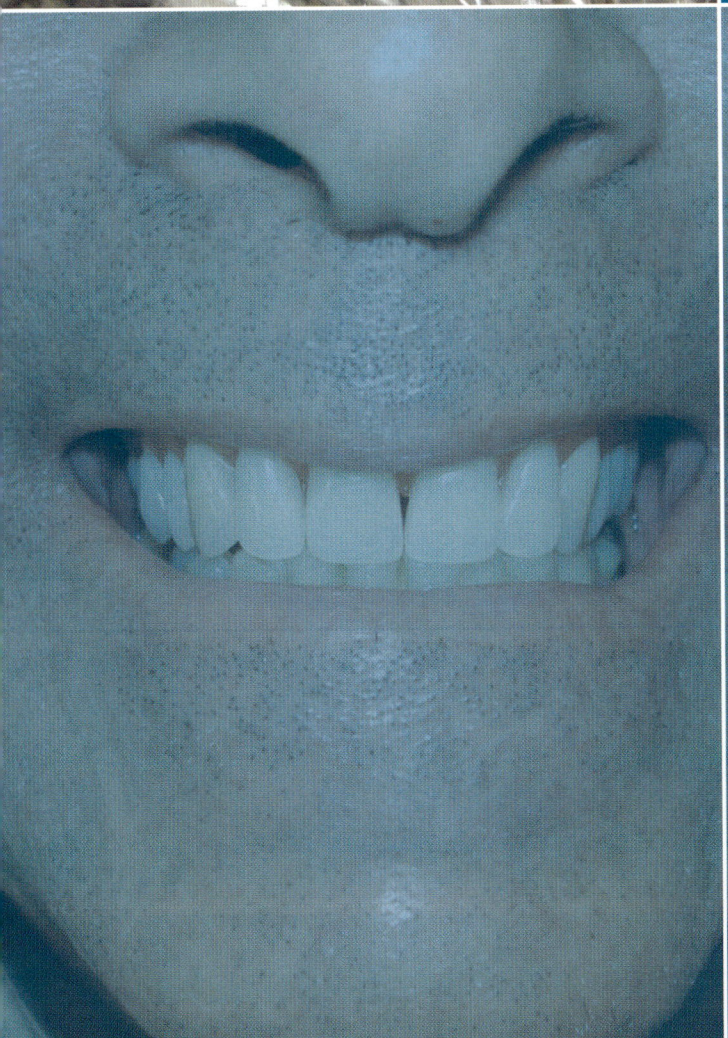

Durante o período acadêmico, uma ênfase muito grande é dada ao tecnicismo, de maneira que o aluno graduando em Odontologia adquira a habilidade necessária para realizar os procedimentos clínicos operatórios a contento, sempre buscando um tratamento com a melhor qualidade técnica possível. Ainda após a formação básica, muitos clínicos continuam aprimorando-se em cursos de atualização e especialização, visando adquirir maior habilidade e experiência para realizar procedimentos mais complexos e alcançar uma fatia diferenciada do mercado odontológico, estabilizando-se profissionalmente.

A busca por maior habilidade técnica e realização de procedimentos mais complexos é muito importante e, com certeza, é necessária. Isso para que tanto o cirurgião-dentista recém-formado como o profissional mais experiente possam atualizar-se e continuar sempre proporcionando o melhor tratamento para seus pacientes, com as melhores técnicas e materiais disponíveis na atualidade. Entretanto, a visão tecnicista, na qual o profissional julga a qualidade de determinado tratamento com base apenas na exatidão da técnica – como, por exemplo, boas moldagens e oclusão balanceada – pode, muitas vezes, resultar em frustração. Isso porque, depois de dar o seu melhor a fim de realizar todos os procedimentos com a maior precisão possível, o profissional percebe, ao término do trabalho, que o paciente apresenta-se reticente com o resultado final ou se diz insatisfeito por um ou outro motivo.

Não é raro observamos também tratamentos realizados aquém dos padrões considerados adequados, mas que são muito bem-aceitos pelos pacientes. Ora, qual seria o motivo da não aceitação de um tratamento adequado e a satisfação com um tratamento inadequado? Qual a importância do relacionamento entre o paciente e o profissional, de modo que, durante a realização de um tratamento, o profissional possa verificar o que o paciente espera, avaliando as expectativas com relação a diversos aspectos e fatores que influenciam a satisfação após o tratamento?

▶ Relacionamento profissional/paciente

Para que um tratamento reabilitador com prótese obtenha sucesso e alcance a satisfação do paciente, não basta que os procedimentos técnicos sejam realizados de modo criterioso. Além do tecnicismo preconizado durante o período de formação, é necessário um bom relacionamento interpessoal, em que o profissional trate seus pacientes de maneira cordial e humana, visando à criação de uma relação de confiança que, segundo Zarb e Bolender (2006), é indispensável no processo de determinar os fatores responsáveis por eventuais problemas e na busca para oferecer soluções.

É importante também que o profissional utilize uma linguagem de fácil entendimento, abrangendo não apenas os problemas e as necessidades do ponto de vista científico, mas também englobando uma conversa sincera e a verificação de aspectos emocionais e comportamentais do paciente. Logo, o profissional deve deixar o paciente à vontade para que possa tecer considerações sempre que for necessário e, o mais importante, verificar o motivo que leva o indivíduo à realização do tratamento. Um bom relacionamento profissional/paciente facilita a comunicação adequada, sem que haja mal-entendidos que possam acarretar frustração de um ou de ambos ao término do tratamento.

▶ Qual a importância da expectativa no resultado final do tratamento?

Desde a primeira consulta, quando o relacionamento entre o profissional e o paciente começa a ser estabelecido, o cirurgião-dentista deve dar atenção a tudo o que for dito. Muitas vezes, informações importantíssimas sobre o que o indivíduo espera (expectativa), os motivos que o levaram a buscar o tratamento e até mesmo comentários sobre características não desejadas são falados pelo paciente e, caso o profissional não esteja atento, podem ser perdidos, aumentando a chance de ocorrerem situações desagradáveis nas consultas de prova ou no término do tratamento. Por exemplo, no caso de uma prótese cujos dentes anteriores são montados com um pequeno diastema ou apinhamento, a pessoa pode pedir para corrigi-los ou mantê-los. Da mesma maneira, um paciente pode ter um conhecido que realizou um tratamento semelhante ao qual irá submeter-se e ouviu grandes elogios com relação aos ganhos na estética ou função. Logo, é importantíssimo que o profissional tenha extremo cuidado durante esta fase, pois alguns pacientes desenvolvem expectativas exageradas, que se tornam prejudiciais porque dificilmente serão alcançadas com o término do tratamento. Nesses casos, o profissional deve explicar as limitações inerentes ao tipo do tratamento ao qual será submetido e também tecer comentários sobre as condições clínicas do caso em questão, uma vez que o prognóstico é influenciado por tais características.

Embora o profissional tenha de se posicionar de maneira cordial perante o paciente, este comportamento não deve ser confundido de maneira alguma com submissão às vontades dele. Um estudo realizado por Marachlioglou *et al.* em 2010 verificou que podem existir diferenças na avaliação de estética e de função de determinado caso quando avaliado sob o ponto de vista do profissional, do paciente ou do técnico em prótese dentária. Claro que a opinião do paciente é importante e deve ser levada em consideração. No entanto, quando o profissional constatar expectativas exageradas, deverá explicar o que se pode esperar do tratamento, com base nas condições clínicas e no prognóstico do caso, uma vez que o conhecimento científico e a experiência do profissional devem servir de base para explicar ao paciente, sem linguagem técnica, quais são as possibilidades reais do tratamento.

▶ Satisfação

Com as expectativas do paciente em mente e devidamente avaliadas quanto ao seu possível alcance, o profissional deve trabalhar para que o paciente se declare satisfeito com o resultado final obtido.

No entanto, a satisfação é uma característica subjetiva, e dois pacientes reabilitados com o mesmo tipo de prótese em situações clínicas semelhantes podem comportar-se de maneiras bastante distintas quanto à satisfação com o tratamento. Um deles, por exemplo, pode declarar-se totalmente satisfeito, conseguindo alimentar-se, falar e ter uma vida social adequada; enquanto isso, o outro paciente pode apresentar diversas queixas.

A satisfação já foi alvo de diversos estudos na literatura odontológica e ainda apresenta um campo promissor na área de pesquisa. Até o momento, já foram verificadas influências de diversos fatores na satisfação dos mais variados tratamentos reabilitadores com prótese dental. Existe, porém, uma controvérsia na literatura: alguns estudos encontraram aspectos que influenciam a satisfação final do tratamento, mas, em outros, esses mesmos fatores não apresentaram tal influência.

No Quadro 27.1, podemos observar um resumo com as variáveis que apresentaram influência na expectativa de diversos tipos de tratamento com prótese dental em alguns estudos importantes na área. Já no Quadro 27.2, são abordados os fatores que podem influenciar a satisfação obtida com o tratamento finalizado.

Como se pode observar, existe certa variação entre os fatores que influem na expectativa e na satisfação de pacientes que se submetem a tratamentos reabilitadores com próteses encontrados nos diferentes estudos. Porém, independentemente dessa variação, é importante verificar que alguns pontos são geralmente verificados e, por essa razão, devem sempre ser avaliados a fim de obter o sucesso final do tratamento.

Dentre eles, destacam-se a expectativa com relação ao tratamento e os aspectos psicológicos. Com isso em mente, o profissional deve sempre consultar o paciente quando decisões que envolvam esses domínios forem tomadas. Cabe também ao profissional explicar as possíveis limitações de cada caso, discutindo as possíveis soluções e chegando a um consenso com o paciente antes de dar prosseguimento ao tratamento.

Além dos fatores mencionados, podemos extrair do Quadro 27.2 a conduta do profissional e os fatores psicológicos do paciente como aspectos que podem interferir na expectativa e, consequentemente, na satisfação de reabilitações com prótese. Por isso, o relacionamento profissional/paciente é importantíssimo; afinal, quando uma relação adequada é estabelecida, o paciente sente-se à vontade para expressar suas vontades respeitando a posição do profissional, o qual, embasado nos conhecimentos científicos, deve encontrar uma solu-ção pertinente para o caso sem prejuízo aos aspectos técnicos. Esta deve ser levada ao paciente com suavidade e gentileza, conduzindo o tratamento para o tecnicamente possível, mas compreendendo as expectativas do indivíduo. A conduta do profissional também tem influência na relação profissional/paciente, uma vez que a demonstração de falta de conhecimento ou a postura arrogante ou muito informal são atitudes que podem causar impressões negativas, as quais se refletem diretamente na expectativa e na satisfação com relação ao tratamento.

Os aspectos psicológicos talvez sejam os mais difíceis de ser trabalhados pelo cirurgião-dentista, uma vez que, em nossa formação, não há uma preparação com tal enfoque. Alguns pacientes podem apresentar-se bastante positivos com relação ao tratamento, e outros podem mostrar-se indiferentes ou, na pior das situações, com pessimismo exagerado. Nesses casos, o paciente sempre tem queixas e reclamações e não coopera com o tratamento. Desse modo, ele informa ao profissional decisões importantes que influenciarão os requisitos da prótese e que poderão não agradar quando o tratamento for concluído.

Assim, para evitar um insucesso decorrente do perfil psicológico do paciente, sugere-se indicá-lo a um profissional devidamente habilitado, para que possa haver melhora no entendimento com relação à importância do tratamento.

▶ Considerações finais

Ainda há muito o que estudar para que haja pleno entendimento sobre os aspectos que exercem influência na satisfação. No momento, a principal sugestão é prestar bastante atenção ao paciente durante todo o tratamento. Além disso, sempre

Quadro 27.1 Resumo dos resultados de estudos sobre a expectativa em prótese dental.

Estudo	Tipo de reabilitação	Fator de influência relacionado com a expectativa
Allen *et al.*, 1999	Prótese total convencional e sobre implante	Conforto, expectativa, retenção e estabilidade da prótese antiga
Baracat *et al.*, 2011	Próteses sobre implante	Idade
Lima *et al.*, 2012	Coroas unitárias sobre implante	Sexo
	Próteses parciais fixas sobre implante	Idade e quantidade de dentes ausentes

Quadro 27.2 Resumo dos resultados de estudos de satisfação em prótese dental.

Estudo	Tipo de reabilitação	Fator de influência relacionado com a satisfação
Kalk e de Baat, 1990	Prótese total convencional	Estado civil, próteses adaptadas e ausência de dor
Moltzer *et al.*, 1996	Prótese total convencional	Fatores psicológicos
Al-Quran *et al.*, 2001	Prótese total convencional	Fatores psicológicos (neuroticismo)
Allen *et al.*, 2003	Prótese total convencional e sobre implante	Conforto, OHIP* e tipo de reabilitação
Allen *et al.*, 2006	Prótese total convencional e *overdentures* mandibulares	Idade, OHIP e tipo de reabilitação
Al-Zubeidi *et al.*, 2010	*Overdentures*	Queixas pré-tratamento
Baracat *et al.*, 2011	Prótese sobre implante	Expectativa
Siqueira *et al.*, 2012	Prótese parcial removível (PPR)	Expectativa para a fonética e a estética
Lima *et al.*, 2012	Coroas unitárias sobre implante	Expectativa, conforto, quantidade de dentes ausentes e conduta do profissional
	Próteses parciais fixas sobre implante	Quantidade de ajustes após a instalação, idade, quantidade de dentes ausentes e conduta do profissional

* OHIP – Questionário sobre o perfil do impacto em saúde bucal (sigla em inglês: *oral health impact profile score*).

que alguém apresentar expectativas exageradas e/ou comportamento que não seja favorável ao sucesso do tratamento, cabe ao profissional dialogar, fornecendo explicações com relação às expectativas irreais ou sugerindo o aconselhamento profissional com um psicólogo. Isso nos casos em que o paciente pode apresentar neuroticismo ou outros distúrbios psicológicos, os quais, como dito anteriormente, podem influenciar o sucesso do tratamento reabilitador com próteses.

▶ Bibliografia

ALLEN P.F., MCMILLAN A.S. A longitudinal study of quality of life outcomes in older adults requesting implant prostheses and complete removable dentures. *Clin Oral Implants Res.*; 2003, v.14, n.2, p. 173-9.

ALLEN P.F., MCMILLAN A.S., WALSHAW. D. Patient expectations of oral implant-retained prostheses in a UK dental hospital. *Br Dent J.*; 1999, v.186, n.2, p. 80-4.

ALLEN P.F., THOMASON J.M., JEPSON N.J., NOHL F., SMITH D.G., ELLIS J. A randomized controlled trial of implant-retained mandibular overdentures. *J Dent Res.*; 2006, v.85, n.6, p. 547-51.

BARACAT L.F., TEIXEIRA A.M., DOS SANTOS M.B.F., CUNHA V.P.P., MARCHINI L. Patients' expectations before and evaluation after dental implant therapy. *Clin Implant Dent Relat Res.*; 2011, v.13: p. 141-5.

BELLINI D., DOS SANTOS M.B.F., CUNHA V.P.P., MARCHINI L. Patients' expectations and satisfaction of complete denture therapy and correlation with *locus* of control. *J Oral Rehabil.*; 2009, v.36, p. 682-6.

CARLSSON G.E. Facts and fallacies: an evidence base for complete dentures. *Dent Update*; 2006, v.33: p. 134-142.

CARLSSON G.E. Critical review of some dogmas in prosthodontics. *Journal of Prosthodontic Research*; 2009, v.53: p. 3-10.

FROMENTIN O., BOY-LEFEVRE M.L. Quality of prosthetic care: patients' level of expectation, attitude and satisfaction. *Eur J Prosthodont Restor Dent.*; 2001, v.9, p. 123-9.

KALK W., DE BAAT C. Patients' complaints and satisfaction 5 years after complete denture treatment. *Community Dent Oral Epidemiol.*; 1990, v.18: p. 27-31.

LIMA E.A., DOS SANTOS M.B.F., MARCHINI L. Patients' expectations of and satisfaction with implant-supported fixed partial dentures and single crowns. *Int J Prosthodont.*; 2012, v.25: p. 484-90.

MARACHLIOGLOU C.R., SANTOS J.F.F., CUNHA V.P.P., MARCHINI L. Expectations and final evaluation of complete dentures by patients, dentist and dental technician. *J Oral Rehabil.*; 2010, v.37: p. 518-24.

SIQUEIRA G.P., DOS SANTOS M.B.F., SANTOS J.F.F., MARCHINI L. Patients' expectation and satisfaction with removable dental prosthesis therapy and correlation with patients' evaluation of the dentists. *Acta Odontol Scand.*; 2012:[Epub ahead of print].

ZARB G., BOLENDER C.L. Prosthodontic treatment for edentolous patients – Complete dentures and implant-supported prostheses. 12. Ed. Oxford: Elsevier; 2006.

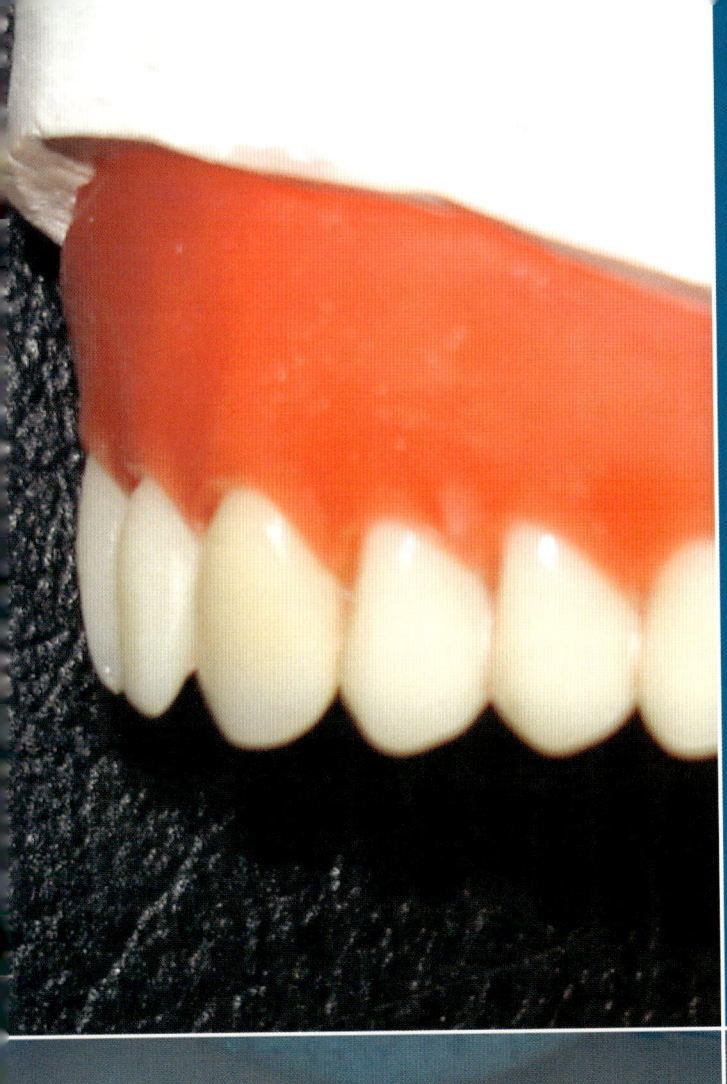

28

Reabsorção do Rebordo Residual

Elis Andrade de Lima Zutin
Leonardo Marchini

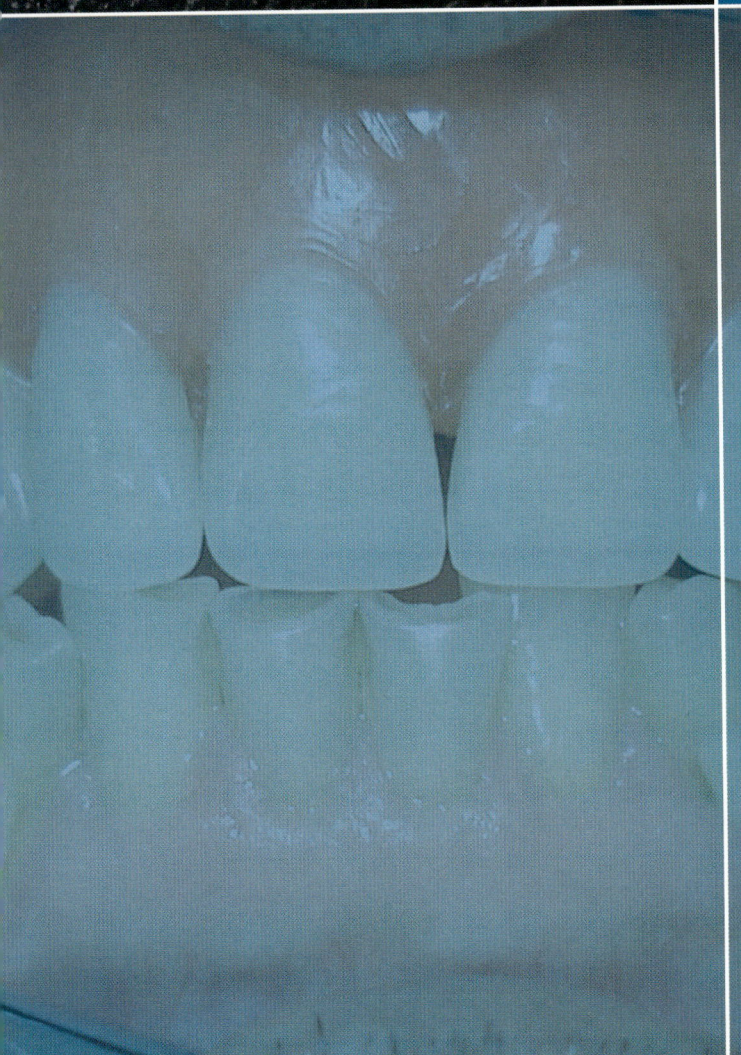

O que é remodelação óssea?

Os ossos são um tecido metabolicamente ativo que sofre um processo contínuo de renovação e remodelação. Isso ocorre devido à atividade de dois tipos celulares principais característicos do tecido ósseo: os osteoblastos (células formadoras de matriz óssea) e os osteoclastos (células que reabsorvem matriz óssea). Um terceiro tipo celular, os osteócitos, derivados dos osteoblastos, são metabolicamente menos ativos; e sua função, menos conhecida.

O processo de remodelação óssea se desenvolve com base em dois processos antagônicos, mas associados: a formação e reabsorção ósseas. A adequada associação deles favorece a renovação e a remodelação e é obtida por um complexo sistema de controle que inclui diversos fatores, como dieta, hormônios, aspectos físicos e humorais locais. A remodelação óssea mantém a homeostase do cálcio e do fósforo, coordenando as fases de formação e de reabsorção; porém, uma série de condições (como idade, doenças osseometabólicas, mobilidade reduzida, ação de alguns fármacos etc.) pode alterar esse equilíbrio, levando ao predomínio de um sobre o outro.

Após a extração dos dentes, segue-se uma fase de remodelação dos ossos alveolares, que pode resultar em extensa perda na altura óssea dos maxilares, especialmente na mandíbula, em mulheres após a menopausa. Historicamente, este fenômeno tem grande importância, pois foi a observação dos alvéolos dentários e do rebordo alveolar por John Hunter, em 1750, que o levou a considerar o osso como um tecido capaz de ser remodelado, em vez de uma estrutura imutável e permanente, como havia sido pensado anteriormente.

▶ Reabsorção do rebordo residual

Logo após a extração dentária, o alvéolo é preenchido por coágulo sanguíneo, que, junto às células osteoprogenitoras do ligamento periodontal diferenciadas em osteoblastos, forma o tecido ósseo. O processo de remodelação osseoalveolar pós-extração dentária resulta em reabsorção óssea progressiva em altura e mais para palatina em relação à posição original do dente. O tamanho do rebordo residual alveolar é reduzido rapidamente nos primeiros 6 meses, mas a reabsorção óssea da crista continua durante toda a vida de maneira mais lenta.

Nesse processo, a quantidade de tecido ósseo diminui continuamente, o que sugere catabolismo aumentado, com intensa atividade de osteoclastos, ou diminuição da atividade anabólica, com redução da atividade de osteoblastos. Além disso, diversos fatores genéticos e ambientais podem afetar a qualidade e a quantidade de tecido ósseo, com alterações nos eventos da expressão gênica que ocorrem nas células ósseas durante o processo de remodelação.

Muitos estudos mostram que a perda de altura óssea pós-extração é maior na região anterior dos ossos maxilares; que o padrão individual da perda óssea continua relativamente constante; e ainda que há entre indivíduos uma variação acentuada no padrão e na intensidade da perda óssea (Figuras 28.1 e 28.2).

No entanto, pouco se sabe sobre a fisiologia da reabsorção do rebordo residual (RRR) e sobre a razão da grande variação individual em sua intensidade, pois a etiologia da RRR é complexa e ainda não foi totalmente compreendida. Os dados existentes sugerem que pode haver influência de fatores locais, tanto funcionais quanto anatômicos e inflamatórios, como também do tempo decorrido do momento da extração, do uso ou não de próteses dentárias, da natureza e magnitude da força oclusal incidente sobre o rebordo, do período de desgaste/uso diário da prótese, do tipo da prótese dentária, do material utilizado na confecção da base de próteses mucossuportadas, da tonicidade muscular, da forma facial, do tamanho inicial da mandíbula, da profundidade inicial dos alvéolos dentários, da qualidade óssea local, da idade/disponibilidade de células ósseas, da qualidade dos tecidos moles, do suprimento sanguíneo, dos anexos musculares, do trauma ocorrido durante a extração, da doença periodontal, da inflamação da mucosa, dos mediadores inflamatórios e da higiene da prótese, dentre outros. Isso sem contar com fatores sistêmicos, como gênero, idade, estado ósseo geral, hormônios reguladores ósseos, dieta de cálcio, diabetes e uso prolongado de corticosteroides (Quadro 28.1).

O tempo decorrido do momento da extração dentária está relacionado com a RRR, pois se observa mais comumente que a reabsorção óssea é mais intensa em pacientes que perderam os dentes há mais tempo do que em outros que perderam há menos tempo.

O uso de próteses dentárias promove maior preservação óssea quando comparado com a não utilização delas por pacientes na mesma situação. O tipo de material e desgaste da base de próteses mucossuportadas pode agravar a reabsorção óssea, devido à irritação/inflamação nos tecidos subjacentes e à falta de contato adequadamente distribuído entre a base

Quadro 28.1 Fatores possivelmente envolvidos na reabsorção do rebordo residual.

Fatores locais

Funcionais
Anatômicos
Inflamatórios
Tempo decorrido do momento da extração
Uso ou não de próteses dentárias
Natureza e magnitude da força oclusal incidente sobre o rebordo
Período de desgaste/uso diário da prótese
Tipo da prótese dentária
Material utilizado na confecção da base de próteses mucossuportadas
Tonicidade muscular
Forma facial
Tamanho inicial da mandíbula
Profundidade inicial dos alvéolos dentários
Qualidade óssea local
Idade/disponibilidade de células ósseas
Qualidade dos tecidos moles
Suprimento sanguíneo
Anexos musculares
Trauma ocorrido durante a extração
Doença periodontal
Inflamação da mucosa
Mediadores inflamatórios
Higiene da prótese
Outros

Fatores sistêmicos

Gênero
Idade
Estado ósseo geral
Hormônios reguladores ósseos
Dieta de cálcio
Diabetes
Uso prolongado de corticosteroides

da prótese e o rebordo alveolar. A magnitude da força oclusal incidente sobre o rebordo alveolar pode dar origem a áreas de maior reabsorção se for mal distribuída, pois o estresse mecânico exagerado promovido pela base da prótese junto ao rebordo em determinados pontos pode resultar em reabsorção óssea local, devido à isquemia provocada pela pressão da base sobre os tecidos subjacentes. Desse modo, seria possível diminuir a reabsorção óssea distribuindo ou reduzindo esse estresse mecânico, possibilitando, assim, melhor circulação sanguínea na região. Próteses implantossuportadas apresentam efeito de maior preservação óssea quando comparadas à RRR em portadores de próteses totais convencionais ou próteses totais mucossuportadas e implantorretidas.

Tonicidade muscular equilibrada e harmônica favorece a preservação óssea após a extração dos dentes. Indivíduos com faces mais alongadas tendem a apresentar naturalmente a crista osseoalveolar vestibular e lingual menos espessa do que indivíduos braquifaciais, que apresentam maior espessura osseoalveolar.

O tamanho inicial da mandíbula e a profundidade inicial dos alvéolos dentários, relacionados com a anatomia da face do paciente, também devem ser observados antes do início da reabsorção óssea, pois, muitas vezes, pessoas com grande perda óssea já apresentavam grande quantidade óssea antes do processo de reabsorção, enquanto outras com menores quantidades de tecido ósseo inicial apresentavam menos reabsorção. Assim, a RRR deve ser avaliada de acordo com a quantidade e densidade ósseas iniciais, para que seja possível quantificar essa perda.

A qualidade óssea local e a idade/disponibilidade de células ósseas também se relacionam com a RRR, porque, tendo osteócitos, osteoblastos e osteoclastos de modo equilibrado, como no processo de remodelação óssea, há diminuição da RRR, enquanto maior quantidade de osteoclastos, como ocorre no período do envelhecimento, pode levar a maior reabsorção óssea.

A qualidade e o suprimento sanguíneo dos tecidos moles sobrejacentes ao osso alveolar devem estar adequados para que haja um efeito de proteção sobre a estrutura óssea e os anexos musculares. O trauma ósseo local durante a extração dentária pode causar danos ainda maiores ao tecido ósseo e acentuar o processo de reabsorção. Pacientes portadores de doença periodontal e inflamação da mucosa podem ter perda óssea maior, pois os mediadores químicos da inflamação são capazes de desencadear, manter ou até mesmo ampliar diversos processos envolvidos na resposta inflamatória, podendo causar efeitos deletérios ao hospedeiro.

A RRR de maxilas edêntulas não aumenta quando a densidade óssea mineral diminui. Porém, grave manifestação em mandíbulas edêntulas pode ser observada em pacientes com índice de massa corpórea diminuída.

As atividades osteoblásticas e osteoclásticas também estão sob influência de fatores sistêmicos, como gênero, idade, estado ósseo geral, hormônios reguladores ósseos, dieta de cálcio, diabetes e uso prolongado de corticosteroides. Os principais hormônios sistêmicos que regulam o metabolismo ósseo incluem o hormônio paratireóideo (PTH), o metabólito ativo da vitamina D e a calcitonina. Além deles, o hormônio tireoidiano, junto com a insulina, o hormônio do crescimento (GH), os corticosteroides e os hormônios sexuais, causam profundos efeitos na fisiologia e estrutura ósseas.

Mulheres após a menopausa apresentam queda de um hormônio sexual chamado estrógeno, cuja deficiência aumenta a formação de osteoclastos e diminui a síntese de osteoblastos.

Isso causa um desequilíbrio na remodelação óssea, provocando maior reabsorção em relação à neoformação óssea, o que pode determinar a ocorrência de osteoporose. O aumento dos hormônios tireoidiano e paratireóideo (PTH), o uso prolongado de corticosteroides e a diminuição da calcitonina, da vitamina D, do GH, da insulina e dos hormônios sexuais favorecem a reabsorção óssea.

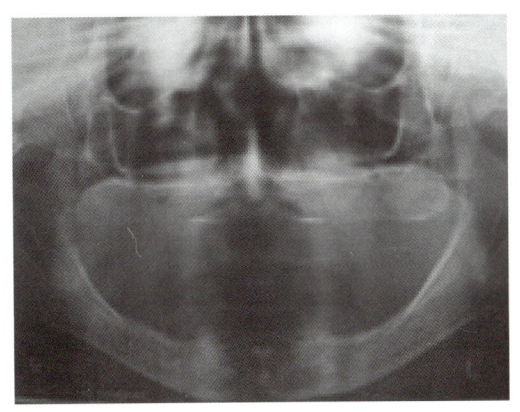

Figura 28.1 Reabsorção osseoalveolar considerada normal.

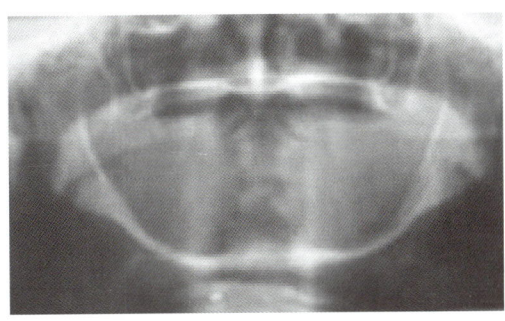

Figura 28.2 Paciente com a mesma idade e tempo similar de edentulismo do da Figura 28.1, mas com reabsorção extremamente grave.

▶ Qual a importância de entender a reabsorção do rebordo residual na prática clínica?

O entendimento da reabsorção do rebordo residual (RRR) pode fornecer uma base científica importante para melhorar tratamentos restauradores e terapêuticos em desdentados, principalmente com relação à colocação de próteses sobre implantes, para as quais é necessária uma altura óssea mínima à instalação do implante e sua posterior osseointegração.

A RRR acentuada leva a complicações clínicas relacionadas com esse tipo de reabilitação protética, devido à dificuldade da instalação dos implantes no ato cirúrgico, visto que, muitas vezes, é necessária a utilização de técnicas cirúrgicas mais complexas para correção da quantidade óssea. Quando há necessidade de enxerto ósseo para a reabilitação protética com implantes, consegue-se maior previsibilidade em locais com altura óssea do rebordo alveolar entre 6 e 8 mm, e essa técnica implica ainda a necessidade de uma área doadora. O risco de fratura e a impossibilidade de tratamento devido à dificuldade

28

de fixação para posterior redução óssea devem ser considerados antes da escolha de tratamentos restauradores em rebordos residuais extremamente reduzidos.

É de extrema importância que as condições ósseas após as exodontias sejam avaliadas, com a intenção de propor opções de reabilitação protética ideais para os pacientes, além de determinar fatores que influenciem a RRR, evitando que esse processo se acentue. A RRR constitui importante problema clínico para a Odontologia no atendimento a pacientes idosos, os quais necessitam ter saúde bucal adequada para uma boa alimentação e nutrição. Assim, para portadores de próteses totais inferiores, a reabsorção causa instabilidade da prótese e desconforto para o paciente. Além disso, nos casos mais graves de RRR mandibular, o nervo mandibular pode ficar recoberto apenas por mucosa, resultando em dor ou incapacidade de tolerar as próteses.

▶ Bibliografia

CALLACI J.J., HIMES R., LAUING K., WEZEMAN F.H., BROWNSON K. Binge alcohol-induced bone damage is accompanied by differential expression of bone remodeling-related genes in rat vertebral bone. *Calcif Tissue Int.*; 2009, 84(6):474-84. Epub 2009 Mar 28.

CAMPOS M.S., RODINI C.O., PINTO-JÚNIOR D.S., NUNES F.D. GAPD and tubulin are suitable internal controls for qPCR analysis of oral squamous cell carcinoma cell lines. *Oral Oncol.*; 2009, 45(2):121-6.

CARLSSON G.E. Responses of jawbone to pressure. *Gerodontology*; 2004, 21(2):65-70.

DEVLIN H., FERGUSON M.W. Alveolar ridge resorption and mandibular atrophy.A review of the role of local and systemic factors. *Br Dent J.*; 1991, 170(3):101-4.

DIVARIS K., NTOUNIS A., MARINIS A., POLYZOIS G., POLYCHRONOPOULOU A. Loss of natural dentition: multi-level e effects among a geriatric population. *Gerodontology*; 2010, DOI: 10.1111/j.1741-2358.2010.00440.x. (Epub ahead of print.)

ELSYAD M.A., HABIB A.A. Implant-supported *versus* implant-retained distal extension mandibular partial overdentures and residual ridge resorption: a 5-year retrospective radiographic study in men. *Int J Prosthodont*; 2011, 24(4):306-13.

FELTON D.A. Edentulism and comorbid factors. *J Prosthodont.*; 2009, 18(2):88-96.

FENNER M., VAIRAKTARIS E., FISCHER K., SCHLEGEL K.A., NEUKAM F.W., NKENKE E. Influence of residual alveolar bone height on osseointegration of implants in the maxilla: a pilot study. *Clin Oral Implants Res.*; 2009, 20(6):555-9.

IMIRZAGLIOLU P., YUZUGULLU B., GULSAHI A. Correlation between residual ridge resorption and radiomorphometric indices. *Gerodontology*; 2011, DOI: 10.1111/j.1741-2358.2011.00514.x. (Epub ahead of print.)

JAHANGIRI L., DEVLIN H., TING K., NISHIMURA I. Current perspectives in residual ridge remodeling and its clinical implications: a review. *J ProsthetDent.*; 1998, 80(2): 224-37.

JEFFCOAT M.K. Bone loss in the oral cavity. *J Bone Miner Res.*; 1993, 8 Suppl 2: S467-73.

KORDATZIS K., WRIGHT P.S., MEIJER H.J.Posterior mandibular residual ridge resorption in patients with conventional dentures and implant overdentures. *Int J Oral Maxillofac Implants*; 2003, 18(3):447-52.

MAHAPATRA G.K., NAR O.P., JOSHI S.N. Evaluation of radiographic predictors to assess the rate of mandibular residual ridge resorption. *Indian J Dent Res.*; 2004, 15(1):24-7.

MARCHINI L., CUNHA V.P.P. Introdução. In: CUNHA V.P.P., MARCHINI L. Prótese total implantossuportada. São Paulo: Santos; 2010, p. 1-9.

MARUO Y., NISHIGAWA G., IRIE M., OKA M., HARA T., SUZUKI K., MINAGI S. Stress distribution prevents ischaemia and bone resorption in residual ridge. *Arch Oral Biol.*; 2010, 55(11):873-8.

NISHIMURA I., GARRETT N. Impact of Human Genome Project on treatment of frail and edentulous patients. *Gerodontology*; 2004, 21(1):3-9.

OZOLA B., SLAIDINA A., LAURINA L., SOBOLEVA U., LEJNIEKS A.The influence of bone mineral density and body mass index on resorption of edentulous jaws. *Stomatologija*; 2011, 13(1):19-24.

ZMYSŁOWSKA E., LEDZION S., JEDRZEJEWSKI K. Factors affecting mandibular residual ridge resorption in edentulous patients: a preliminary report. *Folia Morphol (Warsz)*; 2007, 66(4):346-52.

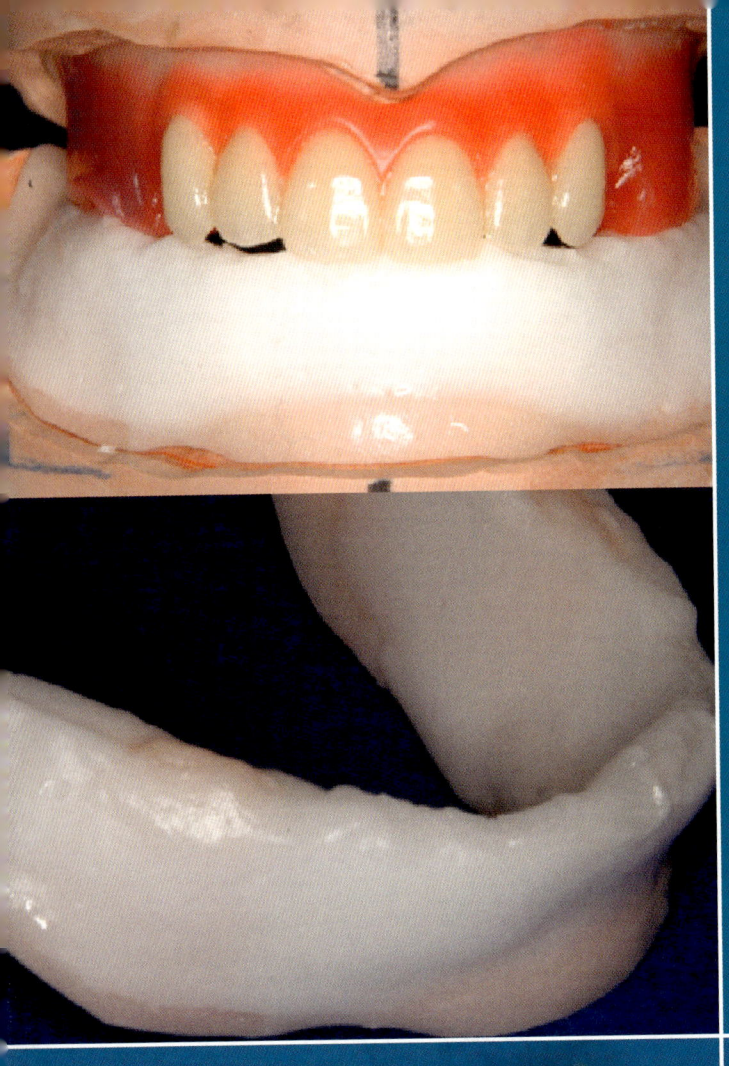

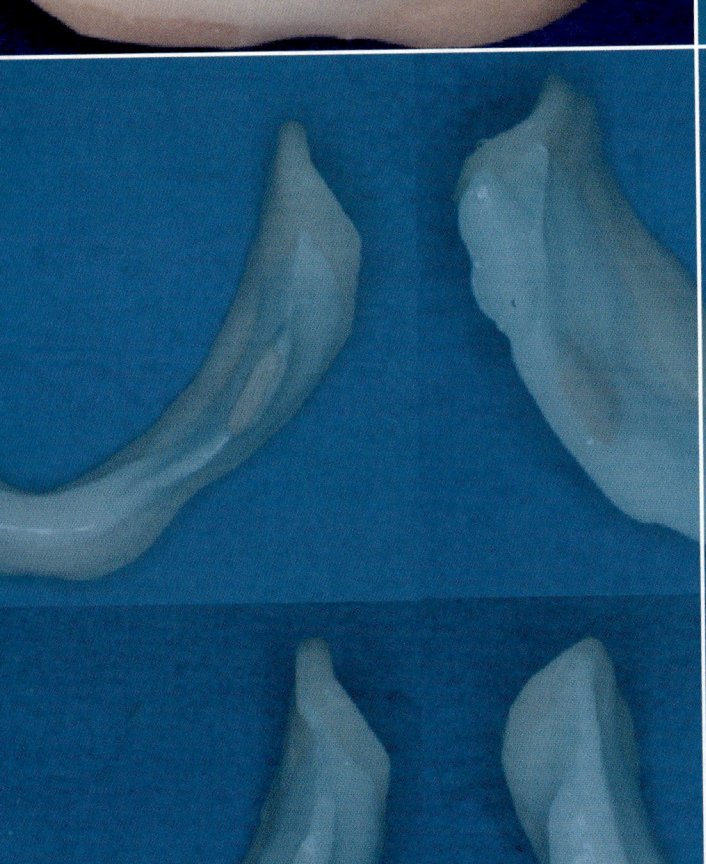

29

Papel da Musculatura Orofacial na Estabilidade e na Função da Prótese Total Mucossuportada

Takahiro Ono
Jyugo Kondo

Traduzido por Leonardo Marchini

► Introdução

Este capítulo versa basicamente sobre próteses totais mucossuportadas (PTMS). O objetivo fundamental é fornecer uma compreensão da anatomia dos músculos associados à PTMS; das forças exercidas sobre ela por esses músculos durante a mastigação, deglutição e vocalização; e de como fazer PTMS usando formas que obedeçam a essas funções musculares.

► Músculos orofaciais associados a próteses totais mucossuportadas

Para produzir PTMS com um formato externo adequado e verdadeiramente consistente com relação à função oral, o conhecimento anatômico e fisiológico dos tecidos moles circundantes, particularmente os músculos, é essencial. Assim, os comprimentos, as espessuras e formas das vertentes labiais e bucais da base das PTMS, além do formato do entalhe, devem ser conformados para atender às funções dos músculos bucinador e orbicular, sobre os quais se apoiam (Tallgren, 2003).

▪ Músculos orofaciais associados a dentaduras superiores

Formas das vertentes labiais e bucais

O vestíbulo oral é dividido em vestíbulos labiais e bucais pelo freio bucal. O músculo orbicular está sob a mucosa do vestíbulo labial, e o músculo bucinador, sob a mucosa do vestíbulo jugal. Estes músculos contraem-se ativamente durante a fala e a mastigação; logo, se a posição e a forma da borda da prótese nesses locais estiverem em conformidade com a atividade dos músculos, o selamento periférico das PTMS funcionará eficazmente para melhorar a retenção e a estabilidade. A espessura da vertente labial é afetada pelo grau de tensão do músculo orbicular (Figura 29.1).

Selamento periférico no espaço bucal

Um espaço profundo, conhecido como espaço bucal, situa-se entre a margem anterior do ramo da mandíbula e a maxila, por trás da crista infrazigomática, no vestíbulo jugal. Visto que esse local é adjacente à bola adiposa, que contém grande quantidade de tecido adiposo, a estabilidade da dentadura pode ser alcançada se a vertente vestibular preencher totalmente o espaço bucal. Além disso, ter o processo coronoide da mandíbula imediatamente lateral ao espaço bucal significa que esse espaço é deformado pelo movimento da mandíbula. Por isso, a moldagem do selamento periférico deve ser realizada enquanto o paciente é instruído a mover a mandíbula horizontalmente, garantindo, assim, que as bordas das PTMS não impeçam o movimento do processo coronoide.

Posicionamento da margem posterior na fronteira entre os palatos duro e mole

A quantidade de deslocamento do tecido da mucosa palatal varia em diferentes locais, refletindo as seguintes diferenças na estrutura de submucosa: no rebordo alveolar, o tecido submucoso é denso, e a mucosa está firmemente ligada ao periósteo; na dobra palatina transversal, o tecido submucoso contém tecido adiposo; na rafe palatina, a mucosa é fina, e o tecido submucoso está ausente; na parte do palato atrás do primeiro molar, a mucosa é espessa, e o tecido submucoso inclui glândulas palatinas.

A aponeurose palatina encontra-se entre o palato duro, que é fixado ao osso maxilar pelo periósteo, e o palato mole, que é móvel devido à atividade do músculo palatino. A linha do "Ah" (linha de vibração) geralmente é usada como indicador para definir a posição da borda posterior das PTMS; porém, a linha do "Ah" anterior, evidente durante a vocalização alta, constitui a fronteira entre o palato duro e a aponeurose palatina, enquanto a linha do "Ah" posterior, aparente durante a vocalização tranquila, é considerada como fronteira entre a aponeurose palatina e o palato mole. A margem posterior da prótese, portanto, deve ser posicionada entre essas duas linhas de vibração, com formação de um selamento posterior (postdam).

A parte circunferente da margem posterior da base deve, em princípio, cobrir o tubérculo maxilar e estender-se até a chanfradura hamular – uma fenda entre o tubérculo maxilar e o hamulus pterigoide. Neste local, o músculo pterigóideo medial se fixa na superfície posterior do tubérculo maxilar abaixo da mucosa, e o ligamento pterigomandibular corre para baixo desde o hamulus pterigoide.

▪ Músculos orofaciais associados a dentaduras inferiores

A produção de PTMS para a mandíbula apresenta dificuldades maiores em comparação com a maxila, incluindo a área relativamente pequena da base, a língua altamente móvel e a complexidade de estruturas anatômicas circunvizinhas. Essas dificuldades são ainda mais pronunciadas entre pacientes que apresentam avançada reabsorção do rebordo residual (RRR). Para entender a anatomia ao redor de próteses mandibulares, o entendimento prévio da anatomia das mandíbulas edêntulas é necessário. Na mandíbula edêntula, a RRR significa que o tubérculo mentoniano, a espinha mentoniana, o forame mentoniano e a linha milo-hióidea estão palpáveis sob a mucosa e, no lado vestibular dos molares, a faceta superior da base mandibular está adicionada ao tecido abaixo da PTMS em forma da vertente vestibular. A linha milo-hióidea, que constitui o ponto de inserção do músculo milo-hióideo, está próxima da base mandibular na região do incisivo, mas se aproxima da crista alveolar mais para trás (Figura 29.2).

Formas das vertentes labiais e bucais

No vestíbulo labial, o músculo orbicular é paralelo à crista alveolar, enquanto, no vestíbulo jugal, é o músculo bucinador que ocupa essa posição. Esses músculos determinam os comprimentos e as formas das vertentes nesses locais. Uma vez que o músculo bucinador é fino e perto da vertente vestibular do rebordo, a borda da dentadura pode estender-se até a crista oblíqua externa que forma a margem do osso mandibular. A vertente vestibular do rebordo também é a principal área de dissipação do estresse para as PTMS inferiores, e a área da base neste local, portanto, deve ser tão grande quanto possível. A contração do músculo mentoniano, que origina o tubérculo mentoniano, faz com que o vestíbulo labial se torne mais raso, significando que o comprimento da borda labial da prótese deve ser determinado, tendo em conta a função do músculo mentoniano. Em pacientes com reabsorção óssea avançada, o forame mentoniano pode estar imediatamente abaixo da base da PTMS, o que pode causar dor; isso significa que um alívio adequado é necessário no local.

Área da papila retromolar

Após a perda do segundo molar inferior, embora a parede do osso alveolar esteja reabsorvida no lado medial, pouca reabsorção ocorre no lado distal. O tubérculo resultante forma a papila retromolar. Sua metade anterior está coberta por mucosa gengival e é relativamente imóvel; porém, a metade posterior contém tecido glandular, é contínua com a fenda pterigomandibular da maxila e, portanto, move-se junto com o movimento da mandíbula. Em princípio, este local deve ser completamente coberto pela base da dentadura, ou semicoberto; contudo, como sua forma muda muito quando a boca é aberta ou fechada, idealmente a moldagem de boca fechada é necessária.

Determinação da forma da vertente lingual

A determinação da posição da vertente mandibular lingual também é uma operação difícil durante a confecção da PTMS. O sulco alveolar lingual, que fica entre o lado medial da crista alveolar da mandíbula e a língua, é dividido nas áreas da glândula sublingual, da linha milo-hióidea e da fossa milo-hióidea. A área da glândula sublingual é composta por tecido glandular mole e, aplicando pressão a esse local, pode-se obter o selamento periférico. A linha milo-hióidea aproxima-se de repente da base da mandíbula quando quase chega ao forame mentoniano, e seus contornos tornam-se menos volumosos. Se a vertente lingual for estendida a uma posição demasiadamente próxima, por lingual, à do forame mentoniano, por vestibular, a prótese poderá mover-se e ferir a mucosa.

Na fossa milo-hióidea, no entanto, o músculo milo-hióideo não alcança a posição da linha milo-hióidea mesmo durante a contração, e a vertente lingual pode, assim, ser estendida mais para baixo. A extensão da borda da PTMS neste local contribui grandemente para a estabilidade da dentadura.

A ponta posterior do sulco alveolar lingual é separada da faringe pela cortina milo-hióidea posterior, que compreende os músculos palatoglosso, estiloglosso e constritor superior da faringe. A base do sulco alveolar lingual é composta dos músculos gênio-hióideo e milo-hióideo, com a língua acima. Esses músculos, associados ao sulco alveolar lingual, movem-se constantemente durante atividades como mastigação, deglutição e vocalização; logo, realizar moldagens morfológicas precisas enquanto eles estão funcionando é o mais importante na criação de uma vertente lingual apropriada.

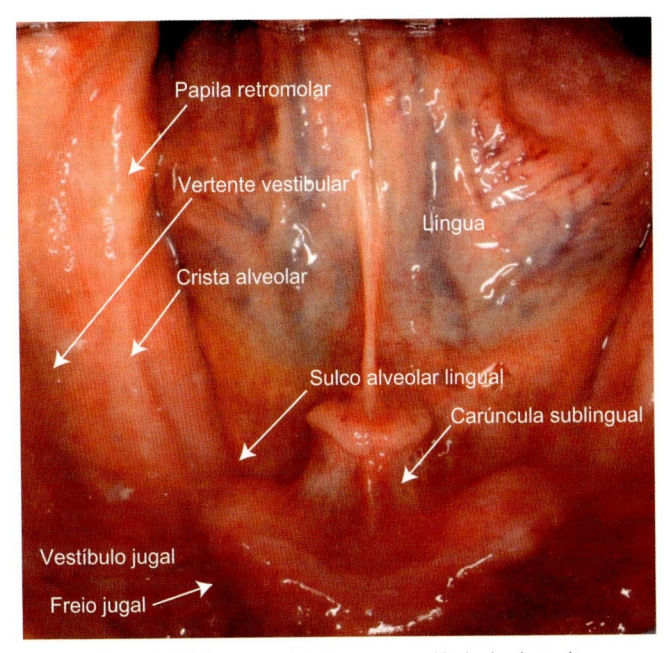

Figura 29.2 Pontos anatômicos na mandíbula desdentada.

▶ Forças funcionais exercidas pelos músculos sobre a prótese total mucossuportada

A estabilidade e a retenção das PTMS devem ser asseguradas não só em repouso, mas também em condições de movimento ativo, como comer e conversar. A série de processos da mastigação à deglutição não só faz lábios, bochechas, língua, mandíbula, dentes e outros órgãos agirem em conjunto, mas também modificam as propriedades físicas dos alimentos a cada segundo. Isso significa que a tensão exercida sobre as PTMS por diferentes órgãos por meio dos alimentos também varia. O processo de articular palavras também envolve séries de movimentos de lábios e língua, variando contínua e rapidamente. Por isso, as PTMS devem ser configuradas para se conformarem a esses diversos movimentos dos órgãos circundantes quando ativos.

▪ Mastigação e deglutição

Forças exercidas sobre a prótese durante a mastigação

Durante a mastigação, as forças de várias direções e sentidos são exercidas sobre as PTMS, além das forças oclusais. Alimentos levados à boca são retidos com o fechamento dos lábios pelo músculo orbicular, a fim de impedir o vazamento para o exterior. O alimento é então colocado no dorso da língua, o qual é deprimido para ficar em forma de colher e transportá-lo até a região dos molares. Nesse processo, em indivíduos dentados ou portadores de PTMS, a margem da língua é suportada pelos dentes ao redor, naturais ou artificiais, possibilitando que a forma de colher seja mantida. No entanto, em desdentados, a língua espalha-se e é incapaz de manter a forma de colher. Então, a comida é picada em pedaços entre os molares superiores e inferiores, e os fragmentos de alimento distribuem-se para os lados vestibular e lingual dos molares. Assim, nova pressão é exercida sobre os fragmentos pelas bochechas e pela língua, por meio do bucinador e dos músculos

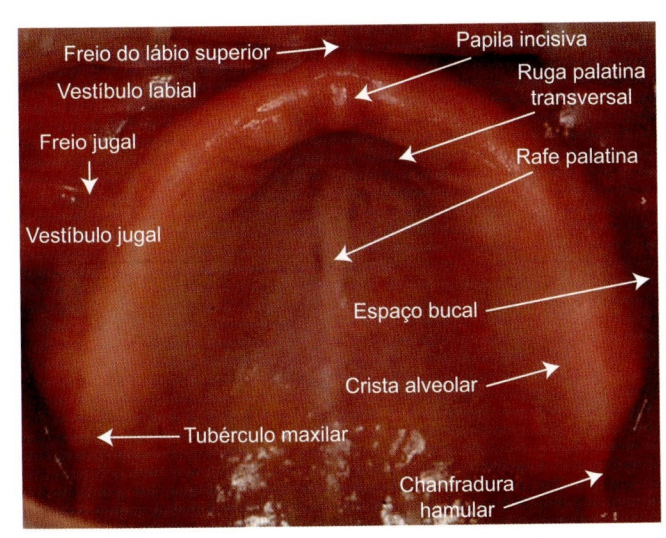

Figura 29.1 Pontos anatômicos na maxila desdentada.

29

linguais, respectivamente, redirecionando o alimento para a região entre os dentes, a fim de ser mordido em pedaços menores (Figuras 29.3A a D) (Ono *et al.*, 2005). Durante este movimento dinâmico e repetitivo, as PTMS estão constantemente sujeitas às forças dos músculos orbicular, bucinador e linguais.

Com a progressão da mastigação, os fragmentos reduzidos a partículas finas de alimento são misturados à saliva para formar o bolo alimentar, que pode ser engolido. Este é transportado em direção à parte posterior da boca por movimentos ativos da língua, coordenados com os da mandíbula, e, após uma parada temporária na orofaringe, atravessa a hipofaringe e é engolido. Nesta série de processos, o transporte do bolo alimentar é principalmente impelido pela pressão da língua, causada pelo contato com o palato. Como mostrado nas figuras, durante os primeiros movimentos mastigatórios, a língua toca principalmente a parte circunferente do palato ipsilateral ao lado da mastigação, provocando pouca pressão de contato. Com o progresso da mastigação, aumenta a pressão da língua, refletindo seu movimento para transportar o bolo alimentar em direção à parte posterior da boca. Durante os movimentos mastigatórios finais, pouco antes de engolir, o bolo também é esmagado pela língua e pelo palato, aumentando ainda mais a pressão da língua (Figuras 29.4A a D) (Ono *et al.*, 2005; Hori *et al.*, 2006).

Forças exercidas sobre as PTMS durante a deglutição

Se as PTMS causarem mudança acentuada na relação de contato entre a língua e o palato, a realização de uma deglutição suave poderá tornar-se difícil. Em razão disso, ao fazer as PTMS, é preciso ter cuidado para deixar um adequado espaço de *Donders*, que é o espaço entre o dorso da língua e o palato na posição de repouso da mandíbula. Esse espaço desaparece quando a mandíbula está na posição oclusal durante a deglutição, uma vez que ele é preenchido com o dorso da língua. Se a parte palatal das PTMS for muito grossa, a altura oclusal será muito baixa, significando que o espaço de *Donders* sempre será preenchido pela língua. Isso dificultará o ato de engolir, e uma pressão excessiva da língua será transmitida pelas próteses para a mucosa sob a base, incentivando a regressão da mucosa e a reabsorção do rebordo residual.

Durante a deglutição, o osso hioide é puxado para frente e para cima pela contração dos músculos supra-hióideos, protegendo a abertura das vias respiratórias e dando à faringe uma forma que permita fácil passagem do bolo alimentar (Figuras 29.5A a D) (Ono *et al.*, 2005). Ao mesmo tempo, os músculos supra-hióideos também exercem uma força de tração, puxando a mandíbula para baixo. Os músculos mastigatórios contraem-se para resistir a essa força, segurando a mandíbula na posição de oclusão. Para as pessoas que são incapazes de produzir a posição de oclusão, como os desdentados e os portadores de próteses instáveis que não conseguem manter uma posição mandibular estável, essa série suave de ações para engolir é difícil de executar. Isso resulta na necessidade de usar ações compensatórias antinaturais de deglutição, como manter a tensão excessiva dos lábios ou segurar a mandíbula no lugar com a língua. Quando portadores de PTMS retiram suas próteses para engolir, a pressão da língua diminui, sobretudo na parte anterior do palato. Este é o primeiro lugar em que a língua entra em contato com o palato de modo mais forte durante a deglutição, fornecendo a força motriz para transportar o bolo alimentar (Ono *et al.*, 2004). Portanto, uma curva em "S" na área anterior do palato das PTMS superiores é valiosa para a deglutição e a fala (Hiiemae e Palmer, 2003).

· Vocalização e articulação

Os órgãos de vocalização em humanos englobam pulmões, vias respiratórias, faringe, cavidade nasal e boca, e os processos nos quais eles são usados para formar a fala podem ser divididos em:

- Respiração: o fluxo de ar causado pela respiração fornece a fonte de energia para o discurso
- Enunciação: vibrações no fluxo expiratório dos pulmões são criadas pelo movimento das cordas vocais, produzindo tons primários
- Ressonância: os tons primários ressoam principalmente na boca e na cavidade nasal, que os ampliam e transformam em sons audíveis
- Articulação: movimentos dos músculos da mandíbula, da língua, dos lábios, do palato mole e de outras regiões variam a forma dos órgãos de vocalização acima da glote, criando os sons finais.

Desses quatro, dentaduras e músculos periorais são mais intimamente associados ao último; por isso, a parte a seguir irá concentrar-se na relação entre a articulação e as PTMS.

Relação entre a contração dos músculos periorais e a PTMS durante a articulação

▸ **Sons bilabiais (p, b, m, φ, w).** Incluem os plosivos "p" e "b" e o nasal "m", emitidos entre os lábios superiores e inferiores. Movimentos livres dos lábios superiores e inferiores são importantes para a articulação de sons bilabiais. Assim, eles são influenciados pelo posicionamento dos incisivos, pela altura oclusal, pela forma e pelo comprimento da vertente labial.

▸ **Sons labiodentais (f, v).** Articulam-se entre o lábio inferior e os incisivos superiores, relacionando-se, portanto, com a posição anteroposterior e vertical dos incisivos maxilares.

▸ **Sons dentais (s, z, ts, dz).** Articulam-se principalmente entre os incisivos superiores e inferiores. Em sons dentais, a língua toca o palato de maneira específica para fornecer um fluxo expiratório forte, a partir do qual deve ser formado um espaço estreito entre os incisivos superiores e inferiores para produzir um som fricativo agudo. A articulação de sons dentais, portanto, é afetada por fatores como a altura oclusal, o arranjo dos incisivos superiores e inferiores e o contorno palatal de dentaduras superiores (Figura 29.6A).

▸ **Sons dentoalveolares (t, d, n, sh etc.).** São articulados pela língua e área alveolar da maxila. Sua articulação é afetada, principalmente, pela forma das rugosidades palatinas e pela área palatina da crista alveolar (Figura 29.6B). No entanto, como o movimento do palato mole também está envolvido na articulação do "n", a margem posterior da base da PTMS também fica envolvida. A posição dos incisivos também influencia na emissão do som "sh".

▸ **Sons palatinos (h, j).** São articulados ainda mais para posterior na boca do que os sons dentoalveolares, entre a língua e o palato duro. São afetados principalmente pela forma do palato e pelo espaço da língua (Figura 29.6C).

▸ **Sons velares (k, g, ŋ, N).** Articulam-se entre o palato mole e a parte posterior da língua; é importante que as PTMS não dificultem o movimento do palato mole nem o contato entre o palato mole e a língua. Esses sons são, portanto, afetados pela posição e a forma da borda posterior da base da PTMS (Figura 29.6D).

Contato entre a língua e o palato durante a articulação

A manutenção da altura oclusal pelas PTMS e a reconstrução da forma do palato pela base melhora o contato entre a língua e o palato em indivíduos desdentados, deixando-os mais próximos dos indivíduos dentados e contribuindo para a melhora da função articulatória. A palatografia é um método de representação diagramática do contato entre a língua e o palato, e os diagramas resultantes são chamados de palatogramas (Farley *et al.*, 1998). Eles são usados para conferir e confirmar a morfologia palatina apropriada para a PTMS, uma vez que exibem consistentemente a mesma forma para a mesma palavra. Assim, se um paciente se queixar de impedimento da fala ao usar PTMS, palatogramas podem ser grava-

dos e usados para verificar o estado do contato entre o palato e a língua, favorecendo uma avaliação objetiva de locais que exigem melhoria.

Como mostrado nas Figuras 29.7A e B, palatogramas gravados a partir de indivíduos desdentados usuários de PTMS são extremamente semelhantes aos de indivíduos dentados e saudáveis. Por outro lado, palatogramas gravados por indivíduos desdentados não usuários de PTMS mostram que a extensão do contato tende a ser ampliada em comparação com a de indivíduos dentados e saudáveis (Figuras 29.7B e C). Isso ocorre porque a perda de altura oclusal facilita o contato entre a língua e o palato e porque a língua faz movimentos compensatórios em resposta às mudanças dentro da boca, de modo a se aproximar mais dos sons corretos.

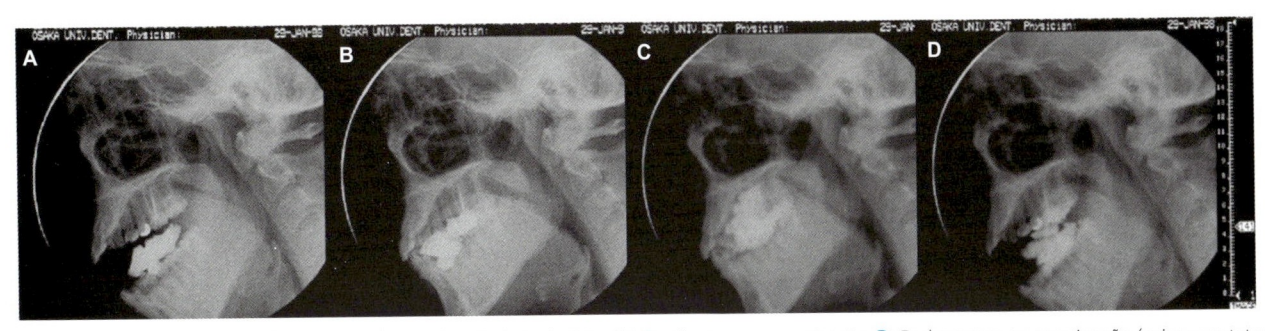

Figura 29.3 Imagens de raios X do processo de mastigação à deglutição (1). **A.** Abertura na mastigação. **B.** Fechamento na mastigação (veja o contato da ponta da língua com o palato anterior). **C.** Fase da oclusiva da mastigação (veja o contato do dorso inteiro da língua com o palato). **D.** Próxima fase de abertura da mastigação.

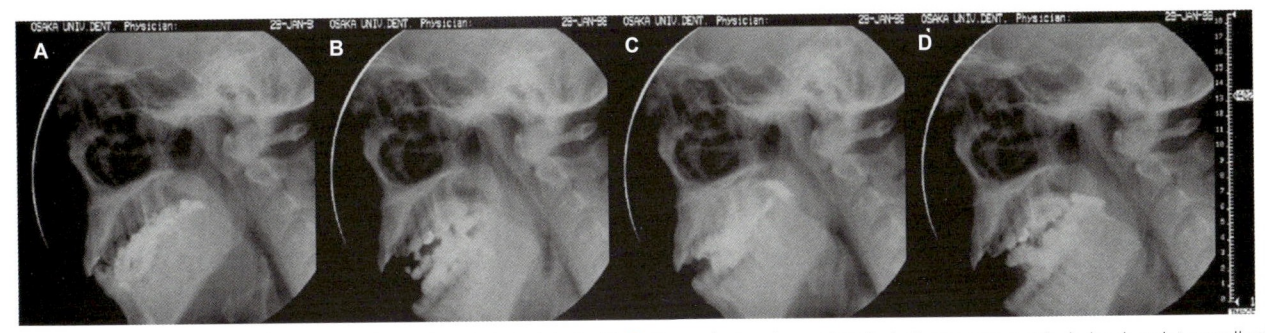

Figura 29.4 Imagens de raios X do processo de mastigação à deglutição (2). **A.** Fase oclusiva da mastigação (veja as partes particuladas da geleia espalhadas sobre a arcada dentária). **B.** Abertura da mastigação. **C.** Fechamento da mastigação (veja que o bolo alimentar é formado entre a língua e o palato). **D.** Fase de abertura da mastigação (veja que o bolo alimentar é transferido para a mesofaringe).

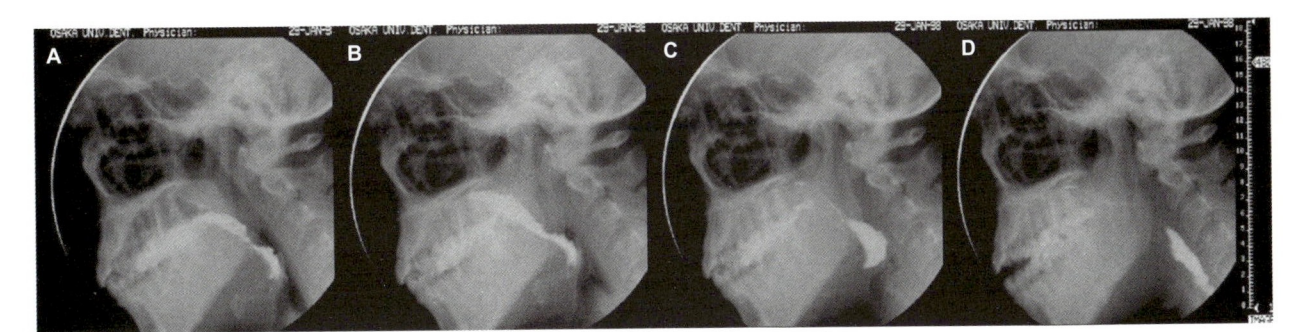

Figura 29.5 Imagens de raios X do processo de mastigação à deglutição (3). **A.** Imediatamente antes da deglutição (veja o que bolo é agregado na valécula). **B.** Fase oral da deglutição (veja que todo o corpo da língua entra em contato com o palato para impulsionar o bolo alimentar para a faringe). **C.** Fase inicial faríngea da deglutição (veja o contato da base da língua e da parede faríngea posterior para empurrar o bolo alimentar para baixo). **D.** Fase tardia faríngea da deglutição (veja que o bolo alimentar transita pela hipofaringe para o esôfago).

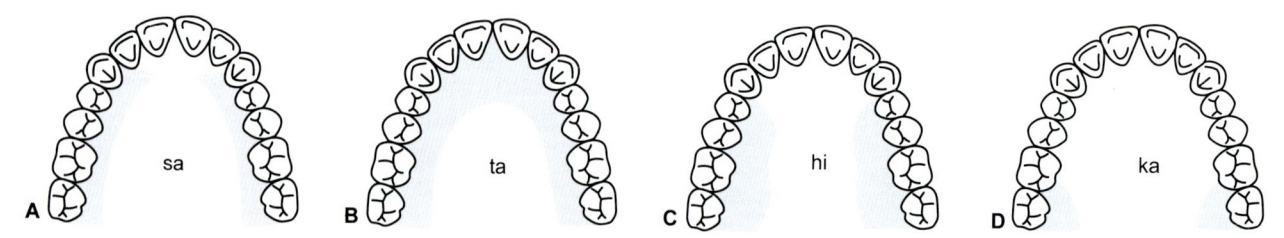

Figura 29.6A a **D** Palatografia de diversas articulações sonoras. A cor cinza representa a área de contato entre a língua e o maxilar durante a articulação.

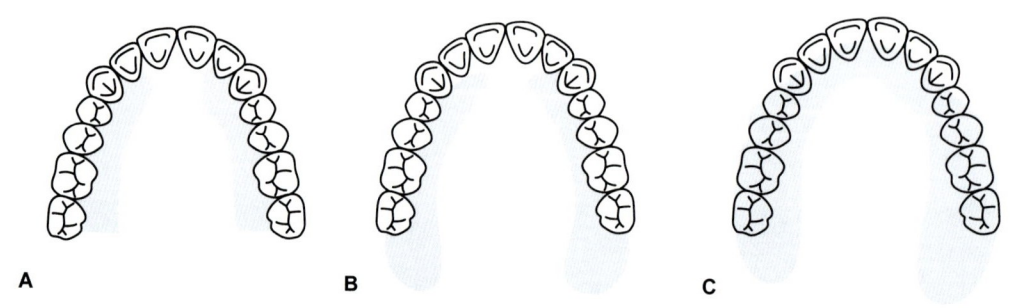

Figura 29.7 A. Palatografia de "sa" na maxila dentada. **B.** Palatografia de "sa" na maxila desdentada com prótese. **C.** Palatografia de "sa" na maxila desdentada sem prótese.

▶ Determinação da forma da prótese total mucossuportada congruente com a função muscular

Podem ser identificados quatro fatores mecânicos que contribuem para a retenção e o apoio da prótese total: área da base da PTMS, aplicação de pressão seletiva ao moldar, selamento periférico das PTMS pelas estruturas anatômicas adjacentes e força retentiva dinâmica devido à pressão sobre a superfície polida das PTMS pelas estruturas adjacentes. Desses, os dois primeiros referem-se às forças de apoio e retentivas, enquanto os outros estão relacionados somente com forças retentivas. No que diz respeito à disposição dos dentes artificiais em prótese total, respeitamos a opinião prevalente desde Gysi, de que os molares artificiais devem ser colocados sobre a crista alveolar. No entanto, a ideia de que os dentes artificiais devem ser posicionados em uma chamada "zona neutra", para que a pressão "para dentro" das bochechas e dos lábios seja compensada pela pressão "para fora" da língua, também é importante. A seguir, apresentamos como determinar a forma das PTMS e a posição do arranjo de dente artificial para que se adéquem à função muscular.

▪ Massas musculares de interesse

Pontos anatômicos importantes a serem considerados ao moldar para fazer PTMS já foram discutidos. Entretanto, para compreendê-los apropriadamente nas moldagens e produzir PTMS que se adéquem à função muscular, pode ser usada uma técnica de impressão que utiliza a própria atividade muscular perioral do paciente, ou "massas musculares", a fim de preparar a área moldável. Os pontos principais dessa técnica estão descritos a seguir.

Massas musculares a serem consideradas durante as moldagens superiores

Pelo fato de os entalhes labiais e bucais estarem relacionados com o freio labial superior e o freio bucal, uma tração deve ser imposta sobre os lábios e as bochechas.

Como a vertente labial está associada ao músculo orbicular e seu ponto de origem, os lábios (parte branca) neste local devem ser massageados com o dedo do profissional, sendo sugado com força adequada, e o lábio superior, estendido. Pelo fato de a vertente vestibular estar relacionada com o músculo bucinador e a crista infrazigomática, as bochechas devem ser massageadas, a boca deve ser aberta, e os lábios, franzidos. No espaço atrás da vertente vestibular, movimentos laterais da mandíbula possibilitam que a morfologia do processo coronoide e do músculo pterigóideo medial seja refletida durante as moldagens.

Visto que a chanfradura hamular está ligada à rafe pterigomandibular e ao músculo pterigóideo medial, a boca deve ser aberta, e a língua, colocada para fora na medida do possível. Quanto à margem posterior da base da PTMS, instruir o paciente a vocalizar ajuda a linha do "Ah" a marcar a fronteira entre o palato mole e o palato duro, para que a posição da margem posterior seja então determinada (Figura 29.8).

Massas musculares a serem consideradas durante as moldagens inferiores

A forma do entalhe labial relaciona-se com o freio labial inferior, enquanto a de entalhes jugais está ligada ao freio labial inferior e aos músculos orbicular e bucinador (Figura 29.9). Assim, uma tração deve ser aplicada para os lábios e as bochechas nesses locais. Uma vez que a vertente labial esteja relacionada com o músculo orbicular e seu ponto de origem na mandíbula, o músculo mentoniano e o tubérculo mentoniano, o paciente deverá ser instruído a protrair os lábios, aplicar tração para o ângulo da boca e chupar o dedo do profissional, que segura o cabo da moldeira com força adequada. Deve-se notar que, se os lábios do paciente estiverem muito tensos, a margem do molde tenderá a se tornar mais fina e mais curta.

Uma vez que a vertente jugal esteja relacionada com os músculos bucinador e masseter, o profissional deve massagear as bochechas do paciente ou instruí-lo a abrir a boca. Observe, no entanto, que a massagem excessiva na jugal pode tornar a área de moldagem mais estreita. A parte central do rosto deve ser massageada para pressioná-lo para dentro, de fora, mantendo-se consciente da posição da margem bucal do osso mandibular (crista oblíqua externa).

A papila retromolar relaciona-se com inúmeros tecidos, dificultando a moldagem exata. Portanto, esta é a área que requer o máximo cuidado quando se molda a mandíbula. Este local está relacionado com estruturas que incluem a rafe pterigomandibular, os músculos bucinador e masseter, o músculo constritor superior da faringe e as porções mediais do tendão de inserção do músculo temporal. Quando a boca está aberta, a aplicação de tração na rafe pterigomandibular altera muito a forma da papila retromolar; ao morder, o músculo masseter comprime o ponto de origem do músculo bucinador do lado bucal distal da papila retromolar. Portanto, devem ser envidados todos os esforços para a moldagem de boca fechada para esta área.

O entalhe lingual está relacionado com o freio lingual e a espinha mentoniana; assim, o paciente deve ser orientado a elevar a língua e vocalizar.

A parte anterior da vertente lingual está ligada a estruturas que incluem o toro mandibular, as glândulas sublinguais e o músculo milo-hióideo. O paciente deve ser instruído a realizar adequados movimentos com a língua (tocando-a na mandíbula, lambendo os cantos esquerdo e direito da boca etc.), bem como deglutir e vocalizar. O músculo milo-hióideo corre obliquamente da parte superior posterior para a frente da parte inferior da superfície medial da mandíbula ao longo da linha milo-hióidea. A contração do músculo milo-hióideo coloca grande força na área anterior, e a margem da base da PTMS não pode ser posicionada além da linha milo-hióidea. A área posterior, no entanto, não fica sob grande estresse mesmo quando contrai o músculo milo-hióideo, e a margem da base pode ser estendida por cerca de 5 mm além da linha milo-hióidea nesta região.

Técnica da vertente

A técnica da vertente é um método de moldagem para a forma da superfície polida de dentaduras usando a ação dos músculos periorais, bem como as massas musculares normalmente envolvidas. O objetivo é alcançar selamento e retenção dinâmica pela mucosa ao redor da base e das vertentes das PTMS. Esse método é eficaz em pacientes com acentuada RRR, nos quais o selamento periférico dificilmente é conseguido por meio da técnica convencional. A técnica da vertente assume que o arranjo artificial dos dentes e sua prova final já foram concluídas. Assim, o método desenvolve-se da seguinte maneira:

- A cera da superfície das vertentes da PTMS é removida, e uma cera que plastifica em temperaturas mais baixas do que as da cera regular é aplicada abundantemente às vertentes, e amolecida, depois, a 45°C
- A boca é aberta amplamente. Assim, a rafe pterigomandibular e o músculo masseter são estendidos, e o espaço bucal é formado
- A boca é aberta em pequena amplitude, e a mandíbula é movimentada de um lado para o outro. As moldagens do processo coronoide da mandíbula e do músculo temporal são feitas
- O profissional pressiona a área palatina com um dedo e instrui o paciente a sugá-lo. Ocorre a formação de massas musculares labiais e jugais pelos músculos bucinador e orbicular
- O paciente é orientado a estender o lábio superior como anteriormente

- O indivíduo recebe a instrução de executar movimentos gerais, como vocalização e deglutição
- Água fria é colocada na boca para endurecer a cera especial
- A PTMS com as vertentes moldadas é removida da boca, e o excesso de cera especial acima do plano oclusal é removido
- A cera é amolecida novamente, e alguns passos são repetidos, desde a abertura ampla da boca até o endurecimento da cera com água fria
- A moldagem das vertentes estará completa depois que não houver mais cera excedente acima do plano oclusal.

Para a mandíbula, depois de executar o primeiro passo citado anteriormente, procede-se às etapas a seguir:

- A boca é aberta amplamente, e os cantos da boca e os lábios são elevados. O músculo masseter é esticado, e a língua e o assoalho da boca são elevados, formando o lado vestibular e lingual das vertentes da PTMS
- A ponta da língua é colocada para fora e para frente, e os cantos da boca são lambidos. A vertente lingual é formada pela contração do músculo milo-hióideo e pelo movimento da língua
- O paciente é instruído a sugar o dedo do praticante. As vertentes da prótese são formadas pela pressão das bochechas, dos lábios e da língua
- O paciente é orientado a executar movimentos gerais, como vocalização e deglutição
- depois disso, a etapa do endurecimento com água fria até a do posterior amolecimento são executadas como descrito anteriormente, a fim de alcançar a completa moldagem das vertentes da PTMS inferior.

A forma da superfície das vertentes da PTMS pela técnica da vertente é obtida sem alteração nas próteses finalizadas, formando a superfície polida das vertentes das PTMS.

Piezografia

Assim como a técnica da vertente, a piezografia é um método usado para obter a forma da superfície polida da base da PTMS de acordo com a função muscular (Ikebe *et al.*, 2006). Sua característica é usar um material altamente macio e fluido para registrar a pressão muscular ocasionada durante a vocalização para cada paciente. Este material altamente fluido para moldar o espaço da PTMS para cada paciente individualmente não só ajuda a obter a forma da superfície polida, mas também determina o arranjo dos dentes artificiais.

Com movimentos de vocalização para moldar o espaço para a PTMS, há a vantagem de poder confirmar seletivamente se a pressão funcional está sendo distribuída para cada parte da vertente, ouvindo a fala do paciente. Além disso, é possível realizar as operações de acordo com o descrito nos manuais, possibilitando que mesmo profissionais inexperientes possam obter a forma externa da base adequadamente.

O método é utilizado segundo as seguintes etapas:

- Comece usando um modelo do qual já tenham feito registros oclusais, para montar os incisivos e uma borda de cera da região molar usando um plano oclusal como referência
- Para a mandíbula, faça uma base oclusal com uma quilha para usar como apoio para o material de impressão, ao mesmo tempo que mantém a altura oclusal. Posicione a quilha na área molar ampla, centrada no sentido vestibulolingual, para que não provoque atrito durante os movimentos funcionais (Figura 29.10A)

29

- Teste o ajuste das bases de registro superior e inferior na boca e, depois de verificar que o paciente não esteja experimentando desconforto durante a vocalização, use uma seringa para injetar o material de impressão (condicionador de tecido ou de silicone) na base de registro mandibular (Figura 29.10B). Cerca de 3 a 4 mℓ devem ser injetados a cada vez
- Após injetar o material de impressão, peça ao paciente que vocalize. Instrua-o a usar os sons que seletivamente aplicarão pressão funcional nas regiões dos molares e incisivos, nos lados lingual, labial e jugal. De acordo com o método original de Klein, "Me" e "Pe" são utilizados para o lado vestibular; "So" e "Moo", para o lado vestibular (Figura 29.10C); "Te", "De" e "The", para a região lingual do incisivo; e "Sis", "Sees" e "Sa", para a região lingual da área molar. Vocalizações devem ser repetidas até que o material de impressão perca sua fluidez. Cada operação normalmente leva cerca de 3 min
- Após a primeira operação ser concluída, a base de registro é removida da boca, e qualquer material de impressão saliente no plano oclusal é cortado
- Após a remoção ser concluída, a base de registro é retornada para a boca, e o paciente, novamente instruído a vocalizar (Figura 29.10D). Essa operação é repetida de 3 a 4 vezes, até que seja um registro completo do espaço da PTMS (Figuras 29.11A a D). Após a conclusão da formação do espaço da PTMS dentro da boca, é feito um preenchimento em gesso, após o qual os materiais macios são substituídos por cera e os dentes artificiais, dispostos para não se desviarem do espaço demarcado (Figuras 29.12A a C).

Próteses com aumento palatino

Próteses com aumento palatino (PAP) são aquelas utilizadas em pacientes que têm déficits motores da língua e são, portanto, incapazes de conseguir contato suficiente entre a língua e o palato mole ou duro, devido à deficiência orgânica como resultado da remoção cirúrgica (Marunick e Tselios, 2004), à incapacidade funcional causada por AVC (Ono *et al.*, 2005), ou a outras doenças neurológicas (Esposito *et al.*, 2000). Para portadores de PTMS, a área palatina da prótese é feita mais grossa; porém, os não portadores recebem uma placa espessa cobrindo o palato para facilitar o contato com a língua. O objetivo é melhorar os problemas alimentares, a disfagia e o comprometimento da fala. O método geral para fazer PAP é descrito a seguir:

- Uma placa palatina ou uma dentadura de espessura normal é feita para atuar como base para a PAP (Figura 29.13A)
- A área palatina é construída com um material como o condicionador de tecido ou a cera mole
- Depois que a placa é colocada na boca, o paciente é instruído a realizar ações, como engolir e vocalizar até que o material endureça, obtendo a forma da área palatina (Figura 29.13B)
- Após a conclusão da moldagem, são usados palatografia, testes de vocalização, observação da deglutição e outros testes para avaliar a situação de contato entre a língua e o palato
- Se a placa for muito grossa ou fina em qualquer ponto, o material será removido ou colocado, conforme o necessário. Depois que o contorno palatino for estabelecido, o material de impressão é substituído por resina (Figuras 29.13C a E).

Avaliar a situação de contato entre a língua e o palato e observar a espessura da placa são passos particularmente importantes ao fazer uma PAP. Conhecimentos especializados e experiência com deglutição e articulação de sons são necessários para avaliar o estado de contato entre a língua e o palato na boca durante a função e para identificar as partes da forma do palato que requerem correção.

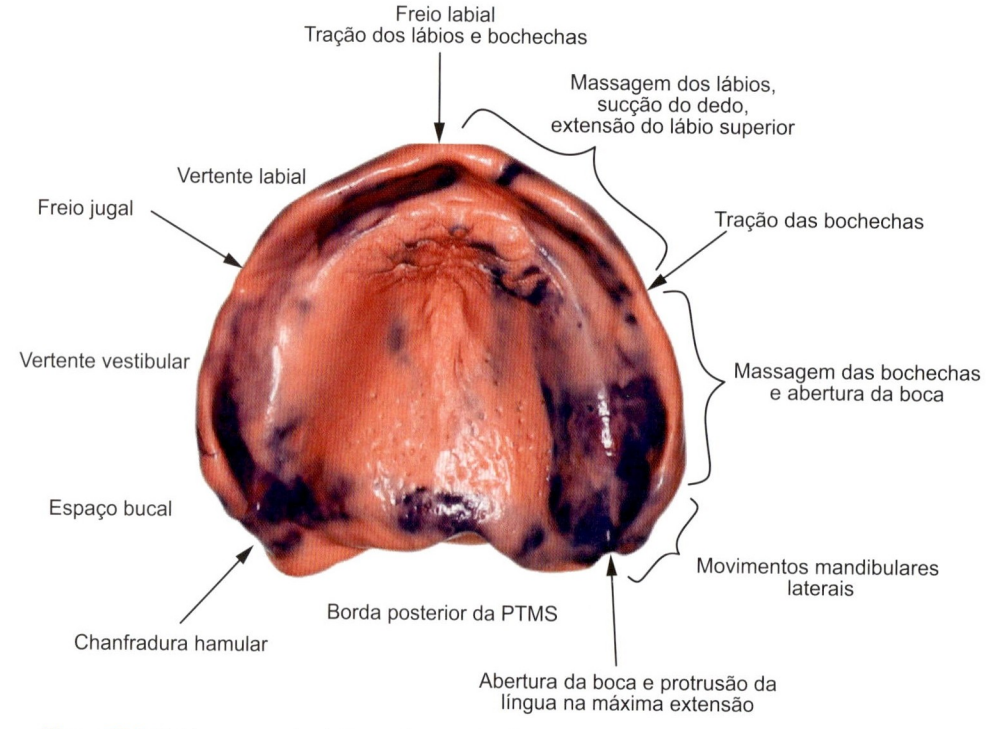

Figura 29.8 Moldagem superior da formação muscular, feita com godiva e silicone, com moldeira individual.

Figura 29.. mandíbula. **C.**

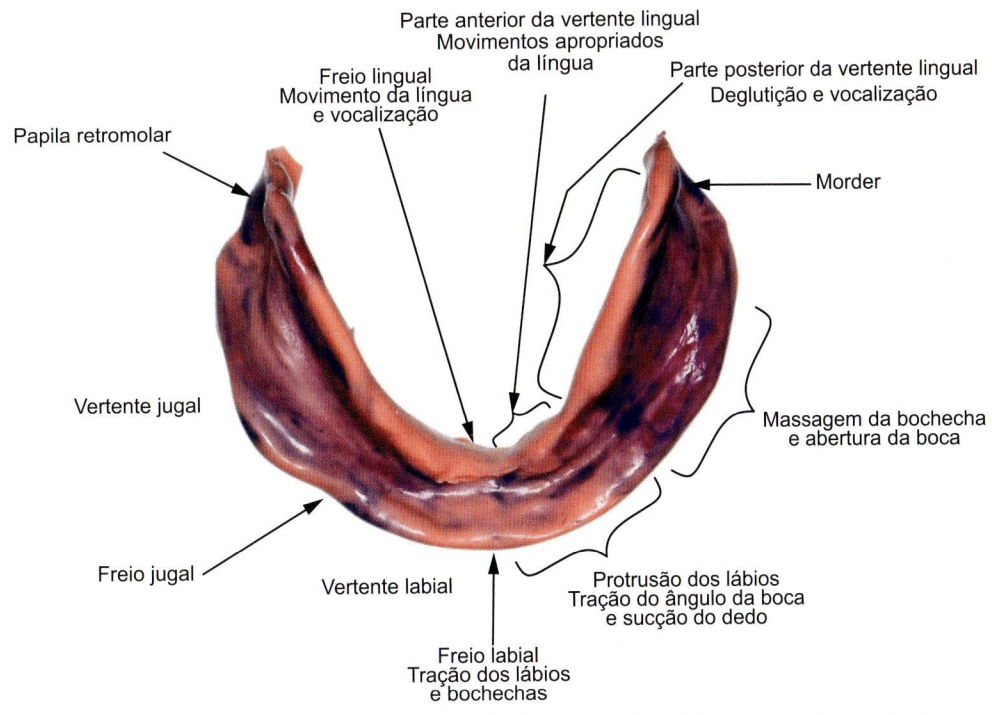

Figura 29.9 Moldagem inferior da formação muscular, feita com godiva e silicone, com moldeira individual.

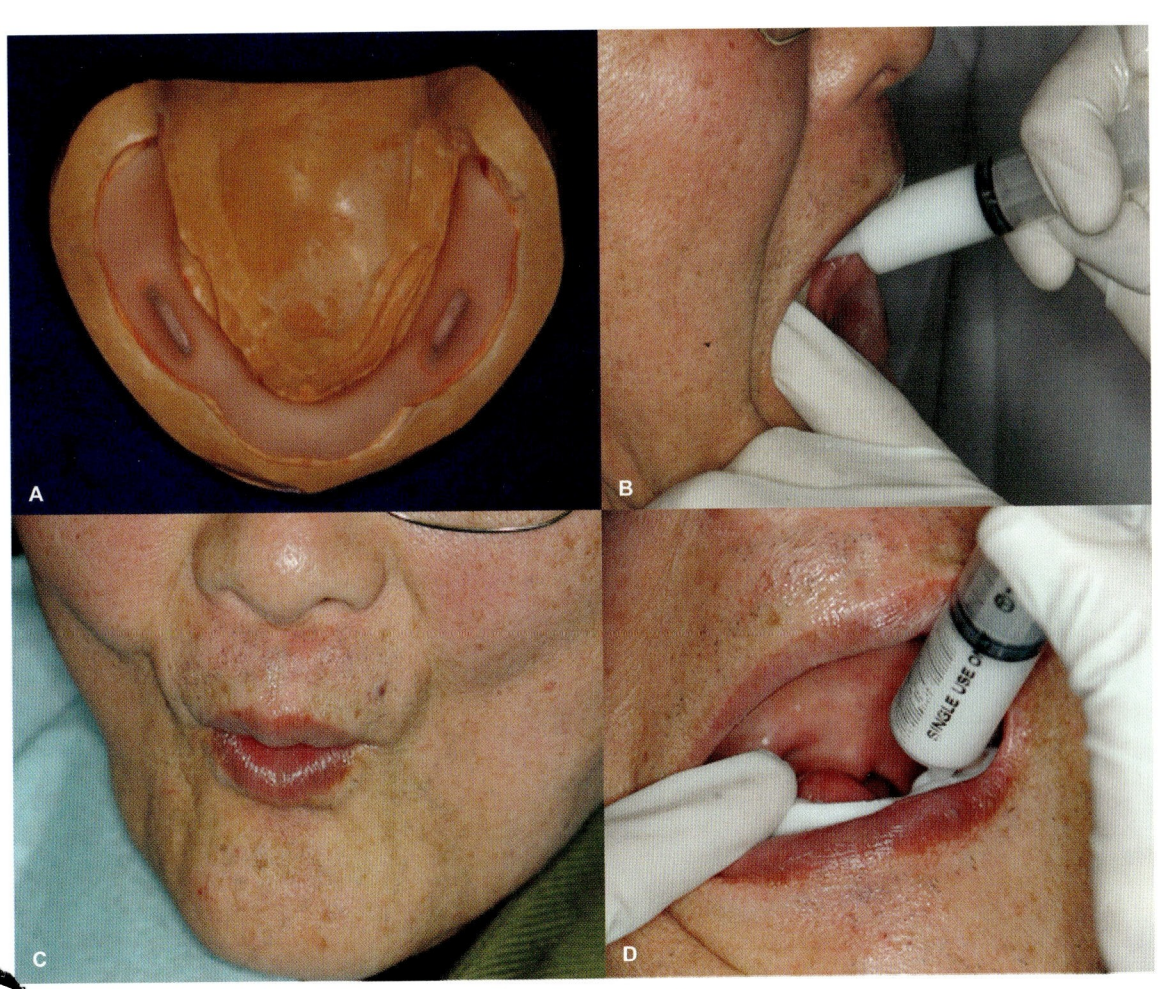

Procedimento básico da piezografia. **A.** Base mandibular com uma quilha. **B.** Injeção de condicionador de tecidos na base posicionada sobre a ... alização de "Moo". **D.** Injeção adicional de condicionador de tecidos. (Cortesia do Dr. Ikuhisa Okuno.)

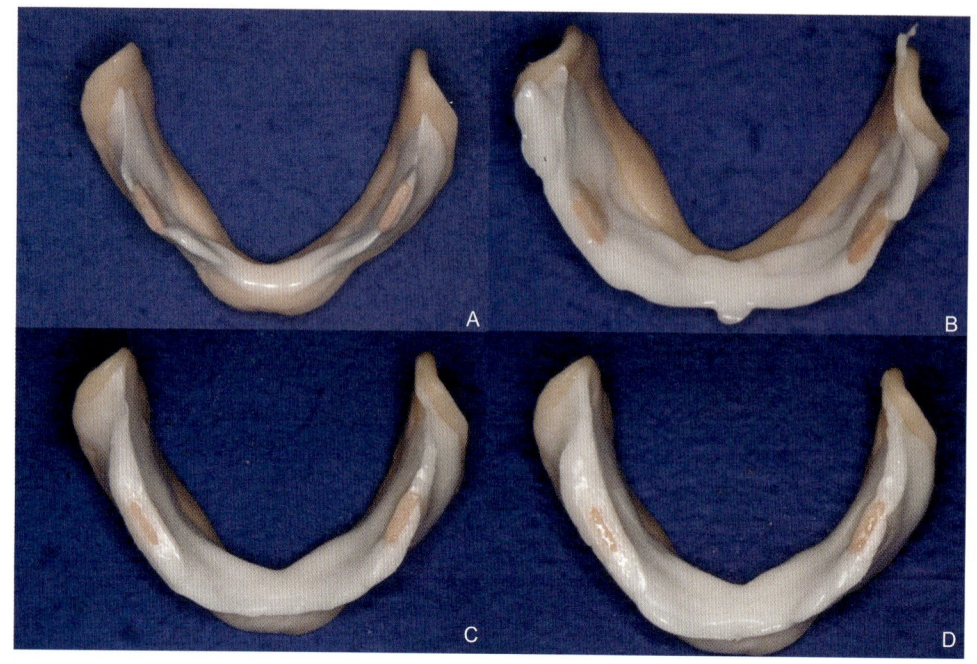

Figura 29.11 Gravação repetitiva do espaço de dentadura por piezografia utilizando um condicionador de tecidos. **A.** Primeira gravação do espaço por piezografia na base mandibular. **B.** Segunda gravação do espaço por piezografia. **C.** Terceira gravação do espaço por piezografia. **D.** Quarta e última gravação do espaço por piezografia. (Cortesia do Dr. Ikuhisa Okuno.)

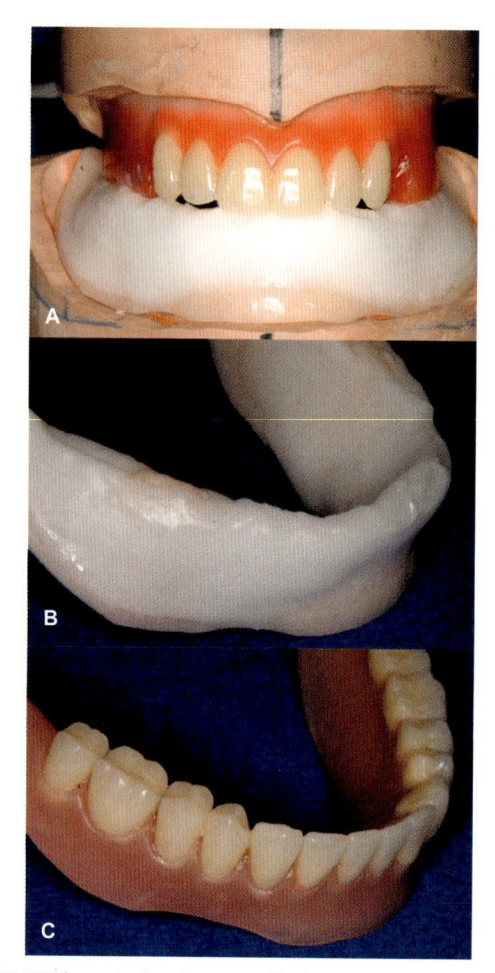

Figura 29.12 Obtenção de prótese mandibular pela moldagem piezográfica. **A.** Moldagem piezográfica concluída em articulador. **B.** Moldagem piezográfica concluída. **C.** Prótese mandibular concluída por piezografia.

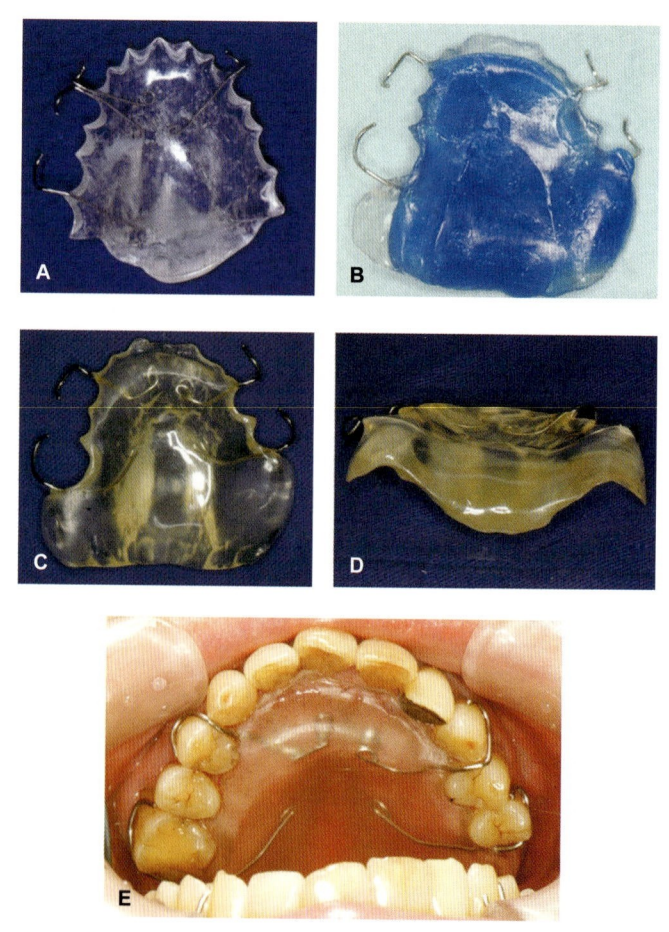

Figura 29.13 Fabricação de prótese com aumento palatino (PAP) para pacientes disfágicos. **A.** Base maxilar para o PAP. **B.** Moldagem da língua mole sobre a base maxilar. **C.** PAP concluído (visão oclusal). **D.** P? (vista posterior). **E.** PAP posicionado na boca.

▶ Agradecimentos

Agradecemos aos reconhecidos autores e professores Sei-Ichiro Kitamura, Tetsuo Ichikawa, Yoshimichi Gonda, Takashi Nokubi e Susumu Nisizaki por suas grandes obras na área de anatomia bucal e odontologia protética, referências deste capítulo.

▶ Bibliografia

ESPOSITO SJ, MITSUMOTO H, SHANKS M. Use of palatal lift and palatal augmentation prostheses to improve dysarthria in patients with amyotrophic lateral sclerosis: A case series. *J Prosthet Dent*. 83:90-98, 2000.

FARLEY D.W, JONES J.D, CRONIN R.J. Palatogram assessment of maxillary complete dentures. *J Prosthodont*. 7: 84-90, 1998.

HIIEMAE K.M, PALMER J.B. Tongue movements in feeding and speech. *Crit Rev Oral Biol Med*. 14: 413-429, 2003.

HORI K, ONO T, NOKUBI T. Coordination of tongue pressure and jaw movement in mastication. *J Dent Res* 85: 187-191, 2006.

IKEBE K, OKUNO I, NOKUBI T. Effect of adding impression material to mandibular denture space in Piezography. *J Oral Rehabil*. 33: 409-415, 2006.

MARUNICK M, TSELIOS N. The efficacy of palatal augmentation prosthesis for speech and swallowing in patients undergoing glossectomy: A review of the literature. *J Prosthet Dent*. 91: 67-74, 2004.

ONO T, HORI K, NOKUBI T. Pattern of tongue pressure on hard palate during swallowing. *Dysphagia*, 19:259-264, 2004.

ONO T., HORI K., NOKUBI T., SUMIDA A., FURUKAWA S. Evaluation of mastication and swallowing of gummy jelly by using digital subtraction angiography. *Dentistry in Japan*, 40:57-60, 2005.

ONO T, HAMAMURA M, HONDA K, NOKUBI T. Collaboration of a dentist and speech-language pathologist in the rehabilitation of a stroke patient with dysarthria: a case study. *Gerodontology*. 22:116-119, 2005.

TALLGREN A. The continuing reduction of the residual alveolar ridges in complete denture wearers: A mixed-longitudinal study covering 25 years. *J Prosthet Dent*. 89: 427-35, 2003.

Índice Alfabético